Verlag Hans Huber
Programmbereich Gesundheit

HUBER

Bücher aus verwandten Sachgebieten

Aldridge
Musiktherapie in der Medizin.
Forschungsstrategien und praktische Erfahrungen
1999. ISBN 3-456-82901-9

Aldridge (Hrsg.)
Kairos – Beiträge zur Musiktherapie in der Medizin
I. 1997. ISBN 3-456-82896-9
II. 1998. ISBN 3-456-82897-7
III. 1999. ISBN 3-456-83046-7
IV. 2000. ISBN 3-456-83374-1
V. Musiktherapie mit Kindern. 2001. ISBN 3-456-83541-8

Bruhn
Musiktherapie. Geschichte – Theorien – Methoden
2000. ISBN 3-8017-1325-3

Decker-Voigt / Knill / Weymann (Hrsg.)
Lexikon Musiktherapie
1996. ISBN 3-8017-0636-2

Gustorff / Hannich
Jenseits des Wortes.
Musiktherapie mit komatösen Patienten auf der Intensivstation
2000. ISBN 3-456-83432-2

Smeijsters
Grundlagen der Musiktherapie. Theorie und Praxis der Behandlung psychischer Störungen und Behinderungen
1999. ISBN 3-8017-1189-7

Strobel / Huppmann
Musiktherapie. Grundlagen – Formen – Möglichkeiten
1997. ISBN 3-8017-0473-4

Weber
Tanz- und Musiktherapie zur Behandlung autistischer Störungen
1999. ISBN 3-8017-1236-2

Christine Plahl
Hedwig Koch-Temming
(Herausgeberinnen)

Musiktherapie mit Kindern

Grundlagen – Methoden – Praxisfelder

2., aktualisierte Auflage

Mit einem Vorwort von Mechthild Papoušek

Mit Beiträgen von Thomas Becker, Claudine Calvet-Kruppa, Claudia Cortes, Barbara Grießmeier, Reiner Haus, Judith Heidemann, Claudia Jänicke, Robert Mayerle, Sabine Mitzlaff, Dorothée von Moreau, Monika Nöcker-Ribaupierre, Claus Roeske, Christoph Salje, Karin Schumacher, Edelhard Thoms, Mia Unterharnscheidt und Melanie Voigt

Verlag Hans Huber

Lektorat: Dr. Klaus Reinhardt
Herstellung: Daniel Berger
Umschlaggestaltung: Atelier Mühlberg, Basel
Druckvorstufe: sos-buch, Mainz
Druck und buchbinderische Verarbeitung: Hubert & Co., Göttingen
Printed in Germany

Bibliografische Information der Deutschen Bibliothek:
Die Deutsche Bibliothek verzeichnet diese Publikation in der Deutschen Nationalbibliografie; detaillierte bibliografische Daten sind im Internet unter ‹http://dnb.d-nb.de› abrufbar.

Anregungen und Zuschriften bitte an:
Verlag Hans Huber
Lektorat Medizin/Gesundheit
Länggass-Strasse 76
CH-3000 Bern 9
Tel: 0041 (0)31 300 4500
Fax: 0041 (0)31 300 4593

2. Auflage 2008

ISBN 978-3-456-84589-0

Inhaltsverzeichnis

Teil II: Methoden der Kindermusiktherapie

(Christine Plahl und Hedwig Koch-Temming)

Teil III: Praxisfelder der Kindermusiktherapie

Vorwort

Mechthild Papoušek

Der menschliche Säugling wird in eine Welt voller Klänge, Geräusche und Stimmen hinein geboren. Erstaunliche angeborene Fähigkeiten erlauben ihm, in dem anfänglichen akustischen Gewirr bedeutsame Signale vom akustischen Hintergrund zu trennen und Unwichtiges zu habituieren. Es sind vor allem Grundelemente der Musik, der Klang der menschlichen Stimme, Melodie, Dynamik und Rhythmus, die die auditive Aufmerksamkeit des Neugeborenen auf sich ziehen. Früh angelegte auditive Wahrnehmungsfähigkeiten, angeborene Vorlieben und Gedächtnisfunktionen ermöglichen ihm bereits im letzten Drittel der Schwangerschaft, sich mit dem Klang der mütterlichen Stimme und der einzigartigen Prosodie der Muttersprache vertraut zu machen, die intrauterin – bedingt durch die Tiefpassfilter von Bauchdecken, Gebärmutter und Fruchtwasser – besonders hervortreten. Ähnliches trifft für Lieder und Musikstücke zu, die das Ungeborene wiederholt im Mutterleib vernimmt und die wie die intrauterinen Erfahrungen von Melodik und Rhythmus der mütterlichen Sprache vermutlich zur strukturellen und funktionellen Reifung der zentralen Hörbahnen und Vernetzungen beitragen.

Schon in den ersten Lebensmonaten ist der Säugling fähig, Tonhöhe und Tonfolgen, melodisch modulierte Klänge und rhythmische Muster zu differenzieren und stimmlich nachzuahmen. Er nimmt Melodien anhand ihrer Konturen ganzheitlich wahr und vermag Lautfolgen mit ähnlichen akustischen Merkmalen zu gruppieren und als melodisch-rhythmische Muster aufzunehmen. Die Prädispositionen im Bereich der frühkindlichen Wahrnehmung finden ein natürliches Gegenstück in der sozialen Umwelt: in den ebenso erstaunlichen Prädispositionen von Eltern und Betreuern, die ihre Sprechweise intuitiv auf die elementaren musikalischen Vorlieben und Wahrnehmungsfähigkeiten des Säuglings abstimmen. Die elterliche Sprechweise ist reich an lebhaft ausgeprägten musikalischen Elementen, an wohl klingender Melodik, Rhythmik und Dynamik. Die soziale Umwelt hat darüber hinaus in allen Kulturen zu allen Zeiten ein eigenes musikalisches Repertoire für die Kleinsten in Form von tradierten Wiegenliedchen, Reimen und rhythmischen Spielchen bereitgehalten und mit Hilfe traditioneller Wiegen, Hängematten und Tragetücher für reichhaltige rhythmische Stimulation Sorge getragen. Auch wenn in den industrialisierten Nationen gemeinschaftliches Singen und Tanzen als ursprüngliche Ausdrucksformen im familiären und gesellschaftlichen Zusammenleben immer mehr an Bedeutung verlieren, findet man doch bei Müttern von Säuglingen gelegentlich eine Wiederbelebung dieses in seinen Grundstrukturen universellen biologischen Erbes.

Sind die musikalischen Elemente in der vorsprachlichen Kommunikation und intersubjektiven Bezogenheit zwischen dem Säugling und seinen Eltern mehr als ein wohlklingendes Beiwerk anderer Entwicklungsprozesse? Welche Rolle spielen Rhythmus, Singen und Musik in der Entwicklung der Kinder? In allen Kulturen und allen geschichtlichen Epochen bis weit zurück in die evolutionäre Vergangenheit des Menschen hatte Musik ihren Platz und schon von alters her wurden ihr sogar heilende Kräfte zugeschrieben. Die Erforschung der musikalischen Frühentwicklung hat gezeigt, dass die elementaren musikalischen Wahrnehmungsfähigkeiten und Ausdrucksformen in der frühen Kommunikation aufs Engste mit der Regulation von Affektspannung und emotionaler Befindlichkeit, mit Bewegungskoordination, vorsprachlicher Kommunikation und Sprachanbahnung, mit sozialer Kommunikation in Gruppen und mit dem Spiel als Grundform selbst bestimmten Lernens und kreativer Betätigung in Zusammenhang stehen.

Es ist bemerkenswert, dass die primären intrauterinen Hörerfahrungen und viele der postnatalen auditiven Eindrücke untrennbar mit vitalen autonomen Körperfunktionen und Bewegungen verbunden sind, insbesondere mit dem rhythmischen Pulsieren des Blutes in Plazenta und benachbarten Gefäßen und den übertragenen Bewegungen des Zwerchfells im Rhythmus des mütterlichen Sprechens und Atmens. Zu den elementaren Grunderfahrungen gehört auch die enge Verbindung von Rhythmus und Melodie mit der basalen physiologischen und affektiven Erregungsmodulation. Langsam pulsierendes Rauschen und fallende Melodien in langsamem Legato beruhigen und lullen in den Schlaf, während raschere Bewegungsrhythmen, höhere Stimmlagen und steigende Melodien mit kurzen stakkatoartigen Tönen erregen, energetisieren und Aufmerksamkeitsprozesse aktivieren.

Die biologisch verankerten Zusammenhänge zwischen Musik und Kommunikation sind in traditionellen Kulturen noch immer lebendig, wo Musik in Form von Singen, Tanz und vielfältigen Ritualen als ein allseits gegenwärtiges Medium der Verständigung, gemeinsamen Erlebens und synchron abgestimmter Aktivitäten in sozialen Gruppen wirksam ist. Musikalische Elemente mit ihren universellen Botschaften gewinnen aber auch überall da an Ausdruckskraft, wo die sprachliche Kommunikation erschwert ist, vor allem im Bereich der präverbalen Kommunikation und der intersubjektiven emotionalen Bezogenheit zwischen dem Säugling und seinen Eltern. Sie dienen hier als erste gemeinsame «Sprache» dem Ausdruck gemeinsamen emotionalen Erlebens und der Regulation von Aufmerksamkeit, affektiver Erregung und Spannung sowie dem Ausdruck von Freude, Traurigkeit, Sehnsucht, Vertrautheit und Geborgenheit.

Besonders entfalten können sich die musikalischen Elemente auch im Spiel mit der Stimme während der Frühentwicklung des Lautierens und Singens. Die Stimme wird für den Säugling rasch zu einem stets verfügbaren Instrument oder Spielzeug, mit dem er sein sich entwickelndes stimmliches Potenzial spielerisch erprobt, auslotet, einübt, neue rhythmische und melodische Lautmuster entdeckt und erste Elemente aus Liedchen und Sprache in das eigene Repertoire integriert. Auch der stimmliche Austausch mit den Eltern ist reich an spielerischen Elementen, beim Wiederholen und Variieren melodischer und rhythmischer Elemente, beim wechselseitigen Nachahmen und beim Erlernen und Improvisieren der ersten Liedchen.

Musiktherapie mit Kindern kann ihre Kraft und Wirksamkeit aus den biologisch verankerten musikalischen Wahrnehmungs- und Ausdrucksfähigkeiten des Kindes schöpfen und sich ihre vielfältigen adaptiven Funktionen zunutze machen. Im musikalischen Dialog mit dem Kind kann es ihr gelingen, je nach Indikation die Entwicklung von affektiver Verhaltensregulation, motorischer Koordination, emotionaler Bezogenheit, von kommunikativen Kompetenzen, Sprache und ausdauerndem Spiel therapeutisch zu unterstützen.

Mit dem vorliegenden Buch haben die Autorinnen ein erstes Lehr- und Handbuch der Musiktherapie mit Kindern geschaffen. Es vereint eine umfassende Darstellung ihrer Geschichte, Konzepte und entwicklungswissenschaftlichen Grundlagen mit einem lebendigen, praxisnahen Überblick über die aktuellen Anwendungsbereiche und Methoden der Musiktherapie. Das Buch bietet eine fundierte Fundgrube für Aus- und Weiterbildung, ein anregendes Nachschlagewerk für Musiktherapeuten und alle in der therapeutischen Entwicklungsrehabilitation und Kindertherapie tätigen Berufsgruppen sowie eine unentbehrliche Grundlage für die systematische Erforschung und Evaluation der Wirksamkeit und Wirkmechanismen musiktherapeutischer Interventionen. Es leistet damit einen wichtigen Beitrag für die wachsende Akzeptanz und sichere Verankerung der Musiktherapie im Spektrum der Kindertherapien.

1. Einleitung

Musiktherapie für Kinder wird heute als wissenschaftlich fundierte therapeutische Behandlungsform in vielen Feldern des Gesundheits-, Schul- und Sozialwesens praktiziert: Musiktherapeutinnen[1] arbeiten in Kliniken, Ambulanzen, Beratungsstellen und Praxen, in Förderstätten, Schulen und Heimen. Kindermusiktherapie wird dabei nicht nur zur Behandlung von Krankheiten und Störungen angewandt, sie dient auch der Förderung von Gesundheit oder der Unterstützung von Integration und bereichert so pädagogisches und sozialpädagogisches Handeln. Mittlerweile hat die Musiktherapie einen festen Platz in der stationären Behandlung von Kindern und Jugendlichen und wird als ambulantes Verfahren gegenwärtig sogar überwiegend bei Kindern und Jugendlichen angewandt. Eine Studie zur Qualitätssicherung in der ambulanten musiktherapeutischen Praxis zeigt, dass der Behandlungsschwerpunkt mit 72 Prozent deutlich im Bereich der Kindertherapien liegt (Wormit et al., 2002). Die Musiktherapie mit Kindern hat sich in den zurückliegenden Jahren neue Anwendungsfelder erschlossen und dort gezeigt, wie sie mit dem nicht-sprachlichen Medium Musik auf einzigartige Weise Ressourcen und Kompetenzen fördern kann.

Als entwicklungs- und erlebnisorientierte Form der Behandlung kommt Musiktherapie den Gegebenheiten der kindlichen Entwicklung in vielerlei Hinsicht entgegen. Neue Erfahrungen und Verhaltensweisen werden besser verankert, weil gleichzeitig verschiedene Wahrnehmungsmodalitäten angesprochen werden. Der unbefangene Umgang mit Musik erleichtert es Kindern, Musiktherapie als einen kreativen Erlebnisraum zu nutzen, in dem sie ihren Körper spüren und ihre Gefühle ausdrücken können. Das spielerische Vorgehen in der Kindermusiktherapie vermittelt Freude und Lebendigkeit und erleichtert so den therapeutischen Zugang zu Emotionen. Gerade die kreativtherapeutische Arbeit mit dem Medium Musik wird angesichts weiter zunehmender Entwicklungsstörungen und Verhaltensauffälligkeiten bei Kindern künftig an Bedeutung gewinnen.

---

1 Im Text werden männliche und weibliche Formen verschiedener Berufsbezeichnungen abwechselnd verwendet, um so zum Ausdruck zu bringen, dass sowohl Männer als auch Frauen gemeint sind.

Ein aktuelles praxisorientiertes Überblickswerk zur musiktherapeutischen Arbeit mit Kindern wird nicht nur von ärztlicher und psychologischer Seite nachgefragt; auch bei Lehrkräften in der musikpädagogischen Arbeit mit Kindern in Vorschulen, Grundschulen und Förderschulen sowie in Musikschulen besteht ein Bedarf an Information und Orientierung. Die bislang vorliegenden Darstellungen zur Musiktherapie mit Kindern sind jedoch meist schulen- oder störungsspezifisch orientiert und wenig in systematischer Form an der aktuellen therapeutischen Praxis ausgerichtet. Allgemeine Überblickswerke zur Musiktherapie sind weitgehend auf Erwachsene bezogen und berücksichtigen weder entwicklungspsychologische Phänomene noch setzen sie sich mit kindheitsspezifischen gesellschaftlichen Aspekten auseinander. Die musiktherapeutische Arbeit mit Kindern erfordert spezifische Anpassungen im diagnostischen und therapeutischen Vorgehen, die auf die jeweiligen Störungen und Behinderungen des Kindes, sein Entwicklungsalter, seine Bedürfnisse und seine Art der Auseinandersetzung mit der Welt zugeschnitten sind.

Das vorliegende Buch gibt erstmals einen systematischen und umfassenden Überblick zur musiktherapeutischen Behandlung von Kindern. Dabei werden im Aufbau des Buches wie auch in den Beispielen aus verschiedenen musiktherapeutischen Praxisfeldern durchgehend theoretische Perspektiven mit praktischen Aspekten der Kindermusiktherapie verbunden.

In **Teil I** werden in Beiträgen der beiden Herausgeberinnen zunächst die musikalischen, pädagogischen, psychologischen, soziologischen und die medizinischen **Grundlagen der Kindermusiktherapie** praxisorientiert dargestellt. Die historischen Entwicklungen in der musiktherapeutischen Behandlung von Kindern werden anhand verschiedener kindermusiktherapeutischer Ansätze nachgezeichnet und das Spektrum aktueller Anwendungsbereiche in Verbindung mit verschiedenen Aspekten zum Berufsbild der Kindermusiktherapie aufgezeigt. Gemeinsamkeiten und Abgrenzungskriterien von Musiktherapie und Musikpädagogik werden diskutiert und auf ihre Praxisrelevanz überprüft.

Im **Teil II: Methoden der Kindermusiktherapie** beschreiben die Herausgeberinnen systematisch die aktuelle kindermusiktherapeutische Praxis. Das diagnostische und therapeutische Vorgehen wird in seinem Ablauf transparent gemacht und es werden Instrumente zur Dokumentation und Evaluation präsentiert. Dabei werden das diagnostische Vorgehen in der Kindermusiktherapie und die Ausführungen zur Indikation und Therapieplanung jeweils anschaulich anhand eines Praxisbeispiels erläutert.[2] Musiktherapeutisches Vorgehen bei Kindern wird an-

2 Aus Gründen des Persönlichkeitsschutzes sind alle im Buch beschriebenen Beispiele mit Zustimmung der jeweiligen Erziehungsberechtigten anonymisiert beziehungsweise leicht verändert worden.

hand der Rahmenbedingungen, der therapeutischen Haltung und der Besonderheiten der therapeutischen Beziehungsgestaltung ausführlich beschrieben. Ebenso werden die musiktherapeutischen Methoden und Techniken der Kindermusiktherapie umfassend präsentiert. Dabei wird der besondere Stellenwert der Zusammenarbeit mit Eltern und anderen therapeutisch Tätigen angemessen berücksichtigt und praxisnah dargestellt.

In **Teil III: Praxisfelder der Kindermusiktherapie** berichten Musiktherapeutinnen und Musiktherapeuten, die über eine mehrjährige Erfahrung in der Behandlung von Kindern des jeweiligen Störungsbildes verfügen, anhand eines Fallbeispiels über ihre Praxis. Dabei wird auch der Einfluss der institutionellen Rahmenbedingungen auf die musiktherapeutische Vorgehensweise erkennbar. Die Praxisbeispiele zeigen ein breites Spektrum musiktherapeutischer Arbeit mit Kindern auf und repräsentieren durch ihre unterschiedlichen theoretischen Perspektiven eine Auswahl gegenwärtig praktizierter Ansätze der Kindermusiktherapie. Die einzelnen Beiträge sind chronologisch nach dem Alter der behandelten Kinder geordnet. Den Anfang macht der Beitrag von Monika Nöcker-Ribaupierre, die die Musiktherapie für frühgeborene Kinder und ihre Eltern auf einer Neugeborenenstation beschreibt. Es folgen Beiträge von Melanie Voigt zur Musiktherapie für Kinder mit Entwicklungsstörungen und von Reiner Haus zur Musiktherapie für hörgeschädigte Kinder, beide aus Sozialpädiatrischen Zentren. Barbara Grießmeier schildert die Musiktherapie mit krebskranken Kindern in der pädiatrischen Onkologie, Judith Heidemann stellt die Musiktherapie für Kinder mit Körperbehinderung in einem Integrationskindergarten vor und Dorothée von Moreau beschreibt die Musiktherapie mit mutistischen Kindern in der Kinder- und Jugendpsychiatrie. Mia Unterharnscheidt und Claudia Cortes präsentieren die musiktherapeutische Behandlung von Kindern im Schlaf-Wach-Niveau in einem neuropädiatrischen Zentrum und Sabine Mitzlaff beschreibt die Musiktherapie für traumatisierte Kinder, die sie im Rahmen eines Schulprojekts durchgeführt hat. Karin Schumacher und Claudine Calvet-Kruppa stellen die Musiktherapie bei Kindern mit autistischem Syndrom im Rahmen eines Schulhortes dar und Claus Roeske schildert die Musiktherapie für Kinder aus Migrationsfamilien bei Schulverweigerung in der ambulanten musiktherapeutischen Praxis. Ebenfalls im Rahmen einer ambulanten Behandlung stellt Christoph Salje die Musiktherapie für Kinder mit Aufmerksamkeitsdefizit/Hyperaktivitätsstörung dar. Thomas Becker, Claudia Jänicke und Edelhard Thoms beschreiben die Musiktherapie für Kinder mit Störungen des Sozialverhaltens im stationären klinischen Setting und Robert Mayerle schildert die Musiktherapie bei Kindern mit Adipositas in einem ambulanten Programm.

Im Anschluss an die Praxisbeispiele wird ein Überblick zu gesundheitspolitischen Aspekten und Forschungsthemen in der Musiktherapie für Kinder gegeben. Dabei werden Fragen zur Evaluation und Qualitätssicherung wie auch Ergebnisse der musiktherapeutischen Wirksamkeitsforschung und Forderungen einer evidenzbasierten Praxis in der Kindermusiktherapie präsentiert. Abschließend wird ein Ausblick auf künftige Entwicklungen der musiktherapeutischen Behandlung von Kindern gegeben, der neue Perspektiven in den musiktherapeutischen Vorgehensweisen wie auch in der Erforschung musiktherapeutischer Wirkungen aufzeigt. Der Anhang informiert unter anderem über musiktherapeutische Ausbildungsinstitutionen und Fachverbände.

Das vorliegende Buch möchte sowohl Musiktherapeuten ansprechen wie die mit ihnen Kooperierenden aus den Bereichen der Psychologie, der Kinder- und Jugendlichenpsychotherapie, der Medizin, der Pflege, der Pädagogik, der Sonderpädagogik, der Sozialpädagogik, der Heilpädagogik, der Musikpädagogik, der Logopädie, der Ergotherapie, der Physiotherapie, der Kunsttherapie, der Tanztherapie und anderer Bereiche der pädagogischen und therapeutischen Arbeit mit Kindern. Insbesondere will es Musiktherapie verordnende Ärzte aus Pädiatrie, Neurologie, Neuropädiatrie, Kinder- und Jugendpsychiatrie und Psychosomatik über die theoretischen Grundlagen und das praktische musiktherapeutische Vorgehen informieren.

Für Kostenträger und Arbeitgeber, die Musiktherapie finanzieren, bietet es in prägnanter Form theoretisches und methodisches Wissen zur Musiktherapie mit Kindern und informiert über Wirksamkeit und Wirkung von Kindermusiktherapie. Schließlich kann das Buch auch von allen an Musiktherapie Interessierten genutzt werden, die musiktherapeutisches Handlungswissen in ihre eigene professionelle Tätigkeit integrieren wollen oder sich über den therapeutischen Einsatz von Musik informieren wollen wie beispielsweise in der Musikpädagogik oder in der Kinderpsychotherapie. Besonders angesprochen sind interessierte Eltern, deren Kinder musiktherapeutisch behandelt werden, sowie Eltern, die nach einer geeigneten Therapieform für ihr Kind suchen.

Nur durch ein transparentes Darlegen der therapeutischen Praxis und durch klare Kommunikation mit Vertretern anderer Berufsgruppen wird es gelingen, die gesellschaftliche Akzeptanz von Kindermusiktherapie weiter voranzubringen. Durch Aufklärung und Information können Mitglieder anderer Berufsgruppen erkennen, bei welchen Störungsbildern Kinder erfolgreich mit Musiktherapie behandelt werden können, und sie entsprechend an die Musiktherapie überweisen. Wir wünschen uns, dass dieses Buch dazu beiträgt, das besondere Potenzial von Musik zu erkennen, zu verstehen und zum Wohl der Kinder und ihrer Familien therapeutisch zu nutzen.

Unser Dank geht an erster Stelle an die Autorinnen und Autoren der Praxisbeiträge, die uns durch ihre lebendigen Darstellungen dabei unterstützt haben, die Inhalte dieses Buches anschaulich vermitteln zu können. Dr. Klaus Reinhardt vom Verlag Hans Huber hat die Arbeit an diesem Buch durch hilfreiche Hinweise und Informationen begleitet, wofür wir ihm danken.

Schließlich wollen wir all denen unseren Dank aussprechen, die uns durch ihre kritischen Rückmeldungen zum Manuskript beim Schreiben dieses Buches unterstützt haben. Allen von uns musiktherapeutisch behandelten Kindern mit ihren Familien danken wir für die reichhaltigen Praxiserfahrungen, die wir durch die Arbeit mit ihnen gewinnen konnten. Nicht zuletzt danken wir besonders allen Mitgliedern unserer Familien, die in vielfältiger Form mit dazu beigetragen haben, dass dieses Buch entstehen konnte!

München und Berlin, im März 2005

Christine Plahl und Hedwig Koch-Temming

Mit besonderer Freude stellen wir drei Jahre nach Erscheinen der ersten Auflage fest, dass das vorliegende Buch ein überaus großes Interesse und eine rege Nachfrage ausgelöst hat. Die durchweg positiven Rückmeldungen zeigen uns, dass das Buch sowohl bei praktisch tätigen Kindermusiktherapeutinnen wie auch in musiktherapeutischen Ausbildungen großen Anklang findet. Vertreter angrenzender Berufsgruppen nutzen das Buch, um sich über Musiktherapie zu informieren ebenso wie Eltern und Kostenträger.

Der Aufforderung des Verlages nach einer durch die große Nachfrage erforderlichen zweiten Auflage kommen wir als Herausgeberinnen gerne nach. Erfreulicherweise sind in den zurückliegenden Jahren einige neue Werke im Bereich der Musiktherapie mit Kindern erschienen, die wir in die Neuauflage des Buches aufnehmen konnten. Auch konnten wichtige in der Zwischenzeit duchgeführte und publizierte Studien zur Musiktherapie mit Kindern berücksichtigt werden.

Wir hoffen und wünschen, dass dieses Buch weiterhin dazu beiträgt, den Stellenwert der Musiktherapie mit Kindern zu festigen und so das Wohlergehen von Kindern und ihren Familien zu verbessern.

München und Berlin, im Februar 2008

Christine Plahl und Hedwig Koch-Temming

Teil I: Grundlagen der Kindermusiktherapie

2. Musik und Musiktherapie

Seit der Antike hat die Medizin sowohl die Aufgabe, Gesundheit zu bewahren als auch Krankheiten zu heilen und dabei gleichermaßen für Körper und Seele zu sorgen, die in enger Wechselwirkung stehen. Musik galt bei Krankheiten aller Art zu allen Zeiten als nützlich und Giovanni Pico della Mirandola (1557) beschreibt die Wirkung der Musik, die sich aus der engen Beziehung von Körper und Seele ergibt, folgendermaßen: «Medicina sanat animam per corpus, musica autem corpus per animam. Die Medizin heilt die Seele auf dem Wege über den Körper, die Musik aber den Körper auf dem Wege über die Seele.» (zitiert nach Kümmel, 1977, 411).

Im Alltag des Menschen befriedigt Musik eine Reihe unterschiedlicher Bedürfnisse und spielt besonders in der kindlichen Entwicklung eine herausragende Rolle. Musik und die Verwendung von Musik zu verschiedenen Zwecken spiegeln als soziales Phänomen immer auch gesellschaftliche Veränderungen wider. So ist es wohl kein Zufall, dass sich die moderne Musiktherapie in einer Zeit tiefgreifender gesellschaftlicher Veränderungen entfaltet hat. Angesichts einer stark von Apparaten dominierten Medizin, einer stark verbal geprägten Psychotherapie und einer kognitiv ausgerichteten Pädagogik entsteht immer stärker ein Bedürfnis nach emotionalen Ausdrucksmöglichkeiten, Experimentierfeldern und Freiräumen für neue Erfahrungs- und Behandlungsmöglichkeiten, wie sie in der Kindermusiktherapie zu finden sind. Wurde anfangs vor allem mit behinderten und verhaltensauffälligen Kindern musiktherapeutisch gearbeitet, so hat sich das Spektrum allmählich immer mehr erweitert. Es umfasst heute eine Vielfalt von Anwendungsfeldern, in denen Kindern durch die Musik ein therapeutisches Medium des Ausdrucks und der Verarbeitung wie auch der Entwicklungsförderung angeboten wird. Die dabei entstandenen Ansätze musiktherapeutischer Behandlung von Kindern werden in diesem Kapitel im Überblick dargestellt und es wird ein aktuelles Bild der Situation in der Kindermusiktherapie gezeichnet. Zuvor wird ein kurzer Abriss zur Bedeutung von Musik im Leben des Menschen sowie zur Geschichte der Musiktherapie gegeben. Abschließend wird ausgeführt, worin sich musiktherapeutisches Vorgehen von musikpädagogischem Handeln unterscheidet und nach welchen Kriterien die beiden Bereiche voneinander abgegrenzt werden können.

2.1 Musik im Leben des Menschen

Können wir uns ein Leben ohne Musik vorstellen? Es wäre ein vollkommen anderes: Es würde weder gesungen noch getanzt, dem Staatsempfang und dem Oktoberfest fehlten die passende Stimmung, es gäbe weder Oper noch Popkonzerte und nicht nur in den Einkaufszentren wäre es ungewohnt ruhig. Musik ist ein so wesentlicher Bestandteil unserer Kultur, dass wir uns ein Leben ohne sie kaum vorstellen können. Musik spielt seit jeher in allen Kulturen der Welt eine wichtige Rolle im Leben der Menschen und wird als Kulturgut von einer Generation an die nächste weitergegeben. Musik und Klänge haben Menschen von Anfang an fasziniert und Musik kann Menschen auf ganz besondere Weise bewegen, begeistern und verbinden.

Die universale Musikfähigkeit des Menschen entsteht durch seine Ausstattung mit Sinnesorganen, die Schall aufnehmen und mehr oder weniger spezifisch verarbeiten können – die Ohren und die Haut – sowie durch seine Fähigkeiten zur Schallerzeugung mit der Stimme, dem Körper und anderen Schallgeräten. In allen Kulturen finden sich Gesänge, die von körpereigenen oder anderen Instrumenten begleitet werden. Ebenso besteht überall eine enge Verbindung von Musik und Bewegung, die von körperlichen Bewegungen während des Singens und Spielens bis hin zum Tanz reicht. Musik vertieft emotionales Erleben, erhöht die Alltagswirklichkeit und erfüllt ein tief verwurzeltes menschliches Bedürfnis nach symbolischer Darstellung der Realität (Födermayr, 1998).

Musiké

Während Musik in westlichen Gesellschaften als reine Tonkunst von musikalisch ausgebildeten Menschen komponiert, interpretiert oder improvisiert und von den meisten anderen Gesellschaftsmitgliedern lediglich gehört wird, können in einigen afrikanischen Gesellschaften noch alle Mitglieder aktiv an gemeinsamen musikalischen Aktivitäten teilnehmen. Dies zeigt nicht nur, dass jeder Mensch zumindest ein Potenzial für musikalische Fähigkeiten hat; Musik hat sich hier auch noch nicht aus ihrer Verwurzelung im Alltagsleben der Menschen gelöst und stellt neben der Sprache ein allen zur Verfügung stehendes Ausdrucksmittel dar. In vielen afrikanischen Kulturen ist Musik darüber hinaus untrennbar mit Tanz und Gesang verwoben und ohne die rhythmischen Tanzbewegungen des Körpers gar nicht vorstellbar.

Eine solche Auffassung von Musik hat Ähnlichkeit mit dem Musikbegriff im klassischen Griechenland des 5. und 4. Jahrhunderts v. Chr., bei dem musiké – die Musische – eine Einheit von Dichtung, Musik und Tanz bezeichnete. Musik ist hier eine umfassende Ausdrucksform des Menschen in seiner ganzen Person und hat nicht nur ästhetische, sondern auch erzieherische, politische und ethische Bedeutung. Der Philosoph Platon (427 bis 347 v. Chr.) schreibt dazu in seinem Buch über den Staat: «Beruht nun nicht eben deshalb ... das wichtigste in der Erziehung auf der Musik, weil Zeitmaß und Wohlklang vorzüglich in das Innere der Seele eindringen, und sich ihr auf das kräftigste einprägen, indem sie Wohlanständigkeit mit sich führen, und wird also auch wohlanständig machen, wenn einer richtig erzogen wird...» (Platon, 1991, 223).

Musik

Als Gestaltung von Klang stellt Musik eine der größten Errungenschaften der menschlichen Kultur dar. Bevor die Menschen über Sprache verfügten, haben sie vermutlich Klänge, rhythmische Laute, Gesänge und Tänze zur Kommunikation genutzt. Während sich die Sprache im Laufe der Menschheitsentwicklung hin zum reinen Verständigungsmittel entwickelt hat, diente Musik stets auch dem emotionalen und ästhetischen Ausdruck und erlangte dadurch eine besondere Bedeutung für die Gemeinschaft. Musik ist daher nicht nur ein künstlerisches Produkt, sondern auch ein gelernter sozialer Prozess: Die unterschiedlichen kulturellen Ausprägungen von Musik sind von Menschen erfundene, sozial akzeptierte Klangmuster, die durch gemeinsame Handlungen entstanden sind (Blacking, 1995). Erst durch den sozialen und kulturellen Kontext kann Musik ihre jeweilige Bedeutung erhalten und erst durch das verstehende Zuhören eines Menschen kann aus einem Geräusch oder einem Klang Musik werden. Für westlich geprägte Ohren ist es daher nicht einfach, aus traditionellen asiatischen Klängen – wie etwa dem javanesischen Gamelan – Musik entstehen zu lassen.

Grundlegend für die kulturübergreifenden musikalischen Gemeinsamkeiten sind die Wahrnehmung und Verarbeitung des Klangs durch Ohr und Gehirn sowie ihre daraus resultierende enge Verbindung mit Körperbewegungen und emotionalen Aspekten. Über das Ohr werden in der Musik Verbindungen hergestellt zu anderen Menschen, zu anderen Welten und zur eigenen inneren Welt. Musik verbindet die äußere mit der inneren Welt und umgekehrt. Damit kommen der Musik immer schon wesentliche Funktionen im Ausdrucks- und Kommunikationssystem des Individuums und der Gesellschaft zu. Musik als ein universeller Aspekt menschlichen Verhaltens lässt sich daher definieren als die Gesamtheit akustischer Ausdrucks- und Kommunikationssysteme des Menschen außerhalb der gesprochenen Sprache (Födermayr, 1998). Alle improvisierten oder komponierten Geräusche und Klänge, die wir als Musik wahrnehmen, sind Musik.

Neben kulturübergreifenden musikalischen Gemeinsamkeiten, die sich noch heute in vielen Gesellschaften finden lassen, haben sich im Laufe der menschlichen Zivilisation zahlreiche Musikkulturen mit unterschiedlichen Musikpraktiken und Musikstilen entwickelt. Durch die Bevölkerungswanderungen der letzten Jahrhunderte haben sich viele Musiktraditionen untereinander vermischt und auf diese Weise neue Formen von Musik geschaffen. Musik ist ein Spiegel der Gesellschaft und gesellschaftliche Veränderungen führen zu entsprechenden Veränderungen in der Musik. Auch das aktuelle Zeitalter der Globalisierung spiegelt sich wider in den verschiedenen Formen so genannter World Music. Musik prägt nicht nur unsere Identität und unsere Gruppenzugehörigkeit, mit Musik können auch je nach Anlass passende Stimmungen und Gefühle erzeugt werden – zur Hochzeit ebenso wie zum Begräbnis. Musik ruft im Menschen unmittelbar und nachhaltig Gefühle hervor und kann so dem Alltagsbewusstsein andere Welten eröffnen.

Musik und Emotion

Musik kann starke körperliche und emotionale Reaktionen bewirken. Wenn wir Musik hören, bekommen wir eine Gänsehaut, spüren einen Kloß im Hals oder wippen mit den Füßen im Rhythmus eines beschwingten Liedes. Musik fährt in die Beine und geht zu Herzen. Musik bewegt uns im unmittelbaren und im übertragenen Sinn. Neben äußerlich sichtbaren Reaktionen lässt sich auch ein inneres Mitschwingen mit den musikalischen Reizen erkennen. Dies zeigt sich beispielsweise an Herzschlag und Puls, aber auch an minimalen Muskelbewegungen (Sloboda, 1991). Die emotionale Wirkung einer bestimmten Musik ist allerdings keine der Musik innewohnende Eigenschaft, sondern – neben individuellen und situativen Einflüssen – stark kulturell bestimmt. Dies wird durch kulturvergleichende Studien belegt, die zeigen, dass wir in der Regel Schwierigkeiten haben, den emotionalen Gehalt einer uns nicht vertrauten Musik einer anderen Kultur wahrzunehmen (Gregory, 1997).

Eine Erklärung für die enge Verbindung von Musik und Emotion liegt in der Wahrnehmung und Verarbeitung des Klangs durch Ohr und Gehirn. Die Hörbahn, auf der die ankommenden Schallreize im Gehirn weitergeleitet werden, setzt sich zusammen aus spezifischen Leitungsbahnen für die akustischen Sinnesreize und aus unspezifischen Bahnen, die mit anderen Gehirnbereichen verbunden sind. Etwa mit dem retikulären System im Stammhirn, das beim Musikhören aktiviert wird und dadurch die Wachheit und Aufmerksamkeit steigert (Wehner, 1980). In den emotionsverarbeitenden Strukturen des limbischen Systems, das wesentlich an der Ausprägung von Emotion und Motivation beteiligt ist, werden beim Hören von Musik körpereigene opiatähnliche Stoffe (Endorphine) ausgeschüttet. Insgesamt werden durch musikalische Betätigung und intensives musikalisches Erleben weite Teile des Gehirns aktiviert, bei denen je nach musikalischer Aktivität – Tanzen, Musizieren, Musik hören, Dirigieren – andere neuronale Schaltkreise beteiligt sind (Grawe, 2004).

2.1.1 Musik im Alltag

Ursprünglich war Musik fest im Alltagsleben der Menschen verwurzelt und hatte eine wichtige Funktion bei Festen und Feiern, Kulten und Heilritualen wie auch bei der Arbeit. Noch heute werden in einigen afrikanischen Gesellschaften oder auch in Jamaika zur gemeinsamen Arbeit Lieder in Frage-Antwort-Form (call-and-response) gesungen, um den Arbeitsrhythmus zu halten oder die Gleichförmigkeit der Arbeitsbewegung aufzulockern. Wenn in Europa eintönige Arbeiten von Musik begleitet werden, kommt diese wohl meist aus dem Radio oder von CD. Meist wurde in kleineren oder größeren Gruppen musiziert und dadurch ein Gefühl von Zugehörigkeit erfahren: Im gregorianischen Choral christlicher Mönche ebenso wie im Obertongesang tibetanischer Mönche. Bei Hof wurde zu Zeremonien und Festen eine Musik gespielt, deren Stil sich deutlich von der Musik unterschied, die vom gemeinen Volk zum Singen, Tanzen und Arbeiten gespielt wurde. Europäische Auswanderer haben ihre Volksmusik mit nach Amerika genommen und sich durch die Lieder ihrer Heimat ihre Identität und ihre Zusammengehörigkeit bewahrt. Heute identifizieren sich Jugendliche mit ihrer Musik und ihren Popstars und gestalten mit ihren eigenen Sounds die sie umgebenden städtischen Landschaften.

Die live aufgeführte Gebrauchsmusik ist inzwischen weitgehend von einer technisch übermittelten Übertragungsmusik abgelöst, die beliebig austauschbar ist und prinzipiell überall im Alltag konsumiert werden kann. Wir können der fremdbestimmten musikalischen Dauerberieselung, die immer stärker die Alltagswirklichkeit prägt, nur durch die bewusste, selbst bestimmte Entscheidung, ein bestimmtes Musikstück zu hören oder zu spielen, entkommen. Doch auch die Klanglandschaft (soundscape) unserer gesamten akustischen Umwelt hat sich durch den technischen Wandel der Gesellschaft stark verändert. Während sie in frühen Kulturen nahezu ausschließlich von Natur- und Menschenlauten geprägt wurde, dominieren seit der Industrialisierung immer mehr Maschinen- und Verkehrsgeräusche (Schafer, 1988).

Wenn auch inzwischen das aktive Musizieren in westlichen Gesellschaften immer mehr aus dem alltäglichen Leben verschwunden ist und fast nur noch im Rahmen von Konzerten konserviert wird, befriedigt Musik doch noch immer alltägliche Bedürfnisse. Musik ist ein subtiles, sehr wirksames Kommunikationsmittel, dessen Wirkung nahezu überall und jederzeit im Alltag erfahren werden kann: Musik macht gute Laune und steigert den Absatz von Waren in Kaufhäusern und Supermärkten. Musik vermittelt uns ein Gefühl von Sicherheit und Entspannung und fördert unser Wohlbefinden im Aufzug, in der U-Bahnstation oder auf dem Behandlungsstuhl in der Zahnarztpraxis. Musik bringt uns beim Sport in Schwung und beflügelt unsere Phantasie. Musik stärkt das Immunsystem, sie hilft uns, Stress zu bewältigen und Schmerzen zu verringern.

Musik erfüllt im Alltag wie auch im therapeutischen Kontext vielfältige Funktionen: Aktivieren und Stimulieren, Entspannen und Regulieren von Stimmungen oder Überdecken von Stille und Lärm. Mit Hilfe von Musik werden Lebensräume gestaltet und ein ganz bestimmtes Lebensgefühl erzeugt. Jeder einzelne Mensch verwendet dabei die Art von Musik, die im Einklang steht mit seiner musikalischen Sozialisation und die seinen individuellen Bedürfnissen entspricht. So wählen bereits 25 Prozent der sechs- bis siebenjährigen Kinder ihr Programm im Radio selbst aus (Klingler, 1994) (siehe auch Kap. 3.5.4 Musikgebrauch von Kindern). Funktionale Musik, die gezielt eingesetzt wird, um Leistungs- und Umsatzsteigerung am Arbeitsplatz und im Kaufhaus zu erreichen oder das Ambiente in Restaurants und Flughäfen zu verbessern, wird zunehmend kritischer betrachtet und von immer mehr Menschen bewusst abgelehnt: Eine exzessive Dauerbeschallung und ein wahlloses Nebenbeihören von Musik zerstören genau jene Eigenschaften der Musik, mit deren Hilfe individuelle Lebenswelten gestaltet werden. Nur durch die unverbrauchten emotional-affektiven und assoziativ-imaginativen Eigenschaften bestimmter musikalischer Stile lassen sich Klangräume schaffen, mit denen wir unsere eigene musikalische Lebenswelt von anderen Lebenswelten abgrenzen und so unsere Identität herstellen (Rösing, 1998a, 1998b).

2.1.2 Musik in der kindlichen Entwicklung

Bereits im Mutterleib nimmt das ungeborene Kind etwa ab dem sechsten Schwangerschaftsmonat Klänge und Geräusche wahr. Nach der Geburt können Säuglinge die ihnen vertrauten Klänge von fremden Klängen unterscheiden und zeigen dabei eine deutliche Vorliebe für die vertraute Stimme ihrer Mutter (Fassbender, 1998). Besonders beeindruckend zeigt sich die frühe Fähigkeit zur Wahrnehmung und Verarbeitung musikalischer Klangmuster eines Neugeborenen in der Kommunikation mit seiner Umgebung. Von Anfang an können Kinder die musikalischen Botschaften verstehen, die ihre Eltern und andere Bezugspersonen intuitiv überall auf der Welt verwenden, um mit ihrem Baby zu kommunizieren (siehe auch Kap. 3.2 Emotional-kognitive Entwicklung von Kindern, und Kap. 3.3 Sozialkommunikative Entwicklung von Kindern).

Musikalische Elemente wie Sprachmelodie, Sprechrhythmus oder Stimmhöhe, die dem gesprochenen Wort eine emotionale Färbung geben, erfüllen eine Reihe wichtiger Funktionen im Laufe der kindlichen Entwicklung. Kinder können solche musikalischen Gespräche von Geburt an verstehen und sich sehr bald selbst daran mit Lauten und Silben beteiligen. Die präverbale Kommunikation mit Hilfe musikalischer Elemente, mit Lauten, Gesten und Mimik ermöglicht es dem Kind, sich auch ohne Sprache von Anfang an mit seiner Umgebung auszutauschen. Dabei lernt es, dass es durch seine Lautäußerungen etwas bewirken kann: Zum einen beantworten die Eltern seine eigenen Laute mit anderen Lauten, zum anderen

Wiegenlieder

In nahezu allen Kulturen der Welt werden Kinder in ihren ersten Lebensjahren von einer besonderen Musikform in den Schlaf begleitet, dem Wiegenlied. Dabei werden in Verbindung mit einer wiegenden Bewegung Lieder gesungen, die eine Reihe auffälliger Gemeinsamkeiten aufweisen.

Weltweit finden sich in allen Wiegenliedern weiche abfallende Melodieverläufe, ein langsames Tempo, eine relativ einfache Struktur und viele Wiederholungen (Unyk et al., 1992). Diese Übereinstimmung ist nicht allzu verwunderlich, da Wiegenlieder überall auf der Welt die gleiche Funktion haben, nämlich Babys zu beruhigen. Interessant ist allerdings, dass sich auch bei Müttern, Vätern und allen anderen Menschen, die ein Baby durch Sprechen beruhigen, genau dieselben Besonderheiten in ihrer Sprache finden lassen: Die Sprachmelodie hat eine abfallende Kontur, das Sprechtempo ist langsam, die Satzstrukturen sind einfach und bestehen aus vielen Wiederholungen. Selbst in Kulturen mit einer Tonsprache wie etwa in China, bei denen die Tonhöhe eines Vokals die Bedeutung eines Wortes bestimmt, lassen sich solche sprachmelodischen Bedeutungen finden. Offensichtlich haben die frühen musikalischen Kommunikationsfähigkeiten des Kindes in Verbindung mit den intuitiven elterlichen Kompetenzen einen besonderen Stellenwert in der Evolution des Menschen (Papoušek et al., 1991).

Spontanes Singen

Das kindliche Experimentieren mit Stimmlauten entwickelt sich allmählich zum so genannten spontanen Singen. Ab dem Alter von etwa eineinhalb Jahren lassen sich bereits erste einfache Formen in der Struktur dieser Stimmspiele erkennen. Mit wachsenden sprachlichen Fähigkeiten singt das Kind immer häufiger ohne Aufforderung spontan Lieder, in denen es seine Erlebnisse in erfundenen improvisierten Liedern schildert, oder bekannte Lieder singt und diese nach eigenen Vorstellungen variiert. Mit seiner Stimme kann das Kind Geschichten erzählen, Erinnerungen, Ideen und Phantasien ausdrücken und so auf lustvoll-spielerische Art seine Musikalität entfalten.

Kinder singen und musizieren zunächst einmal nicht, um etwas Wohlklingendes zu erzeugen, sondern um durch die Musik – durch Singen ebenso wie durch Tanzen zur Musik oder durch das Hören «ihrer» Musik – wichtige Aspekte ihres Lebens auszudrücken. Im gemeinsamen Singen stellt das Kind Kontakt her zu Gleichaltrigen wie zu Erwachsenen und beteiligt sich dadurch am gemeinschaftlichen Leben. So werden Kinder auch durch das Singen und Tanzen von Kinderliedern in die jeweilige Kultur hineinsozialisiert. Bereits diese frühen Formen musikalischer Aktivität in der Kindergemeinschaft dienen der Identitätsbildung und verändern gleichzeitig die jeweilige Musikkultur (Bjørkvold, 1990; Stadler Elmer, 2002; 2000) (siehe Kap. 3.3.3 Entwicklungsthema Kommunikation). Einen Überblick über die Entwicklung des Singens gibt Gembris (2002a).

können Laute und Gesten in Verbindung mit dem passenden Gesichtsausdruck bewirken, dass unangenehme Situationen beendet oder angenehme Situationen wiederholt werden. Das Kind erlebt Selbstwirksamkeit und lernt so, seine Befindlichkeit durch präverbale musikalische Kommunikation zu regulieren (siehe Kap. 3.3 Sozial-kommunikative Entwicklung von Kindern).

Musik ist ein wichtiges Medium für das Kind, um sich mitzuteilen und Beziehungen zu anderen herzustellen. Neben dem spontanen Singen geschieht dies durch gemeinsames Singen von Kinderliedern ebenso wie durch Kinderspiele und -tänze (siehe Kap. 3.4 Spielräume – Die Bedeutung des Spiels für die Kindermusiktherapie). Die musikalische Entwicklung des Kindes lässt sich insgesamt als eine musikalische Sozialisation verstehen, bei der das Kind gleichzeitig seine kreativen Fähigkeiten entfaltet. Vor allem im Vorschulalter äußert sich musikalische Kreativität durch ein phantasievolles Spiel mit Klängen und durch Improvisieren mit der eigenen Stimme. Allerdings wird diese schöpferische musikalische Entwicklung spätestens beim Schuleintritt gebremst durch einen Musikbegriff, der sich auf komponierte und schriftlich überlieferte Musikstücke beschränkt (Kleinen, 2003). Um den jeweils unterschiedlichen Verläufen in der musikalischen Entwicklung von Kindern gerecht zu werden, sollte eine stärkere Orientierung an ihrer jeweiligen musikalischen Lebenswelt erfolgen. Dies gilt insbesondere für Kinder mit Behinderungen oder Störungen, bei denen das musikalische Erleben beeinträchtigt sein kann und die musikalischen Ausdruckmöglichkeiten eingeschränkt sind (Gembris, 1995, 2002a).

2.2 Geschichte der Musiktherapie

Musiktherapie als eigenständige Disziplin in den Gesundheitsberufen ist relativ jung: Erst in der zweiten Hälfte des 20. Jahrhunderts hat sie sich vor allem in Nordamerika und in den westlichen Ländern Europas entwickelt. Ihre Wurzeln allerdings reichen weit in die Menschheitsgeschichte zurück und zeigen, dass Musik in vielen Kulturen und Epochen verwendet wurde, um Menschen zu heilen und gesund zu erhalten. Musik übt seit jeher einen starken Einfluss auf die Menschen aus und die verändernde Wirkung von Musik – gleichermaßen anregend wie beruhigend – wurde schon früh beobachtet und dokumentiert: Die ältesten überlieferten Aufzeichnungen, die die therapeutische Wirkung von Musik auf den Körper und die Psyche des Menschen beschreiben, sind ägyptische Papyrusrollen und chinesische Dokumente, die beide aus der Zeit um 1500 v. Chr. stammen (West, 2000). Das häufig angeführte Beispiel aus dem 1. Buch Samuel des Alten Testaments, in dem David mit seinem Harfenspiel König Saul von dessen Depression heilt, ist etwa um 1050 v. Chr. einzuordnen.

Musik wurde und wird in einigen Kulturen noch immer genutzt, um mit Göttern und Ahnen in Verbindung zu treten oder um die Stimmung und das Verhalten der Menschen gezielt zu beeinflussen. Eine beispielsweise durch Krankheit verloren gegangene Harmonie soll durch die musikalische Kommunikation mit Ahnen und Geistern wieder hergestellt werden. Um den zu heilenden Patienten zu stabilisieren, werden Heilungszeremonien mit Trommeln und Rasseln zu Tänzen und Gesängen durchgeführt. Da die emotionale und soziale Unterstützung der Gruppe ein wesentlicher Faktor für die Genesung ist, werden Familien- und Gemeinschaftsmitglieder in das Ritual mit einbezogen. Entscheidend für die heilende Wirkung ist allerdings, dass die jeweilige Bedeutung der Musik von den beteiligten Menschen verstanden und akzeptiert wird. Es gibt daher keine «Heilmusik», die auf alle Menschen gleichermaßen wirkt (Touma, 1982; Suppan, 1984).

2.2.1 Heilen mit Musik

Musiktherapeutische Praxis war stets eine Verbindung von künstlerischem und medizinisch-magischem Handeln. Entsprechend wurde die heilende Wirkung von Musik im Laufe der Menschheitsentwicklung je nach Stand des wissenschaftlich-zivilisatorischen Fortschritts unterschiedlich erklärt. Bereits in der Antike lassen sich zwei Erklärungsrichtungen erkennen, die auch in der Folge prägend waren. Für die Pythagoreer im 4. Jahrhundert v. Chr. war die Zahl das ordnende Prinzip allen Seins, und Musik war Ausdruck eines geordneten Kosmos. Da nach ihrer Vorstellung Seele und Körper des Menschen von derselben Zahlenordnung bestimmt waren wie die musikalischen Intervalle, erschienen ihnen Mensch und Musik als wesensverwandt. So kam der Musik die Aufgabe zu, mit Hilfe der ihr innewohnenden Harmonie die gestörte psychophysische Ordnung des Menschen wiederherzustellen: Die ordnende Macht der Musik konnte unmittelbar Gedanken, Gefühle und körperliche Gesundheit beeinflussen. Die Harmonie in der Musik erzeugte die Harmonie im Menschen.

Die Pythagoreer pflegten den Brauch, sich morgens nach dem Aufstehen durch Singen und Spielen auf der Lyra wach und präsent für den Tag zu machen. Abends, bevor sie sich schlafen legten, befreiten sie sich auf dieselbe Weise von den Sorgen des Tages, um sich so auf angenehme und prophetische Träume vorzubereiten. Von dem Pythagoreer Kleinias von Tarent wird überliefert, dass er stets die Lyra gespielt habe, wenn er wütend war. Wurde er darauf angesprochen, so antwortete er: «Ich beruhige mich» (West, 2000).

Ein alternativer Erklärungsversuch zur Wirkung von Musik wurde von Aristoteles (384–324 v. Chr.) in seiner Katharsislehre formuliert. Für ihn war neben den ordnenden und harmonisierenden Kräften der Musik vor allem ihr emotional bewegendes Potenzial therapeutisch relevant. Er war davon überzeugt, dass ein durch Musik erzeugter Affekt alle anderen Affekte vertreiben könne, wenn er nur stark genug sei. Durch ekstatische Musik und ekstatischen Tanz soll der krankmachende Affekt gesteigert werden und sich auf dem Höhepunkt als Katharsis lösen und entladen. Der krankhaft überschwängliche Affekt, der häufig in orgiastisch-ekstatischen Kulten entstand, wird durch Musik weiter intensiviert, bis er sich schließlich selbst verzehrt (Möller, 1971).

Aristoteles erklärt die läuternde Wirkung von Musik folgendermaßen: «An den heiligen Melodien aber sehen wir, daß diese Leute, wenn sie Melodien in sich aufnehmen, welche die Seele berauschen (exorgiázein), wieder zu sich gebracht werden, wie wenn sie eine Heilung und Reinigung (kátharsis) erfahren hätten. Auf die nämliche Weise müssen auch die zu Mitleid, Furcht oder zu irgendeinem Affekt geneigten beeinflußt werden und auch jeder andere, soweit von jedem Affekt etwas auf seinen Teil kommt, so daß alle Menschen fähig sind, eine solche Reinigung und lustvolle Erleichterung des Gemüts zu empfinden» (Aristoteles, Politik, VIII, Kapitel 7, 1341b zit. nach Simon, 1975, 136).

Mit der Renaissance und dem Beginn der Neuzeit wurden die Erkenntnisse der sich entwickelnden Naturwissenschaften immer mehr in die Medizin aufgenommen. Gesundheit wurde jetzt nicht mehr als ein harmonisch geordnetes Gleichgewicht im Menschen aufgefasst, sondern als ein ungestörter Ablauf physikalisch-chemischer Vorgänge im Körper. Die Wirkung von Musik wurde meist mechanisch erklärt und im 17. und 18. Jahrhundert entstand mit der so genannten Iatromusik (Iatrik = Heilkunst) eine neue Richtung der Musikheilkunde. Wahrscheinlich beeinflusst von der im 17. Jahrhundert weit verbreiteten medizinischen Richtung der Iatrochemie, die auf den Arzt und Naturphilosophen Paracelsus zurückgeht, formulierten dazu die Jesuitenpater Athanasius Kircher (1601–1680) und Ernst Anton Nicolai (1722–1802) Indikationen und Kontraindikationen bestimmter rhythmisch geprägter Musikstücke für unterschiedliche Krankheiten.

1745 veröffentlichte der Jesuitenpater Ernst Anton Nicolai in Halle eine auch heute noch modern anmutende Abhandlung über die emotionale Wirkung der Musik mit dem Titel «Die Verbindung der Musik mit der Artzneygelahrtheit». Darin schreibt er: «Nach Beschaffenheit wirkt Musik fröhlich, traurig, auch sogar in dem Körper ereignen sich alsdann viele Veränderungen. Man empfindet öfter starken Schauer in der Haut, wenn man eine Musik anhöret. Die Haare richten sich in die Höhe, das Blut beweget sich von außen nach innen, die äußeren Teile fangen an, kalt zu werden. Das Hertze klopft geschwinder und man holt etwas langsamer und tiefer Othem» (Nicolai, 1745, zit. nach Simon, 1975, 140).

Noch bis ins späte 18. Jahrhundert wurde Musik ergänzend zur ärztlichen Behandlung von Krankheiten eingesetzt. Mit den vorherrschenden wissenschaftlich geprägten medizinischen Theorien konnte die therapeutische Wirkung von Musik allerdings immer weniger erklärt werden und so verschwand sie im Laufe des 19. Jahrhunderts bis in die erste Hälfte des 20. Jahrhunderts hinein aus der medizinischen Behandlung. In der eher vagen Annahme, dass Musik Stoffwechselvorgänge aktiviert, die bei Stress und Erschöpfung belebend wirken, wurde Musik lediglich in Kurkliniken und Krankenhäusern verwendet, um die Patienten moralisch zu stärken und so den Genesungsprozess zu unterstützen. Erst in der zweiten Hälfte des 20. Jahrhunderts erwachte das Interesse an der Musiktherapie neu und es begann gleichzeitig eine systematische Untersuchung der physiologischen und psychologischen Auswirkungen von Musik und Klängen. Ausführliche Darstellungen zur Geschichte der Musiktherapie finden sich bei Horden (2000), Kümmel (1977) und Möller (1971).

2.2.2 Musiktherapie heute

Die Entwicklung der Musiktherapie begann nach dem zweiten Weltkrieg in den USA und wurde nachhaltig durch die große Anzahl von Kriegsveteranen beeinflusst, die in den Krankenhäusern von Musikerinnen und Musiklehrern erfolgreich behandelt wurden. Um den zwar musikalisch, nicht aber medizinisch und psychologisch ausgebildeten Musikern das erforderliche Wissen zu vermitteln, wurde 1946 an der Kansas University in Texas ein erster akademischer Lehrgang und 1950 die National Association of Music Therapy (NAMT) gegründet. Gleichzeitig sollte der Einfluss von Musik auf das menschliche Verhalten systematisch untersucht werden. Daraus sollten spezifische Indikationen für die Anwendung musikalischer Behandlungen abgeleitet werden.

In Deutschland begannen Christa Kohler (1971) und Christoph Schwabe (1969) in den 1960er-Jahren an der Psychiatrischen Klinik der Universität Leipzig musiktherapeutisch zu arbeiten und bildeten damit den Beginn der Musiktherapie in der damaligen DDR. In Westdeutschland entstand aus verschiedenen informellen Initiativen musikpädagogischer Berufsverbände in den 1970er-Jahren der so genannte Mentorenkurs in Herdecke, bei dem sich die erste Generation deutscher Musiktherapeutinnen unter Anleitung britischer Kolleginnen qualifizierte. 1979 wurde die Deutsche Gesellschaft für Musiktherapie (DGMT) gegründet, die seit 1980 die musiktherapeutische Fachzeitschrift *Musiktherapeutische Umschau* herausgibt.

Die Deutsche Gesellschaft für Musiktherapie DGMT definiert Musiktherapie wie folgt:

> Musiktherapie ist der gezielte Einsatz von Musik im Rahmen der therapeutischen Beziehung zur Wiederherstellung, Erhaltung und Förderung seelischer, körperlicher und geistiger Gesundheit (DGMT, 2004a).

Eine etwas ausführlichere Definition formuliert die weltweite Musiktherapie-Organisation, die World Federation of Music Therapy:

> Musiktherapie ist die Verwendung von Musik und/oder musikalischen Elementen (Klang, Rhythmus, Melodie und Harmonie) durch eine qualifizierte Musiktherapeutin mit einer Klientin oder einer Gruppe in einem Prozess, der so gestaltet ist, dass Kommunikation, Beziehungen, Lernen, Mobilisierung, Ausdruck, Organisation und andere therapeutische Ziele unterstützt und gefördert werden, um die körperlichen, emotionalen, geistigen, sozialen und kognitiven Bedürfnisse zu erfüllen (WFMT, 2004; Übersetzung CP).

Die Breite des therapeutischen Einsatzes von Musik reicht heute von einer eher präventiven Verwendung von Musik zur Entspannung über die Verwendung von Musik als Kommunikationsmedium bei nicht sprechenden Menschen, beispielsweise bei Kindern mit autistischen oder mutistischen Störungen, bis hin zur Verwendung von Musik, um die Bewältigung von Krankheiten und Lebenskrisen zu unterstützen. Musik bietet vielfältige Möglichkeiten zu aktivieren, Kontakt mit anderen Menschen aufzunehmen, Stimmungen zu beeinflussen, Selbstwertgefühl, Zufriedenheit und Entspannung zu fördern. Die Anwendung von Musik als Therapie und Musik in der Therapie variiert je nach Rahmenbedingung, therapeutischem Setting, therapeutischer Haltung der Therapeutin und den jeweils verwendeten musiktherapeutischen Methoden und Techniken. Auch die Funktion der Musik kann je nach klinischer Zielsetzung und Situation der Klientin eine andere sein.

Auch heute noch wird die therapeutische Wirkung von Musik sowohl durch ordnende, strukturierende als auch durch emotionsregulierende Kräfte der Musik erklärt. Allerdings wird – mit einigen wenigen Ausnahmen wie etwa der anthroposophischen Musiktherapie – nicht mehr davon ausgegangen, dass diese Kräfte der Musik innewohnen und sich durch Hören auf den Menschen übertragen. Es wird vielmehr der sozialen Interaktion im gemeinsamen Musik machen und Musik hören eine wesentliche Bedeutung zugeschrieben: Die Wirkung der Musik entfaltet sich durch die Kommunikation innerhalb einer therapeutischen Beziehung in der gemeinsamen musikalischen Aktivität. Musik motiviert in besonderer Form zum

Kommunizieren und zum kreativen Ausdruck und die therapeutischen Wirkungen der Musik äußern sich vor allem in einer umfassenden körperlich-psychischen Entspannung oder Anregung sowie in einer emotionalen Aktivierung oder Harmonisierung.

In der «Kasseler Konferenz», dem Zusammenschluss musiktherapeutischer Vereinigungen im deutschsprachigen Raum, wurde der Musikbegriff in der Musiktherapie schulenübergreifend wie folgt definiert:

> Musik ist vom Menschen gestalteter Schall. Als akustisches, zeitstrukturierendes Geschehen ist sie Artikulation menschlichen Erlebens mit Ausdrucks- und Kommunikationsfunktion. Sie befindet sich im dialektischen Spannungsfeld individueller – körperlicher, psychischer, spiritueller, sozialer – und gesellschaftlich-kultureller Bedingungen und ist dort wirksam und bedeutsam. Musik wird zum subjektiven Bedeutungsträger über den Prozess des

Aktive und Rezeptive Musiktherapie

Der therapeutische Nutzen von Musik wurde lange Zeit fast ausschließlich darin gesehen, durch passives Zuhören physische und psychische Reaktionen hervorrufen zu können. In dieser **rezeptiven Form der Musiktherapie** spielt die Therapeutin für den Patienten spezifisch ausgewählte Musikstücke von Tonträgern, komponierte oder improvisierte Musik live auf verschiedenen Instrumenten oder nutzt dazu die eigene Stimme. Es können einzelne in einem bestimmten Frequenzbereich liegende Töne, spezifische Ton- oder Rhythmusfolgen bis hin zu komponierten Stücken aus unterschiedlichen musikalischen Stilrichtungen (Klassik, Jazz, Rock, Pop, Volksmusik, etc.) zum Einsatz kommen. Entscheidend ist, dass Musik systematisch und zielgerichtet unter physischen, psychischen, emotionalen, ästhetisch-künstlerischen oder spirituellen Aspekten in der musiktherapeutischen Behandlung angewendet wird (Bruscia, 1998). Während die rezeptive Musiktherapie in den vergangenen 40 Jahren vor allem in den USA systematisch erforscht wurde, fand sie in Deutschland seit 1960 kaum Beachtung. Lediglich in der ehemaligen DDR entwickelte der Musiktherapeut Christoph Schwabe die Regulative Musiktherapie als eine rezeptive Form der Musiktherapie (siehe dazu auch Kap. 2.3.9 Regulative Musiktherapie mit Kindern). Nach Jahren der Vernachlässigung steigt das Interesse an rezeptiven Methoden auch in Deutschland wieder an. Eine aktuelle Bestandsaufnahme zur rezeptiven Musiktherapie verschiedener musiktherapeutischer Konzeptionen findet sich bei Frohne-Hagemann (2004a) (siehe dazu auch Kap. 4.3.6 Rezeptives Vorgehen in der Kindermusiktherapie).

Als **aktive Musiktherapie** werden alle Methoden der Musiktherapie bezeichnet, bei denen der Patient alleine oder gemeinsam mit anderen aktiv an Instrumenten spielt, singt oder anderweitig Töne oder Geräusche produziert. Begleitet vom Musiktherapeuten, seltener alleine spielend, nutzen die Patienten dazu ihre Stimme, körpereigene Möglichkeiten der Klangerzeugung oder verschiedene leicht spielbare Musikinstrumente. Den Schwerpunkt der aktiven Musiktherapie bildet die musikalische Improvisation. Durch therapeutisch begründete Themen- und Spielvorschläge initiiert der Musiktherapeut die musiktherapeutische Improvisation und unterstützt mit seinem eigenen Spiel den musikalischen Ausdruck der Patienten (siehe dazu auch Kap. 4.3.4 Improvisation in der Kindermusiktherapie). Die aktive Musiktherapie umfasst neben der Improvisation noch weitere Vorgehensweisen wie das Nachspielen und Nachsingen von Musik, die auch von den Patienten selbst mithilfe des Musiktherapeuten komponiert werden kann (siehe dazu auch Kap. 4.3.7 Weitere Vorgehensweisen in der Kindermusiktherapie).

Wirkung von Musiktherapie
In ihrer mehr als 3000-jährigen Tradition wurde die therapeutische Wirkung von Musik in den westlich geprägten Gesellschaften zunächst durch Magie und Mythen erklärt, später dann rational durch die ihr innewohnenden ordnenden Strukturen sowie durch die von ihr hervorgerufenen Affekte und schließlich durch die von ihr ausgelösten physiologischen Reaktionen. Entsprechend wurde Musik häufig wie ein Medikament verabreicht, von dem stets die gleiche Wirkung erwartet wurde. Mittlerweile haben musikpsychologische Untersuchungen deutlich gezeigt, dass die Wirkung von Musik sehr stark abhängig ist von individuellen Erfahrungen und Einstellungen und immer beeinflusst wird durch die aktuelle Stimmung und die Situation, in der die Musik gehört oder gespielt wird. Wer sich von einer musikalischen Hausapotheke also Heilmittel für jeden Anlass verspricht, wird wohl enttäuscht werden. Ein Überblick zur musikalischen Rezeptionsforschung, die sich mit dem Wahrnehmen und Erleben von Musik und der daraus resultierenden Wirkung befasst, findet sich bei Gembris (2002b).

Insbesondere Heilungsrituale mit Musik und Tanz in anderen Kulturen weisen darauf hin, dass es für die therapeutische Wirkung von Musik notwendig ist, sich aktiv zu beteiligen: Sei es durch Singen, Spielen oder durch bewusstes Zuhören. Zwar ist in unserer Gesellschaft die Unterstützung durch die Gemeinschaft nicht in dem Ausmaß möglich wie etwa in traditionellen afrikanischen Gemeinschaften, neuere Darstellungen zur Kulturzentrierten Musiktherapie (culture centered music therapy) (Stige, 2002), zur gemeindenahen Musiktherapie (community based music therapy) (Pavlicevic & Ansdell, 2004) und zur systemischen Musiktherapie (Zeuch, Hänsel & Jungaberle, 2004) zeigen jedoch: Die soziale Umgebung spielt eine wichtige Rolle für den therapeutischen Erfolg. Zu aktuellen Ergebnissen der musiktherapeutischen Wirkungsforschung siehe auch Kap. 6.2 Wirksamkeitsforschung in der Kindermusiktherapie.

> Wiedererkennens interiorisierter Erfahrungen, die im Zusammenhang der Menschheitsgeschichte, dem Enkulturationsprozess und der aktuellen Situation stehen (Kasseler Konferenz, 1998, 233f).

Das subjektive Erleben von Musik steht immer in einem soziokulturellen Kontext und kann sich daher sowohl im Verlauf der Geschichte wie auch im Laufe des eigenen Lebens ständig verändern.

2.3 Ansätze der Kindermusiktherapie

Mit Beginn des 20. Jahrhunderts wuchs das Interesse für die Lebenswelt von Kindern. Es wurde das Jahrhundert des Kindes ausgerufen und gleichzeitig entwickelte sich eine wachsende Wertschätzung für kindliches Spiel und kindliche Kreativität. Damit einher ging ein Zuwachs an soziologischem, psychologischem und pädagogischem Wissen über fördernde Entwicklungsbedingungen für Kinder. Dies wirkte sich auch auf die musikalische Erziehung von Kindern aus und führte unter anderem zum einflussreichen musikpädagogischen Ansatz des Orff-Schulwerks (Orff, 1933; Orff & Keetmann, 1950–1954), das von Carl Orff unter Mitarbeit von Gunild Keetman und Gertrud Orff entwickelt wurde. Kindliche

Musikalität wurde als elementar aufgefasst, als eng verbunden mit der kindlichen Bewegungslust und der Freude an rhythmischen Wiederholungen. Die kindliche Aufgeschlossenheit für Musikalisches und die Unbefangenheit von Kindern im spielerisch-spontanen Erfinden von Musik und Bewegungen wurde schließlich von den Pionierinnen und Pionieren der Kindermusiktherapie aufgegriffen und therapeutisch genutzt. Im Folgenden werden die Ansätze der musiktherapeutischen Arbeit mit Kindern dargestellt, die sich in den letzten Jahrzehnten im deutschsprachigen Raum herausgebildet haben.

2.3.1 Anthroposophische Musiktherapie mit Kindern

Bereits in den 20er-Jahren des 20. Jahrhunderts wurde zeitgleich mit der Entstehung der anthroposophischen Medizin – begründet durch Rudolf Steiner (1861–1925) in Zusammenarbeit mit Ita Wegmann (1876–1943) – in heilpädagogischen Einrichtungen Musik eingesetzt. Prägend für die anthroposophische Musiktherapie mit Kindern waren neben Karl König (1902–1966), der als Arzt in der Heilpädagogik tätig war (König, 1958), vor allem Julius Knierim (1919–1999) und Johanna Spalinger (*1926). Knierim (1988) hat als Musikwissenschaftler und Schulmusiker die therapeutische Verwendung von Musik in der Heilpädagogik maßgeblich beeinflusst und während seiner langjährigen musiktherapeutischen Tätigkeit neue Formen der musikalischen Improvisation wie etwa das bekannt gewordene «freie Tongespräch» entwickelt. Die Geigerin Johanna Spalinger (*1926) arbeitete musiktherapeutisch mit Kindern und Jugendlichen in der Schweiz und hat durch den Aufbau musiktherapeutischer Ausbildungsstätten in Rumänien und in der Schweiz zur Entwicklung der anthroposophischen Musiktherapie für Kinder beigetragen (Spalinger, 1989, 2003).

Eine weitere Begründerin anthroposophischer Musiktherapie mit Kindern ist die Komponistin und Pianistin Maria Schüppel (*1923), die zunächst Studiendirektorin an der Hochschule für Musik in Berlin war. Seit 1957 hat sie in anthroposophischen Kliniken und heilpädagogischen Heimen ihre musikalischen Kenntnisse mit den Vorstellungen anthroposophischer Medizin und Menschenkunde verbunden und methodische Vorgehensweisen einer anthroposophisch ausgerichteten Musiktherapie entwickelt. 1963 hat sie die Musiktherapeutische Arbeitsstätte e.V. in Berlin gegründet und danach viele Jahre geleitet. Ihr besonderes Interesse in Praxis und Forschung gilt der Wirkung einzelner Musikinstrumente im therapeutischen Kontext von Heilpädagogik, Psychiatrie und Innerer Medizin.

Musiktherapie als eine Art spezifisch zweckgebundener Musikausübung soll nach der anthroposophischen Auffassung nicht abgetrennt werden vom allgemeinen Wesen der Musik als umfassende «menschenseelenprägende» Kunst (Ruland, 1989). Ziel ist es daher, musikalische Stimmungen zu schaffen, die dem jeweiligen Alter und dem Zustand des Kindes angemessen sind. Dabei wird eine Musik aus-

Musikalität im Menschen

Musik wird in der anthroposophischen Anschauung vor allem als seelisch-geistiges Phänomen verstanden, das im akustischen Geschehen lediglich seine materielle Grundlage hat. In der anthroposophischen Musiktherapie wird eine Verwandtschaft von musikalischen Prozessen mit physiologischen und psychologischen Vorgängen im Menschen angenommen. Der menschliche Organismus und die kognitiven, emotionalen und motivationalen Funktionen des Menschen werden in drei Bereiche gliedert: Das Denken des Menschen ist dem Nerven-Sinnes-System im Kopfbereich zugeordnet. Das Fühlen ist dem mittleren System von Kreislauf und Atmung im Brustbereich zugeordnet. Das Wollen oder Handeln ist dem System des Stoffwechsels und der Gliedmaßen im unteren Bereich zugeordnet. Nach Rudolf Steiners Auffassung des Musikalischen ist der ganze Mensch und nicht nur das Ohr Empfänger des Klanges: Melodien werden im oberen Bereich des Nerven-Sinnes-Systems erfasst, harmonische Elemente werden im mittleren Bereich des Atmungs- und Kreislaufsystems erlebt, und auf rhythmische Elemente reagiert der Mensch unmittelbar im Stoffwechsel-Gliedmaßen-System. In der Musiktherapie werden daher die musikalischen Urelemente zielgerichtet auf die Dreigliederung des Menschen angewandt: Melodie ordnet das Chaos im Gedankenablauf, Rhythmus gibt den Gliedmaßen Richtung und Ziel und musikalische Harmonie beeinflusst über die Atmung und den Herzschlag die Gefühle (König, 1989).

gesucht oder komponiert, die durch ihre musikalische Gestalt die Stimmung des Kindes anregen, beruhigen oder ausgleichen kann. Diese therapeutische Musik wird wiederholt in bestimmten rhythmischen Abständen angewendet und entsprechend der Entwicklung des Kindes modifiziert. So wird beispielsweise empfohlen, nach acht Wochen Behandlung eine Pause von vier Wochen einzuschieben (Florschütz, 1996).

Rezeptive Formen anthroposophischer Musiktherapie verwenden eine Therapiemusik, die speziell für das Kind komponiert oder improvisiert wird. Sie wird entweder mit aktiver Musiktherapie kombiniert oder dann angewandt, wenn das Kind selbst kein Instrument spielen kann. In der aktiven anthroposophischen Musiktherapie wird improvisiert oder komponierte Musik gespielt. Improvisation hat hier allerdings einen deutlich übenden Charakter: Im Mittelpunkt steht das gemeinsame künstlerische Bemühen um die Musik, bei dem künstlerisches Empfindungsvermögen, soziale Wahrnehmungsfähigkeit, Eigenständigkeit und Kreativität des Kindes geschult und entwickelt werden sollen. Musik kann dem Kind durch grundlegende musikalische Übungen Urbildhaftes vermitteln, und die auf diese Weise erlebte Begegnung mit dem Geistigen in der Musik soll heilend und ordnend wirkende seelische Kräfte entfalten (Ruland, 1990). Neben rezeptiver und aktiver Instrumentalmusik kann auch gezielt mit Gesang und Tonheileurhythmie – einer spezifischen Verbindung von Musik und Bewegung – gearbeitet werden. Die Entwicklung der anthroposophischen Gesangstherapie geht zurück auf die zu ihrer Zeit berühmte schwedische Sängerin Valborg Werbeck-Svärdström (1879–1972), die in Zusammenarbeit mit Rudolf Steiner die «Schule der Stimmenthüllung» entwickelt hat (Werbeck-Svärdström, 1994).

In Abgrenzung zur anthroposophischen Pädagogik werden in der anthroposophischen Musiktherapie durch geistige Nahrung Entwicklungsschritte ermöglicht und Entwicklungshemmnisse beseitigt. Durch das Erleben von Musik ebenso wie durch das Erlernen von Musik und durch das sich Erkennen in der Musik kommt es beim Kind zu einem Wandel des Selbsterlebens, der als Indikator für den Therapieerfolg betrachtet wird. Es wird eine Entwicklung des inneren Menschen angestrebt und entsprechend ist das Ziel nicht die Wiederherstellung eines früheren Zustandes, sondern das Erschließen künftiger Möglichkeiten. Anthroposophische Musiktherapie versteht sich heute nicht als eigenständiges therapeutisches oder psychotherapeutisches Verfahren, sondern betrachtet sich als ein «rein adjuvantisches Verfahren gegenüber der (anthroposophisch erweiterten) Medizin», das heute weltweit in allen anthroposophischen Kliniken und heilpädagogischen Einrichtungen integriert und anerkannt ist (Florschütz, 1996). Neben der traditionellen Anwendung in heilpädagogischen Einrichtungen wird anthroposophische Musiktherapie mittlerweile auch verstärkt in der inneren Medizin eingesetzt (Bissegger, 1995, 2001a, 2001b, 2004).

2.3.2 Verhaltenstheoretisch orientierte und funktionale Musiktherapie mit Kindern

In den USA wurde seit der Gründung der National Association for Music Therapy (NAMT) eine wissenschaftliche Begründung der Musiktherapie gefordert. Verhaltenstheorie und Verhaltensforschung erschienen den damaligen Vertretern dafür besonders gut geeignet, denn: «Musiktherapie ist eine Methode, um gezielt Verhaltensänderungen herbeizuführen und gehört daher automatisch in den Bereich der Verhaltensmodifikationen» (Madsen et al. 1968, 70; Übersetzung CP). Auch der in den Anfangsjahren prägende amerikanische Musiktherapeut E. Thayer Gaston (1968) plädierte für eine systematische Beobachtung des Verhaltens: «Weil wir nicht genau wissen, was sich innerhalb einer Person abspielt, wenn sie sich musikalisch betätigt, können wir nur das sichtbare Verhalten beobachten und untersuchen» (Gaston, 1968; zit. nach Smeijsters, 1994, 100).

Im deutschsprachigen Raum wurden verhaltenstherapeutische Methoden vor allem in der Musiktherapie mit behinderten Kindern und innerhalb der Funktionalen Musiktherapie im medizinischen Bereich eingesetzt. Andreas Rett und Albertine Wesetzky (1975) sehen in der Musik ein geeignetes Mittel, um Motivation und Lernprozesse bei Kindern mit Hirnschädigungen und Entwicklungsstörungen zu aktivieren. Die häufig beeindruckende Musikalität dieser Kinder verhilft ihnen bei fehlender Sprache nicht nur zu sozialem Kontakt, sondern bietet ihnen vor allem die Möglichkeit, ihre Bedürfnisse nach Lernleistungen und Erfolgserlebnissen durch Musik zu befriedigen. Musik wird dabei als ein Element betrachtet, das vom Kind als belohnend erlebt wird. Dadurch wird sein jeweils vorangehendes

Musiktherapie und Verhaltenstherapie/Verhaltensmodifikation

Verhaltenstherapie und Verhaltensmodifikation gehen davon aus, dass jedes Verhalten des Menschen auf verschiedene Arten erlernt wurde (Lerntheorien) und daher auch wieder verlernt werden kann. Verhalten umfasst dabei nicht nur das motorische Verhalten eines Menschen, sondern auch physiologisches Verhalten in Form vegetativer Prozesse wie Schwitzen oder Erröten, kognitives Verhalten in Form von Gedanken wie Befürchtungen oder Grübeln und schließlich auch emotionales Verhalten in Form von Angst oder freudigen Gefühlen. Während in der Verhaltenstherapie Störungen behandelt werden, wird in der Verhaltensmodifikation versucht, unangemessenes oder unerwünschtes Verhalten zu verändern. Einführungen in die Verhaltenstherapie und Verhaltensmodifikation bei Kindern finden sich bei Borg-Laufs (1999, 2001) sowie bei Görlitz (2004).

Da Musik von den meisten Menschen als angenehm erlebt wird, kann sie als verstärkender Reiz während oder nach einem bestimmten Verhalten – beispielsweise bei krankengymnastischen Übungen – eingesetzt werden. Das Hören von Musik erhöht die Wahrscheinlichkeit, dass das dadurch belohnte Verhalten – auch wenn es an sich unangenehm oder anstrengend ist – häufiger ausgeführt wird (operante Konditionierung), beziehungsweise, dass das gleichzeitig mit der Musik auftretende Verhalten häufiger ausgeführt wird (klassische Konditionierung). Curic (1981) integrierte diese Prinzipien der klassischen und der operanten Konditionierung in die musiktherapeutische Behandlung von Menschen mit geistiger Behinderung. Auch in der Medizin können die klassisch konditionierten Wirkungen von Musik sowohl in der Behandlung von Schmerzen als auch zur Unterstützung der Narkose bei Operationen genutzt werden: Entspannende Musik ist in der Regel mit positiven Gefühlen verbunden und verringert dadurch automatisch die Angst. Musik senkt die Konzentration von Stresshormonen und beeinflusst so die Schmerzwahrnehmung (Spintge & Droh, 1992; Spintge, 2000, 2001).

oder gleichzeitiges erwünschtes Verhalten verstärkt und stereotypes oder aggressives Verhalten kann verringert werden. In der funktionalen Anwendung von Musik in der Physiotherapie und der Logopädie motiviert das Anhören von geeigneter Musik und das Singen beziehungsweise Mitsingen von Liedern das Kind für Übungen und stimuliert es für bestimmte Bewegungen.

Funktionale Ansätze der Musiktherapie verwenden gezielt die motivierende und animierende ebenso wie die entspannende und entkrampfende Wirkung der Musik zur Stimulation beziehungsweise zur Beruhigung. Dabei vermitteln verschiedene musikalische Elemente – Rhythmus, Melodie, Harmonie, Klang und Form – nicht nur ein angenehmes musikalisches Klima, sondern entfalten jeweils einen spezifischen Aufforderungscharakter (Rauhe, 1996). In einer funktionalen verhaltensorientierten Musiktherapie werden die musiktherapeutischen Behandlungsziele klar in Form operationalisierter Verhaltensweisen definiert – etwa eine bestimmte Häufigkeit von vokalen Äußerungen. Daraus wird systematisch ein Behandlungsplan abgeleitet und ein angemessenes methodisches Vorgehen sowie passende musiktherapeutische Techniken werden zugeordnet. Abschließend wird das Behandlungsergebnis anhand der operationalisierten Zielverhaltensweisen evaluiert. Ausführliche Darstellungen dieser Vorgehensweise finden sich bei Hanser (1999) sowie bei Davis et al. (1999).

2.3.3 Musiktherapie nach Juliette Alvin

Eine der ersten Pionierinnen, die mit Kindern musiktherapeutisch gearbeitet hat, war die französische Musikerin Juliette Alvin (1897–1982). Sie hat nicht nur die englische Musiktherapie nachhaltig geprägt, sondern hat mit ihren Büchern auch die systematische Erforschung der therapeutischen Wirkung von Musik ermöglicht. Als Schülerin des Cellisten Pablo Casals hatte sie zunächst am Conservatoire National in Paris studiert, konzertierte danach international, unterrichtete und erwarb sich einen Ruf als Musikpädagogin. Mit ihrem Ehemann zog sie schließlich nach England und arbeitete dort in einer Praxis mit geistig behinderten Kindern. In den 1950er-Jahren versuchte sie vor allem Ärzte davon zu überzeugen, dass Musik eine wertvolle Unterstützung der therapeutischen Behandlung sein kann. 1958 gründete sie die Society of Music Therapy and Remedial Music, die spätere British Society for Music Therapy, deren langjährige Präsidentin sie war. Ebenso gründete sie das British Journal of Music Therapy, eröffnete 1968 den ersten Ausbildungskurs in London und veröffentlichte grundlegende musiktherapeutische Bücher (Alvin, 1983, 1988a,1988b).

Alvin verwendete Musik als Mittel, um die geistige, emotionale und kreative Entwicklung von Kindern mit Behinderungen zu fördern (Alvin, 1959, 1961). Mit Hilfe der Musik konnte zunächst das Interesse des Kindes an seiner Umwelt geweckt werden, durch das gemeinsame Musizieren konnte es das soziale Miteinander neu erfahren und bei fehlender Sprache konnte die Musik das Bedürfnis des nicht sprechenden Kindes nach sprachlosem Selbstausdruck erfüllen. Um die kindlichen Bedürfnisse – musikalische und nicht musikalische – durch Musik zu erfüllen, wurden bei Juliette Alvin die Instrumente stets frei nach den Vorlieben des Kindes ausgewählt. Ebenso hat sie je nach den Bedürfnissen und dem Entwicklungsstand des Kindes im einzel-, familien- oder gruppentherapeutischen Setting gearbeitet.

Wichtige Zielsetzungen in der Musiktherapie waren für Alvin die Selbstbefreiung des Kindes, das Herstellen verschiedener Arten von Beziehungen mit der Welt und das Wachstum des Kindes in seiner körperlichen, intellektuellen und sozialemotionalen Entwicklung. Um als Musiktherapeutin das Kind im Erreichen dieser Ziele zu unterstützen, muss sie sich zunächst zuhörend in die Welt des Kindes einfühlen: «...der Vorgang des Zuhörens ist die Grundlage beim Aufbau einer musikalischen Beziehung zwischen der geheimnisvollen Welt des Kindes und der das Kind umgebenden Wirklichkeit» (Alvin, 1988b, 144).

Einen besonderen Akzent legte Alvin auf psycho-physiologische Wirkungen des Klangs, die häufig Widerstände und Hemmungen beim Kind überwinden können: Klänge lösen stimmliche oder sprachliche Reaktionen beim Kind aus und geben dem Kind so Gelegenheit, sich mitzuteilen. Gleichzeitig betont sie aber auch die individuelle Reaktion des Kindes auf den Klang: «Jeder Klang ist das, was der Hörer daraus macht – ein angenehmes oder unangenehmes Gefühl» (1988b, 141).

Gestalten von Beziehungen in der Kindermusiktherapie

Musik hat zu allen Zeiten unzählige Formen von Beziehungen geschaffen, die nach Ansicht von Juliette Alvin die Ecksteine der Musiktherapie bilden. In ihrer Arbeit mit autistischen Kindern hat sie drei Entwicklungsstadien mit unterschiedlichen Formen von Beziehungen beobachtet: Während sich das Kind im ersten Stadium auf die Welt der Gegenstände bezieht, nimmt es im zweiten Stadium Bezug zu sich und zur Therapeutin auf, um schließlich im dritten Stadium Beziehungen zu wichtigen anderen Personen herzustellen. Entsprechend hat Alvin spezifische aktive oder rezeptive Techniken für diese drei Entwicklungsstadien im musiktherapeutischen Prozess beschrieben:

Im **ersten Stadium** einer Beziehung zwischen dem Selbst des Kindes und den Objekten werden aktive Techniken eingesetzt, um die sensomotorische Bewusstheit des Kindes, seine Wahrnehmung und die Integration seiner Sinneswahrnehmungen zu entwickeln. Rezeptive Techniken werden eingesetzt, um dem Kind Instrumente und die Musik der Therapeutin vorzustellen. Insgesamt soll dieses Stadium von einem nicht direktiven Vorgehen geprägt werden und das Kind soll musikalisches Vergnügen durch den freien Gebrauch der Instrumente erleben. Im **zweiten Stadium** der Beziehung zwischen dem Selbst des Kindes und der Therapeutin werden aktive Techniken verwendet, die es dem Kind ermöglichen, seine Gefühle in das Instrument zu projizieren und Vertrauen zur Therapeutin zu entwickeln. Rezeptive Techniken sollen in diesem Stadium das Kind für seine musikalischen und persönlichen Gefühle und Probleme sensibilisieren. Im **dritten Stadium** der Beziehung zwischen dem Selbst des Kindes und den Anderen kann ein Übergang stattfinden von der Einzeltherapie zur Gruppen- oder Familientherapie. Die musikalischen Aktivitäten und Erfahrungen, die zusammen mit der Therapeutin in den vorangegangenen Stadien entwickelt worden sind, sollen nun Modelle dafür sein, wie Beziehungen mit anderen Menschen entwickelt oder verbessert werden können. Zu den musiktherapeutischen Vorgehensweisen in der Gruppe zählen freie Improvisationen, thematische Improvisationen, Zuhören, Singen, Diskutieren und Bewegungsaktivitäten (Alvin, 1988b).

2.3.4 Psychoanalytische und analytisch orientierte Musiktherapie mit Kindern

Die englische Musiktherapeutin Mary Priestley (1983) hat erstmals Theorie und Praxis musiktherapeutischen Vorgehens unter psychoanalytischen Gesichtspunkten beschrieben. In der musikalischen Improvisation können frühere Beziehungserfahrungen re-inszeniert, aufgearbeitet und dadurch verändert werden. Ziel einer analytisch orientierten Musiktherapie mit Kindern ist es, dem Kind auf dem Wege musikalischer Improvisationen, musikalischen Spiels und musikalischer Geschichten zu einer fruchtbaren Interaktion zwischen Bewusstem und Unbewusstem zu verhelfen. Heute wird in der psychoanalytisch ausgerichteten Musiktherapie mit Kindern meist auf die Theorie der Übergangsphänomene von Winnicott (1971/2004) und auf das szenische Verstehen von Lorenzer (1983) zurückgegriffen. Nähere Ausführungen und Praxisbeispiele einer analytisch orientierten Musiktherapie mit verhaltensauffälligen Kindern finden sich bei Beate Mahns (1997) und Wolfgang Mahns (2004). Petersen (1998) beschreibt die analytische Vorgehensweise am Fallbeispiel eines Mädchens mit Schulphobie, wäh-

Musiktherapie und Psychoanalyse

Im Unterschied zur klassischen Form der Psychoanalyse beschränkt sich die Therapeutin in der psychoanalytischen Musiktherapie nicht auf das Zuhören und das Gespräch, sondern beteiligt sich selbst auf einem Instrument oder mit der Stimme an der musikalischen Improvisation. Kennzeichnend für psychoanalytisch orientierte Musiktherapie ist allerdings nicht die Wahl einer bestimmten musiktherapeutischen Methode, sondern der Umgang mit dem musikalischen Material und dem emotionalen Geschehen in der therapeutischen Situation. Es wird versucht, die tiefer liegenden Bedeutungen des Verhaltens zu verstehen und sie behutsam durch Interpretationen und Deutungen zu vermitteln (hermeneutisches Vorgehen). Durch ein solches Verstehen und eine damit verbundene emotionale Einsicht soll eine Veränderung beziehungsweise Verbesserung der Lebenssituation des Kindes bewirkt werden.

Metzner (2001) definiert psychoanalytische Musiktherapie als eine Richtung der Musiktherapie, die zentrale psychoanalytische Paradigmen anerkennt: Dies ist zum einen die Existenz des Unbewussten – seine Entstehung, seine Funktion und seine Wirkungsweise. Zum anderen ist es die besondere Bedeutung, die der Arbeit mit dem Widerstand sowie dem Eingehen und der Auflösung einer Übertragungs- und Gegenübertragungsbeziehung zukommt (Priestley, 1985). In Abgrenzung zu psychoanalytischer Musiktherapie zeichnet sich eine analytisch orientierte Musiktherapie dadurch aus, dass sie nicht einseitig auf psychoanalytische Modelle bezogen ist, sondern sich insgesamt als interpretativ, einsichtsorientiert, tiefenpsychologisch und psychodynamisch versteht (Langenberg, 1996, 1997). Eine Einführung in psychoanalytisches Denken findet sich bei Heigl-Evers et al. (1994) oder bei Müller-Pozzi (1995).

rend Niedecken (1989) und Becker (2002) die Vorgehensweisen bei Menschen mit geistiger beziehungsweise mehrfacher Behinderung darstellen.

Analytisch orientiert ist der musiktherapeutische Ansatz des argentinischen Arztes Rolando Benenzon einzuordnen, der in den 1960er- und 1970er-Jahren mit Kindern musiktherapeutisch gearbeitet und in vielen lateinamerikanischen Ländern – Brasilien, Uruguay, Peru, Mexiko und Argentinien – Ausbildungsinstitute gegründet hat. Grundlage seines Ansatzes ist die seiner Ansicht nach tief verwurzelte Beziehung zwischen dem Klang und dem menschlichen Sein. So definiert er Musiktherapie entsprechend als: «...eine paramedizinische Disziplin, die Klang, Musik und Bewegung dazu benützt, regressive Wirkungen zu erzielen sowie Kommunikationskanäle zu eröffnen, mit deren Hilfe der Heilungsprozeß und die Wiedereingliederung in die Gesellschaft in die Wege geleitet werden sollen» (Benenzon, 1983, 13).

Wichtige Prinzipien der musiktherapeutischen Vorgehensweise bei Benenzon sind intermediäre Objekte und das ISO-Prinzip. Intermediäre Objekte vermitteln in der zunächst fremden Therapiesituation und ermöglichen Kontakt und Kommunikation zwischen der Therapeutin und dem Kind. Sie sind «Kommunikationsinstrumente, die therapeutisch wirken, ohne beim Patienten Alarmzustände auszulösen» (Benenzon, 1983, 42). Die Funktionen solcher intermediären Objekte werden in der Musiktherapie durch Musikinstrumente übernommen, daher ist die Auswahl des richtigen Musikinstrumentes eine der wesentlichen Aufgaben der Therapeutin. Das ISO-Prinzip basiert auf den Eigenrhythmen eines Menschen und geht davon aus, dass jeder Mensch sich mit Klängen präsentiert, die seinem jeweiligen aktuellen mentalen Tempo entsprechen, ebenso wie seinen pränatalen Erfahrungen, seiner frühen Kindheit, seiner Familie und seinem sozialen und kulturellen Hintergrund. In der musiktherapeutischen Behandlung wird die Auswahl der gehörten Musik oder die Art der improvisierten Musik der jeweiligen aktuellen emotionalen Verfassung des Kindes angepasst: «Um einen Kommunikationskanal zwischen dem Therapeuten und dem Patienten herstellen zu können, muss das mentale Tempo des Patienten mit den Klängen der Musik übereinstimmen, die vom Therapeuten ausgehen» (Benenzon, 1983, 38).

Als hermeneutisch orientiert lässt sich die **Morphologische Musiktherapie** (Tüpker, 2001) bezeichnen, die sich auf die Morphologie als die von Johann Wolfgang von Goethe begründete Lehre und Vorgehensweise bezieht. Goethe versuchte, alle Erscheinungen des Lebens als umrissene Gestalten zu sehen, die sich gleichzeitig in einem ständigen Bildungs- und Umbildungsprozess (Metamorphose) befinden. In der darauf aufbauenden morphologischen Psychologie (Salber, 1965/1986) werden auch die psychischen Prozesse des Menschen unter den Aspekten der Gestaltbildung und Verwandlung betrachtet. In der morphologischen Musiktherapie können durch musikalische Gestaltungen in musiktherapeutischen Improvisationen bestimmte Formen des Menschen als «Lebensmethoden» erkannt und gleichzeitig verändert werden. Daraus hat sich eine Art «musikalischer Weltauffassung» herausgebildet, die in der Musik, der Krankheit, der Lebensgeschichte und der Behandlung eine zusammenhängende Struktur sieht (Weymann, 1996a). Beispiele für eine morphologisch orientierte Musiktherapie mit Kindern finden sich bei Esch (1993) sowie bei Irle und Müller (1996).

2.3.5 Schöpferische Musiktherapie nach Paul Nordoff und Clive Robbins

Zwei weitere Pioniere der Musiktherapie mit Kindern waren der international angesehene amerikanische Komponist und Pianist Paul Nordoff (1909–1977) und der englische Sonderpädagoge Clive Robbins (*1928). Als Paul Nordoff 1959 im Sunfield-Kinderheim in England spielte, wurde von den Mitarbeiterinnen des Heimes beobachtet, dass die Kinder während seines Klavierspiels besonders aufmerksam und von der Musik fasziniert waren. Bald darauf begannen Paul Nordoff und Clive Robbins einzeln und in Gruppen mit behinderten Kindern zu arbeiten, um dieses Phänomen genauer zu erkunden. Trotz ihrer eingeschränkten kommunikativen Ausdrucksfähigkeiten entwickelten die Kinder im gemeinsamen Musizieren eine ungeahnte schöpferische Spontaneität, die für Nordoff und Robbins Anzeichen musikalischer Fähigkeiten des Kindes jenseits seiner Behinderung waren. Sie beobachteten, dass das Erlebnis des gemeinsamen Musizierens die Entwicklung der Kinder auch in anderen Lebensbereichen förderte. Ihre musiktherapeutischen Behandlungen dokumentierten Nordoff und Robbins von Anfang an auf Tonträgern und später auf Videobändern. In den Jahren 1964 bis 1968 führten sie an der kinderpsychiatrischen Tagesklinik der Universität Pennsylvania in den USA ein Forschungsprojekt durch, um die Wirkung von Musiktherapie bei autistischen Kindern zu untersuchen. Die dabei entwickelten Skalen zur Beurteilung der Kind-Therapeut-Beziehung in der musikalischen Aktivität und zur musikalischen Kommunikativität wurden auch noch später zu Forschungszwecken verwendet (Nordoff & Robbins, 1986).

Nordoff und Robbins (1971, 1975, 1977, 1982, 1986) legten besonderen Wert auf den künstlerischen Ausdruck des Kindes und nannten ihren Ansatz entsprechend Schöpferische Musiktherapie (Creative Music Therapy). Sie arbeiteten zunächst mit Gruppen und entwickelten später auch ein einzeltherapeutisches Modell, bei dem jeweils eine Therapeutin am Klavier musiziert, während eine Co-Therapeutin das Kind in seinem Musizieren auf verschiedenen Instrumenten unterstützt. Im Einzel-Setting werden vor allem die Stimme und eine Standpauke zur Klavierbegleitung eingesetzt, während die Kinder im Gruppen-Setting sowohl singen als auch eine breite Vielfalt von Perkussions-, Blas- und Streichinstrumenten spielen. Dabei werden neben der freien vokalen und instrumentalen Improvisation speziell für die Kinder komponierte Musikstücke und musikalische Spiellieder verwendet. Ziel ist es, die Musikalität des Kindes zu wecken und das musikalische Tun des Kindes allein und in der Gruppe anzuregen. Durch das direkte

Kreativität in der Musiktherapie

In der Schöpferischen Musiktherapie werden kreative und ästhetische Aspekte des Musizierens betont und die Fähigkeit zu künstlerischem Schaffen wird als entscheidendes Merkmal des Menschseins verstanden. Es wird eine musikalische Identität des Menschen angenommen, die auch bei Krankheit oder Behinderung einen unmittelbaren Zugang durch Musik ermöglicht. Das Kind wird vor allem mit seinen musikalischen Potenzialen gesehen, mit denen es die Strukturelemente der Musik wahrnehmen, wieder erkennen und erinnern kann. Das Kind lebt im emotionalen Charakter der Musik, und Musik wird als emotional weckende Erfahrung für das Kind gesehen, die ihm Wege eröffnet zur Entfaltung seiner Wahrnehmungs-, Erlebens- und Gestaltungsmöglichkeiten (Gustorff, 1996).

Für die angeborene individuelle Musikalität des Kindes prägten Paul Nordoff und Clive Robbins den Begriff des **«Music Child»**. Diese Musikalität umfasst sowohl das musikalische Empfindungsvermögen, die Sensibilität für tonale und rhythmische Beziehungen, als auch die musikalischen Reaktionen des Kindes und den bewusst gerichteten musikalischen Ausdruck des Kindes. Im Zusammenwirken seiner rezeptiven und expressiven Fähigkeiten kann das «Music Child» durch schöpferische Beteiligung in der musikalischen Aktivität Selbstverwirklichung und Integration erreichen. Die in der Musiktherapie erlangten Fähigkeiten und Erfahrungen fördern so die gesamte Entwicklung des Kindes (Nordoff & Robbins, 1986).

und unmittelbare Erleben des musizierenden Kindes im therapeutischen Dialog kann darüber hinaus eine musiktherapeutische Diagnose seiner Möglichkeiten und Tendenzen erstellt werden (Gustorff, 1996).

1976 entstand in London das erste Aufbaustudium für Schöpferische Musiktherapie; später wurden weitere Ausbildungsgänge in den USA und in Deutschland eingerichtet. Heute wird Schöpferische Musiktherapie in Deutschland an der Universität Witten/Herdecke gelehrt. In einer dort durchgeführten Studie zur musiktherapeutischen Behandlung entwicklungsverzögerter Kinder stellten Aldridge et al. (1994) den entwicklungsfördernden Effekt Schöpferischer Musiktherapie insbesondere bei eingeschränkten kommunikativen Fähigkeiten fest. Die Wirkung erklären sie damit, dass in der musikalischen Aktivität innerhalb einer dynamischen persönlichen Beziehung eine Einheit von kognitiven, gestischen, emotionalen und Beziehungsaspekten geschaffen werde.

Während die Schöpferische Musiktherapie ursprünglich nur im heil- und sonderpädagogischen Bereich angewandt wurde, wird sie heute auch in der Pädiatrie, in der Psychiatrie, Psychosomatik, Neurologie, Gynäkologie, Geriatrie, inneren Medizin, neurologischen und neurochirurgischen Rehabilitation, in der Palliativmedizin und in der Intensivmedizin praktiziert (Gustorff, 2001).

2.3.6 Musiktherapie nach Gertrud Orff

Gertrud Orff (1914–2000) hat als eine Pionierin der Musiktherapie mit Kindern in Deutschland eine Musiktherapieform entwickelt, die durch ein elementares Musizieren alle Sinne ansprechen und so die Entwicklung unterschiedlich behinderter Kinder umfassend fördern und ihre schöpferischen Fähigkeiten entfalten will (1974, 1982, 1998). Während ihrer Ehe mit dem Komponisten Carl Orff war sie an der Entwicklung des Orff-Schulwerks beteiligt und hat dies in den Jahren 1960 bis 1970 als Musikpädagogin mit behinderten und verhaltensauffälligen Kindern ebenso wie mit nicht behinderten Kindern in den USA und Europa angewandt. Ab 1970 entwickelte sie im Sozialpädiatrischen Zentrum in München aus dem ursprünglich für rein pädagogische Zwecke konzipierten Orff-Schulwerk eine Form der therapeutischen Anwendung und übernahm daraus zwei Elemente: Zum einen die Idee des spontan-kreativen elementaren Musizierens und zum anderen das für das Orff-Schulwerk geschaffene Instrumentarium, das neben dem Hören auch noch weitere Sinne des Kindes anspricht und so zur Ausgangsbasis für eine multisensorische Musiktherapie mit Kindern wird.

Carl Orff verstand das Orff-Schulwerk als eine elementare Musikübung, mit der er an Urkräfte und Urformen der Musik heranführen wollte (Orff, 1932). Er bezeichnete diese Art von Musik als elementare Musik – eine Musik, die dem Kind grundlegende musikalische Erfahrungen in einer elementaren Form vermitteln soll. Anders als im Orff-Schulwerk werden dem Kind in der Orff-Musiktherapie jedoch keine fertigen musikalischen Modelle angeboten und es wird auch keine Virtuosität am Instrument gefordert. Vielmehr wird für die Kinder eine Dimension von Musik geschaffen, in der sie sich selbst ausdrücken und zusammen mit anderen Musik machen können. Dazu werden kleine musikalische Formen verwendet, die einfach zu verstehen sind und vom Kind durch das Spiel auf Instrumenten, durch Singen und Sprechen ebenso wie durch Bewegung und Tanz gestaltet werden können: «In spontan-kreativer Zusammenarbeit kann und soll sich das Kind frei äußern, seine Äußerung formen und sozialbezogen anwenden» (Orff, 1974, 9).

In der Gestaltung der musikalischen Improvisation und der therapeutischen Beziehung werden strukturierende Elemente wie ostinate, kontrastierende oder überraschende musikalische Formen verwendet, die die Entwicklung des Kindes unterstützen. So fördern beispielsweise Strukturelemente der Musik wie Wiederholungen oder Variationen das Gedächtnis durch bewusstes Wahrnehmen und Wiedererkennen von Tönen, Melodien, rhythmischen Mustern oder auch körperlichen Bewegungen (Orff, 1990). Im Umgang mit dem Kind fordert Gertrud Orff eine positiv-erwartungsvolle Haltung, die eher die Potenziale des Kindes berücksichtigt, als seine Defizite feststellt. Ergänzend zu einer defizitorientierten Diagnose soll stets versucht werden, die Profizite – die individuellen Besonderheiten und Fähigkeiten des Kindes – zu erkennen und zu fördern, denn: «...oft ergibt sich gerade über sie ein Weg zum Kind» (Orff, 1998, 131).

In einer klinischen Studie im Sozialpädiatrischen Zentrum München konnte gezeigt werden, dass durch die Behandlung mit Orff-Musiktherapie bei Kindern

Multisensorik in der Musiktherapie

Gertrud Orff orientiert sich mit dem von ihr verwendeten Musikbegriff an der antiken Vorstellung von musiké, der musischen Gesamtdarstellung des Menschen in Wort, Ton und Bewegung: «Das Kind repräsentiert noch heute musiké, das Kind muß sie nicht erst lernen, diese totale Äußerung, es wird eher immer daran gehindert» (Orff, 1984, 168). Entsprechend werden in der Orff-Musiktherapie nicht nur die akustische Wahrnehmung, sondern möglichst viele Sinne des Menschen angesprochen. Klangeindrücke werden mit visuellen, taktilen und kinästhetischen Erfahrungen verbunden und neben den Musikinstrumenten werden auch andere Spielmaterialien wie Tücher, Reifen oder Bälle sowie der Körper mit einbezogen.

In einer so gestalteten multisensorischen Therapie ist der Einsatz der musikalischen Mittel – phonetisch-rhythmische Sprache, freier und gebundener Rhythmus, Bewegung, Melos in Sprache und Singen, das Handhaben von Instrumenten – so gestaltet, dass er alle Sinne anspricht. Dadurch wird es möglich, mit multisensorischen Impulsen auch da noch anzusetzen, wo ein wichtiges Sinnesorgan ausfällt oder geschädigt ist. Auch die Wahl der Instrumente wird jeweils den Fähigkeiten und Bedürfnissen des Kindes angepasst, um so eine Unterstützung der Wahrnehmung und eine Kompensation bei Sinnesausfällen zu erreichen. So können sich auch Kinder mit Einschränkungen und Störungen in ihrer Entwicklung entsprechend ihrer Möglichkeiten aktiv am musikalischen Geschehen beteiligen und die Wirkung elementarer Musik erleben.

mit mehrfachen Behinderungen die präverbale Entwicklung und damit ihr Selbstbewusstsein und ihre Selbstständigkeit gefördert werden. Die in der Studie durchgeführten Videomikroanalysen geben Hinweise darauf, wie in der Orff-Musiktherapie im gemeinsamen musiktherapeutischen Spiel das Kind durch die Interaktion mit der Therapeutin in der Entwicklung kommunikativer Fähigkeiten unterstützt wird (Plahl, 2000, 2002).

Orff-Musiktherapie ist indiziert bei einer Reihe von Entwicklungsstörungen oder Entwicklungsverzögerungen (Voigt, 1998a, 2002; Voigt & Plahl, 2007). In der klinischen Arbeit haben sich inzwischen folgende Anwendungsschwerpunkte der Orff-Musiktherapie herausgebildet: Kinder mit schweren Behinderungen, mit autistischen Störungen, mit Cerebralparesen, mit Störungen des Sozialverhaltens, mit Sprachentwicklungsstörungen, Stottern und mutistischen Störungen sowie Kinder mit einem Cochlear Implantat (Voigt, 2001). Mittlerweile hat sich der Anwendungsbereich von Orff-Musiktherapie auf die Behandlung von älteren Menschen mit unterschiedlichen Behinderungen erweitert (Voigt, 2003). Gertrud Orff gründete einen berufsbegleitenden Ausbildungskurs für Orff-Musiktherapie an der Akademie für Entwicklungsrehabilitation, der noch heute am Kinderzentrum in München durchgeführt wird.

2.3.7 Entwicklungsorientierte Musiktherapie mit Kindern

Die Ansätze von Juliette Alvin, von Paul Nordoff und Clive Robbins sowie von Gertrud Orff orientieren sich im musiktherapeutischen Vorgehen an den Entwicklungsbedürfnissen des Kindes und können daher als entwicklungsorientierte Musiktherapie (developmental music therapy) bezeichnet werden. Entwicklungsorientierte Musiktherapie richtet sich an den jeweiligen Entwicklungsbedürfnissen der behandelten Kinder oder Erwachsenen aus und unterstützt so die Bewältigung spezifischer Entwicklungsaufgaben oder -herausforderungen. Dabei wird Musik sowohl als therapeutisches Agens an sich als auch im Rahmen einer therapeutisch geprägten Beziehung verwendet. Entwicklungsorientierte Ansätze zählen darüber hinaus zu den «intensiven» musiktherapeutischen Verfahren, die Musik sowohl in der Therapie als auch als Therapie verwenden («use music as or in therapy») (Bruscia, 1998). Damit sind sie abzugrenzen von einer Heilpädagogischen Musiktherapie (Goll, 1993), weil sie nicht in erster Linie Musik verwenden, um erzieherische Ziele zu verfolgen und dem Kind helfen, Fähigkeiten und Fertigkeiten des alltäglichen Lebens zu erwerben. Vielmehr unterstützen sie die Gesundheitsentwicklung des Kindes bei unterschiedlichen Erkrankungen und Störungen der Entwicklung und sind damit den psychotherapeutischen Verfahren zuzuordnen.

Insbesondere für die entwicklungsorientierte Musiktherapie mit kontakt- und beziehungsgestörten Kindern betont Karin Schumacher (1994, 2000) den Stellenwert der Regulation von Gefühlen beziehungsweise Affekten in der therapeutischen Beziehung. Im Medium der Musik können die gegenseitige Affektabstimmung zwischen Kind und Therapeutin sowie die Affektregulierung und das Erleben positiver Affekte für das Kind erfahrbar werden und so die Entwicklung fördern. Ihr Ansatz stützt sich auf die Ergebnisse der Säuglingsforschung, insbesondere auf das Konzept des Selbsterlebens, welches das unreflektierte subjektive Empfinden des Säuglings bezeichnet (Stern, 1992). Bei Störungen der Selbstentwicklung kann durch rhythmisch-musikalische Spielformen und multisensorische Stimulation die Verarbeitung verschiedener Sinneswahrnehmungen unterstützt werden und im gemeinsamen Erleben positiver Emotionen kann eine Beziehung entstehen. Um die Qualität der so entstehenden Interaktionsmuster zu beschreiben, haben Schumacher und Calvet-Kruppa (1999, 2001) Einschätzskalen der Beziehungsqualität (EBQ) zunächst für den vokalen und instrumentalen Ausdruck entwickelt und später dann um den körperlich emotionalen Ausdruck ergänzt. Monika Nöcker-Ribaupierre (2004) beschreibt die entwicklungsorientierte Behandlung zu früh geborener Kinder durch rezeptive Musiktherapie. Dabei wird durch eine der Entwicklung des Kindes angemessene Musik (Wiegen- und Schlaflieder) sowie durch die Stimme der Mutter beziehungsweise eine andere weibliche Stimme der durch die intensive medizinische Versorgung erzeugte Stress des Kindes reduziert. Dies führt dazu, dass das Kind insgesamt entspannter ist und dadurch in seiner weiteren Entwicklung besser gedeiht. Darüber hinaus unterstützt die Mutterstimme als grundlegendes Medium der frühen Kommunikation mit dem Kind die Entwicklung der Bindungsbeziehung von Mutter und Kind (siehe dazu auch den Beitrag von Nöcker-Ribaupierre, Kap. 5.1, sowie Kap. 4.3.6 Rezeptives Vorgehen in der Kindermusiktherapie).

2.3.8 Integrative und humanistisch orientierte Musiktherapie mit Kindern

Integrative Musiktherapie bezieht sich als eine kunsttherapeutische Therapiemethode auf die Theorie der Integrativen Therapie, in der die Leiblichkeit des Menschen von zentraler Bedeutung ist. Der Mensch wird integrativ in all seinen kulturhistorischen und soziokulturell geprägten Lebenswirklichkeiten wahrgenommen und behandelt (Petzold, 1993). Da sich integrative Musiktherapie ebenfalls als eine Arbeit «vom Leibe aus» (Frohne-Hagemann, 1996a) versteht, spielt das Spüren, Fühlen und Ordnen von leiblichen Wahrnehmungen eine wichtige Rolle. Im musiktherapeutischen Vorgehen ist insbesondere die Arbeit mit so genannten Resonanzen wichtig (Frohne-Hagemann, 1990, 2001, 2004b). Die integrative Musiktherapie integriert im therapeutischen Vorgehen auch Techniken anderer kreativer Therapien wie Kunst-, Bewegungs-, Leib- und Poesietherapie. Eine Weiterbildung in Integrativer Musiktherapie wird an der Europäischen Akademie für psychosoziale Gesundheit – Fritz Perls Institut (EAG/FPI) in Hückeswagen angeboten. Beispiele integrativer Musiktherapie bei Kindern finden sich bei Tarr Krüger (1997) und bei Müller (1997).

Humanistisch orientiert sind die therapeutischen Konzepte der **Gestalt-Musiktherapie** wie sie beispielsweise von Hegi (1986, 2001) beschrieben werden. Im Zentrum steht die Grundannahme der Gestalttherapie, dass lebendige Prozesse als strukturierte Einheiten (Gestalten) wahrgenommen werden, die durch eine aufmerksame Wahrnehmung des jeweiligen Befindens im Augenblick (Hier und Jetzt) unmittelbar erfahren werden können (Fuhr et al., 2001). Ausgangspunkt des musiktherapeutischen Vorgehens ist die dialogische Gestaltung des Kontakts beziehungsweise die Erweiterung der Kontaktgrenzen mit der Umwelt durch das Medium Musik. Dabei werden folgende typische Kontaktmuster beschrieben: Introjektion als unreflektiertes Akzeptieren der Erfahrungen anderer Menschen, Projektion als Übertragen eigener Anteile nach außen, Retroflektion als zurückhaltende Grundhaltung, Deflektion als wahlloses Kontaktverhalten und Konfluenz als unverbindliche Anpassung (Hegi, 1986). Pleß-Adamczyk (2001) führt Beispiele einer gestaltmusiktherapeutischen Arbeit mit Kindern an. Am Institut für Gestalttherapie und Gestaltpädagogik in Berlin wird eine Weiterbildung zur Gestalt-Musiktherapie angeboten.

Humanistische Psychologie

Abraham Maslow (1908–1970) etablierte in den 1950er- und 1960er-Jahren zusammen mit Charlotte Bühler (1883–1974) und anderen die Humanistische Psychologie als eine dritte Kraft in Gegenbewegung sowohl zum Behaviorismus (orientiert an der Lerntheorie) als auch zur Psychoanalyse. Die Humanistische Psychologie geht davon aus, dass jeder Mensch aktiv, schöpferisch, zielgerichtet und gut ist (Maslow, 1973). Eine weitere Grundannahme der humanistischen Psychologie besteht darin, dass sich jede Person in einem kontinuierlichen Prozess der Veränderung und des Wachstums befindet. Wird die Entwicklung eines Menschen behindert – aus welchen Gründen auch immer – können erfahrungsorientierte Therapien das in jedem Menschen vorhandene Bedürfnis nach Selbstentfaltung aufgreifen, störende Hindernisse entdecken und beseitigen.

Humanistisch orientierte Therapien wie die personzentrierte Gesprächstherapie (Boeck-Singelmann et al., 1997, 2002, 2003), die Gestalttherapie (Oaklander, 2001) die klientenzientrierte Spieltherapie (Axline, 2003; Schmidtchen, 1999a; Weinberger, 2007) oder die Familienspieltherapie (Kemper, 1997) schaffen die Rahmenbedingungen dafür, dass sich Menschen neu erleben und ihre Wahrnehmungen und Gefühle unabhängig von anderen bewerten können. In der phänomenologischen Sichtweise der Humanistischen Psychologie bilden Menschen aus ihren früheren Erfahrungen einen inneren Bezugsrahmen, der bestimmt, wie die aktuelle Lebenssituation erlebt wird. Durch non-direktives therapeutisches Vorgehen kann dieser Bezugsrahmen erkannt, akzeptiert und dadurch verändert werden (Rogers, 2004).

2.3.9 Regulative Musiktherapie mit Kindern

Der Ansatz der Regulativen Musiktherapie (Schwabe, 1969, 1996; Schwabe & Rörborn, 1996) ist ein symptomzentriertes psychotherapeutisches Konzept, bei dem der Zugang zum Patienten durch das Symptom und der therapeutische Ansatz am Symptomerleben erfolgen. Das therapeutische Handeln ist vor allem an der Wahrnehmung des Patienten orientiert: Während des Anhörens von Musik sollen in einer akzeptierenden Haltung Gedanken, Gefühle und körperliche Empfindungen wahrgenommen werden. Durch das therapeutische Prinzip «Anregung zum Wahrnehmen» sollen der Wahrnehmungshorizont erweitert werden, die emotionale Reflexionsfähigkeit angeregt werden, die soziale Interaktionsfähigkeit gesteigert werden und eine Werteerweiterung hinsichtlich der ästhetischen Erlebnis- und Genussfähigkeit stattfinden. Musik wird dabei nicht nur als Medium der Kommunikation, sondern auch als ein ideelles Gegenüber des Menschen verstanden, das sinnlich und rational erfahrbar ist. Regulative Musiktherapie versteht sich heute als ein an der Wahrnehmung orientierter Handlungsansatz, der flexibel in unterschiedlichen psychotherapeutischen Konzepten angewendet werden kann (Schwabe, 2004).

Auf der Grundlage der Regulativen Musiktherapie hat Ingrid Mederacke (1979) das Regulative Wahrnehmungstraining mit Musik entwickelt, bei dem die regulative Musiktherapie in die aktive Musiktherapie eingebettet wird. Am Beispiel der Regulativ-Aktiven Musiktherapie (RAMT) bei Kindern mit körperlichen Behinderungen beschreibt sie, wie durch dieses psychotherapeutische Trainingsverfahren psycho-vegetativ bedingte Fehlspannungen beseitigt und die ästhetische Erlebnis- und Genussfähigkeit gesteigert werden können (Mederacke, 1993). Dabei spielt die Wahrnehmung in den drei Dimensionen akustische Erscheinungen, Körperfunktionen sowie Gedanken, Gefühle und Stimmungen eine zentrale Rolle. Durch musikalische Aktivitäten in der Gruppe und anschließende verbale Reflexion im Gruppengespräch können unterschiedliche Wahrnehmungsstörungen der körperbehinderten Kinder behandelt werden (Mederacke, 1996).

Gemeinsamkeiten mit dem Konzept der Regulativen Musiktherapie finden sich auch im kindermusiktherapeutischen Ansatz von Brückner et al. (1991). Grundlegend für das von ihnen entwickelte Musiktherapiekonzept ist der Tätigkeitsprozess, bei dem die akustische, optische und taktile Wahrnehmung eine Einheit bilden. In der musiktherapeutischen Behandlung wird versucht, diesen Prozess beim Kind umfassend zu entwickeln und zu fördern. Dabei wird der Rhythmik als Therapie eine Sonderstellung eingeräumt. Die von ihnen verwendeten Verfahren sind in Stufenprogrammen aufgebaut und umfassen die Improvisation mit körpereigenen Instrumenten, die Instrumentalimprovisation, die Gruppensingtherapie, Singtänze, rezeptive Gruppenmusiktherapie und Einzelmusiktherapie. An der Akademie für angewandte Musiktherapie in Crossen wird eine Weiterbildung in Regulativer Musiktherapie angeboten.

2.3.10 Systemische und lösungsorientierte Musiktherapie mit Kindern

Es zeichnet sich ab, dass auch in der Musiktherapie mit Kindern – ähnlich wie in der Psychotherapie insgesamt – künftig übergreifende integrative Theoriekonzepte wie beispielsweise das der Salutogenese oder der Systemischen Therapie und neue therapeutische Haltungen wie etwa lösungs- und ressourcenorientiertes Vorgehen in Verbindung mit neuen Erkenntnissen aus den Neurowissenschaften prägend sein werden. So werden bereits system- und familientherapeutische Ansätze mit Musiktherapie verbunden (Schneider & Canacakis-Canas, 1983; Miller, 1994; Shoemark, 2003) und systemische Konzepte in die Musiktherapie integriert (Roeske, 1998; Zeuch et al. 2004). Hänsel (2004) hat ein Inventar systemisch-musiktherapeutischer Interventionen zusammengestellt; hypnosystemische Konzepte für die Musiktherapie werden von Bossinger et al. (1999), Bossinger (2004) sowie Rose und Bossinger (2004) beschrieben. Ein Beispiel für eine musiktherapeutische Kurzzeittherapie mit Kindern findet sich bei Schradi (2004).

Gesellschaftspolitische Forderungen nach einer integrativen Erziehungspraxis und veränderte institutionelle Bedingungen in der Behandlung und Betreuung von Menschen mit psychischen Erkrankungen sowie von Menschen mit Behinderungen führen dazu, dass immer mehr große Spezialeinrichtungen aufgelöst werden und die Versorgung und Behandlung gemeindenah in das soziale Umfeld integriert werden. Die gemeinsame Erziehung von Kindern mit und ohne Behinderung in integrationspädagischen Konzepten wird künftig auch gezielt durch musiktherapeutische Angebote unterstützt werden können (Koch-Temming, 1999). Durch die neuen Entwicklungen der Gemeindenahen Musiktherapie (Community Music Therapy) in Skandinavien und im englischsprachigen Raum werden einige traditionelle Vorstellungen von Musiktherapie in Frage gestellt, indem das musiktherapeutische Vorgehen explizit im jeweiligen sozialen, kulturellen und politischen Kontext betrachtet wird. Dies führt sowohl zu neuen theoretischen Perspektiven und zu einem neuen «therapeutischen» Rollenverständnis wie auch zu neuen Formen musiktherapeutischer Praxis jenseits des bisher selbstverständlichen therapeutischen Rahmens (Pavlicevic & Ansdell, 2004). Die Musiktherapie des 21. Jahrhunderts wird durch diese und andere Veränderungen geprägt werden und sich hoffentlich auch weiterhin kreativ entwickeln.

2.4 Aktuelles Berufsbild der Kindermusiktherapie

Kindermusiktherapie, eine in den Kinderschuhen steckende Therapiedisziplin (Mahns, 1997), eroberte in den vergangenen 20 Jahren mit Siebenmeilenstiefeln weite Teile des Gesundheitswesens. Heute erhalten Kinder mit den verschiedensten Entwicklungsproblemen, psychischen Erkrankungen und Behinderungen in

Für unser neu eröffnetes Kreiskrankenhaus, ein modern ausgestattetes Haus der Spitzenversorgung mit 979 Betten und 28 Fachabteilungen, suchen wir im Zentrum für Kinder- und Jugendmedizin zum nächstmöglichen Zeitpunkt eine/einen

Musiktherapeut/-in
in der Kinder- und Jugendpsychiatrie

(Teilzeit: 19,25 Std./Woche)

Die Abteilung besteht aus zwei Stationen zu je 12 Plätzen und einer Ambulanz.
Behandelt werden Kinder und Jugendliche im Alter von 6–18 Jahren mit Verhaltensproblemen, psychosomatischen und psychiatrischen Krankheiten.
Erwünscht sind therapeutische Erfahrung mit Kindern und Jugendlichen sowie die Befähigung zur Teamarbeit.
Die Vergütung erfolgt entsprechend den persönlichen Voraussetzungen nach dem TVöD.
Bei der Wohnungssuche sind wir gerne behilflich.
Sollten wir Ihr Interesse geweckt haben, richten Sie Ihre aussagefähige Bewerbung innerhalb von 14 Tagen bitte an: ...

Abbildung 1: Beispiel einer Stellenanzeige zur Kindermusiktherapie

Kliniken, Heimen, Beratungsstellen, in Kindergärten und Schulen ein vielfältiges musiktherapeutisches Angebot (Deutsche Gesellschaft für Musiktherapie, 1998). Das Beispiel einer Stellenanzeige aus einer überregionalen Wochenzeitung zeigt ein typisches Anforderungsprofil für eine Stelle als Musiktherapeut (siehe **Abb. 1**).

2.4.1 Praxisfelder der Kindermusiktherapie

Zur Kindermusiktherapie existiert in Deutschland bisher keine Bestandsaufnahme. Eine unveröffentlichte telefonische Umfrage aus dem Jahre 2003 unter den Mitgliedern der Deutschen Gesellschaft für Musiktherapie ergab, dass etwa ein Fünftel der befragten Mitglieder mit Kindern und Jugendlichen arbeitet. Eine Erhebung unter ambulant tätigen Musiktherapeuten ergab, dass etwa ein Drittel aller ambulant durchgeführten Musiktherapien sich an Kinder im Alter von null bis 12 Jahren richtet (Wormit, 2002). Es ist davon auszugehen, dass auch bei den stationären Angeboten Kindermusiktherapie einen wesentlichen Anteil hat. Musiktherapie mit Kindern wird als psychotherapeutische oder entwicklungsfördernde Therapieform in medizinisch-klinischen oder rehabilitativen Institutionen sowie im Rahmen heil- und sonderpädagogischer Förderung durchgeführt. Eine Auflistung zeigt, in welche vielfältigen institutionellen Kontexte Kindermusiktherapie eingebettet sein kann (siehe **Tab. 1**).

Tabelle 1: Übersicht über Bereiche, Angebote und Institutionen, in denen Kindermusiktherapie Anwendung findet

Bereich	Angebot	Institutionen
Klinisch-therapeutisch	Einzel- und Gruppentherapie, Projektarbeit	Kinder- und Jugendpsychiatrie, Pädiatrie, Sozialpädiatrie, Onkologie, Neurologie, Neonatologie, Innere Medizin, Kardiologie, Psychosomatik
Rehabilitativ	Einzel- und Gruppentherapie, Heilpädagogische Förderung, Projektarbeit	Kurkliniken, Rehabilitationskliniken, psychiatrische Nachsorgeeinrichtungen für Kinder und Jugendliche, Sonder- und Integrationskindertagesstätten (Elementarbereich und Hort), Kinderheime, Frühförderstellen, Tagesgruppen, Förderschulen, Integrationsschulen
Präventiv	Unterricht, Workshops, Projektarbeit	Beratungsstellen, Schulen, Einrichtungen der Kinder- und Jugendkulturarbeit

Musiktherapie wird stationär, halbstationär oder ambulant durchgeführt. Zunehmend etabliert sich ein Angebot an freien Praxen, in welchen musiktherapeutische Behandlungen durch verschiedene Kostenträger finanziert werden kann, bei Kindern meist über Jugend- und Sozialämter sowie durch Selbstzahler (Wormit, 2002; Mrozynski & Flach, 2005).

2.4.2 Stellensituation in der Kindermusiktherapie

Der Arbeitsmarkt für ausgebildete Musiktherapeutinnen wird immer noch als gut bis sehr gut eingeschätzt. Einzelne Studiengänge verweisen auf eine Vermittlungsquote ihrer Absolventen von 92 Prozent (Deutsche Gesellschaft für Musiktherapie, 2001). Nach Jahren der Aufbruchstimmung haben allerdings die Gesundheitsstrukturreformen der vergangenen Jahre sowie die gesetzliche Neuordnung der Psychotherapie zu einer Stagnation auf dem Arbeitsmarkt geführt. Viele in Institutionen tätige Musiktherapeutinnen arbeiten in Teilzeit oder auf Honorarbasis. Diese Stellen werden in der Regel nicht der entsprechenden Qualifikation gemäß vergütet. Häufig kombinieren angestellte Musiktherapeutinnen ihre Erwerbstätigkeit mit freiberuflichen Aktivitäten (Metzner, 2000). Besonders betroffen sind davon Absolventen universitärer Ausbildungsgänge, die nach Abschluss des Musiktherapiestudiums über zwei Hochschuldiplome verfügen. So wird zum Beispiel ein Lehrer, der nach einem berufsbegleitenden Studium eine Stelle als Musiktherapeut annimmt, trotz eines weiteren akademischen Abschlusses einen deutlichen Einkommensverlust hinnehmen müssen. Aufgrund der nach wie vor ungeklärten berufsrechtlichen Absicherung empfiehlt es sich daher zurzeit eher, eine musiktherapeutische Qualifikation in Form einer Zusatzausbildung zu erwerben und diese dann in Verbindung mit dem Grundberuf auszuüben.

2.4.3 Ausbildung in Kindermusiktherapie

Erste musiktherapeutische Ausbildungen begannen sich in Deutschland Ende der 1970er-Jahre zu etablieren. Mit dem Pilotstudiengang in Herdecke von 1978 bis 1980 sowie dem ersten grundständigen Studiengang in Heidelberg (1979) wurden Ausbildungsmöglichkeiten geschaffen, die den Titel «Diplom-Musiktherapeut/in» verliehen. Mit der Entlassung der ersten diplomierten Musiktherapeutinnen auf den Arbeitsmarkt verband sich die Hoffnung, schnell sowohl ein Berufsrecht als auch die Kassenzulassung für staatlich ausgebildete Musiktherapeuten zu erreichen (Bolay, 1987). Tatsächlich ist jedoch beides bis heute noch nicht geschehen, so dass Musiktherapeuten zwar mittlerweile über eine spezifische und fundierte Ausbildung verfügen, weiterhin jedoch die Berufsbezeichnung «Musiktherapeut/in» nicht berufsrechtlich verankert ist (Metzner, 2000). Derzeit befinden sich verschiedene Diplomstudiengänge in der Umstrukturierung zu Bachelor- und Masterstudiengängen. Damit steht interessierten Bewerbern ein reichhaltiges Angebot an Ausbildungsmöglichkeiten zur Verfügung (Deutsche Gesellschaft für Musiktherapie, 2001). Weiterhin existieren zahlreiche privatrechtliche Aus-, Weiter- und Fortbildungsangebote, die meist spezifische musiktherapeutische Konzepte und Methoden lehren. Ein Überblick hierzu findet sich auf der Website der Deutschen Gesellschaft für Musiktherapie (www.musiktherapie.de).

Eine grundsätzliche Trennung in Kinder- oder Erwachsenentherapie, wie dies andere psychotherapeutische Ausbildungen vornehmen und beispielsweise auch das Psychotherapeutengesetz vorsieht (Jerouschek, 2004), wurde bislang innerhalb musiktherapeutischer Ausbildungen nicht realisiert. Alle Ausbildungsgänge haben den Anspruch, ihre Teilnehmer gleichermaßen für verschiedene Anwendungsbereiche und Zielgruppen zu qualifizieren. Allerdings führen Kooperationen mit verschiedenen medizinisch-klinischen oder rehabilitativen Einrichtungen, das spezifische Erfahrungs- und Interessenspektrum der Lehrenden sowie das Angebot an Wahlveranstaltungen durchaus zu Akzentuierungen und Schwerpunkten. Speziell an Kindermusiktherapie interessierte Bewerberinnen sollten daher vor Aufnahme eines Studiums genaue Informationen zum Profil der musiktherapeutischen Ausbildung einholen. Einen fundierten Überblick über Inhalte und Struktur der verschiedenen Ausbildungen bietet ein Studienführer zur

Musiktherapie, der in regelmäßigen Abständen aktualisiert herausgegeben wird (Deutsche Gesellschaft für Musiktherapie, 2001). Weiterhin bieten einige Ausbildungen regelmäßige Informationstage zum Studium an.

2.4.4 Anforderungen an Kindermusiktherapeutinnen

Grundsätzlich werden vor Aufnahme einer musiktherapeutischen Ausbildung die musikalischen Fähigkeiten sowie die (psycho)therapeutische Eignung der Bewerber mittels einer Aufnahmeprüfung oder eines Auswahlseminars überprüft. Eine musiktherapeutische Tätigkeit mit Kindern erfordert verschiedene Kompetenzen, die durch eine fundierte theoretische Ausbildung, qualitativ hochwertige Praktika und nicht zuletzt durch Jahre der Berufserfahrung erworben werden. Für die therapeutische Arbeit mit Kindern gilt ganz allgemein, dass zwangsläufig die eigene Kindheit und eigenes kindliches Erleben wiederbelebt werden. Diesen Zugang zum Kind, zu kindlichem Denken, Fühlen und Handeln in sich selbst wieder zu finden ist ein notwendiger Prozess. In der Regel geschieht dies durch eine eigene Lehrmusiktherapie beziehungsweise durch die musiktherapeutische Selbsterfahrung, in welcher sich der Ausbildungskandidat in die Rolle des Patienten begibt und ein musiktherapeutisches Behandlungssetting gleichsam am eigenen Leib erfährt. Zur Durchführung von Lehrmusiktherapie hat der Arbeitskreis musiktherapeutischer Ausbildungen im staatlichen Tertiärbereich (AMA) eine Vereinbarung zur Ernennung von LehrmusiktherapeutInnen verabschiedet (Tüpker, 1999).

Ein weiterer scheinbar banaler Hinweis lautet: Kindermusiktherapeuten sollten – auch schwierige – Kinder mögen! Dies mag für viele selbstverständlich sein, wird aber nicht selten in der Praxis auf eine harte Probe gestellt: Kinder sind laut, spucken oder treten, dreschen auf Instrumente ein und toben manchmal buchstäblich über Tische und Bänke. Manche Kinder sind ständig in Bewegung und verlangen das dann auch vom Therapeuten. Der ausschließliche Kontakt mit schwierigen oder auffälligen Kindern kann zudem die Sicht verstellen, kindliches Verhalten angemessen zu bewerten und einzuschätzen. Für Kindermusiktherapeutinnen ist es daher notwendig, so viel als möglich Kontakt zu altersgerecht entwickelten Kindern zu pflegen. Nur so wird es ihnen gelingen, aktuelle Themen und Lebensvollzüge heute aufwachsender Kinder richtig einordnen und verstehen zu können. Nicht zuletzt erfordert die Zusammenarbeit mit Eltern einen Perspektivwechsel: Therapeuten und Therapeutinnen, die in ihrer eigenen Biographie bislang ausschließlich die Rolle der Tochter oder des Sohns in der Eltern-Kind-Beziehung erfahren haben, müssen sich nun auch in die Elternperspektive einfühlen können. Dabei kann es zu unbewussten Identifizierungen mit dem Kind oder den Eltern kommen, die im therapeutischen Prozess hinderlich sind. Eigene (un)erfüllte Kinderwünsche können belebt werden und dem Autonomiebestreben des Kindes entgegenwirken. Durch Supervision kann dieser «...manchmal unbewusst erfolgende Missbrauch der Therapie und des Kindes zur eigenen Vergangenheitsbewältigung» (Reinelt 1997, S. 274) erkannt und bearbeitet werden (siehe dazu auch Kap. 4.3.3 Besonderheiten der therapeutischen Beziehungsgestaltung mit Kindern).

Neben fundierten Kenntnissen der Entwicklungspsychologie und der Psychopathologie benötigt die Kindermusiktherapeutin auch musikpsychologisches, pädagogisches und soziologisches Wissen. Musikalische Kenntnisse zur Spieltechnik verschiedenster Instrumente, das Beherrschen musiktherapeutischer Improvisationstechniken, ein aktuelles Kinderliedrepertoire, Liedbegleitungskenntnisse sowie eine sichere Singstimme bilden die Basis und müssen ständig aufgefrischt werden. Empfehlenswert ist es, eigene künstlerisch-musikalische Interessen und Vorlieben außerhalb der therapeutischen Arbeit zu verfolgen. In einer Band, im Chor, Orchester oder in einer Improvisationsgruppe kann dann gemeinsam mit gleichwertigen Partnern dem Wunsch nach anspruchsvoller musikalischer Betätigung nachgegangen werden. In der therapeutischen Situation sollten die musikalischen Angebote der Therapeutin jedoch ganz auf das Kind und seine individuellen Fähigkeiten, frei von eigenen Wünschen und Bedürfnissen, ausgerichtet sein (siehe dazu auch Kap. 4.3.2 Therapeutische Haltung und musiktherapeutische Beziehungsgestaltung).

Trotz schwieriger berufsrechtlicher Absicherung und der immer knapper werdenden öffentlichen Mittel hat sich Musiktherapie mit Kindern in vielen Bereichen des öffentlichen Gesundheitswesens bisher behaupten können. Die für die Zukunft vorausgesagte Zunahme von Entwicklungsauffälligkeiten und Verhaltensstörungen bei Kindern wird zu einer verstärkten Nachfrage nach geeigneten therapeutischen Hilfen führen. Musiktherapie mit Kindern ist auf dem Weg, sich neue Anwendungsfelder zu erschließen, die zu einem steigenden Bedarf an engagierten und gut ausgebildeten Musiktherapeuten führen wird. Wünschenswert ist, dass innerhalb des Gesundheitssystems der Nutzen von Musiktherapie erkannt wird und sie ihren festen Platz im Behandlungsrepertoire bei Kindern und Jugendlichen erhält.

2.5 Musiktherapie und Musikpädagogik mit Kindern

Björn, Kevin, Mandy und Julia sitzen gemeinsam mit Frau Neumann auf dem Boden im Kreis. In der Mitte des Kreises befinden sich einige Trommeln: Djemben, Bongos und Handtrommeln. Frau Neumann ermutigt die Kinder, sich ein Instrument auszuwählen und es auszuprobieren. Die Aufgabe lautet, ein Urwaldtier mithilfe eines Instrumentes klanglich darzustellen. Schon zu Beginn ist die Atmosphäre unruhig und angespannt. Vor allem Björn und Kevin sind ständig in Bewegung. Sie schaukeln, bevor es losgeht, mit angezogenen Knien ständig nach hinten, wobei Björn sogar der Salto rückwärts gelingt. Kevin kullert zur Seite, stößt dabei mit den Knien an Mandy, die aufschreit und ihn sofort mit dem Fuß in die Seite tritt. Kevin tritt zurück, trifft dabei aber auch Julia, die zu weinen beginnt. Während Björn nun bereits lautstark auf einer Djembe trommelt, beginnen Kevin und Mandy sich um eine große Handtrommel zu streiten. Als Kevin die Trommel an sich reißt, verschränkt Mandy wütend die Arme und verkündet lautstark, dass sie nicht mehr mitmachen werde...

Vielen, die musikalisch mit Kindern arbeiten, werden solche oder ähnliche Situationen vertraut sein: Je nach Alter, Gruppengröße und Temperament der einzelnen Kinder sowie der Dynamik der sozialen Beziehungen innerhalb der Gruppe und zu den Erwachsenen reagieren Kinder unterschiedlich auf ein freies Angebot an Instrumenten. Eine erste Begegnung mit Kindermusiktherapie führt bei interessierten Laien häufig zu Verunsicherung und Irritationen. «Urwaldtiere klanglich darstellen?» Soll das etwa Musiktherapie sein? Auch in der Musiktherapie wird auf verschiedenen Instrumenten musiziert, es wird Musik gehört, es werden Lieder gesungen und Musik und Bewegung vielfältig miteinander kombiniert. Viele Spielformen und Lieder sind Musikpädagoginnen wie auch Musiktherapeutinnen bestens vertraut. Handelt es sich hier also um eine typische musiktherapeutische Situation oder könnte sich diese Szene nicht ebenso im Musikunterricht einer Grundschule abspielen? Was genau kennzeichnet eine musikalische Aktivität mit Kindern als Musiktherapie oder Musikpädagogik, welche weiteren Informationen brauchen wir, wenn sich das Instrumentarium und auch die Spielformen nicht grundlegend unterscheiden?

2.5.1 Historische Entwicklungen von Musiktherapie und Musikpädagogik

Das obige Beispiel berührt ein spannendes Thema: Musiktherapie mit Kindern weist eine große Nähe zur Musikpädagogik auf, die in der Fachliteratur für zahlreiche Abgrenzungsdebatten sorgte. Decker-Voigt (1983) sah das Verhältnis zwischen Musikpädagogik und Musiktherapie gar als «Zwangsverwandtschaft», welche es der in den 1980er-Jahren noch jungen Disziplin Musiktherapie schwer machte, sich gegenüber der etablierten Musikpädagogik als eigenständiges Berufsbild zu behaupten. Bestehende Vorurteile illustrierte treffend eine 1979 veröffentlichte Karikatur des Musikpädagogen Klaus Finkel: Der Therapeut als Wirrkopf und Träumer, der schwer zu packen ist und für gewöhnlich improvisiert, während der Pädagoge mit sicherer Hand nach Vorschrift und Noten spielt (s. **Abb. 2a/b**). Heute, 25 Jahre später, könnte man diese Charakterisierung geradezu austau-

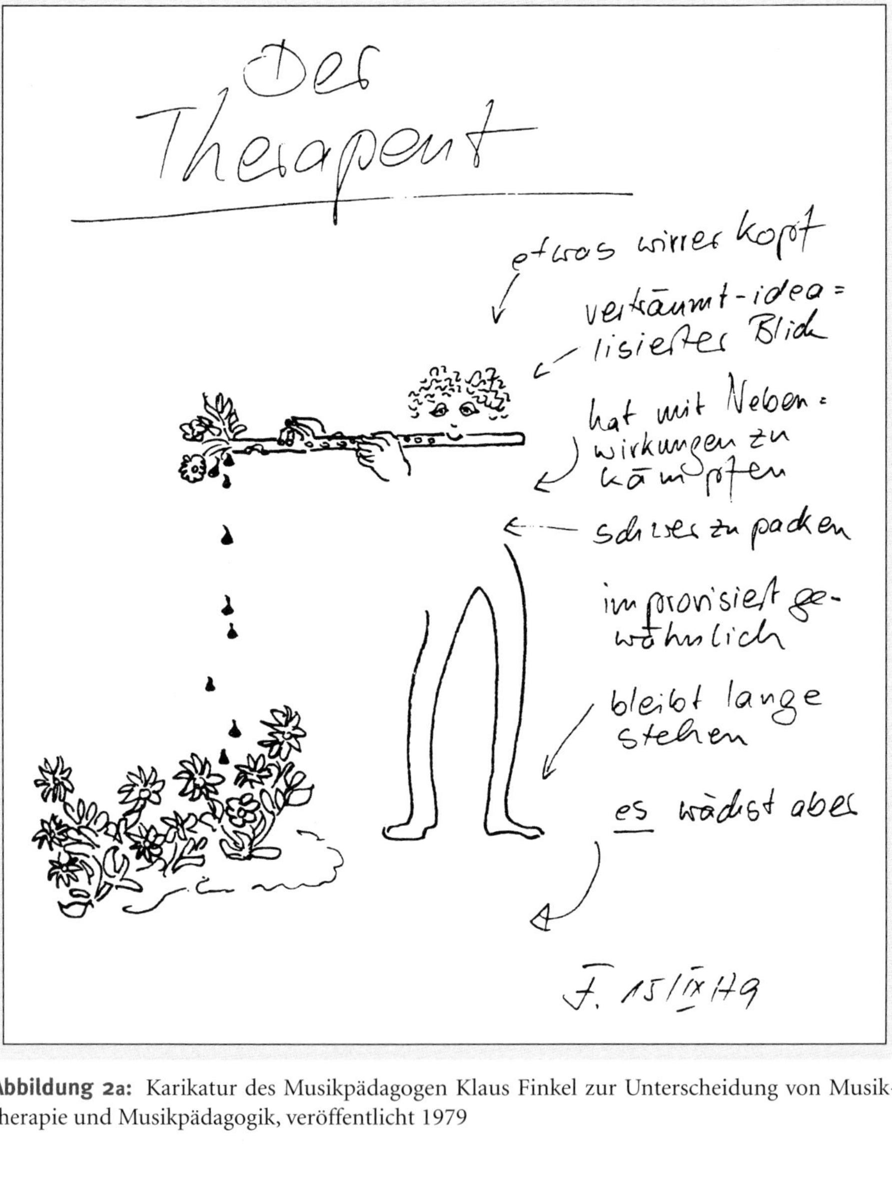

Abbildung 2a: Karikatur des Musikpädagogen Klaus Finkel zur Unterscheidung von Musiktherapie und Musikpädagogik, veröffentlicht 1979

schen: Der straff gescheitelte Musiktherapeut, formal und korrekt gekleidet, mit zahlreichen Titeln ausgestattet, auf Akzeptanz und Anerkennung im hart umkämpften Gesundheitsmarkt bedacht, während der Musikpädagoge mit schütterem Haar und sozialromantischem Blick vielleicht längst überholten Bildungsidealen nachhängt.

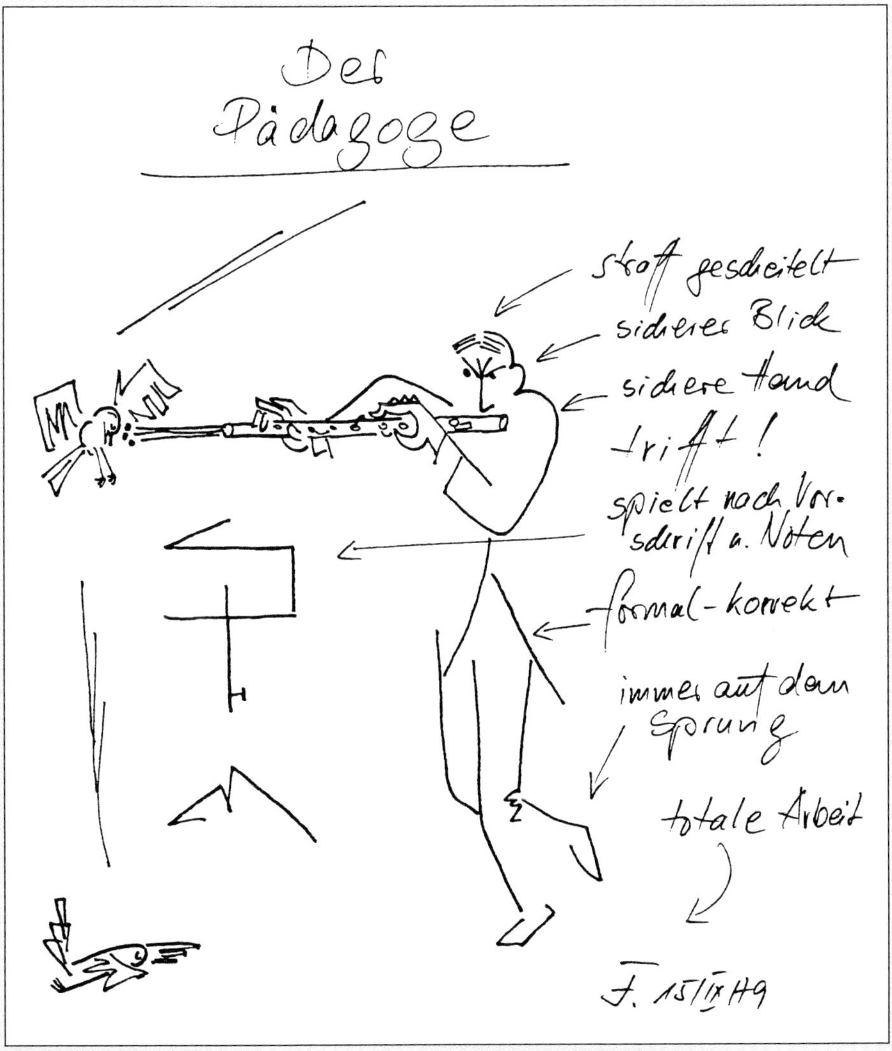

Abbildung 2b: Karikatur des Musikpädagogen Klaus Finkel zur Unterscheidung von Musiktherapie und Musikpädagogik, veröffentlicht 1979

2.5.2 Aspekte der Unterscheidung von Musiktherapie und Musikpädagogik

Musiktherapie von Musikpädagogik abzugrenzen ist kein leichtes Unterfangen. Zahlreiche musiktherapeutische Autoren bemühten sich in den vergangen Jahren um Definitionen und Zuordnungen musiktherapeutischer Konzeptionen (Probst, 1972; Schwabe, 1973; Eschen, 1979; Tischler, 1983b; Vogelsänger, 1983; Decker-Voigt, 1983; Goll, 1993; Schumacher, 1994; W. Mahns, 1996a; B. Mahns, 1997; Schumacher, 1998; Bruhn, 2000). Als zentrale Frage gilt, inwieweit die Musiktherapie in erster Linie den Psychotherapieverfahren zugeordnet werden soll oder nichtpsychotherapeutische Konzeptionen von Musiktherapie wie beispielsweise eine heilpädagogisch orientierte Vorgehensweise zu Unrecht als Musiktherapie bezeichnet werden.

Ein grundlegendes Verständnis von Musiktherapie als Psychotherapie ermöglicht zwar die eindeutige Abgrenzung von musikpädagogischen Konzepten, bringt aber Musiktherapeuten, die in pädagogischen Einrichtungen arbeiten, häufig in Bedrängnis. Ihr institutioneller Auftrag besteht meist nicht in der Durchführung von Psychotherapie, sondern lautet häufig sehr allgemein, die Kinder und Jugendlichen, die in der Institution betreut werden, zu fördern. Bruhn (2000) sieht hier einen interessanten Zusammenhang: Seiner Ansicht nach entstanden eine Vielzahl komplizierter Begrifflichkeiten wie Therapeutisch intendierte Instrumentalausbildung, Therapeutisches Musizieren oder Musiktherapeutische Einzel- und Gruppenförderung aufgrund der in Deutschland vorherrschenden reduktionistischen Sichtweise von Musiktherapie als Psychotherapie. Musiktherapeuten, die ihre Arbeit nicht als Psychotherapie verstehen, müssen daher auf andere Begriffe ausweichen (Schmidt, 1998; Pfaff, 1998; Lang, et al., 1998). In Praxisberichten schildern Musiktherapeuten, die in pädagogischen Institutionen mit Kindern musiktherapeutisch arbeiten, wie sie dies als «Knäuel» erleben (Fleming, 1994), und äußern deutlich den Wunsch nach mehr Abgrenzung und Klarheit in Bezug auf den Standort der Musiktherapie und der Entwicklung einer eigenen beruflichen Identität (Reiner & Schafft, 2003).

2.5.3 Kriterien der Abgrenzung von Musiktherapie und Musikpädagogik

Um eine musikalische Aktivität mit Kindern als musiktherapeutisch oder musikpädagogisch einordnen zu können, reicht es nicht aus, die verwendeten Methoden zu kennen. Da beispielsweise das Singen eines Liedes mit Kindern sowohl pädagogisch als auch therapeutisch intendiert sein kann, benötigen wir weitere Kriterien für eine Abgrenzung wie:

- Rahmenbedingungen und Zielgruppe
- Zielsetzung und institutioneller Auftrag
- Qualifikation der musikalisch handelnden Fachleute

Anhand des zu Anfang beschriebenen Beispiels sollen diese Kriterien veranschaulicht und auf ihren Nutzen für eine Unterscheidung von Musiktherapie und Musikpädagogik geprüft werden.

Björn, Kevin, Mandy und Julia sind zurzeit Patienten einer kinderpsychiatrischen Tagesklinik. Zweimal wöchentlich trifft sich die Gruppe in einem separaten Gruppenraum. Björns Diagnose lautet Aufmerksamkeitsdefizitsyndrom (ADS) mit Hyperkinese. Er war einige Wochen stationär zur Abklärung der Diagnose in der Klinik, seit zwei Wochen ist er in der Tagesklinik. Kevin kam vor einiger Zeit zur Abklärung seiner massiven Wutausbrüche in die Klinik. Mandy leidet an den Folgen eines wahrscheinlich über viele Jahre erfolgten Missbrauchs und Julia hat über ein Jahr in der Schule nicht gesprochen.

Rahmenbedingungen und Zielgruppe: Die Tatsache, dass es sich hier um «gestörte» oder «auffällige» Kinder einer kinderpsychiatrischen Tagesklinik handelt, beeinflusst unsere Zuordnung zur Musiktherapie. Wenn eine Störung oder Auffälligkeit als behandlungsbedürftig angesehen wird, ist eine geeignete Therapie angezeigt. Je stärker eine Störung oder Auffälligkeit ausgebildet ist, desto mehr wird die Behandlung therapeutisch geprägt sein (Tischler, 1983b). Eine einleuchtende Sichtweise, die jedoch nicht in jedem Fall zutreffen muss, denn nicht jedes musikalische Angebot für auffällige Kinder muss therapeutisch intendiert sein. Heute werden Merkmale wie gesund oder krank, selbstständig oder hilfebedürftig, normal oder behindert wesentlich stärker in Frage gestellt als früher. Früherkennungsmaßnahmen und Angebote zur Prävention schaffen zahlreiche Schnittstellen zwischen Pädagogik und Medizin und versuchen Kinder so lange wie möglich in ihrem häuslichen Umfeld und in ihrer natürlichen sozialen Umgebung zu belassen. Viele Schulen und Kindergärten arbeiten heute integrativ. Große überregionale Zentren für Kinder- und Jugendpsychiatrie zergliedern sich in kleinere Einheiten, eröffnen Tageskliniken dezentral an weiteren Standorten. Der Umgang mit Krankheit, Störung oder einfach dem «Anderssein» wird mehr und mehr auch Aufgabe aller Pädagogen. Die Art der Störung sowie der institutionelle Rahmen, in dem diese Störung behandelt wird, bieten demnach kein alleiniges sicheres Unterscheidungskriterium.

Die Kinder arbeiten mit Frau Neumann an einem Beitrag zum diesjährigen Kliniksommerfest, das unter dem Motto «Urwald» steht. Traditionell werden zum Sommerfest Eltern und andere Familienangehörige erwartet – auch Mitarbeiter und Patienten der benachbarten pädiatrischen Station sind willkommen. Björn, Kevin, Mandy und Julia haben dazu in der Kunsttherapie aufwendige Tiermasken gebastelt – geplant ist ein kurzer, möglichst improvisierter, musikalischer Beitrag.

Zielsetzung und institutioneller Auftrag: Die Kinder «üben» für die Aufführung. Am Ende der musikalischen Arbeit steht ein Stück, das vor Publikum aufgeführt werden soll – ein typisches musikpädagogisches Vorgehen? Lange Zeit bildete die «Produktorientierung» der Musikpädagogik im Gegensatz zur «Prozessorientierung» der Musiktherapie ein wesentliches Unterscheidungsmerkmal. Während es bei einem musikpädagogischen Vorgehen eher um musikalische Zielvorgaben wie rhythmisch exaktes Trommeln, aufeinander abgestimmte Einsätze oder richtiges Intonieren geht, stellt die Musiktherapie gleichsam eine Art «Schonraum» bereit, in welchem Kinder zu individuellem, spontanem Ausdruck ermutigt werden. Im Vordergrund musiktherapeutischer Arbeit steht vielmehr der Prozess des gemeinsamen Musizierens, innerhalb dessen zielgerecht mit der Wirkung und dem Erleben musikalischer Aktivität gearbeitet wird: So kann beispielsweise die spielerische Betätigung an Musikinstrumenten Konzentration und Ausdauer fördern, belastende Erlebnisse können mithilfe eines Situationsliedes ausgedrückt werden und durch gemeinsames Trommeln kann soziale Gemeinschaft erlebt und das Selbstwertgefühl des Einzelnen gestärkt werden. Musiktherapeutisches Vorgehen verfolgt dabei in erster Linie Ziele, die im außermusikalischen Bereich liegen.

Andererseits können auch innerhalb einer Musiktherapie phasenweise die Handhabung oder Spieltechnik bestimmter Instrumente sowie die Darbietung erarbeiteter musikalischer Inhalte im Vordergrund stehen, wie dies auch in obigem Fallbeispiel beschrieben wird. Kindermusiktherapeuten verwenden ein solches methodisches Vorgehen beispielsweise, um das Selbstvertrauen und Selbstbewusstsein der Kinder zu stärken (siehe dazu Kap. 4.3.7 Weitere Vorgehensweisen in der Kindermusiktherapie). Wesentlich bei einem Einsatz produktorientierter Methoden ist jedoch die übergeordnete Zielsetzung, die sich sowohl in der therapeutischen Indikation als auch im institutionellen Rahmen und Auftrag manifestiert. Damit kann eine solche Vorgehensweise eindeutig der Musiktherapie zugeordnet werden und unterscheidet sich von einem musikpädagogischen Vorgehen, welches durchaus therapeutische Nebeneffekte haben kann, wie jüngste Studien belegen (Bastian, 2002).

Frau Neumann, die Leiterin der Gruppe, hat nach dem Studium der Theaterpädagogik ein Zusatzstudium der Musiktherapie absolviert. Sie arbeitet seit einigen Jahren in der Klinik als Musiktherapeutin und hat berufsbegleitend eine Ausbildung zur Psychodramatherapeutin absolviert. Sie versteht ihre Arbeit eindeutig als Musiktherapie, nutzt aber auch ihr theaterpädagogisches Wissen in der Arbeit mit den Kindern. Sie arbeitet gerne gemeinsam mit der Kunsttherapeutin projektorientiert, und nutzt diverse Gelegenheiten, um Familienangehörigen und Außenstehenden die Ergebnisse ihrer Arbeit zu präsentieren. Die beschriebene Musiktherapiegruppe wird gezielt für Kinder mit geringem Selbstvertrauen und Selbstwertproblematik angeboten, um ihnen innerhalb des geschützten therapeutischen Rahmens Erfolgserlebnisse zu vermitteln.

Qualifikation der musikalisch tätigen Person: Die Qualifikation ist ein wichtiges Merkmal zur Unterscheidung von pädagogischer und therapeutischer Arbeit. Durch die jeweilige Ausbildung wird Wissen über eine normale und eine pathologische Entwicklung vermittelt sowie das Wissen über behandlungstechnische Aspekte sichergestellt. Auf der Basis einer fundierten Ausbildung sind individuelle Ausprägungen musiktherapeutischer Konzepte denkbar, die sich häufig im Kontext bestimmter institutioneller Gegebenheiten entwickeln. Eigene berufliche Qualifikationen und Interessenschwerpunkte können dann mit dem institutionellen Auftrag korrespondieren. Im vorliegenden Fallbeispiel ermöglicht die spezifische Qualifikation der Musiktherapeutin ein gezieltes musiktherapeutisches Angebot innerhalb der klinischen Behandlung von Kindern mit bestimmten Störungen. Es sollte deutlich werden, dass entsprechend ihres Verständnisses das Handeln der Musiktherapeutin vorrangig durch musiktherapeutische Methoden und Techniken geprägt wird, die sich von musikpädagogischen Methoden und Techniken unterscheiden.

2.5.4 Zusammenfassung

Das Verhältnis von Musiktherapie und Musikpädagogik und ihre Abgrenzungsprobleme werden jeweils durch die vorherrschenden nationalen Definitionen von Musiktherapie bestimmt. Kostenträgern gegenüber ist eine Abgrenzung zwingend notwendig, denn die Musiktherapie muss einschlägigen gesetzlichen Vorgaben wie zum Beispiel den Richtlinien zur Ausübung von Heilkunde gerecht werden. Zur Unterscheidung von Musiktherapie und Musikpädagogik können verschiedene Merkmale angeführt werden, wie sie am Fallbeispiel dargestellt wurden. Eine endgültige Entscheidung über die Zuordnung einer musikalischen Aktivität zu einer Disziplin kann jedoch nie aufgrund eines einzelnen Merkmals getroffen werden. Vielmehr sollten die verschiedenen Merkmale jeweils genau betrachtet werden. Jede musikalische Aktivität mit Kindern erfordert eine Reflektion der eigenen Grenzen, sowie der Grenzen des institutionellen Auftrages. Gezieltes musiktherapeutisches Handeln ohne entsprechende Qualifikation, ohne therapeutischen Auftrag durch die Institution und die Bezugspersonen des Kindes ist eindeutig als kompetenzüberschreitend zu klassifizieren und damit abzulehnen. Gerade an den Grenzen könnte es dann zu konstruktiver Zusammenarbeit zum Wohle der Kinder kommen, so dass aus der ehemaligen «Zwangsverwandtschaft» eine interdisziplinäre «Zweckgemeinschaft» erwachsen kann.

3. Entwicklung und Lebenswelt von Kindern

Kinder sind von Natur aus neugierig. Sie haben einen starken Drang, ihre Umgebung zu erforschen und sich dabei neue Fähigkeiten und Kenntnisse anzueignen – vorausgesetzt, sie fühlen sich körperlich und psychisch wohl und ihre grundlegenden Bedürfnisse nach Schutz vor Kälte, nach Erholung im Schlaf, nach Nahrungszufuhr und nach emotionaler Geborgenheit werden gestillt. Im Laufe der kindlichen Entwicklung finden die grundlegenden menschlichen Bestrebungen, Neues zu erforschen und sich in der Umgebung geborgen zu fühlen, unterschiedliche Ausprägungen. Um das Kind in seiner Entwicklung angemessen unterstützen zu können und es weder durch zu komplexe Anregungen zu überfordern noch durch zu einfache Reize zu langweilen, ist es hilfreich, grundlegende Themen der kindlichen Entwicklung und den jeweiligen Entwicklungsstand wie auch die jeweilige Lebenswelt eines Kindes zu kennen.

In diesem Kapitel wird zunächst die kindliche Entwicklung in den für die Musiktherapie besonders relevanten Bereichen der sensumotorischen, der emotional-kognitiven und der sozial-kommunikativen Entwicklung beschrieben. Da in der musiktherapeutischen Behandlung von Kindern viele Aktivitäten durch spielerisches Vorgehen gekennzeichnet sind, wird die Bedeutung des Spiels für die Kindermusiktherapie ausführlich dargestellt. Kindheit wird heute zunehmend stärker durch den Einfluss von Medien geprägt und die Lebenswelt der in der Musiktherapie behandelten Kinder wird durch neue familiäre Konstellationen beeinflusst. Dies wirkt sich auch auf die musiktherapeutische Behandlung von Kindern aus. Schließlich kann es durch verschiedene Einflüsse im Entwicklungsverlauf zu Störungen und Behinderungen der kindlichen Entwicklung kommen, die Anlass für eine kindermusiktherapeutische Behandlung sein können. Dazu wird am Ende dieses Kapitels eine Übersicht zu Entwicklungsstörungen, psychischen Störungen im Kindesalter und Belastungen durch Behinderungen und Erkrankungen gegeben.

Eine wesentliche Grundlage für die Entwicklung des Kindes wie auch für die musiktherapeutische Behandlung von Kindern ist der frühe Dialog zwischen dem Kind und seinen Bezugspersonen. Jeder Mensch entwickelt sich vom Zeitpunkt seiner Entstehung bis zu seinem Tod kontinuierlich und gleichzeitig in vielen

Früher Dialog mit dem Kind

Im ersten Lebensjahr entwickelt sich das Kind im engen emotionalen Austausch mit seinen nächsten Bezugspersonen, in der Regel den Eltern. Die Eltern passen sich intuitiv an die Wahrnehmungsfähigkeiten des Kindes an und erleichtern so die wechselseitige Abstimmung: Sie nähern sich auf etwa 20 Zentimeter dem Gesicht des Kindes, da es anfangs nur in dieser Entfernung scharf sehen kann. Sie unterstützen ihr Sprechen durch begleitende Gesten und eine ausgeprägte Mimik, um die Aufmerksamkeit des Kindes zu erregen. Sie sprechen mit dem Kind in einfacher Sprache mit erhöhter Stimmlage und umfangreicher Sprachmelodie in Verbindung mit wiederkehrenden Handlungsmustern (Ammensprache). Dieser frühe Dialog von Eltern und Kind bildet die Grundlage für viele Bereiche der kindlichen Entwicklung: Das Kind erwirbt dabei Fähigkeiten der vorsprachlichen Kommunikation, die sich später zum Singen, Sprechen und Spielen weiterentwickeln. Es lernt seine Aufmerksamkeit auszurichten, integriert sensumotorische Erfahrungen, erlebt Selbstwirksamkeit, ahmt sprachliche Laute nach und lernt mit Hilfe der Eltern durch anregende oder beruhigende Sprachmelodien seinen emotionalen Zustand zu regulieren. Ist das Kind stark erregt, wird es in allen Kulturen der Welt durch eine stimmliche Äußerung mit abfallender Melodiekontur beruhigt; soll es angeregt werden, hat die Stimme eine ansteigende Melodiekontur. Auf diese Weise wird gleichzeitig die emotionale Bindung zwischen Kind und Eltern gefördert und vertieft (Papoušek et al., 1991).

Der Säugling reagiert aufmerksam und empfänglich auf diese an ihn gerichtete Art der Sprache, und die Eltern interpretieren seinen vokalen, mimischen und gestischen Ausdruck als eine kommunikative Botschaft, auf die sie unmittelbar (kontingent) antworten. Dies geschieht so schnell (innerhalb von 200–600 Millisekunden), dass es nicht bewusst gesteuert sein kann. Mechthild und Hanuš Papoušek (1987) bezeichneten diese feinen Anpassungen des elterlichen Kommunikationsverhaltens an das Niveau des Säuglings daher als intuitives Elternverhalten oder intuitive elterliche Didaktik: Die Eltern sorgen intuitiv dafür, dass das Kind im alltäglichen kommunikativen Austausch viele unmittelbare (kontingente) Reaktionen auf sein Verhalten erfährt und dadurch lernt, dass es einen Zusammenhang gibt zwischen seinem eigenen Verhalten und dem Verhalten seiner Bezugspersonen. Das Kind erkennt, dass es selbst Wirkungen hervorrufen kann, es erprobt, mit welchem Verhalten es welche Antwort der Eltern am wahrscheinlichsten hervorrufen kann und freut sich, wenn sich seine Erwartungen erfüllen.

verschiedenen Bereichen, daher stehen einzelne Entwicklungsbereiche stets in Wechselwirkung mit allen anderen Bereichen und sind streng genommen nicht voneinander zu trennen. Dennoch sollen im Folgenden vor allem drei Bereiche der kindlichen Entwicklung dargestellt werden, die für die musiktherapeutische Praxis mit Kindern von besonderer Bedeutung sind. Dazu wird anhand ausgewählter Entwicklungsthemen ein kurzer Überblick über verschiedene Entwicklungsprozesse gegeben, die in der musiktherapeutischen Behandlung eine wichtige Rolle spielen. Im Bereich der sensumotorischen Entwicklung werden die Themen des Hörens, des Bewegens und des Lernens dargestellt. In der emotional-kognitiven Entwicklung des Kindes werden die Themen Bindung, emotionale Regulation und Aufmerksamkeit und im Rahmen der sozial-kommunikativen Entwicklung werden die Themen Selbst, soziales Handeln und Kommunikation vorgestellt.

3.1 Sensumotorische Entwicklung von Kindern

Die sechs Monate alte Anna liegt auf dem Wickeltisch, strampelt mit ihren Armen und Beinen und versucht immer wieder, nach den Schmetterlingen eines Mobiles zu greifen, das über ihr hängt. Gelingt es ihr, einen der bunten Holz-Schmetterlinge zu fassen, kann sie ihn kurz festhalten. Immer wieder greift sie danach und versucht es erneut.

Das Beispiel beschreibt eine Aktivität in der frühen Entwicklung des Kindes, mit der es den größten Teil seiner wachen Zeit verbringt und dabei mit unerschöpflicher Ausdauer seine so genannten sensumotorischen Fähigkeiten übt: Es wendet seinen Kopf dem Mobile zu, bewegt seine Augen in die Richtung der Schmetterlinge, streckt seine Arme danach aus, öffnet und schließt seine Hand, um sie zu ergreifen. All dies geschieht in Abstimmung mit den Wahrnehmungseindrücken, die das Kind dabei erfährt: Es sieht die Farbe, die Form und die Bewegung der Schmetterlinge, es hört ihren Klang, wenn sie aneinander stoßen, es fühlt die Oberfläche des Holzes, das es auch riecht und schmeckt, wenn es die Schmetterlinge in den Mund steckt.

Bereits beim Neugeborenen bilden Sinneswahrnehmung (Sensorik) und Bewegung (Motorik) eine Einheit: Durch die Bewegungen seines Körpers, seiner Arme, Beine, Hände, Füße, aber auch durch Bewegungen seines Kopfes und seiner Augen nimmt das Kind seine Umgebung wahr und stimmt gleichzeitig sein motorisches Verhalten auf die wahrgenommenen inneren und äußeren Sinneseindrücke ab. Mit Hilfe seiner allmählich verbesserten motorischen Fertigkeiten beim selbstständigen Sitzen, beim Krabbeln oder beim Laufen erschließt es sich wiederum ständig neue Wahrnehmungsmöglichkeiten. Sensorische Wahrnehmung und motorische Bewegung stehen in einer engen Wechselwirkung und die Wahrnehmungseindrücke aus den verschiedenen Sinnesmodalitäten – dem Sehen, Hören, Fühlen, Riechen und Schmecken – werden im Gehirn des Kindes mit seinen Bewegungserfahrungen verbunden. Bereits in den ersten Lebenstagen kann das Neugeborene auditive und visuelle Sinneseindrücke intermodal verarbeiten, wenn beide gleichzeitig (synchron) auftreten (Slater et al., 1998). Durch die Integration von visuellen, auditiven, taktilen, olfaktorischen und gustatorischen Reizen mit den kinästhetischen Eindrücken, die im Körper des Kindes durch die verschiedenen Bewegungen entstehen, wird kontinuierlich die Abstimmung und Anpassung an die Umgebung verbessert. Das Kind kann sich so allmählich immer besser in seiner Umgebung orientieren und die Personen und Gegenstände in seinem Umfeld immer gezielter beeinflussen. Das Erfahrungswissen, welches das Kind im Verlauf dieser Entwicklung erwirbt, wird als sensumotorische Intelligenz bezeichnet. Es ermöglicht ihm, einfache Ursache-Wirkungs-Zusammenhänge zu verstehen und bewusst Mittel einzusetzen, um seine Ziele zu erreichen.

Das Hören ist der Sinn, der – neben dem Sehen – in der sensumotorischen Entwicklung in Verbindung mit den Bewegungsfähigkeiten des Kindes die Voraussetzung für grundlegende Formen des Lernens schafft. Diese drei frühen Entwicklungsthemen werden nun kurz skizziert.

3.1.1 Entwicklungsthema Hören

> «Es wird berichtet, dass Jeanne d'Albret, als sie mit dem späteren König Frankreichs Heinrich IV (1553–1610) schwanger war, jeden Morgen eine Frau für sich musizieren ließ. Damals glaubten die Leute, dass das Kind im Mutterleib die Musik hören könne und dass das Hören von Musik sein Temperament formen und es auf diese Weise vor griesgrämigen und mürrischen Stimmungen bewahren werde. Wie die Geschichtsschreiber überliefern, verlor Henri IV nie seine Heiterkeit...» (Castarède, 1987; nach Lecanuet, 1996, S. 3).

Eltern, die heute ihr Kind vor der Geburt gezielt durch Klangreize beeinflussen, wissen zwar, dass das Kind den Klang hören kann, nicht jedoch, was er genau bewirken wird. Etwa ab dem sechsten Schwangerschaftsmonat ist das Ohr des Kindes so weit ausgebildet, dass es auf Schall, der im Körper der Mutter oder außerhalb ihres Körpers entsteht, mit einer Beschleunigung oder Verlangsamung seines Herzschlags reagiert. Durch vorgeburtliche Klänge wie Sprechen und Singen der Mutter, durch ihr Atmen und ihren Herzschlag ebenso wie durch Musik oder Geräusche aus der Umgebung werden die Nervenverbindungen der Hörbahn ausgebildet, die die neuronale Grundlage des Hörens im Gehirn bildet. Gerhardt und Abrams (2003) sowie Lecanuet (1996) beschreiben ausführlich, wie sich das Hören im Mutterleib entwickelt.

Unmittelbar nach der Geburt unterscheidet das Kind die vertraute Stimme seiner Mutter von anderen Stimmen und lässt sich durch das Hören des mütterlichen Herzschlags beruhigen (deCasper & Fifer, 1980). Ebenso hat das Kind als Ergebnis seines vorgeburtlichen mithörenden Lernens eine Vorliebe für die Stimme seiner Mutter und für die Sprachmelodie seiner Muttersprache ausgebildet (Bertoncini, 1998). Durch solche vorgeburtlichen Erfahrungen werden die Kinder bereits im Mutterleib auf ihre zukünftige soziale Umwelt – insbesondere auf die vorsprachliche Kommunikation mit ihren Bezugspersonen – vorbereitet. In den ersten Lebensjahren wird das Kind dann immer mehr vertraut mit den typischen Lauten der jeweiligen Muttersprache. Während es noch bis zum Alter von etwa sechs Monaten sämtliche Laute aller Sprachen der Welt unterscheiden kann und dadurch die Voraussetzung dafür hat, sie akzentfrei sprechen zu lernen, beschränkt sich diese Fähigkeit allmählich auf diejenigen Sprachlaute seiner Muttersprache, die es in seiner Umgebung hört (Harris, 1997).

Über das Hören wird nicht nur die Basis für die Sprachentwicklung gelegt, es hat als so genannter Fernsinn – neben dem Sehen – auch wichtige Orientierungs- und Schutzfunktionen: Selbst bei geschlossenen Augen können Geräusche und Klänge räumlich lokalisiert werden, und da wir unsere Ohren nicht schließen können, werden wir auch noch im Schlaf von lauten Geräuschen einer möglichen

Bedrohung alarmiert. Einen ausführlichen Überblick zur Entwicklung des Sehens und zur Bedeutung der Sehwahrnehmung für die Koordination von Bewegungsabläufen beispielsweise beim gezielten Greifen oder bei der Koordination von Auge und Hand geben Rauh (2002) sowie Wilkening und Krist (2002).

3.1.2 Entwicklungsthema Bewegen

Zwischen der 16. und 20. Schwangerschaftswoche spürt die Mutter, wie ihr Kind seine Arme und Beine bewegt oder einen Schluckauf hat. Zu diesem Zeitpunkt hat das Kind in der Schwerelosigkeit des Fruchtwassers bereits alle Bewegungsmuster ausgebildet, die nach seiner Geburt beobachtet werden können: Es bringt seine Hand zum Gesicht, dreht den Kopf, öffnet den Mund und trinkt oder gähnt. In den ersten zwei Monaten nach der Geburt passt das Neugeborene seine vorgeburtlich entwickelten motorischen Verhaltensmuster an die neue Umgebung der Luft und an die Wirkungen der Schwerkraft an. Im Laufe des ersten Lebensjahres kann das Kind dann seine Bewegungen immer zielsicherer, variabler und flexibler gestalten und probiert neue Möglichkeiten der Fortbewegung aus wie das Robben, Kriechen und Krabbeln. So erschließt es sich neue Wahrnehmungsmöglichkeiten, die ihm wiederum neue Handlungs- und Bewegungsanreize bieten. **Abbildung 3** gibt einen Überblick über die zeitliche Abfolge der Bewegungsentwicklung. Dabei ist zu beachten, dass die motorische Entwicklung überwiegend ein Reifungsprozess ist, den Kinder auf ganz unterschiedliche Weise und mit unterschiedlicher Geschwindigkeit durchlaufen, weshalb es auch keine einheitliche Abfolge motorischer Entwicklungsstadien gibt (Largo, 2003).

Kleinkinder sind sehr bewegungsfreudig und werden missmutig, wenn sie ihren Bewegungsdrang nicht ausleben können. Durch hirnphysiologische Reifungsprozesse können sie ihre immer kräftigeren Muskeln allmählich besser steuern und erobern sich ihre Umgebung mit Dreirad, Roller und Fahrrad. Bis in die Pubertät werden die motorischen Fähigkeiten durch sportliche Aktivitäten immer weiter ausdifferenziert. Das Kind macht jedoch nicht nur Fortschritte in der grobmotorischen Entwicklung des Laufens, Springens oder Kletterns, sondern entwickelt allmählich auch immer mehr seine feinmotorischen, gestischen und mimischen Fertigkeiten. Bei diesen Bewegungen sind nur einzelne Muskeln oder kleine Muskelgruppen beteiligt, und ihre Ausführung erfordert neben Konzentration eine gut abgestimmte Kontrolle mit den Augen oder den Ohren. Feinmotorische Fähigkeiten erschließen dem Kind eine Fülle von Ausdrucksmöglichkeiten und Mitteilungsformen vom Ausschneiden, Malen und Zeichnen bis hin zum Schreiben und Musizieren.

Auch erste Anfänge des Tanzens lassen sich bereits früh in der kindlichen Entwicklung finden: Sobald sie sicher gehen können, bewegen sich Kinder spontan mit ihrem Körper zur Musik. Wenngleich die rhythmischen Bewegungen des Kin-

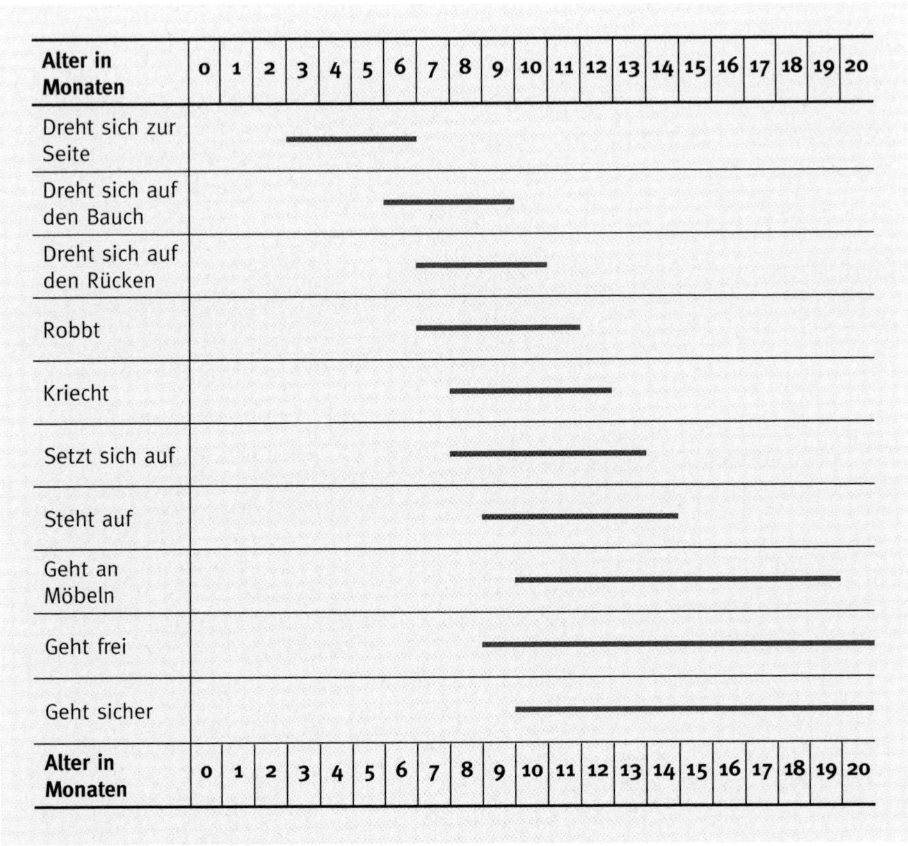

Abbildung 3: Zeitliche Abfolge der Bewegungsentwicklung (nach Largo, 2003, S. 134)

des noch nicht vollständig mit der Musik koordiniert sind, kann es allmählich besser auf Veränderungen im Tempo reagieren. Ab etwa fünf Jahren werden die Tanzbewegungen des Kindes reflektierter und differenzierter; gleichzeitig jedoch nimmt seine Tendenz spontan zur Musik zu tanzen, deutlich ab (Manturzewska & Kaminska, 1993).

3.1.3 Entwicklungsthema Lernen

Die wichtigste Form des Lernens in den ersten Lebensjahren beruht auf der Fähigkeit und dem starken Bedürfnis des Säuglings nachzuahmen. Seine Eltern bieten ihm ein Modell für die Laute der Muttersprache und für den Gebrauch dieser Laute, um Bedürfnisse und Absichten mitzuteilen, indem sie bereits die ersten Laute des Neugeborenen nachahmen. Im spielerischen Nachahmen gleicht das Kind nun seine eigenen Laute allmählich den elterlichen Lauten an und beginnt gleichzeitig damit, spontan andere Kinder, Geschwister oder Eltern in ihrem Verhalten nachzuahmen. Durch Nachahmung eignet sich das Kind sowohl verschiedene Ausdrucksformen der Kommunikation wie Mimik, Gestik und Sprache an, wie auch den funktionalen Gebrauch von Gegenständen beispielsweise im Umgang mit Löffel und Gabel. Während der Kindheit – wie auch noch danach – lernt das Kind insbesondere neue soziale Fähigkeiten oder komplexe motorische Fertigkeiten durch Beobachten und Nachahmen einer Modellperson.

Neben dem Lernen am Modell spielt das Lernen von Assoziationen und das Lernen am Erfolg (Selbstwirksamkeit) eine wichtige Rolle. Babys bilden schon sehr früh Erwartungen aus, wenn ähnliche Handlungen wiederholt werden wie

Selbstwirksamkeit

Schon in den ersten Lebensmonaten erlebt das Kind, dass es durch seine Handlungen etwas bewirken kann: Wenn es seine Zehen zum Mund bringt, kann es daran lutschen, was es wiederholt, weil es angenehm ist. In seinem Konzept der **sensumotorischen Intelligenz** hat Piaget (1975) solche auf den eigenen Körper bezogenen Handlungen als primäre Kreisreaktionen (1 bis 4 Monate) bezeichnet. Wenn das Kind einen Kreisel bewegt, klingt er, was es wiederholt, weil es ihm gefällt. Diese zielgerichteten Handlungen, die sich auf Gegenstände beziehen, wurden von Piaget als sekundäre Kreisreaktionen (4 bis 8 Monate) bezeichnet. Wenn das Kind ein Bauklötzchen auf den Boden wirft, klingt es anders, als wenn es das Klötzchen an die Wand wirft, was es die Wirkungen verschiedener Wurfmöglichkeiten erforschen lässt, weil es das Kind interessiert. Piaget nennt diese experimentierenden Wiederholungen tertiäre Kreisreaktionen (12 bis 18 Monate). Ab dem zweiten Lebensjahr kann sich das Kind dann an vergangene Ereignisse erinnern, es kann Handlungsziele vorwegnehmen und Handlungen bewusst planen. Durch den Gebrauch von Worten und Sätzen kann es Wirkungen in seiner Umwelt erzielen und seine Vorstellungen in einer eigenen Spiel- und Phantasiewelt gestalten. Eine Darstellung des weiteren Verlaufs der kognitiven Entwicklung nach Jean Piaget sowie die daran aus heutiger Sicht formulierte Kritik finden sich bei Montada (2002), eine Übersicht zur Entwicklung des Gedächtnisses bei Schneider und Büttner (2002).

Erfährt das Kind häufig unmittelbar auf seine Handlung (kontingent) eine Reaktion einer anderen Person oder eines Gegenstands, entsteht beim Kind allmählich ein Bewusstsein dafür, dass es selbst absichtlich Wirkungen in seiner Umgebung auslösen kann: Es erlebt sich selbst als wirksam. Immer wenn es dem Kind gelingt, gezielt etwas zu verändern oder zu erreichen, bestärkt dies seine Selbstwirksamkeit und die Summe seiner Erfahrungen bildet im Laufe der Entwicklung die **Selbstwirksamkeitsüberzeugung** des Kindes (Bandura, 1978). In Längsschnittstudien hat sich herausgestellt, dass Kinder und später auch Erwachsene mit einer stark ausgeprägten Selbstwirksamkeitsüberzeugung Belastungen und Herausforderungen besser bewältigen können. Je mehr sich das Kind als selbstwirksam erlebt, desto weniger wird es destruktive Handlungen einsetzen, um ein Ziel zu erreichen. Selbstwirksamkeit schützt auch davor, sich in zwischenmenschlichen Beziehungen hilflos zu fühlen und ist damit ein Schutzfaktor bei psychischen Störungen (Maddux, 1995).

etwa bei den frühen Interaktionsspielen – Guckguckspielen, Kitzelspielen und Kniereiterspielen – oder anderen kleinen Spielritualen mit klarem Ablauf und erwarteten emotionalen Höhepunkten. Sie stellen durch die häufig wiederholten rhythmischen Sprach- und Bewegungsreize Verbindungen (Assoziationen) her zwischen dem Text – «...dann macht der Reiter plumps!» – und der begleitenden Spielhandlung. Auf diese Weise erwarten sie eine bestimmte Ereignisabfolge, können den Spielablauf vorhersehen und ihn so besser im Gedächtnis abspeichern. Das Kind lernt, dass eine bestimmte Reaktion (Plumpsen) an einer bestimmten Stelle im Ablauf kommen wird, und es freut sich, wenn seine Erwartung bestätigt wird und die Reaktion tatsächlich eintritt. Besonders stark werden Erwartungen ausgeprägt, wenn die Rhythmen gleichzeitig zu hören und zu sehen sind (Bahrick & Lickliter, 2000).

3.2 Emotional-kognitive Entwicklung von Kindern

Die sensumotorischen Erfahrungen des Kindes in Form von körperlichen Wahrnehmungen und Sinneseindrücken sind prägend für sein Erleben und Verhalten und sind gleichzeitig Ausgangspunkt für seine sich daraus entwickelnden emotionalen und kognitiven Fähigkeiten. Emotionen gehen ursprünglich zurück auf körperliche Erfahrungen, die als angenehm oder unangenehm erlebt werden, und umfassen neben solchen körperlichen Zuständen jeweils spezifische kontextabhängige Erlebens- und Ausdrucksweisen. Viele unserer Aktivitäten werden emotional bewertet, um zu entscheiden, ob sie künftig wiederholt oder vermieden werden sollen. Das Kind nutzt den Gesichtsausdruck der Mutter, um ein Ereignis emotional einzuschätzen, mit dem es selbst noch keine Erfahrungen hat: Es versichert sich mit einem Blick zur Mutter, der so genannten sozialen Bezugnahme (social referencing), ob alles in Ordnung ist. Lächelt die Mutter, wird es beispielsweise den von einer fremden Person angebotenen Keks nehmen, runzelt sie die Stirn, wird es ihn ablehnen. In den ersten Lebensjahren ist die Bezugsperson sowohl eine sichere Rückzugsbasis wie auch Ausgangspunkt für die Erkundungen des Kindes. Sie vermittelt dem Kind emotionale Geborgenheit und ermöglicht es ihm, sich allmählich immer mehr die Umgebung zu erobern (Grossmann et al., 2003).

Im Umgang mit dem Säugling passen sich die Eltern intuitiv seinen anfangs noch stark begrenzten Verarbeitungs- und Ausdrucksmöglichkeiten an, indem sie ihr Verhalten übertreiben, vereinfachen und häufig wiederholen. Diese vorsprachliche Kommunikation mit musikalischen, mimischen und gestischen Aspekten der Sprache wird überall auf der Welt genutzt, um durch die emotionale Regulation des kindlichen Befindens die frühe Bindungsbeziehung zwischen Kind und Bezugsperson zu festigen und um durch die Regulation der Aufmerksamkeit eine wichtige Voraussetzung für die weitere kognitive Entwicklung des Kindes zu schaffen.

3.2.1 Entwicklungsthema Bindung

Im Verlauf des ersten Lebensjahres entwickelt jedes Kind eine enge emotionale Bindung an eine oder mehrere Personen, mit denen es zumindest ein Minimum an Kontakt hat. Ab etwa drei Monaten wendet es sich bevorzugt einer dieser Bezugspersonen zu – meist der Mutter oder dem Vater. Die Bindung zur wichtigsten Bezugsperson verstärkt sich mit fortschreitender Bewegungsentwicklung und ist im zweiten Lebensjahr zwischen 12 und 18 Monaten auf ihrem Höhepunkt. Das Kind versucht in unvertrauten Situationen, in denen es sich unsicher fühlt, Nähe zur Bindungsperson herzustellen, indem es sich zu ihr hinbewegt, sich anklammert, anschmiegt, schreit, weint oder sie anlächelt. Dieses Bindungsverhalten löst bei der erwachsenen Person Fürsorgeverhalten aus und schützt das Kind so vor möglichen Gefahren.

Die gleichen Bindungsstile finden sich auch in den Beziehungen zu Vätern, die regelmäßig anwesend sind, wenngleich das Kind unterschiedliche Bindungsqualitäten zu seiner Mutter und zu seinem Vater entwickeln kann. Daran zeigt sich, dass der Bindungsstil keine Persönlichkeitseigenschaft des Kindes ist, sondern in erster Linie von der jeweiligen Beziehung zur Bindungsperson geprägt wird. Insgesamt ist die Bindungsqualität bis ins Schulalter hinein relativ stabil. Sicher gebundene Kinder können später kompetenter mit Konflikten umgehen, können Gefühle offen zeigen, sind weniger feindselig und haben weniger Verhaltensprobleme als Kinder mit unsicherer Bindung (Grossmann & Grossmann, 2003).

Bindungsstile

Mary Ainsworth hat mit ihren Mitarbeitern (1978) durch den so genannten Fremde-Situations-Test das Bindungsverhalten von Kindern im zweiten Lebensjahr untersucht und dabei drei unterschiedliche Bindungsstile festgestellt: Kinder mit einem **unsicher-vermeidenden** Bindungsstil zeigen nach Stress-Situationen, in denen sie allein gelassen werden, keine Gefühlsreaktionen: Sie sind nicht anschmiegsam, suchen nicht die Nähe der Bezugsperson, sondern spielen scheinbar ungerührt weiter. Wird allerdings ihr Hormonspiegel untersucht, so findet sich ein deutlich erhöhter Wert des Stress-Hormons Cortisol. Bereits im frühen Alter drücken diese Kinder ihre Belastung nicht durch entsprechende Gefühlsäußerungen aus und erfahren dadurch psychischen und physiologischen Stress. In Längsschnitt-Studien stellte sich heraus, dass die Bezugspersonen solcher unsicher-vermeidend gebundenen Kinder starke Gefühlsausbrüche wie etwa heftiges Weinen ablehnen, dass sie mit dem Kind insgesamt wenig einfühlsam umgehen und sehr früh von ihm eine selbstständige Regulation seiner Gefühle erwarten. Das Kind hat gelernt, sich durch ein distanziertes Verhalten darauf einzustellen.

In der gleichen Stress-Situation zeigen **sicher gebundene** Kinder ihren Kummer deutlich und direkt: Sie kuscheln sich nach der Trennung beim Wiedersehen an die Mutter an und spielen gemeinsam mit ihr weiter. Sie haben gelernt, dass sie ihre Gefühle offen zeigen können und dass ihre Mutter ihnen dabei hilft, mit Belastungen umzugehen. Im Rückblick erleben sicher gebundene Kinder ihre Mütter als sehr einfühlsam, verlässlich, offen und freundlich. Diese Mütter haben selbst bereits als Kind eine sichere Bindungsvorstellung erworben oder sie sich später in engen zwischenmenschlichen Beziehungen erarbeitet. Dadurch bieten sie dem Kind gute Voraussetzungen, um eine sichere Bindung zu entwickeln.

Werden Kinder mit einem **ambivalent-unsicheren** Bindungsstil allein gelassen, zeigen sie zwar zunächst sehr deutlich ihren Kummer; wenn ihre Mutter dann zurückkommt, verhalten sie sich jedoch ambivalent: Sie gehen auf die Mutter zu und suchen den Kontakt, lehnen aber gleichzeitig die Zuwendung der Mutter ab. Wahrscheinlich haben sie in ihrer bisherigen Erfahrung die Mutter abwechselnd als sehr zugeneigt und dann wieder als sehr distanziert erlebt. So haben sie gelernt, einerseits ihren Kummer sehr stark zu zeigen, damit er überhaupt wahrgenommen wird, andererseits sind sie wütend und enttäuscht über die unzuverlässige Reaktion der Mutter und ziehen sich zurück. Studien zeigen, dass die Bezugspersonen dieser Kinder die Gefühle ihres Kindes häufig nicht erfolgreich regulieren können.

Später wurde noch ein vierter Bindungsstil als **desorientiertes/desorganisiertes** Bindungsverhalten beschrieben: Diese Kinder schwanken in Stress-Situationen zwischen Annäherung und Angst, was sich häufig in seltsamen Verhaltensweisen wie Grimassieren oder völliger Erstarrung widerspiegelt. Sie haben überdauernde Schwierigkeiten, ihr Verhalten selbst zu regulieren und sind besonders gefährdet, Verhaltensprobleme zu entwickeln (Carlson, 1998). Hier zeigen Studien, dass diese Kinder im ersten Lebensjahr besonders wenig sensibles Verhalten ihrer Bezugsperson erfahren haben, und dass das desorientierte Bindungsverhalten besonders bei Kindern mit Missbrauchserfahrungen beobachtet wird (Main & Cassidy, 1988).

Im weiteren Verlauf seiner Entwicklung bildet das Kind aus seinen eigenen frühen Bindungserfahrungen eine verallgemeinerte Vorstellung über emotionale Beziehungen zu wichtigen Vertrauenspersonen. Diese Bindungsrepräsentation beeinflusst das spätere Beziehungsverhalten des Kindes, seine Bereitschaft, sich anderen Menschen anzuvertrauen und sich an sie zu binden. Allerdings wird die Beziehungsfähigkeit eines Menschen nicht ausschließlich in der frühen Kindheit festgelegt. Ähnlich einflussreich wie die frühkindlichen Erfahrungen sind die der mittleren und späten Kindheit, des Jugendalters und der Adoleszenz: Wichtige emotionale Erfahrungen können das einmal entstandene Bindungsmodell auch verändern (Grossmann & Grossmann, 2001).

3.2.2 Entwicklungsthema Emotionale Regulation

Eine der ersten Entwicklungsaufgaben im Leben eines Menschen ist es, die Abläufe in seinem Körper auf die Anforderungen seiner Umgebung abzustimmen. Dies bezieht sich zunächst vor allem auf die Regulation der Temperatur, des Stoffwechsels und der Verdauung sowie auf das Ausbilden eines Schlaf-Wach-Rhythmusses. Gleichzeitig lernt der Säugling seinen emotionalen Zustand mithilfe der nächsten Bezugsperson zu regulieren. Durch Vokalisieren – anfangs meist in Form von Schreien – kann er innere Zustände und Bedürfnisse wie Hunger, Durst, Schmerz, Schwitzen oder Frieren und den damit einhergehenden Gefühlszustand an seine

Umwelt mitteilen. Normalerweise lassen sich die unangenehmen körperlichen und emotionalen Zustände durch den kommunikativen Austausch mit der Bezugsperson beseitigen (Papoušek & Papoušek, 1999).

Aus der gemeinsamen emotionalen Regulation mit der Bezugsperson wird im Laufe des Kleinkind- und Vorschulalters allmählich immer mehr eine eigenständige Gefühlsregulation. Das Kind benötigt nicht mehr bei jeder Gefühlsreaktion die unterstützende Kommunikation mit der Bezugsperson, es kann mit sich selbst kommunizieren und so seine Gefühle regulieren. Gleichzeitig verändert sich der emotionale Ausdruck vom unwillkürlichen Gefühlsausdruck etwa in Form des Weinens zum bewusst an andere gerichteten Ausdruckszeichen. Das Kind kann nun gezielt diejenigen emotionalen Ausdruckszeichen einsetzen – wutverzerrtes Gesicht, beleidigtes Schmollen – die eine besonders erfolgreiche Wirkung bei anderen erzielen (Holodynski & Friedlmeier, 1999; von Salisch, 2000). Im Spiel mit seiner Stimme und beim Singen beruhigt oder stimuliert sich das Kind selbst, es erfindet spontan Lieder, mit denen es seine Erlebnisse ausdrückt oder nutzt dafür den emotionalen Gehalt bestehender Lieder (Stadler Elmer, 2000).

Ab der Mitte des zweiten Lebensjahres kann sich das Kind seine Handlungen vorstellen und ist emotional stark daran beteiligt. Wird es nun daran gehindert, eine Handlung durchzuführen, die es unbedingt tun möchte, hat es keine Handlungsalternativen zur Verfügung und zeigt das so genannte Trotzverhalten. Je nach Temperament und Fähigkeit zur emotionalen Selbstregulation werden die elterlichen Aufforderungen dann entweder ignoriert (bei emotional eher ruhigem Temperament) oder das Kind reagiert bockig (bei eher heftigem Temperament). Es kann diese Situation besser bewältigen, wenn seine sprachlichen Fähigkeiten zunehmen und wenn es den Eltern gelingt, dem Kind einfühlsam angemessene Grenzen zu setzen. Ein freundliches, positives Klima in der Familie erleichtert es dem Kind, die Aufforderungen der Eltern zu befolgen und diese als handlungsleitende Ziele zu verinnerlichen (Largo, 2002).

Emotionale Kompetenzen

Mit etwa sechs Wochen zeigt ein Baby beim Anblick von Personen das so genannte soziale Lächeln, und im Alter von vier Monaten kann es dann herzhaft lachen und lustvoll quietschen. Neben den emotionalen Ausdrucksfähigkeiten entwickelt sich auch die emotionale Eindrucksfähigkeit, bei der sich der Säugling in seinem eigenen emotionalen Erleben stark vom Gefühlsausdruck der Bezugsperson beeindrucken lässt. Anfangs äußert sich dies vor allem in der unmittelbaren Gefühlsansteckung: Nehmen Säuglinge bei einer anderen Person Traurigkeit wahr, lassen sie sich davon anstecken und sind selbst bedrückt oder fangen an zu weinen. Babys können ab etwa vier Monaten einen fröhlichen, ärgerlichen und neutralen Gesichtsausdruck unterscheiden, erleben sich ab etwa sechs Monaten selbst als Handelnde und erfahren vermutlich auch ab diesem Zeitpunkt ihre Gefühle als ihre eigenen. Ab neun Monaten können Kinder aus dem fröhlichen, ärgerlichen oder ängstlich-warnenden Gesichtsausdruck einer Person entnehmen, ob diese etwas als ungefährlich oder als bedrohlich beurteilt. Spätestens mit 18 Monaten können sie ihren eigenen Gefühlsausdruck kontrollieren, ihn übertreiben oder unterdrücken und dadurch gezielt Situationen beeinflussen. Über Gefühle sprechen können sie allerdings erst mit zwei bis drei Jahren.

Anfangs sorgen die Eltern dafür, dass das Kind möglichst selten und möglichst wenig unangenehme Gefühle hat, indem sie Stressoren für das Kind vorausschauend vermeiden und insgesamt im Umfeld des Kindes Situationen schaffen, die für das Kind vorhersehbar sind. Im Laufe der Entwicklung eignen sich Kinder selbst emotionales Wissen darüber an, wie sie selbst die Wirkung ihrer Gefühle beeinflussen können. Bereits Neugeborene können ihren affektiven Zustand verändern, indem sie durch Blickabwendung oder Blickzuwendung ihre Aufmerksamkeit lenken oder negative Stimulationen durch positive Stimulation wie etwa Lutschen am Daumen ersetzen (Tronick, 1989).

Ein Kind mit emotionaler Kompetenz weiß, wie es seine Emotionen durch tatsächliche oder gedankliche Handlungen verändern kann (Emotionsregulation durch Handlungen) und wie es seine Handlungen durch Emotionen lenken kann (Handlungsregulation durch Emotionen). Um seine Emotionen durch Handlungen zu regulieren, kann das Kind gezielt seine Aufmerksamkeit lenken (Ich mache meine Augen zu, damit mich die Geschichte im Fernsehen nicht noch trauriger macht!), absichtlich die Symptome der Emotionen beeinflussen (Wenn ich tief durchatme, kann ich trotz meiner Angst das Gedicht aufsagen!) oder den Emotionsanlass umdeuten (Ich ärgere mich nicht mehr über meine zerbrochene Lieblingstasse, weil es mein Bruder nicht absichtlich gemacht hat und sie außerdem wieder repariert werden kann!). Es kann den ursprünglichen emotionalen Impuls durch neue Reize überdecken und sich entweder mit anderen Beschäftigungen oder inneren Vorstellungen und Tagträumen ablenken. Auch im symbolischen Spiel können sich Kinder durch die Spielhandlung willkürlich vorgestellte Situationen schaffen (siehe Kap. 3.4 Spielräume – Die Bedeutung des Spiels für die Kindermusiktherapie). Ebenso kann das Kind seine Handlungen durch Emotionen lenken und beispielsweise eine an sich langweilige beziehungsweise unangenehme Handlung – wie etwa Hausaufgaben machen – ausführen, um ein damit verbundenes emotional attraktives Ziel – wie etwa zum Spielen rausgehen – zu erreichen (Holodynski, 1999). Die Fähigkeit, Belohnungen aufschieben und Frustrationen tolerieren zu können, ist eine der wichtigsten Entwicklungsaufgaben: Für ein gelingendes Zusammenleben mit anderen Menschen müssen Kinder im Laufe ihrer Entwicklung lernen, eigene Wünsche und Bedürfnisse zurückzustellen, zu warten, bis sie an die Reihe kommen oder bis sie einen begehrten Gegenstand bekommen.

3.2.3 Entwicklungsthema Aufmerksamkeit

Bereits mit sechs Wochen nehmen Babys Blickkontakt auf und ab dem Alter von zwei bis drei Monaten versuchen sie gezielt durch Lächeln und Vokalisieren die Aufmerksamkeit auf sich zu lenken. Mit acht bis neun Monaten können sich Babys gezielt auf die Blickrichtung anderer Personen abstimmen und ihre eigene Aufmerksamkeit darauf ausrichten (joint attention). Bei gemeinsamen Spielaktivitäten (joint activity) kann das Kind seine Aufmerksamkeit zwischen dem Spielgegenstand und der Person teilen (shared attention): Beim Hin- und Herrollen eines Balls schauen beide abwechselnd den Ball und die andere Person an. Ebenfalls ab diesem Alter versteht das Kind die Zeigegeste und lässt sich durch die begleitende sprachliche Äußerung «Schau!» mit seiner Aufmerksamkeit lenken. Es kann jetzt auch selbst die Aufmerksamkeit der erwachsenen Person absichtlich auf bestimmte Gegenstände oder Ereignisse lenken und vergewissert sich durch Rückblicke darüber, ob diese auch wirklich hinschaut.

Angesichts der Fülle an Informationen, die in Worten, Bildern, Tönen und Bewegungen ständig auf uns einströmen, ist die Fähigkeit zur Aufmerksamkeitsregulation heute eine zentrale kognitive Kompetenz. Von allen Seiten wird Aufmerksamkeit gefordert und es wird immer schwerer, sich nicht davon ablenken und zerstreuen zu lassen oder mehrere Handlungen gleichzeitig auszuführen. Wird die Aufmerksamkeit jedoch ständig fokussiert, ermüden allmählich die neuronalen Mechanismen im Gehirn, die sie aufrechterhalten. Als Resultat verringert sich die Konzentration und die Reizbarkeit verstärkt sich. Ablenkungen können schlechter unterdrückt werden, es werden eher Fehler gemacht und häufiger Unfälle verursacht. Daher ist es gerade heute sehr wichtig, bewusst mit der eigenen Aufmerksamkeit umzugehen und dafür zu sorgen, dass sich die gerichtete Aufmerksamkeit erholen kann. Beim Blick ins Grüne beispielsweise entsteht eine ausgleichende unwillkürliche Aufmerksamkeit (involuntary attention), die keine Anstrengung erfordert und so wahrscheinlich resistent gegenüber Ermüdung ist (Kaplan, 1995; Taylor et al., 2001).

Aufmerksamkeitsregulation

Im frühen Dialog mit den Eltern lernt das Kind, seine Aufmerksamkeit gezielt auf die Merkmale zu richten, die für die Orientierung wichtig sind. Es kann seine Aufmerksamkeit allmählich länger aufrechterhalten (Aufmerksamkeitsspanne), besser zielgerichtet schauen und lauschen (fokussierte Aufmerksamkeit) sowie vertraute Muster leichter wieder erkennen. Das Neugeborene kann seine Aufmerksamkeit bereits selbstständig regulieren, indem es sich stimulierenden Reizen zuwendet oder sich von ihnen abwendet beziehungsweise bei zu starker visueller Stimulation die Augen schließt. Dies gelingt jedoch nicht bei überstimulierender Musik, Geräuschen und Lärm! Musik und Klänge können die Aufmerksamkeit stärker und besser auf sich ziehen als visuelle Reize und musikalische Rhythmen können eine fokussierende Wirkung entfalten, die die Aufmerksamkeit bündelt. Kann sich das Kind hier bei zu starken Reizen nicht durch Fortbewegung entziehen, können langfristig Aufmerksamkeitsstörungen entstehen.

Das Regulieren der Aufmerksamkeit ist die Grundlage vieler kognitiver Prozesse. Erst wenn das Kind seine Aufmerksamkeit bewusst auf seine Umgebung ausrichtet, kann es das Wahrgenommene vollständig im Gedächtnis speichern und abrufen. Es kann erst dann seine Konzentration über längere Zeit aufrechterhalten, Ablenkungen ausblenden und zielgerichtet (intentional) denken und handeln, wenn es ihm gelingt, seine Aufmerksamkeit bewusst auf seine jeweilige Aktivität zu fokussieren. Die Fähigkeit zur gemeinsamen Aufmerksamkeitsausrichtung beeinflusst die spätere Sprachentwicklung (Tomasello & Farrar, 1986) und wirkt sich auch auf die Entwicklung emotionaler Kompetenzen aus: Um Belohnungen aufschieben zu können oder Frustrationen tolerieren zu können, muss das Kind seine Aufmerksamkeit bewusst von seinem momentanen Wunsch oder von der erlebten Frustration ablenken können.

3.3 Sozial-kommunikative Entwicklung von Kindern

Im frühen Dialog mit dem Kind geben die Eltern nicht nur den Gefühlen des Kindes Resonanz und lenken seine Aufmerksamkeit, sondern spiegeln gleichzeitig durch Nachahmen die Aktivitäten des Kindes. So kann das Kind sich selbst und andere Menschen allmählich immer besser wahrnehmen und gemeinsam mit anderen Menschen handeln und bewusst (intentional) kommunizieren. Je mehr das Kind erlebt, dass andere Menschen ihm selbst ähnlich sind, kann es seine eigenen Handlungen aus der Perspektive anderer bewerten und dadurch sowohl selbstbezogene Gefühle wie Stolz, Scham und Schuld empfinden als auch sozialbezogene Gefühle wie Mitleid, Hilfsbereitschaft, Empörung und Ärger. Das Kind hat dabei die Aufgabe, eine Balance zu finden zwischen seinem Bedürfnis, sich als eigenständige Person gegen die Wünsche anderer abzugrenzen – etwa durch Trotzverhalten – und seinem Bedürfnis nach Gemeinschaft – etwa im gemeinsamen Spiel mit anderen Kindern.

3.3.1 Entwicklungsthema Selbst

Insbesondere in den westlichen Kulturen hat sich die Vorstellung entwickelt, dass das so genannte Selbst die Handlungen des Menschen organisiert, sein Autonomieverhalten beeinflusst und erklärt, wie Menschen mit anderen Menschen umgehen. Die Vorstellung des Selbst wird in einem so genannten Selbstkonzept formuliert, das affektive, kognitive und Verhaltens-Aspekte umfasst: Affektive Bestandteile in Form von Gefühlen und emotionalen Bewertungen beeinflussen das Selbstwertgefühl und die Identität eines Menschen. Selbstrepräsentationen prägen als kognitive Aspekte die Selbsteinschätzung, während die Aspekte Selbstwirksamkeit und Selbstbehauptung soziale Verhaltensweisen beschreiben.

Bereits kleine Kinder haben ein starkes Bedürfnis, in ihrer dinglichen und sozialen Umgebung Wirkungen zu erzielen und wollen spätestens im zweiten Lebensjahr immer mehr Handlungen alleine durchführen: «Selber machen!». Mit etwa 18 Monaten erwerben Kinder erste Vorstellungen über sich selbst in Form von Selbstrepräsentationen, wenn sie sich im Spiegel, auf Photos oder auf dem Video erkennen. Sie entwickeln allmählich eine soziale Identität und können andere Personen mit sich selbst vergleichen. Bis zum Alter von etwa fünf Jahren trennt das Kind noch nicht zwischen seinem Wunschbild (Idealselbst) und der Wirklichkeit (Realselbst). Mit zunehmendem Alter ist es für das Kind emotional wichtig, zu einer Gruppe zu gehören, weil die dadurch entstehende soziale Identität einen besonderen Wert für das Selbstkonzept des Kindes hat: Ist seine Gruppe angesehen und hat einen hohen Status, dann fühlt sich auch das Kind als Gruppenmitglied in seinem Selbstkonzept erhöht.

Selbstempfinden und Selbstwertgefühl

Die Anfänge des sensumotorischen und affektiven Selbsterlebens liegen in den frühen Interaktionen des Kindes mit seiner Bezugsperson. Daniel Stern (1992, 1993) geht davon aus, dass die Selbstentwicklung mit dem **auftauchenden Selbst** (sense of an emergent self) in den ersten beiden Monaten beginnt, indem das Kind Verbindungen zwischen verschiedenen Ereignissen herstellt. Anschließend bildet das Kind als Ergebnis der Interaktionserfahrungen mit seinen wichtigen Bezugspersonen im Gedächtnis unveränderliche Erlebnis- und Reaktionsmuster ab, die den Kern seines Selbst ausmachen und als **Kernselbstempfinden** (sense of a core self) bezeichnet werden. Aus der intersubjektiven Erfahrung mit Anderen entwickelt sich etwa vom 7. bis 9. Monat an das **subjektive Selbstempfinden** (sense of a subjective self). Mit Hilfe seiner sprachlichen Symbolisierungsfähigkeit bildet das Kind im Alter von 15 bis 18 Monaten ein **verbales Selbst** (verbal self) heraus, mit dem es seine Vorstellungen von sich und anderen benennen kann. Vom 18. bis zum 36. Monat befindet sich das Kind im Stadium des **narrativen Selbst**, in dem es sich selbst erkennen, «ich» sagen und sein Selbstkonzept in Beziehungen zu anderen beschreiben kann.

Eine sichere Bindung und gute soziale Beziehungen tragen zur Entwicklung eines positiven Selbstwertgefühls ebenso bei wie zur Entwicklung sozialer Kompetenzen (Thompson, 1998). Insgesamt bleibt das Selbstwertgefühl im Verlauf der Kindheit relativ stabil (Brown, 1998), es zeigen sich allerdings Geschlechtsunterschiede: Mädchen haben eher ungünstige Selbstbewertungsmuster und entwickeln entsprechend ein schwächeres Selbstwertgefühl, ihre Selbstbehauptungsfähigkeit ist häufig geringer als bei Jungen und sie definieren ihr Selbstbewusstsein und ihre Identität stärker über soziale Beziehungen, wobei vor allem die Angst vor Ablehnung und die Suche nach Zuwendung eine wichtige Rolle spielen (Ruble et al., 1993). Vom Selbstwertgefühl, der Selbstwirksamkeit und der Selbstregulation eines Menschen hängt es ab, ob belastende Erfahrungen konstruktiv bewältigt werden können (Hurrelmann, 1991).

Soziales Zusammenleben ist in unserer westlichen Kultur stark durch den sozialen Vergleich in Form von Wettbewerb und Kooperation geprägt. Dadurch wird einerseits bestimmt, wie wir uns verhalten sollen (Normorientierung), zum anderen lässt sich so erkennen, wie gut bestimmte Aufgaben bewältigt werden (Selbsteinschätzung). Für die Selbsteinschätzung des Kindes im sozialen Vergleich werden die Gleichaltrigen zu wichtigen Bezugspersonen. Während sich das Kind anfangs anhand äußerlicher Merkmale wie Körpergröße oder Aussehen beschreibt, vergleicht es später seine Merkmale mit denen anderer Kinder und ab etwa neun Jahren kombiniert das Kind dann einzelne Selbsteinschätzungen wie «Ich kann gut Fahrrad fahren» oder «Ich habe ein schöneres Vogelhaus gebaut als Max» und leitet daraus Eigenschaften ab wie «Ich bin geschickt». Später orientiert sich das Kind in seiner Selbsteinschätzung auch an der klaren Leistungsrückmeldung in der Schule und kann sich durch die Rückmeldung über seine Beliebtheit und seine Stellung in der Gleichaltrigengruppe selbst einschätzen. Je mehr soziale Vergleichsinformationen das Kind einbezieht, desto differenzierter, komplexer und realistischer werden die Selbstbewertung und damit das Selbstbild des Kindes (Oerter, 2002b).

Das Selbstkonzept des Kindes und seine Selbsteinschätzung sind zunächst noch äußerst situationsabhängig und können beispielsweise durch das Verhalten von Eltern oder Lehrkräften positiv durch eine unterstützende Haltung beeinflusst werden. Im Schulalter bildet das Kind ein Selbstkonzept, bei dem es nicht nur seine eigenen Fähigkeiten mit den Fähigkeiten anderer vergleicht. Es berücksichtigt jetzt auch, dass seine Schulleistungen sowohl davon abhängig sind, ob es sich mehr oder weniger angestrengt hat, als auch davon, ob es etwas mehr oder weniger gut kann. Mit zunehmendem Alter wählt das Kind selbst für sich bedeutsame Personen und Gruppen aus, mit denen es sich vergleicht. In dieser Form von Selbsteinschätzung beurteilt es sein eigenes Handeln anhand seiner eigenen Erwartungen oder anhand vorweggenommener Konsequenzen und kann so sein Verhalten bewusst regulieren (Silbereisen & Ahnert, 2002).

3.3.2 Entwicklungsthema soziales Handeln

Erfolgreiches soziales Handeln setzt voraus, sich in andere Menschen hineinversetzen zu können (Perspektivübernahme), die Gefühle anderer nachvollziehen zu können (Einfühlungsvermögen, Empathie) und über so genannte soziale Kompetenzen zu verfügen. Aus seinen bisherigen sozialen Erfahrungen gewinnt das Kind soziales Wissen und lernt, soziale Situationen kompetent einzuschätzen. So ist gemeinsames soziales Handeln einerseits die Voraussetzung dafür, dass das Kind soziales Wissen und soziales Verstehen entwickeln kann. Andererseits kann es erst durch soziales Wissen und soziales Verstehen immer komplexere soziale Beziehungen gestalten. Ein ausführlicher Überblick zur Entwicklung des Sozialverhaltens findet sich bei Mussen et al. (1999).

Ab etwa drei Jahren wissen Kinder, dass andere Menschen einen bestimmten Standpunkt einnehmen können und dass sie von ihnen bewertet werden (theory of mind). Das Kind kann die Absichten und Überzeugungen anderer Menschen jedoch erst verstehen, wenn es die Perspektive der anderen Person einnehmen kann (Mitchell, 1997). Bei der Perspektivübernahme stellt sich das Kind gedanklich vor, wie eine andere Person in einer bestimmten Situation denkt, was sie fühlt und was sie will. Dabei greift das Kind zurück auf die Erfahrungen, die es aus seinen früheren sozialen Interaktionen mit anderen Menschen abgeleitet und im Gedächtnis gespeichert hat.

Voraussetzung für das Entwickeln von Mitgefühl und Einfühlungsvermögen ist, dass sich das Kind von anderen unterscheiden kann. Bereits im Laufe des Kleinkindalters lassen sich Kinder nicht mehr von den Gefühlen anderer anstecken, sondern versuchen stattdessen auf einfühlsame Weise ein weinendes Kind zu trösten oder abzulenken. Es versucht die Gefühle des anderen Kindes empathisch nachzuvollziehen und sie durch sein eigenes Handeln gezielt zu beeinflussen (Silbereisen & Ahnert, 2002).

Soziale Kompetenz

Soziale Kompetenz umfasst eine Reihe unterschiedlicher Fähigkeiten, die sowohl die Motivation zum sozialen Handeln umfassen als auch die soziale Handlung selbst. Ulrike und Franz Petermann (2000b) beschreiben die Bedingungen für sozial kompetentes Verhalten auf der motivationalen Ebene und auf der Handlungsebene folgendermaßen: Verfügt ein Kind über ein positives Selbstkonzept, kann es ausreichend Selbstvertrauen entwickeln und sich als Folge davon selbstsicher verhalten. Dies führt dazu, dass das Kind frei ist von sozialer Angst und in seiner Motivation zum sozialen Handeln nicht eingeschränkt ist (motivationale Ebene). Kann ein Kind soziale Situationen gut einschätzen und flexibel unterschiedliche soziale Rollen übernehmen, so erweitert es damit sein soziales Handlungsrepertoire und kann sich in Folge dessen besser gegen andere behaupten. Damit verfügt das Kind über alle Fertigkeiten, die es zum sozialen Handeln benötigt (Handlungsebene). Ein Kind, das sowohl die Voraussetzungen auf der motivationalen Ebene wie auf der Handlungsebene erfüllt, kann sich ohne Einschränkungen sozial kompetent verhalten.

Kinder mit ausgeprägter sozialer Kompetenz, positivem Selbstwertgefühl und guter Selbstbehauptung haben deutlich bessere Voraussetzungen für prosoziales Verhalten, die Entwicklung von Freundschaften und für das Ausbilden moralischer Urteilsfähigkeit (Oerter, 2002b). Prosoziales Verhalten – rücksichtsvolles und hilfsbereites Handeln, sich Sorgen machen und Sympathie zeigen – findet sich häufiger bei Kindern, die ihre Gefühle kompetent regulieren und kontrollieren können, die die Perspektiven anderer übernehmen und sich in andere einfühlen können. Ebenso beeinflussen die Größe der Familie und ältere Geschwister sowie das soziale und räumliche Umfeld das prosoziale Verhalten: In anonymen Großstadt-Wohngegenden mit feindseliger Atmosphäre ist es deutlich seltener zu finden (Fischer, 1984). Ein intensiver Musikunterricht und gemeinsames Musizieren können hingegen das prosoziale Verhalten und die soziale Kompetenz von Kindern fördern – dies zeigte Bastian (2002) in einer Längsschnittstudie an Berliner Grundschulen.

3.3.3 Entwicklungsthema Kommunikation

Zwei grundlegende Voraussetzungen für den kommunikativen Austausch mit anderen Menschen bringen Neugeborene bereits mit: Sie bevorzugen sprachliche Laute und interessieren sich besonders für bewegte Reize wie etwa ein sprechendes Gesicht. In den frühen Eltern-Kind-Dialogen entwickeln sich aus den elementaren Vokalisationen des Kindes über die vorsprachliche (präverbale) Kommunikation allmählich das Sprechen und das Singen sowie das Spielen und Musizieren als wichtige menschliche Interaktionsformen mit kommunikativem Ausdruck.

Mit zwei Jahren haben Kinder alle Voraussetzungen für sprachliche Kommunikation: Durch ihr Blickverhalten koordinieren sie systematisch die Interaktion, indem sie mit einem Blick zum Gegenüber am Ende des eigenen Kommunikationsbeitrags signalisieren, dass sie eine Antwort erwarten und mit einem Blick zum Gegenüber am Ende von dessen Beitrag sich orientieren, ob sie selbst schon antworten können. Sie können sich dialogisch – mit zeitlich fein abgestimmten und wechselseitig aufeinander bezogenen Botschaften – austauschen und somit wie in der verbalen Kommunikation Bezug nehmend kommunizieren (Rutter

Präverbale Kommunikation

Die präverbale Kommunikation bildet das Fundament für den Erwerb der Sprache: Verbale Sprache entwickelt sich aus einem Repertoire nonverbaler (Blickausrichtung, Mimik und Gestik) und paraverbaler Kommunikationsmodalitäten (Vokalisationen, Sprachmelodie und Sprachrhythmus) auf der Grundlage interaktiven abwechselnden Verhaltens (turn taking). Ein Kind kann Sprache erst dann kommunikativ verwenden, wenn es die grundlegenden Fähigkeiten des abwechselnden Gebens und Nehmens beherrscht, die eine soziale Interaktion aufrechterhalten. Dazu muss es zum einen das Prinzip des Abwechselns (Reziprozität) im Dialog kennen und sich daran halten und sich zum anderen mit einer bestimmten kommunikativen Absicht (intentional) äußern und mögliche Reaktionen auf seine Äußerung erwarten (Sarimski, 1986).

Da das Kind dies zunächst nicht kann, stellt die Bezugsperson in den frühen Eltern-Kind-Dialogen gewissermaßen einen Pseudo-Dialog her: Sie interpretiert die anfangs noch nicht bewusst gerichteten Äußerungen des Kindes als absichtliche (intentionale) Kommunikationsbeiträge und stimmt ihre eigenen Antworten zeitlich so darauf ab, dass sie jeweils die vom Kind gelassenen Lücken füllen. Auf diese Weise entsteht eine dialogische Struktur, in der die kindlichen Äußerungen aufgegriffen, nachgeahmt und leicht in etwas konventionalisiertere Sprachlaute verändert werden. Ist dieser Austausch anfangs noch auf zwei Personen beschränkt (dyadisch), so erweitert sich die dyadische Beziehung später durch Handlungen mit Objekten oder das Einbeziehen einer dritten Person zur triangulären Beziehung. An die gemeinsame Aufmerksamkeitsausrichtung und an die intentionale Verhaltenslenkung werden dann höhere Anforderungen gestellt (von Klitzing, 2003).

Allmählich beginnt auch das Kind soziale Interaktionen mit seiner Bezugsperson zu initiieren und lenkt durch Blickausrichtung, Vokalisationen und Gesten die Aufmerksamkeit und das Verhalten seines Gegenübers. Während Kinder bis zum Alter von etwa vier Monaten vor allem daran interessiert sind, die gemeinsame Aufmerksamkeit länger aufrechtzuerhalten, wollen sie im Alter von 5 bis 12 Monaten eine gemeinsame Spielaktivität mit einem Spielzeug gestalten und versuchen schließlich ab 12 bis 17 Monaten, überwiegend mit symbolischer Interaktion durch Sprache zu kommunizieren (Rogoff et al., 1984).

& Durkin, 1987). Eine der wichtigsten Entwicklungsaufgaben in der Kindheit ist es, Sprache verstehen zu können und selbst Sprache als Ausdrucksmittel für eigene Wünsche und Absichten nutzen zu können. Dazu muss das Kind drei Arten von Handlungswissen erwerben: Pragmatisches Wissen darüber, wie sprachliches Handeln im Dialog abläuft (siehe Präverbale Kommunikation), linguistisches Wissen darüber, wie aus einzelnen Sprachlauten Wörter und Sätze gebildet werden, und was diese Wörter und Sätze bedeuten. Und schließlich prosodisches Wissen darüber, wie Sprache betont und rhythmisch gegliedert wird. Mechthild Papoušek (2001) beschreibt ausführlich den Entwicklungsverlauf vom ersten Schrei zum ersten Wort und Hannelore Grimm und Sabine Weinert (2002) geben einen Überblick zum Verlauf der Sprachentwicklung in der Kindheit.

Vokalisationen stehen allen Menschen – allein oder mit anderen – als elementarste Form des musikalischen Ausdrucks zur Verfügung: Entweder abwechselnd nacheinander in Form eines Dialogs oder gleichzeitig aufeinander abgestimmt in Form eines Duetts oder als Monolog. Mit Stimmspielen drücken Säuglinge von Anfang an Wohlbefinden und lustvolles körperliches Erleben aus; sie können durch Tonhöhenveränderungen bei verlängerten Vokalen und Gurrlauten bereits im Alter von zwei Monaten kleine Melodien erzeugen (Papoušek, 1997). Ab etwa eineinhalb Jahren beginnen Kinder spontan Lieder zu singen mit einfachen, kurzen, wiederholten Formen und anfangs noch instabiler Tongebung. Durch entsprechendes Atmen singt das Kind allmählich stabile Töne und gestaltet musikalische Phrasen. Erst mit fortgeschrittener Sprachentwicklung integriert es auch den Text mit seinen rhythmischen Elementen in die Melodie (Aufschläger & Oerter, 1999). Bjørkvold (1988, 1990) bezeichnet das spontane Singen, das viele Kinder mit Bewegung verbinden, als musikalische Muttersprache. Während Kinder im Alter von 12 bis 18 Monaten vor allem mit der eigenen Stimme experimentieren, um Erlebtes auszudrücken, singen sie bedingt durch die musikalische Sozialisation ab 19 Monaten eher Lieder mit kulturtypischen Rhythmen und Melodien (Manturzewska & Kaminska, 1993).

Im Vorschulalter entwickeln sich der spontane musikalische Ausdruck, das Singen, die musikalischen Spiele, das musikalische Gedächtnis und die musikalische Vorstellung des Kindes weiter, und die ursprüngliche Faszination des Kindes am Variieren von Lautstärken weicht allmählich einer differenzierteren Erforschung von Tonhöhe, Rhythmus und Klangfarbe (Hargreaves, 1996). Je nach Entwicklungsstand spielt das Kind auf seine Art mit musikalischen Regeln und überlieferten kulturellen Konventionen und schafft sich so seine eigene musikalische Lebenswelt. Die häufig anzutreffende Vorstellung, dass Musikalität genetisch bestimmt ist, ist offensichtlich ein Mythos. Mittlerweile ist durch zahlreiche Studien belegt, dass jeder Mensch mit durchschnittlichen körperlichen und geistigen Fähigkeiten ein Musikinstrument erlernen kann (Gembris, 2002a) und die Entfaltung musikalischer Fähigkeiten in der Familie wie auch in der Schule gefördert werden kann (Bastian, 2002).

Ein Kind, das alle Entwicklungsaufgaben (siehe Kap. 3.6 Störungen der kindlichen Entwicklung) in den verschiedenen Entwicklungsbereichen erfolgreich bewältigt hat, fühlt sich körperlich und seelisch wohl, kann seine Bedürfnisse und Wünsche frei ausdrücken, gestaltet selbstbewusst seine Beziehungen zu anderen Menschen und kann kompetent mit Herausforderungen und Belastungen umgehen.

3.4 Spielräume – Die Bedeutung des Spiels für die Kindermusiktherapie

Bruno, 7 Jahre alt, teilt sich heute mit der Musiktherapeutin die letzten Stücke des Klangstab-Zwiebacks. Die beiden überfliegen gerade das riesige Meer des Klanges, als ein gewaltiger Gongsturm mit grellen Becken-Blitzen das Big-Bom-Flugzeug zum Absturz bringt. Das Pauken-Floß ist das Letzte, an dem sie sich noch festklammern können, denn um sie herum wimmelt es von schwimmenden, gierigen Rasselungeheuern, die immer näher kommen…

Spielen Kinder in der Musiktherapie? – Wie das obige Beispiel zeigt, spielen Kinder auch mit Instrumenten – und dies häufig ohne sie zum Klingen zu bringen. Aus Bongotrommeln werden Kochtöpfe, aus großen und kleinen Klöppeln Vater, Mutter und Kinder, aus Klangstäben ganze D-Züge. Musikmachen und Spielen gehen in der Kindermusiktherapie fließend ineinander über und zwingen Kindermusiktherapeuten geradezu, sich mit Aspekten des Spiels bei Kindern auseinanderzusetzen (Mahns, 1998; Glogau, 1998; Petersen & Thiel, 2001).

3.4.1 Die Bedeutung des Spiels für Kinder

Alle Kinder spielen – und das in allen Erdteilen der Welt. Etwa vom sechsten Lebensmonat an bis ans Ende des Kleinkindalters verbringen Kinder rund ein Drittel ihres Lebens mit Spielen. Dabei entdecken und erproben sie ihre Fähigkeiten, erfahren sich selbst und ihre Umwelt und setzen sich so mit den Menschen und Dingen darin auseinander. Aber Spielen bewirkt noch mehr: Indem Kinder spielen, verarbeiten sie Erlebtes und verschaffen sich so Entlastung. Durch spielerisches Gestalten entwickelt das Kind seine Persönlichkeit und verändert seine Umwelt. Damit leistet das Spiel des Kindes einen wesentlich Beitrag zu seiner Identitätsentwicklung. Bruno beispielsweise aus dem eingangs beschriebenen Beispiel inszeniert immer wieder Situationen, in denen Gefahr droht, und in denen Angst und das Gefühl des Ausgeliefertseins die Szene bestimmen. Viele Stunden lang erhält die Therapeutin von Bruno die Regieanweisung, «ganz doll zu weinen». Am Ende der Szene schlüpft Bruno in die Rolle des Helden und mittels eines imaginierten Unterwasserlaserschwertes gelingt es ihm, die Rasselungeheuer in eine vorübergehende Starre zu versetzen und die Therapeutin zu retten. Mithilfe des Spiels konnte Bruno seine Angst überwinden.

Mit dem Begriff Spielen bezeichnen wir so unterschiedliche Formen wie das Kuchenbacken eines dreijährigen Kindes im Sandkasten oder das Indianer- und Cowboyspiel der Achtjährigen. Kinder spielen mit Puppen, mit Legos, am Computer oder auf Musikinstrumenten. Auch Erwachsene spielen in ihrer Freizeit, versuchen spielerisch Probleme zu lösen oder untersuchen mit mathematischen Spieltheorien Entscheidungen von Menschen in Konfliktsituationen. Spielen als Tätigkeit ist in allen Altersstufen und in zahlreichen Formen zu finden. Die Bedeutung des Spiels für das Leben des Menschen spiegelt sich auch im alltäglichen Sprachgebrauch wider: So ist es beispielsweise gut zu wissen, «was gespielt wird», vor allem dann, wenn man ein «gefährliches Spiel spielt» und dabei womöglich sogar «sein Leben aufs Spiel setzt».

Die vielfältigen Erscheinungsformen des Spiels erschweren eine einheitliche Definition und Einteilung: «Nur wenige Tätigkeiten des Menschen haben so viele, so einseitige und so widersprüchliche Beschreibungen hervorgerufen wie das kindliche Spiel. Auch die Versuche, das Kinderspiel zu erklären, sind vielschichtig. Keiner dieser Versuche kann für sich beanspruchen, der einzig zutreffende Ansatz zu sein» (Mogel, 1994, XI).

Seit Aristoteles (384–324 v. Chr.), der dem Spiel in erster Linie eine seelenreinigende Wirkung (Katharsis) zuschrieb, wurden zahlreiche wissenschaftliche Positionen zum Spiel dargelegt. Um die Jahrhundertwende war dies vor allem Karl Gross, der im kindlichen Spiel eine Art Vorübung für das Leben sah und damit für die Pädagogisierung des Spiels sorgte. Die umfangreichen Arbeiten zur geistigen Entwicklung des Kindes des Entwicklungspsychologen Jean Piaget (1896–1980) brachten gleichsam als Nebenprodukt wichtige Erkenntnisse für das Verständnis der kindlichen Spieltätigkeit. Piaget sah in frühen Formen des Spiels bedeutsame sensomotorische Entwicklungsschritte des Kindes. Psychodynamische Aspekte des Spiels beleuchteten vor allem Sigmund Freud (1856–1939), Alfred Adler (1870–1937) und Hans Zulliger. Freud (1920) sah die Bedeutung des kindlichen Spiels im Zusammenhang mit Triebverzicht und Ersatzbefriedigung. Das Kind reagiert Erlebnisse, die mit Unlust verbunden sind, durch das Spiel ab und verschafft sich damit gleichsam eine Ersatzbefriedigung.

3.4.2 Merkmale kindlichen Spiels

Das Spiel wird um seiner selbst willen betrieben, es bleibt ohne Konsequenzen. In unzähligen Wiederholungen sucht das Kind lustvolle Erfahrungen oder kann bedrohliche, traumatische Erlebnisse umgestalten und dadurch Ängste abbauen. Spielen ist zweckfrei und mit Freude verbunden, es gibt keine Fremdbestimmung und es passt sich an die Realität an (Hetzer, 1990). Selbstzweck, Wiederholung und Ritual sowie die Realitätstransformation kennzeichnen das kindliche Spiel (Oerter, 2001). Schließlich kann das Kind im Spiel die Realität verändern und dadurch eigene Bedürfnisse und Anliegen befriedigen – ein Phänomen, das sich auch beim Musizieren findet. Besonders am Beispiel des spontanen Singens und Improvisierens von Kindern lassen sich parallele Verläufe von Spielentwicklung und musikalischer Entwicklung feststellen (Aufschläger & Oerter 1999, Oerter 2001).

3.4.3 Spielentwicklung und Spielformen bei Kindern

Die Entwicklung des Spielverhaltens steht in enger Verbindung mit der Reifung der motorischen Fähigkeiten des Kindes sowie mit der Entwicklung von Wahrnehmung und Motivation. Ebenso wird sie durch die soziale Kompetenz und die emotionale Entwicklung des Kindes beeinflusst. Die Spielentwicklung verläuft in Phasen, die nicht einheitlich und klar voneinander abgegrenzt werden können. In Anlehnung an Charlotte Bühler (1928) differenzieren Schmidtchen und Erb (1979) fünf wesentliche Spielformen. In ihrer Übersicht unterscheiden und ordnen sie diese nach Form (individuell/sozial) sowie nach Inhalt (konkret/fiktiv) (siehe **Abb. 4**).

Funktions- oder Effektspiele mit und ohne Spielobjekt: Funktionsspiele vollführt das Kind aus Freude am Tun und an den zufällig bewirkten Veränderungen. Frühe Formen des Funktionsspiel sind die so genannten sensomotorischen Spiele (Piaget 1974), die sich bereits im zweiten Lebensmonat des Kindes beobachten lassen. Das Kind bewegt Arme und Finger, betastet Körper und Füße, nimmt seine Finger und Füße in den Mund und wiederholt die anfangs zufällig entdeckten Bewegungen allmählich immer gezielter. Dadurch lernt es seinen Körper kennen und beherrschen, erwirbt motorische und sensomotorische Fähigkeiten und verbessert sie durch ständige Wiederholung. Auch das Lallen kann als Funktionsspiel bezeichnet werden, denn das Kind spielt dabei mit seinen Sprechwerkzeugen – mit Atem und Stimme – und übt dadurch die motorischen Funktionen des Sprechapparates. Sobald es greifen kann (etwa ab dem 5. Lebensmonat), bezieht das Kind Spielobjekte in sein Spiel mit ein. Das Kind greift und lässt fallen, es steckt Gegenstände in den Mund und beleckt diese, es schlägt Dinge aneinander, schüttelt, stößt und zieht an ihnen. Dabei werden die Spielgegenstände jedoch noch

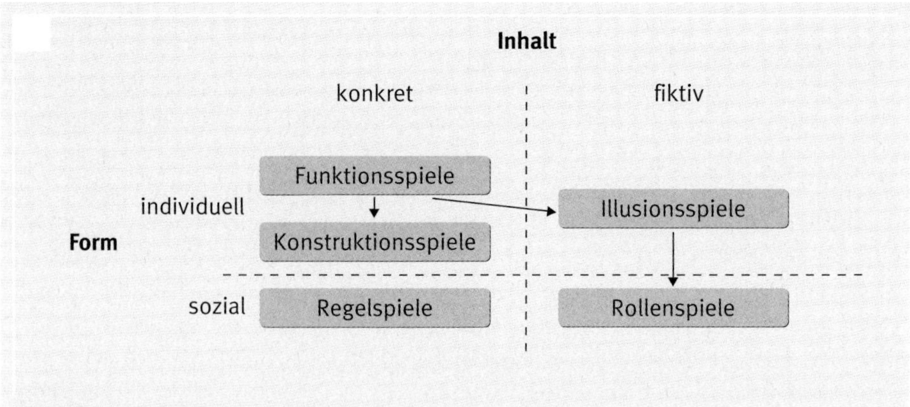

Abbildung 4: Schema zur Entwicklung der verschiedenen Spielformen (nach Schmidtchen und Erb, 1979, S. 20)

nicht funktionsgerecht genutzt, sondern dienen zur Übung von Bewegungsabläufen. Das Kind sammelt dabei Materialerfahrungen: Es erfährt die Glätte, die Rauheit, die Größe, das Gewicht und die Farbe eines Gegenstands und erkundet so seine Umwelt. Etwa ab dem Ende des ersten Lebensjahres experimentiert das Kind mit den spezifischen Eigenschaften des jeweiligen Materials: Es stellt Bauklötze aufeinander, füllt Sand oder Wasser in einen Behälter und leert ihn wieder aus, es zieht mit einem Stift Striche auf ein Papier (oder die Wände), öffnet und schließt Türen, knipst Licht an und aus. Es erfasst nun die Mittel-Zweck-Beziehung zwischen Gegenständen und Handlung (Hetzer 1990).

Konstruktionsspiele: Etwa im Alter von zwei Jahren richtet sich die Aufmerksamkeit des Kindes nicht mehr nur auf die Tätigkeit, die es beim Spielen vollzieht, sondern auf das erzielte Ergebnis. Das Kind erlebt sich jetzt als Verursacher, als Schöpfer eines Werkes. Diese «Werkreife» (Hetzer 1990, S. 87) ist ein wichtiger Schritt in der Spielentwicklung des Kindes. Beim werkschaffenden oder konstruierenden Spiel macht sich das Kind einen Plan, benennt das Produkt, das es herstellt, und führt seinen Plan auf charakteristische Weise durch: Hat es beispielsweise einen Turm aus Bauklötzen gebaut, ist es stolz darauf und Lob und Anerkennung der Erwachsenen motivieren das Kind dazu, weitere Werke zu bauen. Gelingt ihm der Turm jedoch nicht, reagiert es möglicherweise zornig, wird unzufrieden und niedergeschlagen. Es lernt dadurch jedoch Strategien zu entwickeln, mit denen es die negativen Folgen eines Misserfolges bewältigen kann. Häufig wird das Konstruktionsspiel mit dem Rollenspiel verbunden: Beispielsweise backen Kinder Kuchen aus Sand und verkaufen diese, oder sie bauen Hütten und spielen dann Familie.

Fiktions-, Illusions- und Rollenspiele (Phantasiespiele): Diese Spielformen entwickeln sich vom zweiten Lebensjahr an parallel zum Funktionsspiel und zur Sprachentwicklung. Wichtigste Voraussetzung dafür sind die Objektpermanenz und der Erwerb der Symbolfunktion (Piaget 1974). Das Kind entwickelt eine Vorstellung von den Dingen, mit denen es sich beschäftigt, und weiß, dass ein Gegenstand beständig existiert, auch wenn er vorübergehend aus dem Blickfeld gerät (Objektpermanenz). Entsprechend beginnt es auch nach einem vor seinen Augen verdeckten Gegenstand zu suchen. Etwa mit 18 Monaten bildet sich zudem die Fähigkeit heraus, einen Gegenstand oder ein Ereignis durch einen anderen Gegenstand oder durch ein anderes Ereignis zu ersetzen (Symbolfunktion).

Fiktionsspiele zeichnen sich durch die so genannte Als-ob-Einstellung aus, bei der Gegenstände willkürlich als etwas Anderes angesehen oder spontan umgedeutet werden: Bauklötze werden zu Autos, aus Sand wird leckerer Nachtisch, aus Musikrasseln werden Meeresungeheuer. Typisch für diese Spielformen ist es auch, dass Lebloses lebendig wird und Personen verwandelt werden, damit sie in verschiedene Rollen schlüpfen können.

In dieser Spielform spielt die Nachahmung eine wichtige Rolle: Das Kind wiederholt nachahmend seine Erlebnisse und nimmt dabei willkürliche Umdeutungen von Personen und/oder Gegenständen vor. Es imitiert Tätigkeiten, die in seinem täglichen Erfahrungsbereich liegen und wiederholt gleichermaßen erfreuliche wie unerfreuliche Ereignisse: Die Puppe wird gefüttert und zu Bett gebracht; als Busfahrer kontrolliert das Kind die Fahrkarten der Mitfahrenden; der Arztbesuch wird mit dem Teddy nachgespielt. Zwischen dem dritten und sechsten Lebensjahr hat diese Spielform ihren Höhepunkt, und die bis dahin einzeln aufgetretenen Elemente des Rollenspiels verbinden sich allmählich zu komplizierten Handlungsabläufen.

Fiktions-, Illusions- und Rollenspiele bilden in einzigartiger Form eine Brücke zur Wirklichkeit und ermöglichen so dem Kind, sich auf der Ebene des Spiels mit wichtigen Lebensproblemen auseinanderzusetzen. Auch Probleme, die das Kind in der Realität noch nicht bewältigen kann, können im Spiel verarbeitet werden. Durch diese Spielformen kann das Kind gleichsam als eine Art Selbstheilung sein gefühlsmäßiges Gleichgewicht wiederherstellen. Aus diesem Grund kommt den Phantasiespielen in der Spieltherapie mit Kindern eine große Bedeutung zu; das Kind entwickelt hier Kreativität und Phantasie, Einfallsreichtum, Originalität und Flexibilität (Schmidtchen 2001). Spielerisch übernimmt das Kind soziale Rollen und übt soziale Beziehungen ein – wichtige Elemente im Sozialisationsprozess.

Regelspiele und Teamspiele: Etwa ab dem sechsten Lebensjahr sind Kinder fähig zum Gemeinschaftsspiel und interessieren sich für Regelspiele. Regelspiele sind charakterisiert durch mehr oder weniger spezifische Verhaltensrichtlinien, die als Spielregeln den Spielablauf ordnen. Alle Teilnehmer sind sich in der Anwendung und Auslegung der Spielregeln einig und halten sich entsprechend daran.

Kinder bevorzugen in der Regel Teamspiele, bei denen der Ausgang des Spiels durch persönlichen Einsatz beeinflusst werden kann. Meist lässt sich spätestens in dieser Altersstufe eine hartnäckige und für manche Eltern und Erzieher nur schwer zu akzeptierende Trennung der Geschlechter beobachten: Mädchen spielen Mädchenspiele und Jungen spielen Jungenspiele. Da das Verhalten des einzelnen Kindes im Teamspiel die Rangordnung, die es in seiner sozialen Gruppe einnimmt, beeinflusst, kommt es hier auch zu typischen Außenseiterpositionen: Der Junge, der nicht gerne Fußball spielt, findet weniger Anschluss an die eigene Jungengruppe und das Mädchen, das gerne Fußball spielt, wird meist weder von den Mädchen noch von den Jungen richtig akzeptiert.

Im Regelspiel lernt das Kind vor allem, verlieren zu können, auf regelwidrige Aktionen zu verzichten und mit anderen Spielpartnern zu kooperieren. Die Wettbewerbssituation als typisches Merkmal von Regelspielen wird bereits von Vorschulkindern erfasst und emotional besetzt: Das Kind möchte gewinnen und ist noch nicht in der Lage, Misserfolge zu ertragen. Verlieren können wird erst allmählich gelernt und auch bei sechs- bis siebenjährigen Kindern kann es noch zu heftigen Affektausbrüchen bei verlorenen Spielen kommen.

Regelspiele sind auch ein wesentliches Erfahrungsfeld für soziales Lernen: Das Kind lernt Rücksicht zu nehmen und zu warten, bis es an der Reihe ist. Es erfährt

Ausgrenzung oder Bestrafung durch die Gruppe, wenn es sich unfair, unaufrichtig oder aggressiv und aufbrausend verhält. Vor allem jüngere Kinder können durch koordinierte gemeinsame Aktivitäten, beispielsweise beim gemeinsamen Musikmachen, überfordert sein: Stellt man einer Gruppe von vierjährigen Kindern einen Korb voller Instrumente zur freien Verfügung, so wird jedes Kind – je nach Stand seiner Spielentwicklung – zunächst lautstark und ausgiebig die verschiedenen Funktionen und Eigenschaften der Instrumente erkunden. Gemeinsames oder abwechselndes Spiel entspricht in der Regel nicht dem Entwicklungsstand in diesem Alter; es kann daher nur durch starkes pädagogisches Eingreifen der Erwachsenen und dies auch nur für eine begrenzte Zeit erreicht werden.

3.4.4 Spielen als Therapie und als Diagnostikinstrument

Kinder stellen sich im Spiel frei von Zwängen dar und zeigen damit in symbolischer Form, was sie bewegt. Erlebtes wird in Szene gesetzt und solange immer wieder durchgespielt, bis es vom Kind in einen verständlichen Sinnzusammenhang gebracht und verarbeitet worden ist. Dies legt es nahe, das Spiel des Kindes als Medium für Diagnostik und Therapie zu nutzen. Bereits in den 1920er-Jahren gab es vor allem durch die Arbeiten von Hermine Hug-Hellmuth, Anna Freud (1895–1982) und Melanie Klein (1882–1960) erste Ansätze, kindliches Spielverhalten in die Psychotherapie bei Kindern zu integrieren (Hamann 1993).

Besonders Donald W. Winnicott, ein britischer Kinderarzt und Analytiker, hat zur Weiterentwicklung der Kindertherapie beigetragen, indem er das Spiel als intermediären Bereich betrachtet und auf die Bedeutung des Übergangsobjektes für die kindliche Entwicklung hingewiesen hat (Winnicott, 1971).

Spieltherapie wird heute auf der Grundlage einer großen Anzahl unterschiedlicher Theorien angewandt. Neben der psychoanalytischen Spieltherapie ist vor allem die nicht-direktive Spieltherapie nach Virginia Axline (*1917) zu nennen, die sich auf den personenzentrierten Ansatz nach Carl Rogers (1902–1987) gründet und im deutschsprachigen Raum in den 1970er-Jahren durch Goetze und Jacde (1974), Baumgärtel (1976) und Schmidtchen (1978) bekannt wurde.

Dem Kind steht in der Spieltherapie im Spielzimmer ein breites Angebot an Spielmaterialien zur Bewegung und Sinneswahrnehmung, zum Bauen und Konstruieren, zum Malen und Gestalten sowie zum Rollenspiel zur Verfügung. Das Kind wird aufgefordert, frei zu spielen während der Therapeut Hilfestellung gibt und sich als Spielpartner anbietet. Im Schutzraum des Spielzimmers kann das Kind durch die therapeutische Beziehung emotional korrigierende Erfahrungen machen (Weinberger, 2001).

Schmidtchen (1999b) konnte durch empirische Untersuchungen nachweisen, dass die Spieltherapie als entwicklungsorientierte Intervention unter anderem bei kombinierten Störungen des Sozialverhaltens, bei emotionalen Störungen sowie

Angststörungen ein erfolgreiches Behandlungsverfahren darstellt. Das Konzept der personenzentrierten beziehungsweise entwicklungsorientierten Spieltherapie fand Eingang in weitere psychosoziale Praxisfelder wie etwa in die Frühförderung entwicklungsgefährdeter Kinder oder in die heilpädagogische Arbeit mit Kindern und Jugendlichen mit Behinderung (Weinberger, 2001). Dem Verhältnis zwischen Spieltherapie und Musiktherapie widmet sich Knill, indem er anhand einer systematischen Darstellung musiktherapeutischer Verfahren nach Schwabe Strukturparallelen zwischen Musiktherapie und Spieltherapie aufzeigt (Knill, 1982).

3.4.5 Das Spiel in der Musiktherapie

Auch in der Musiktherapie kommt dem Spiel des Kindes eine große Bedeutung zu. Petersen und Thiel (2001) geben hierzu einen Überblick und betonen, «... dass zwischen Spielen und Musikmachen keine klare Trennlinie gezogen werden kann – selbst die Übergänge vom Spielen mit zum Spielen ohne Töne können über den Umgang mit dem Musikinstrument fließend gestaltet werden» (Petersen & Thiel, 2001, 45). Typisch für die Kindermusiktherapie ist der spontane Ebenenwechsel zwischen Musikmachen, Spielen, Sprechen und Bewegung, das Ineinandergreifen von Musik und Szene (Mahns, W., 1998; Glogau, 1998). Bereits im Kleinkindalter führt die parallele Entwicklung von Spielverhalten und sprachlich-musikalischen Fähigkeiten dazu, dass sich Spiel, Sprache und Musik unkompliziert miteinander verbinden (Oerter, 2001).

Musikinstrumente stellen für Kinder in erster Linie Spielgegenstände dar, durch deren Farbe, Form, Geruch und Materialbeschaffenheit sie sich angeregt fühlen. So sind Kinder beispielsweise von afrikanischen Trommeln fasziniert, deren Naturfellbespannung und teilweise noch vorhandene Fellhaare sie zu phantasievollen Spielen inspirieren. Instrumente können Kinder neugierig machen, sie können Wünsche wecken, können aber auch zu Abwehrverhalten führen (Mahns, 1996b). Musikinstrumente senden zwar Reizsignale aus und haben eine Appellwirkung, diese ist jedoch nicht eindeutig vorhersehbar (Decker-Voigt, 1991; Höhmann, 1996). Erst innerhalb des therapeutischen Prozesses können Instrumentenwahl und Spielverhalten des Kindes seine Lebens- und Leidensgeschichte beleuchten und in ihrer Symbolik verstanden werden. Tiefenpsychologisch orientierte Kindermusiktherapeuten erklären die Bedeutung der Instrumente und der Musik im Sinne von Winnicott als Übergangsobjekt und das musikalisch-spielerische Geschehen als intermediären Bereich (Schumacher, 1994; Frijs-Zimmermann, 1993) (siehe dazu auch Kap. 2.3 Ansätze der Kindermusiktherapie).

Kinder nutzen Instrumente einerseits funktionsgerecht, andererseits aber auch zweckentfremdet zur szenischen Darstellung, wie im Beispiel von Bruno beschrieben. Wie Kinder Musikinstrumente gebrauchen, hängt ab vom Entwicklungsstand ihres Spielverhaltens: Während jüngere Kinder eher interessiert sind, die Materialbeschaffenheit zu erkunden und die Instrumente als Spielgegenstände szenisch einzusetzen, nutzen ältere Kinder etwa ab dem Schulalter Instrumente stärker in ihrer eigentlichen Funktion als Klangerzeuger. Manche Kinder verbinden Musik dann bereits mit Leistung: Sie möchten richtig spielen können, sind an musikalischen Regeln und Abläufen interessiert oder möchten singen, tanzen und spielen wie ihre Vorbilder aus den Medien. Die genaue Beobachtung der Art und Weise, wie Kinder an ein Musikinstrument herangehen, ermöglicht es sowohl den Stand ihrer Spielentwicklung zu diagnostizieren wie auch ihre Befindlichkeit und ihre Gefühle einzuschätzen.

3.4.6 Musiktherapie und/oder Spieltherapie?

In der Kindermusiktherapie werden Musikmachen und szenisches Spiel in Sing-, Tanz- und Musik-Spielen verknüpft. Die individuelle Verbindung von Musik mit szenischen Episoden lässt sich durch den jeweiligen Entwicklungsstand des Kindes erklären. Auch Kinder, die sehr starkes Interesse an Musik haben, bringen in der Musiktherapie immer wieder szenische Einschübe. Eine Musiktherapie mit einem umfassenden Musikbegriff im Sinne von musiké (siehe dazu auch Kap. 2.1 Musik im Leben des Menschen) wird diese szenischen Episoden nicht als unerwünschten Nebeneffekt bewerten; vielmehr wird sie aktiv die Lust und Fähigkeit des Kindes am szenischen Gestalten fördern.

Im Verlauf einer Kindermusiktherapie kann es vorkommen, dass der musikalische Ausdruck und die Motivation zum Musikmachen beim Kind in den Hintergrund treten, dass das Kind aktives Musikmachen zeitweise verweigert oder dass es auch das Musikmachen der Therapeutin zu verhindern sucht. Die Gründe dafür können vielfältig sein und müssen in jedem Fall im Behandlungskontext betrachtet und verstanden werden (siehe dazu auch Kap. 5.13 von Mayerle in diesem Buch). Möglicherweise drückt das Nicht-Musizieren des Kindes seine Angst vor Abhängigkeit oder seinen Wunsch nach Abgrenzung von der Therapeutin aus (Glogau, 1998). Wenn Kinder aktives Musizieren verweigern, kann dies dazu führen, dass die Musiktherapeutin in ihrer Identität und Kompetenz verunsichert wird und die Indikation von Musiktherapie bei diesen Kindern kritisch hinterfragt. Versucht sie daraufhin, möglichst viele musikalische Elemente in das Therapiegeschehen einzubringen, dient dies zwar kurzfristig ihrer Entlastung, wird aber unter Umständen den spezifischen Nöten und Bedürfnissen des betreffenden Kindes nicht gerecht.

Zahlreiche musiktherapeutische Praxisberichte zeigen, wie das Spiel mit Musikinstrumenten und musikalischen Elementen mit anderen Spielmaterialien verbunden werden kann, zum Beispiel mit Puppen, Bilderbüchern, Decken, Hängematten oder auch mit Malen. Beispiele für eine durchaus gelungene Integration finden sich in den Beiträgen von Becker et al., Heidemann, Mitzlaff, von Moreau, Salje, Schumacher & Calvet-Kruppa und Voigt in diesem Buch. Die Handlungsmöglichkeiten in der Musiktherapie mit Kindern werden erweitert und die therapeutische Zielsetzung wird unterstützt, wenn nicht nur Musikinstrumente bereitgestellt werden, die funktionsgerecht genutzt werden sollen, sondern darüber hinaus dem Kind ergänzende Ausdruckmöglichkeiten angeboten werden. Ob es sich dann letztendlich um Musiktherapie handelt, lässt sich nicht durch die Anzahl der Töne, die in den Therapiestunden erklingen oder durch den Lautstärkegrad bestimmen. Aufgabe der Musiktherapeutin ist es in erster Linie, den bestmöglichen Zugang zum Kind zu finden – auch wenn dieser zunächst nur durch das Spiel mit anderen Objekten möglich ist.

3.5 Kindheit heute – Familiensituation und Einfluss der Medien

Vielleicht erinnern Sie sich noch an Ihre Kindheit? Die schönsten Spielorte waren meist draußen im Hof, auf der Straße, im Garten oder Wald. Gemeinsam mit Geschwistern und Nachbarkindern spielte man Fangen, «Länderklau» oder baute sich verborgene Hütten aus Ästen, Laub und allem, was man so fand. Pippi Langstrumpf, Karlsson oder die Mitglieder von «TKKG» hießen die Helden von gestern und man kannte sie vor allem aus Büchern und von Cassetten. Heute gehört dies scheinbar längst vergangenen Zeiten an: Kinder der «Generation @» spielen am liebsten in virtuellen Welten, kennen Lieder bestenfalls als Handyklingeltöne und warten bei Fastfood vor dem Fernseher auf ihre berufstätigen Eltern.

Ärzte und Lehrer beklagen Bewegungsmangel, Einschränkungen des sprachlichen Dialogvermögens, Erziehungsunsicherheiten und emotionale Blockierungen durch instabile Familienverhältnisse. Mittlerweile erhält jedes vierte Kind bis zum achten Lebensjahr eine oder mehrere Therapien (Schlack, 2001). Bereits vor zwölf Jahren beschrieb eine Kindermusiktherapeutin ihren «...Eindruck aus der Praxis, dass in den letzten Jahren die Zahl von frühgestörten, emotional verwahrlosten Kindern, die in die Klinik aufgenommen und dort unter anderem musiktherapeutisch behandelt werden, deutlich zugenommen hat» (Füg, 1993).

Kinder und Jugendliche wachsen heute anders auf als früher, stellt man in der Politik dazu fest. Aber was heißt anders? Wächst nicht jede Generation anders auf als die vorherige? War früher wirklich alles besser, so wie es uns auch schon unsere Großeltern weismachen wollten? Kindermusiktherapeuten werden direkt mit den Auswirkungen dieser rasanten gesellschaftlichen Veränderungen konfrontiert: Mit Kindern, die im wahrsten Sinne des Wortes in diesen Zeiten auf der Strecke bleiben. Für Kindermusiktherapeuten lohnt sich daher ein Blick auf aktuelle Zahlen und Veröffentlichungen zur Kindheit im Wandel.

3.5.1 Demographischer Wandel

Eine wesentliche Veränderung unserer Gesellschaftsstruktur besteht in der deutlich wahrnehmbaren Veränderung der Altersstruktur ihrer Mitglieder. Das Verhältnis von Jung und Alt kehrt sich aufgrund der seit Jahren konstant niedrigen Geburtenrate – 1,3 Kinder pro Familie – bei gleichzeitig steigender Lebenserwartung – Männer heute 72,6 Jahre, Frauen 79 Jahre – um. Heute aufwachsende Kinder werden deutlich mehr als früher mit einer Übermacht von Erwachsenen konfrontiert, vor allem aber auch mit einem immensen Erwartungsdruck auf das lang geplante – häufig einzige – und entsprechend lang imaginierte Wunschkind (Mainka, 2001). Heutige Kinder haben in der Regel kein oder höchstens ein Geschwisterkind, verfügen also über weniger geschwisterliche Sozialisationserfahrungen und müssen sich weniger mit dem Leben im Rahmen einer Altershierarchie der Geschwisterfolge auseinandersetzen. Durch die steigende Lebenserwartung entwickeln sich aus Familienbeziehungen zunehmend Mehrgenerationen-Beziehungen, das heißt, Enkel und Großeltern wird es möglich, künftig einen Großteil ihrer Lebenszeit miteinander zu verbringen. Die Frage wird sein, welche Rolle die Generation der Großeltern als Sozialisationsinstanz in Bezug auf den Wandel und die Entwicklung der kindlichen Persönlichkeit spielen werden (Bertram, 1997).

3.5.2 Veränderte Lebensformen und Lebenslagen

Auszug aus einer Anamnese: «Manuel, sieben Jahre, lebt gemeinsam mit seinem zwei Jahre älteren Bruder Simon bei seiner Mutter und deren Freund, Herrn S. Der vier Jahre ältere Bruder Christoph wohnt seit einem Jahr nicht mehr bei der Mutter und den Geschwistern, sondern bei seinem leiblichen Vater. Manuel sieht Christoph in letzter Zeit nur noch selten, weil Manuels Mutter sich zurzeit mit dem Vater von Christoph und Simon nicht gut versteht. Dieser – Herr M. – ist seit zwei Jahren mit Frau I. befreundet, die aus einer früheren Beziehung die fünfjährigen Zwillinge Marie und Lisa hat. Durch die Auseinandersetzungen sieht auch Simon seinen Vater nur noch selten. Manuel stammt aus einer weiteren Beziehung der Mutter mit einem anderen Mann, den Manuel jedoch nie kennen gelernt hat. Die Beziehung war schon vor seiner Geburt beendet worden. Die Mutter ist mittlerweile wieder schwanger, der neue Freund der Mutter – Herr S. – ist der Vater. Dieser hat selbst bereits eine mittlerweile erwachsene Tochter aus seiner ersten Ehe sowie einen zwölfjährigen Sohn, Rouven, aus einer früheren Beziehung. Rouven besucht alle 14 Tage am Wochenende seinen Vater...»

Patchworkfamilie oder Fortsetzungsfamilie nennen heutige Familiensoziologen diese Lebensform, harmlos klingende Begriffe für komplizierte soziale Beziehungen. Nur noch ein Drittel der Haushalte in Deutschland besteht aus einer traditionellen Kernfamilie (Petzold, 2000). Kinder sind sich ihrer Eltern heute nicht mehr sicher: Mehr als ein Drittel der Elternpaare sind geschieden, weit mehr noch leben als nicht verheiratete Lebenspartner getrennt. Die hohe Trennungsrate beschert vielen Kindern über Jahre hinweg zwei vollständig eingerichtete Kinderzimmer, zwischen denen Sie wochenweise oder in einem individuell zeitlich festgelegten Turnus pendeln. Zweimal Urlaub, zweimal Weihnachten – im günstigsten Fall. Im ungünstigsten Fall gehören sie zu den 1,1 Millionen Kindern, die in Deutschland von der «Stütze» leben, deren Eltern – häufig allein erziehend – Sozialhilfeempfänger sind.

Oft scheint jedoch nicht die materielle Armut das dringlichste Problem zu sein: Es fehlt die konstante Bezugsperson, die beim gemeinsamen Mittagessen zuhört, ermutigend die Hausaufgaben kontrolliert und abends liebevoll eine Gute-Nacht-Geschichte vorliest. Stattdessen erstaunen die Zahlen über die heutige Kaufkraft von Kindern und Jugendlichen: Rund 20 Millionen Euro hatten die 6- bis 19-Jährigen im Jahr 2003 zur Verfügung und stellen damit eine umworbene Konsumentengruppe dar. «An den Kindern wird zuletzt gespart» – diese Feststellung hinterlässt da einen bitteren Nachgeschmack.

3.5.3 Kinder und Medien

Im Jahr 1999 besaß fast jedes dritte Kind zwischen sechs und 13 Jahren einen eigenen Fernseher, jedes zehnte sogar einen eigenen Videorecorder. Bereits Drei- bis Fünfjährige sahen in einer Erhebung von 1998 täglich durchschnittlich fast 80 Minuten lang fern (Ritterfeld & Vorderer, 2000). Eine Untersuchung aus dem Jahr 2001 zeigt, dass 35 Prozent aller Kinder zwischen acht und zwölf Jahren das Internet regelmäßig nutzen (Müller, 2002) und im Jahr 2003 haben 79 Prozent der Teenager ein eigenes Mobiltelefon (Berliner Zeitung vom 10.7.2003). Zahlen des Wettrüstens aus der «Schaltzentrale Kinderzimmer» (Opaschowski, 1999), die bereits zum Zeitpunkt ihrer Erhebung hoffnungslos veraltet sind.

Über die Auswirkungen dieser Medienrevolution auf die Kindheit herrscht noch Uneinigkeit: Während die einen den historisch einmaligen Fall bejubeln, dass Kinder ihren Eltern in puncto Mediengebrauch etwas beibringen können (Aufenanger, 2001), befürchten andere das Heranwachsen einer Generation mit schwerwiegenden negativen psychosozialen Folgen wie Konzentrationsmängel und sprachliche Defizite (Opaschowski, 1999). Über eines ist man sich jedoch einig: Kinder können nicht ohne weiteres konstruktiv mit den neuen Medien umgehen! Gerade für die Entwicklung von Medienkompetenz bei Kindern und Jugendlichen kommt der Familie eine hohe erzieherische Verantwortung zu. Am Beispiel des Fernsehens wird dies deutlich: Es ist zum «Familienmitglied» (Hurrelmann, 1999) geworden und bestimmt die Organisation des Alltags mit den Kindern sowie die Beziehungen der Personen untereinander. Eine häufig zitierte Studie belegt den Zusammenhang von Familienform und Problemen der Fernseherziehung: In Ein-Eltern-Familien und kinderreichen Familien wissen die

Eltern häufig wenig über die Fernsehgewohnheiten ihrer Kinder. Alleinerziehende Elternteile verzichten meist ganz auf Fernsehregeln, es herrschen Ohnmachtsgefühle und eine Art Erziehungsmüdigkeit vor (Hurrelmann et al., 1996). Das Fernsehen wird so zum Babysitter oder übernimmt eine Lückenbüßerfunktion für instabile Lebensumstände und fehlende Spielpartner. Kinder und Eltern haben wenig gemeinsame Sehinteressen, vor dem Fernseher sitzen die Kinder meist allein und erhalten kaum Hilfen zur Verarbeitung des Gesehenen. Eltern achten bestenfalls auf den richtigen Abstand zum Fernseher, wie Marie Marcks dies treffend in einer Karikatur veranschaulicht (siehe **Abb. 5**).

Aktuelle repräsentative Untersuchungen zur Computernutzung stehen noch aus, doch eins ist sicher: Computerspiele haben heute einen festen Platz in der Freizeitbeschäftigung der Kinder. Die Entwicklung des Spielzeugmarktes belegt, dass sich über Zehnjährige kaum noch für anderes Spielzeug interessieren. Auffallend sind signifikante geschlechtsspezifische Unterschiede, die bereits im Kindergartenalter beobachtet werden können: Dort beschäftigen sich hauptsächlich Jungen mit medienbezogenen Aktivitäten (Metz-Göckel et al., 1991). Eine nicht

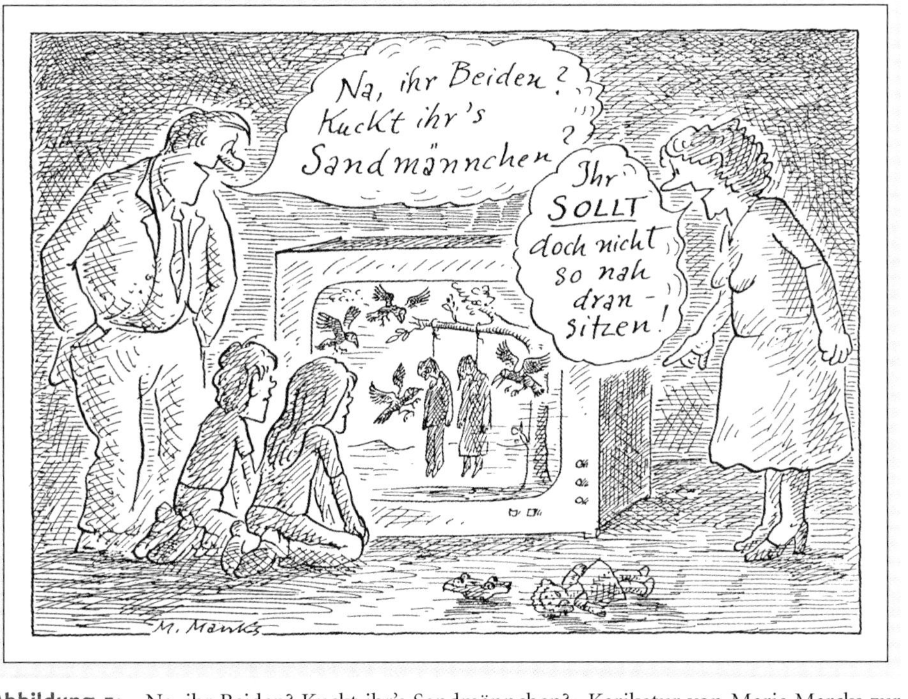
Na, ihr Beiden? Kuckt ihr's Sandmännchen?
Ihr SOLLT doch nicht so nah dran-sitzen!
M. Marcks

Abbildung 5: «Na, ihr Beiden? Kuckt ihr's Sandmännchen?» Karikatur von Marie Marcks zur Medienrezeption von Kindern und elterlichem Erziehungsverhalten (©Marie Marcks, Heidelberg)

repräsentative Befragung beleuchtet beispielhaft wichtige Aspekte zu Bildschirmspielen und Familienalltag. Die befragten Kinder und Jugendlichen gaben an, etwa zwei Stunden pro Tag zu spielen, meist bei Freunden, seltener zu Hause.

Die Diskussion um ein Verbot so genannter Ballerspiele wegen ihrer möglichen Aggressionen auslösenden Wirkung flammte vor allem nach der Tat eines 19-jährigen Amokschützen aus Erfurt heftig auf: Können Kinder und Jugendliche Fiktion von Wirklichkeit unterscheiden, wenn Sie wie etwa im Computerspiel «Counterstrike» schwer bewaffnet als Akteure durch Gänge, Burgen und Verliese schleichen, um ihre Gegner blitzschnell und kaltblütig niederzumetzeln?

Stundenlanges tägliches Computerspielen und extremer Fernsehkonsum wird von vielen Kritikern als Hauptursache für zahlreiche Lern- und Verhaltensstörungen bei Kindern genannt. Vermehrte Bewegungsunsicherheiten und -defizite sowie Übergewicht bei Kindern scheinen da noch eher harmlose Auswirkungen einseitiger Freizeitbeschäftigung darzustellen.

Ähnlich wie das Fernsehen haben Computerspiele große Bedeutung in der sozialen Kommunikation innerhalb der Peers. Eltern oder Erwachsene generell können hier häufig nicht mitreden. Kinder kopieren oder tauschen untereinander Spiele oder geben Tipps und Hinweise zu Lösungen (Chats) weiter und treffen sich zu so genannten LAN-Partys. Gleichaltrige Freunde und ältere Geschwister sind in Bezug auf Bildschirmspiele die wichtigsten Ansprechpartner (Petzold, 2000).

3.5.4 Musikgebrauch von Kindern

Die musikalische Sozialisation der Kinder heute ist geprägt durch den kommerziellen Markt von Kindercassetten und CDs sowie vom Fernsehen. Kinder sind dabei Konsumenten (oder Opfer) eines gigantischen Vermarktungssystems von Musik – bestehend aus Soundtracks von Fernsehsendungen und/oder Kinofilmen, Bildschirmspielen, Kassetten und CDs sowie Spielzeug, Kleidungsstücken, Bettwäsche, Geschirr, Bücher und Gegenständen für den schulischen Gebrauch. Manche erinnern sich an die vor einigen Jahren grassierende «Pokemania», mittlerweile längst abgelöst von den Digimons, Beableats, «By-me's» und wie sie zukünftig noch alle heißen mögen.

Trotz werbefreiem Kinderkanal singen Vorschulkinder heute eher einen Werbetrailer als ein Kinderlied. Viele Kinder kennen Soundtracks aktueller Filme, Serien oder Sitcoms. Diese wahren «Musikschulen der Nation» (Schulten, 1993) haben kindliche Hörgewohnheiten verändert: In immer jüngeren Jahren werden sie von immer jünger werdenden Mitgliedern so genannter «Teeniebands» als Konsumenten rekrutiert. Auffallend ist, dass sich 6- bis 11-Jährige eher am «mainstream» orientieren, das heißt, ihnen gefällt die Musik, die sie aus dem Fernsehen oder Radio kennen. Dagegen wollen sich Jugendliche eher durch ihren speziellen Musikgeschmack gegen andere Jugendliche und vor allem die Eltern abgrenzen.

Durch den zunehmenden Mediengebrauch kennen viele Kinder kaum noch Live-Gesang. Weil in den Familien immer weniger gesungen oder gemeinsam musiziert wird, kommt der musikalischen Sozialisation in Kindergarten und Schule eine immense Bedeutung zu. Doch auch hier wird gespart: Öffentliche Mittel für Musikschulen werden knapp, Musikunterricht an den Schulen fällt schon mal aus oder wird mehr und mehr von fachfremden Lehrern erteilt.

3.5.5 Auswirkungen auf die Musiktherapie mit Kindern

«Wenn Musiktherapie weiterhin einen Beitrag leisten will zu einer Hinführung des Menschen zu seinen besseren Möglichkeiten, muss sie in Theorie und Praxis die Lebenswirklichkeiten der Menschen begreifen, in deren Dienst sie sich stellen will», forderte ein Musiktherapeut vor einiger Zeit in einer musiktherapeutischen Fachzeitschrift (Kühn, 2001, 91). Was kann dies für die Musiktherapie mit Kindern bedeuten, die von Musiktherapeutinnen ausgeübt wird, deren kindliche Sozialisationserfahrungen zwangsläufig aus einer anderen Zeit stammen? Wie lassen sich in Theorie und Praxis Lebenswirklichkeiten von Kindern begreifen?

Durch möglichst viel Kontakt zu Kindern in den entsprechenden Altersgruppen! Auch ein (durchaus kritischer) Blick in das heutige Kinderfernsehprogramm und das Kennenlernen verschiedener Computerspiele können da nicht schaden. Viele Kindermusiktherapeutinnen frischen ihr eigenes Kinderliedrepertoire von Zeit zu Zeit auf: Kinder lieben zwar die Klassiker, singen aber auch gerne Lieder, die sie aus der Schule, von Kassetten oder aus dem Fernsehen kennen.

In Bezug auf Spielmaterialien, -inhalte und den kindlichen Mediengebrauch ist es notwendig, eigene Wertmaßstäbe kritisch zu reflektieren. Distanzierte und abwertende Reaktionen der Therapeutin auf das Mitbringen der heiß geliebten, grellbunten Plastikmonster sind dem Aufbau einer therapeutischen Beziehung zum Kind nicht dienlich. Für heutige Kinder haben diese Figuren die gleiche Bedeutung wie Zinnsoldaten, Schlümpfe oder Barbies für die Kinder einst, und die Therapeutin sollte ihnen unbedingt mit gebührendem Interesse begegnen. Aus Untersuchungen wissen wir, dass die familiäre Situation und der Mediengebrauch bei Kindern in engem Zusammenhang stehen. Ein hoher Medienkonsum bei Kindern zeigt sich in der Regel auch und vor allem in der therapeutischen Arbeit mit diesen Kindern. Spielinhalte und Spielformen, die das Kind einbringt, sind dann stark medienbezogen. Kinder verarbeiten das Gesehene im Spiel, ahmen Vorbilder aus den Medien nach. Viele Eltern sprechen mit ihren Kindern nicht über das Gesehene, interessieren sich nicht für ihre Computerspiele. Oft bietet erst die Therapiestunde die erste und manchmal einzige Gelegenheit für das Kind, aufgestaute Eindrücke und Gefühle im Spiel oder Gespräch mit der Therapeutin auszudrücken. Daher ist es sehr wichtig, dass die Therapeutin diese Themen nicht aus Unkenntnis oder negativer Bewertung abwehrt. Im Gespräch mit den Eltern kann die Therapeutin ihre Beobachtungen aus der Therapie mitteilen. Gerade in der Elternarbeit sollte jedoch eine generell kritische oder ablehnende Haltung der Therapeutin gegenüber dem Fernsehen oder Computerspielen nicht unreflektiert einfließen. Vielmehr kann die Musiktherapeutin durch ihre Arbeit zeigen, welche Potenziale Kinder entwickeln können, wenn sie dazu angeregt werden, etwas selbst zu tun, statt bloß zu konsumieren. Gemeinsam mit den Eltern kann dann nach Möglichkeiten einer ausgewogenen Freizeitgestaltung gesucht werden.

3.6 Störungen der kindlichen Entwicklung

Während das Kind seine sensumotorischen, emotional-kognitiven und sozial-kommunikativen Fähigkeiten ausbildet, werden die damit verbundenen Systeme immer wieder neu organisiert: Die biopsychologischen Grundlagen in Form des Nervensystems, des Wahrnehmungssystems oder des motorischen Systems ebenso wie die psychosozialen Verhaltens- und Erlebensformen der Selbstwirksamkeit, der Aufmerksamkeitsregulation oder des Selbstwertgefühls. Die Neuorganisation im Entwicklungsverlauf des Kindes kann gestört werden, wenn es einzelne Entwicklungsaufgaben nicht bewältigen kann, oder mit belastenden Lebensereignissen konfrontiert wird, die es nicht verarbeiten kann. Auf diese Weise kommt es zu Entwicklungsstörungen oder zu psychischen Störungen. Doch auch durch belastende Erfahrungen und durch die Auswirkungen von Krankheiten und Behinderungen kann die kindliche Entwicklung gestört werden. Das Wissen darüber, welche Einflüsse die kindliche Entwicklung prägen und wie Störungen entstehen, gibt einerseits Hinweise darauf, wie die kindliche Entwicklung präventiv unterstützt und gefördert werden kann, und ermöglicht andererseits eine therapeutische Behandlung, die die Entwicklungsbedürfnisse des Kindes berücksichtigt.

3.6.1 Einflüsse im Entwicklungsverlauf

Die Entwicklung des Kindes wird beeinflusst von biologischen Reifungsmechanismen, von psychosozialen Erfahrungen in der Beziehung zu anderen Menschen, von normativen Entwicklungsaufgaben, von kritischen Lebensereignissen und von den jeweils eigenen individuellen Erfahrungen: Jedes Kind wählt allein schon durch die von ihm bevorzugten Spielgefährten aktiv einen Teil der Umweltbedingungen aus, die seine weitere Entwicklung beeinflussen – gleichzeitig beeinflusst es selbst durch sein Verhalten wiederum seine Umwelt.

Transaktionale bio-psycho-soziale Entwicklungsmodelle betrachten den Menschen als ein sich selbst durch sein Handeln organisierendes System. Gesunde Entwicklung wie auch gestörte Entwicklung, die Entstehung von Störungen wie auch regenerierende Prozesse der Therapie lassen sich als eine Selbstorganisation bio-

Transaktionales bio-psycho-soziales Entwicklungsmodell

Die Entwicklung des Menschen wird von biologischen, psychischen und sozialen Faktoren sowie den daraus entstehenden Wechselwirkungen bestimmt (transaktionales bio-psycho-soziales Entwicklungsmodell). Da sich die biologischen Erbanlagen (genetische Disposition) und die psychosoziale Umwelt von Beginn an ständig gegenseitig beeinflussen und verändern (transformieren), sind sie streng genommen nicht voneinander unabhängig. Tronick und Gianino (1986) konnten zeigen, dass sich bereits bei drei Monate alten Kindern Wechselwirkungen in der gegenseitigen Verhaltensregulation von Eltern und Kind beobachten lassen. So verändert ein Kind mit einem schwierigen Temperament, das sehr viel schreit, das Erziehungsverhalten der Eltern anders als ein sehr stilles Kind. Je nach Erziehungsstil reagieren die Eltern unterschiedlich auf die verschiedenen Verhaltensweisen und können so positiv und negativ geprägte Kreisläufe in Gang bringen, die die genetische Disposition des schwierigen Temperaments abschwächen oder verstärken. Alle beteiligten Faktoren beeinflussen sich gegenseitig und werden dadurch transformiert (Sameroff, 1995).

psychologischer und psychosozialer Systeme verstehen. Jeder Mensch passt sich durch sein Verhalten und Erleben an die sich ständig verändernden Umweltbedingungen an. Damit gibt es streng genommen kein unangepasstes Verhalten – in Bezug auf die jeweilige Umwelt ist das Verhalten stets angemessen – wenn auch nicht immer normal im Vergleich zum Verhalten anderer. Daraus ergibt sich eine grundlegend veränderte Sichtweise von Störungen: Entwicklungsstörungen und psychische Störungen des Erlebens und Verhaltens sind das Ergebnis einer unvollständigen Bewältigung von Entwicklungsaufgaben beziehungsweise sind Ausdruck davon, dass das Kind sich in besonderer Weise an seine Umwelt angepasst hat.

Die relativ junge Disziplin der Klinischen Entwicklungspsychologie vergleicht normale und gestörte Entwicklungsverläufe und integriert dadurch entwicklungspsychologisches Wissen und Kenntnisse der klinischen Psychologie. So können sowohl die Entstehung und der Verlauf von Störungen untersucht werden (Entwicklungspsychopathologie) als auch die Entwicklung verschiedener Störungen vom frühen Kindesalter bis zum Erwachsenenalter nachgezeichnet werden. Ebenso können entwicklungsorientierte therapeutische Maßnahmen daraus abgeleitet werden und präventive Maßnahmen für so genannte Risikogruppen entwickelt werden (Cicchetti, 1999).

Entwicklung ist ein lebenslanger Prozess, bei dem jeder Lebensabschnitt durch neue Anforderungen und altersspezifische Aufgaben gekennzeichnet ist. Diese so genannten **Entwicklungsaufgaben** (Havighurst, 1982) ergeben sich aus einem Zusammenspiel von biopsychologischer Entwicklung und gesellschaftlichen Erwartungen und fordern vom Kind in den verschiedenen Entwicklungsperioden spezifische Anpassungen (siehe **Tab. 2**). Es ist daher jeweils aktuell zu bestimmen, welche Entwicklungsaufgaben für welchen kulturellen Kontext gültig sind beziehungsweise welche Entwicklungsaufgaben als nicht mehr relevant beurteilt wer-

Tabelle 2: Entwicklungsaufgaben des Kindes (nach Havighurst, 1982)

Entwicklungsperiode	Entwicklungsaufgaben
Frühe Kindheit und Vorschulalter (0 bis 6 Jahre)	Aufbau einer sozialen Bindungsbeziehung Verständnis der Objektpermanenz Laufen lernen Erwerb der Blasen- und Sphinkterkontrolle Selbstständigkeit in alltäglichen Verrichtungen Erwerb der Muttersprache Aufbau der Geschlechtsidentität Entwickeln von Phantasie und Spielkompetenz
Mittlere Kindheit (6 bis 12 Jahre)	Erlernen körperlicher Geschicklichkeit Aufbau einer positiven Einstellung zu sich selbst Lernen, mit Altersgenossen zurechtzukommen Erlernen geschlechtsspezifischen Rollenverhaltens Erlernen von Lesen, Schreiben und Rechnen Erwerb von konkret-operationalen Denkfähigkeiten Entwickeln von moralischen Urteilen und Werten Erreichen persönlicher Unabhängigkeit Entwickeln von Einstellungen gegenüber sozialen Gruppen und Institutionen

den oder neu hinzukommen. So wird heute von Kindern angesichts der Vielfalt an Lebensstilen und Wahlmöglichkeiten sehr früh erwartet, dass sie Entscheidungen selbstverantwortlich treffen und Ambivalenzen aushalten können.

In der Auseinandersetzung mit den Entwicklungsaufgaben reorganisiert das Kind sein Verhalten nicht nur quantitativ (es kann etwas besser), sondern verändert es auch qualitativ (es kann etwas Neues). Dies betrifft sowohl biologische Reifungsprozesse wie die motorische Koordination des Kindes beim Gehen lernen als auch psychosoziale Anpassungsprozesse wie das Reorganisieren der sozialen Beziehungen des Kindes beim Schuleintritt. In Zeiten solcher normativen Übergänge ist das Kind – wie auch die Eltern, die ebenfalls spezifische Entwicklungsaufgaben zu erfüllen haben (Schneewind, 2002) – besonders anfällig für Krisen (Largo & Benz-Castellano, 2004). Ein Kind, das eine Entwicklungsaufgabe erfolgreich bewältigt hat, kann sich leichter normal weiterentwickeln. Ist ihm dies nicht gelungen, kann es auch die nachfolgenden Anforderungen nur erschwert bewältigen und in der Folge möglicherweise eine Störung entwickeln.

Während einige Kinder widrige Lebensumstände relativ unbeschadet überstehen, führen bei anderen nachteilige Umweltbedingungen zu schweren Problemen. Manche Kinder scheinen besonders verletzlich (vulnerabel) und anfällig zu sein, wenn so genannte Risikofaktoren vorliegen; andere hingegen sind widerstandsfähig (resilient) oder verfügen über so genannte Schutzfaktoren, die sie vor Schädigungen bewahren.

Schädigende Einflüsse beeinträchtigen den Entwicklungsverlauf und erhöhen dadurch das Risiko einer Störung. Solche **Risikofaktoren** können bereits während der Schwangerschaft und bei der Geburt auftreten: In Form von pränatalen Hirnfunktionsstörungen durch genetische Anomalien, durch Medikamenten- und Drogenkonsum oder Infektionskrankheiten der Mutter oder in Form von perinatalen Hirnfunktionsstörungen durch Geburtskomplikationen wie Sauerstoffmangel oder Hirnblutungen. Nach der Geburt können Risikofaktoren in Form postnataler oder erworbener Hirnfunktionsstörungen durch Hirntumore, neurologische Erkrankungen oder Schädel-Hirn-Traumen sowie in Form anderer Erkrankungen wie chronische Krankheiten, Infektionen oder Stoffwechselstörungen ein beträchtliches Entwicklungsrisiko bilden. Auch zu früh geborene und damit unreife Kinder oder Kinder mit einem schwierigen Temperament – sehr unruhig und impulsiv – mit ungenügenden Problemlöse- und Bewältigungsstrategien oder mit unsicherem und desorganisiertem Bindungsverhalten haben ein erhöhtes Risiko für Störungen (Laucht et al., 1992). Neben diesen biopsychologischen Risikofaktoren finden sich auch psychosoziale Risikofaktoren in Form von Vernachlässigung, Fehl- und Mangelernährung, Deprivation, Aggression und Gewalt in Familien sowie belastende Eltern-Kind-Interaktionen durch psychische Störungen, Konflikte und inkonsequentes oder vorwiegend strafendes Erziehungsverhalten der Eltern. Damit einhergehend sind häufig zusätzlich risikoerhöhende Rahmenbedingungen wie ein niedriger sozio-ökonomischer Status, Armut, ein verwahrlostes Wohngebiet, die Zugehörigkeit zu Randgruppen, Fremdunterbringung oder sehr junge Eltern (Niebank & Petermann, 2000).

In Längsschnittstudien ist immer wieder zu beobachten, dass einige Kinder trotz eines hohen Potenzials an Risikofaktoren eine günstige Entwicklung nehmen. Ein Kind, das unter Risikobedingungen aufwächst, kann durch hinreichende individuelle, familiäre und umweltbedingte **Schutzfaktoren** vor einem negativen

Kritische Lebensereignisse

Ereignisse und Veränderungen, die normalerweise im Leben eines Kindes stattfinden, wie etwa Schuleintritt, Umzug oder der Tod einer alten Person, fordern sein Anpassungsvermögen in besonderer Weise und werden daher als Kritische Lebensereignisse bezeichnet (Filipp, 1981). Neben den vorhersehbar im Laufe des Lebens auftretenden (normativen) Ereignissen treten auch unerwartet und meist traumatisierend erlebte (nicht-normative) Ereignisse ein, auf die sich die Betroffenen nicht vorbereiten können: Naturkatastrophen, Unfälle, Gewalttaten, Kriegserfahrungen, sexueller und körperlicher Missbrauch, schwere chronische Erkrankungen und Behinderungen, Verlust wichtiger Bezugspersonen, Migrationserfahrungen, Konfrontation mit dem Tod von Eltern, Geschwistern oder mit dem eigenen Tod bei lebensbedrohlichen Erkrankungen. Wird ein Kind kurz nacheinander oder gleichzeitig durch besonders viele oder besonders intensive Ereignisse belastet, so kann es sein, dass es die Anforderungen nicht mehr bewältigen kann und sich nur noch durch körperliche Erkrankungen oder psychische Störungen an diese Veränderungen anpassen kann.

Entwicklungsverlauf bewahrt werden. Schutzfaktoren des Kindes, die dazu beitragen, dass Belastungen nicht zu Störungen führen, sind körperliche Gesundheit, ein ausgeglichenes Temperament, ein stabiles, positives Selbstwertgefühl, eine ausgeprägte Selbstwirksamkeitserwartung, soziale Aufgeschlossenheit, gute Problemlösefähigkeiten und Humor (Werner, 1993). Auch durch schützende Umweltbedingungen in der Familie und in der außerfamiliären sozialen Umwelt können die Widerstandskräfte des Kindes gefördert werden: Durch familiären Zusammenhalt, durch eine emotional sichere Bindung zu wenigstens einer Bezugsperson, durch ein anregendes Erziehungsklima und ein gutes Lernklima, durch positive Schulerfahrungen, durch soziale Unterstützung bei Freunden und in der Nachbarschaft, sowie durch stabile Freundschaften und eine klare Werteorientierung (Scheithauer et al. 2002).

In der musiktherapeutischen Behandlung sind nach Hüther (2004) drei Faktoren von besonderer Bedeutung für das Herstellen oder das Wiederherstellen von Gesundheit (Salutogenese): Die Vertrautheit, der Rhythmus und die Ordnung. Die Vertrautheit wahrgenommener Musik vermittelt durch die Assoziation mit

Diathese-Stress-Modell

Das Diathese-Stress-Modell erklärt, wie unter dem Einfluss von Stress Störungen entstehen, und warum manche Menschen dafür anfälliger sind als andere. Die Anfälligkeit (Diathese) eines Menschen wird bestimmt durch seine Verletzlichkeit (Vulnerabilität) beziehungsweise seine Widerstandskraft (Resilienz), die jeweils aus dem Zusammenspiel von Risiko- und Schutzfaktoren entstehen. Jeder Mensch hat bei seiner Geburt eine genetisch bedingte Widerstandsfähigkeit (Resilienz), mit der er Belastungen und Stress ohne körperliche oder psychische Störungen überstehen kann. Widerstandsfähige Kinder nutzen innere und äußere Ressourcen, um Entwicklungsanforderungen erfolgreich zu bewältigen und erholen sich schnell von den negativen Folgen belastender Lebensumstände. Da sie aufgrund ihrer hohen Resilienz gut mit Belastungen beispielsweise durch chaotische Familienverhältnisse umgehen können, entwickeln sie erst bei sehr starkem Stress eine Störung. Kinder mit hoher Vulnerabilität dagegen haben eine hohe Anfälligkeit (Diathese) für Störungen und entwickeln bereits bei einer geringen Stressbelastung eine Störung (Davison & Neale, 2002).

Resilienz und Vulnerabilität sind jedoch keine unveränderlichen Persönlichkeitsmerkmale des Kindes; sie werden vielmehr beeinflusst durch die Erfahrungen, die das Kind im Entwicklungsverlauf macht. So wird die Vulnerabilität häufig bei Entwicklungsübergängen wie der Einschulung erhöht und auch die Resilienz wird durch Umweltbedingungen in Form von Schutzfaktoren und Risikofaktoren beeinflusst. Allerdings führen die Risikofaktoren «Verlust eines Elternteils in der frühen Kindheit» oder «depressive Störung der Mutter» nur dann zu erhöhter Vulnerabilität und späteren depressiven Störungen des Kindes, wenn dadurch die Qualität und die Stabilität der kindlichen Versorgung (Schutzfaktor) beeinträchtigt sind (Seifer & Sameroff, 1987; Brown et al., 1986). Auch eine Trennung der Eltern hat nur dann negative Folgen für die Entwicklung der betroffenen Kinder, wenn sie begleitet wird von Streitigkeiten und körperlichen Auseinandersetzungen zwischen den Eltern, Abwertungen der Mutter durch negative Bemerkungen des Vaters oder wenn das Kind beschuldigt wird, für die elterliche Trennung verantwortlich zu sein (Walper, 2002).

Salutogenese

Die meisten Modelle, die die Entstehung von Krankheiten und Störungen (Pathogenese) erklären, nehmen eine multifaktorielle bio-psycho-soziale Verursachung mit einem deutlichen Akzent auf den biologischen Faktoren an, und favorisieren entsprechend eine medikamentöse oder sonstige medizinische Behandlung. Dagegen wird in salutogenetischen Modellen (Antonovsky, 1997), die das Entstehen und Aufrechterhalten von Gesundheit erklären, nicht nach krankmachenden Faktoren gesucht, sondern untersucht, welche Schutzfaktoren wie die Gesundheit fördern, und wie die Selbstorganisations- und Selbstregulationsfähigkeiten des Menschen unterstützt werden können. Es wird angenommen, dass Menschen nie vollkommen gesund oder krank sind, sondern stets ein bestimmtes Verhältnis gesunder und kranker Anteile haben: Selbst bei einer schweren Krankheit gibt es noch gesunde Anteile und auch im gesunden Wohlfühlen finden sich einzelne kranke Anteile (Bengel et al., 2001).

Bei Forschungen zur neuronalen Plastizität des Gehirns wurden in den letzten Jahren viele Schutz- und Reparaturmechanismen entdeckt, die der Organismus bei Bedarf mobilisieren kann (Fischbach & Hellhammer, 1998). Auch bei psychoneuroimmunologischen Untersuchungen zum Zusammenwirken von Nervensystem, Hormonsystem und Immunsystem zeigte sich, dass Personen mit aktivem Bewältigungsverhalten, Optimismus, ausgeprägtem Selbstwertgefühl und hoher sozialer Unterstützung seltener erkranken (Weiner, 1991). Wie gut es dem Organismus gelingt, seine schützenden Ressourcen zu mobilisieren, hängt wesentlich davon ab, welche Grundhaltung ein Mensch gegenüber der Welt und dem eigenen Leben einnimmt. Diese Haltung – auch als Kohärenzsinn (sense of coherence) bezeichnet – ermöglicht es dem Menschen, die Welt trotz vieler Widersprüche verstehen zu können (sense of comprehensibility), mit den Schwierigkeiten dieser Welt zurechtzukommen (sense of manageability) und das eigene Leben als sinnvoll zu begreifen (sense of meaningfulness). Der Kohärenzsinn unterstützt die Selbstregulation und spielt eine wichtige Rolle bei der Bewältigung von Entwicklungsanforderungen und Belastungen, die sich insbesondere durch gesellschaftliche Modernisierungsprozesse stellen (Lenz, 1999).

inneren Bildern ein Gefühl von Sicherheit und Geborgenheit. Rhythmisches Erleben von Musik führt zu Synchronisierungseffekten, die sich von den auditiven Bereichen der Hirnrinde auf assoziative und motorische Bereiche ausbreiten und so die Aktivitätsmuster des Gehirns harmonisieren. Schließlich aktiviert die der Musik innewohnende Ordnung emotional-kognitive Verarbeitungsprozesse, die es erleichtern, emotionales Befinden zu kommunizieren und zu regulieren. Die affektiven Zustände werden als beeinflussbar und veränderbar erlebt und stärken so die Selbstwirksamkeit.

Im normalen Entwicklungsverlauf verbessert das Zusammenwirken der sensumotorischen, emotional-kognitiven und sozial-kommunikativen Fähigkeiten des Kindes kontinuierlich seine Anpassung an die Umwelt und bildet so die Grundlage für die jeweiligen Kompetenzen der nächsten Entwicklungsperiode. Bei einer beeinträchtigten Entwicklung dagegen fehlen dem Kind einige der Fähigkeiten, die für die Anpassung zu einem bestimmten Entwicklungszeitpunkt notwendig sind. Da frühere einfachere Strukturen in nachfolgende komplexere integriert werden, kann eine frühe Beeinträchtigung zu größeren Folgestörungen und unterschiedlich ausgeprägten Abweichungen vom normalen Entwicklungsverlauf führen: Es können tiefgreifende oder umschriebene Entwicklungsstörungen oder psychische Störungen des Erlebens und Verhaltens entstehen. Ebenso können die Auswirkungen verschiedener Behinderungen oder chronischer Erkrankungen die Entwicklung des Kindes verzögern (Retardierung), beschleunigen (Akzeleration) oder vom normalen Verlauf abweichen lassen (Deviation).

Die Diagnosen verschiedener Organerkrankungen, psychischer Störungen und Entwicklungsstörungen werden in so genannten **Klassifikationssystemen** nach Symptomen in Gruppen zusammengefasst. In Europa ist dies die Internationale Klassifikation psychischer Störungen ICD-10 (International Statistical Classification of Diseases and Related Health Problems) der Weltgesundheitsorganisation WHO (Dilling et al., 2005) in der 10. Revision, während im amerikanischen Raum das Diagnostische und Statistische Manual DSM-IV der American Psychiatric Association (Saß et al., 1996) verbindlich ist. **Tabelle 3** gibt einen Überblick über die

Tabelle 3: Überblick zu den Kategorien der ICD-10, Kapitel V (F), Psychische Störungen mit Störungsbeispielen bei Kindern

Kategorien der ICD-10	Beispiele für Störungsbilder bei Kindern
Psychische und Verhaltensstörungen durch psychotrope Substanzen (F1)	Störungen durch Alkohol (F10) Störungen durch flüchtige Lösungsmittel (F19)
Schizophrenie, schizotype und wahnhafte Störungen (F2)	Schizotype Störung (F21) Anhaltende wahnhafte Störungen (F22)
Affektive Störungen (F3)	Depressive Episode (F32) Anhaltende affektive Störungen (F34)
Neurotische-, Belastungs- und somatoforme Störungen (F4)	Reaktion auf schwere Belastung und Anpassungsstörungen (F43)
Verhaltensauffälligkeiten mit körperlichen Störungen (F5)	Essstörungen (F50) Alpträume (F51.5)
Persönlichkeits- und Verhaltensstörungen (F6)	Trichotillomanie (F63.3) Störungen der Geschlechtsidentität (F64)
Intelligenzminderung (F7)	Leichte Intelligenzminderung (F70) Schwerste Intelligenzminderung (F73)
Entwicklungsstörungen (F8)	Lese- und Rechtschreibstörung (F81.0) Frühkindlicher Autismus (F84.0)
Verhaltens- u. emotionale Störungen mit Beginn in der Kindheit und Jugend (F9)	Hyperkinetische Störungen (F90) Ticstörungen (F95)

Psychischen Störungen des 5. Kapitels (F) der ICD-10 mit Beispielen einzelner Störungsbilder, die auch für Kinder relevant sind.

Neben den rein beschreibenden Klassifikationssystemen ICD-10 und DSM-IV gibt es das im deutschsprachigen Raum erstellte psychodynamisch orientierte System der Operationalisierten Psychodynamischen Diagnostik – OPD (Arbeitskreis OPD, 2004), das auf psychodynamischen Störungs- und Veränderungsmodellen der psychoanalytischen Psychotherapie basiert. Die OPD ist wie das ICD-10 (siehe Kap. 4.1 Diagnostik in der Kindermusiktherapie) und das DSM IV multiaxial aufgebaut und besteht aus den Achsen Krankheitserleben und Behandlungsvoraussetzungen (Achse I), Beziehung (Achse II), Konflikt (Achse III), Struktur (Achse IV) sowie aus der Achse V der psychischen und psychosomatischen Störungen, die die Verbindung zur ICD-10 herstellt. Da die psychische Entwicklung von Kindern eine andere Herangehensweise in der psychodynamischen Diagnostik erfordert, wurde analog die OPD-KJ – Operationalisierte Psychodynamische Diagnostik im Kindes- und Jugendalter (Arbeitskreis OPD-KJ, 2003) mit dem modular aufgebauten OPD-KJ-Manual (www.opd-online.net) als Ergänzung des Multiaxialen Klassifikationsschemas MAS (Remschmidt et al., 2001) entwickelt.

Im Folgenden wird ein Überblick über verschiedene Störungen der kindlichen Entwicklung gegeben, die in der musiktherapeutischen Praxis besonders relevant sind. Dabei werden zunächst Entwicklungsstörungen im engeren Sinn dargestellt, danach psychische Störungen und die Auswirkungen traumatischer Erfahrungen im Kindesalter und schließlich die Belastungen und Beeinträchtigungen, die durch Behinderungen und chronische Krankheiten entstehen.

3.6.2 Entwicklungsstörungen

Eine Entwicklungsstörung wird dann diagnostiziert, wenn sich im Vergleich mit Entwicklungsverläufen, die unter günstigen Bedingungen zu erwarten gewesen wären, Auffälligkeiten und Abweichungen im körperlichen, sensumotorischen, emotionalen, sozialen und kognitiven Bereich zeigen (Petermann et al., 1998). In der Internationalen Klassifikation psychischer Störungen der Weltgesundheitsorganisation ICD-10 (Dilling et al., 2005) werden folgende Merkmale für Entwicklungsstörungen angeführt: Der Beginn der Störungen liegt ausnahmslos im Kleinkindalter oder in der Kindheit, es liegt eine Einschränkung oder Verzögerung der Entwicklung von Funktionen vor, die eng mit der biologischen Reifung des Zentralnervensystems verknüpft sind, und es kann ein stetiger Verlauf beobachtet werden ohne die für psychische Störungen sonst typischen Remissionen (Rückgang der Symptomatik) und Rezidive (Rückfall). Eine Sonderstellung nehmen zu früh geborene Kinder ein, die bei niedrigem Geburtsgewicht ein erhöhtes Risiko für weitere Störungen ihres Entwicklungsverlaufs haben (Wolke & Meyer, 1999).

Umschriebene Entwicklungsstörungen der Sprache und des Sprechens (F80) liegen nach ICD-10 dann vor, wenn das Kind eine Verzögerung in seiner sprachlichen Entwicklung aufweist, die mehr als zwei Standardabweichungen vom altersgemäßen Wert entfernt liegt. Die Störungen können als Artikulationsstörung (F80.0), expressive Sprachstörung (F80.1), rezeptive Sprachstörung (F80.2) und als erworbene Aphasie mit Epilepsie (Landau-Kleffner-Syndrom) (F80.3) auftreten. Eine ausführliche Darstellung findet sich bei Grimm (2003a).

Umschriebene Entwicklungsstörungen der motorischen Funktionen (F82) sind nach ICD-10 dadurch charakterisiert, dass die Kinder bereits früh in der fein- und grobmotorischen Koordination Entwicklungsrückstände zeigen. Diese Kinder werden oft als tollpatschig beschrieben und die grob- und feinmotorischen Störungen werden auch als Entwicklungsdyspraxie bezeichnet. Bei visuomotorischen Störungen ist das Zusammenspiel zwischen visueller Wahrnehmung und motorischer Steuerung gestört und dadurch die Bewegungssteuerung beispielsweise beim Anziehen, Basteln oder Schreiben wie auch die Orientierung im Raum beeinträchtigt.

Tiefgreifende Entwicklungsstörungen (F84) sind Störungen mit einer schweren qualitativen Abweichung vom normalen Entwicklungsverlauf. Während beispielsweise bei Kindern mit einer mentalen Entwicklungsstörung (Lernbehinderung oder geistige Behinderung) eine quantitative Verzögerung des Entwicklungsverlaufs vorliegt, fehlen Kindern mit tiefgreifenden Entwicklungsstörungen die Kompetenzen, um grundlegende motorische, emotionale, kognitive und kommunikative Fertigkeiten zu erwerben. Zu den tiefgreifenden Entwicklungsstörungen zählen der frühkindliche Autismus (F84.0), der atypische Autismus (F84.1), das Rett-Syndrom (F84.2), die desintegrative Störung des Kindesalters (F84.3), die Hyperkinetische Störung mit Intelligenzminderung und Bewegungsstereotypien (F84.4) sowie das Asperger-Syndrom (F84.5). Eine **autistische Störung** wird nach ICD-10 dann diagnostiziert, wenn schwere qualitative Beeinträchtigungen der zwischenmenschlichen Interaktion, der nonverbalen und verbalen Kommunikation und des symbolischen Spiels vorliegen, ein beschränktes Repertoire an Interessen existiert sowie ungewöhnliche Aktivitäten, die beherrscht sind von wiederholten, stereotypen Routinen. Der Beginn liegt vor dem dritten Lebensjahr.

3.6.3 Psychische Störungen im Kindesalter

Psychische Störungen in Form von unangepasstem Verhalten oder Erleben sind im Kindesalter abzugrenzen von normalen, zeitlich begrenzten und entwicklungsbedingten Problemverhaltensweisen. Ob Verhaltensweisen des Kindes als psychische Störungen zu bewerten sind, hängt insbesondere von der Intensität und der Stabilität des Verhaltens ab. Einen Überblick zur Epidemiologie psychischer Störungen im Kindesalter geben Pitzer und Schmidt (1999). Im ICD-10 (Dilling et al., 2005) werden in der Kategorie der Verhaltens- und emotionalen Störungen mit Beginn in der Kindheit und Jugend (F9) die folgenden Störungen aufgeführt:

Die hyperkinetischen Störungen (F90) mit der einfachen Aktivitäts- und Aufmerksamkeitsstörung (F90.0) sowie der hyperkinetischen Störung des Sozialverhaltens (F90.1). Beide Formen zeichnen sich aus durch Störungen der Aufmerksamkeit und der Impulsivität beziehungsweise der Hyperaktivität: Die betroffenen Kinder können ihre Aufmerksamkeit nur kurz aufrechterhalten (verminderte Daueraufmerksamkeit), können sie nicht auf aufgabenrelevante Reize fokussieren und irrelevante Reize ignorieren (verminderte selektive Aufmerksamkeit). Sie haben die Tendenz, dem ersten Handlungsimpuls zu folgen und eine Tätigkeit zu beginnen, bevor sie hinreichend durchdacht oder vollständig erklärt worden ist (kognitive Impulsivität), und sie haben Schwierigkeiten, Bedürfnisse aufzuschieben und abzuwarten, bis sie an der Reihe sind (motivationale Impulsivität). Besonders in strukturierten Situationen, die ein hohes Maß an eigener Verhaltenskontrolle erfordern, zeigen die Kinder eine exzessive Ruhelosigkeit mit desorganisierter, mangelhaft regulierter und überschießender motorischer Aktivität. Im DSM-IV (Saß et al., 1996) wird die Störung als Aufmerksamkeitsdefizit-/Hyperaktivitätsstörung (Attention-Deficit/Hyperactivity Disorder, ADHD) bezeichnet.

Die Störungen des Sozialverhaltens (F91) beschreiben insbesondere aggressive soziale Verhaltensweisen. Dazu zählen die auf den familiären Rahmen beschränkte Störung des Sozialverhaltens (F91.0) und die Störung des Sozialverhaltens bei fehlenden sozialen Bindungen (F91.1), bei der länger dauernde Beziehungen und Freundschaften fehlen und das betroffene Kind isoliert und von den Gleichaltrigen zurückgewiesen wird. Bei der Störung des Sozialverhaltens bei vorhandenen sozialen Bindungen (F91.2) ist das betroffene Kind mit angemessenen Freundschaftsbeziehungen gut in die Gruppe der Gleichaltrigen integriert, schwänzt allerdings die Schule, läuft von zuhause weg oder zeigt ein extrem destruktives und grausames Verhalten. Bei einem deutlich aufsässigen, ungehorsamen und trotzigen Verhalten (nach der Trotzphase) wird eine Störung des Sozialverhaltens mit oppositionellem aufsässigen Verhalten (F91.3) diagnostiziert. Störungen des Sozialverhaltens können sich in unterschiedlichen Formen einer gestörten Teilnahme am gesellschaftlichen Zusammenleben äußern und reichen bis hin zur Zerstörung fremden Eigentums und körperlicher Gewaltausübung. Bestimmte Verhaltensweisen – wie etwa oppositionelles und trotziges Verhalten – werden typischerweise eher im früheren und mittleren Kindesalter gezeigt, andere – wie etwa Bedrohen oder Schlagen anderer Menschen sowie Vergehen gegen gesetzlich festgelegte Normen – eher im späteren Kindes- und Jugendalter.

Die kombinierten Störungen des Sozialverhaltens und der Emotionen (F92) umfassen Störungen, bei denen ein andauernd aggressives oder aufsässiges Verhalten begleitet wird von Symptomen der Depression, der Angst oder von anderen emotionalen Störungen. Bei der Störung des Sozialverhaltens mit depressiver Störung (F92.0) liegt eine Kombination mit eindeutig depressiven Symptomen vor wie ausgeprägte Traurigkeit, Interessensverlust und Freudlosigkeit bei Aktivitäten, Schuldgefühlen und Hoffnungslosigkeit sowie Schlafstörungen und Appetitverlust. Bei der anderen kombinierten Störung des Sozialverhaltens und der Emotionen (F92.8) treten zusätzlich anhaltende eindeutige emotionale Symptome auf wie etwa Angst, Furcht, Phobien, Zwangsgedanken und Zwangshandlungen.

Treten ausschließlich depressive Symptome auf, können in begründeten Fällen zur Diagnose diejenigen Kategorien der **Affektiven Störungen (F3)** im ICD-10 (2005) herangezogen werden, die auch für Erwachsene gelten: Depressive Episode (F32), rezidivierende depressive Störungen (F33) bzw. anhaltende affektive Störungen (F34). Depressive Symptome im Kindesalter sind neben den bereits oben genannten: Häufiges Weinen, eine negative Sicht der eigenen Person sowie eine pessimistische Sicht der Welt und der Zukunft, suizidale Tendenzen, Rückzugsverhalten, vermindertes Spielverhalten, eingeschränkte Aktivitäten, aber auch Quengeligkeit und psychosomatische Symptome wie unspezifische Bauchschmerzen oder Kopfschmerzen. Grundsätzlich sollten Erwachsenendiagnosen im Kindesalter zurückhaltend gestellt werden.

Zu den **emotionalen Störungen des Kindesalters (F93)** zählen die emotionale Störung mit Trennungsangst des Kindesalters (F93.0), die sich beispielsweise darin äußert, dass sich das Kind heftig weigert, Schule oder Kindergarten zu besuchen oder sich bei einer bevorstehenden Trennung extrem an die Bezugsperson anklammert. Weiter zählt dazu die phobische emotionale Störung des Kindesalters (F93.1), bei der beispielsweise extreme Ängste vor Gewitter oder vor bestimmten Tieren auftreten können. Bei der Störung mit sozialer Überempfindlichkeit des Kindesalters (F93.2) besteht eine übertriebene Furcht vor fremden Personen, die sich in einer ausgeprägten angstvollen Kontaktabwehr äußert und häufig in Form von Schulangst auftritt, bei der das Kind Räumlichkeiten, Personen und Aktivitäten in der Schule als bedrohlich erlebt. Die emotionale Störung mit Geschwisterrivalität des Kindesalters (F93.3) beginnt in den Monaten nach der Geburt eines jüngeren Geschwisters und ist gekennzeichnet durch eine ungewöhnlich stark ausgeprägte Rivalität und Eifersucht.

Die Störungen sozialer Funktionen mit Beginn in der Kindheit und Jugend (F94) umfassen den elektiven (oder selektiven) Mutismus (F94.0), bei dem die betroffenen Kinder ein normales Sprachverständnis haben und in einigen Situationen fließend sprechen, in anderen Situation dagegen (fast) stumm bleiben. Die reaktive Bindungsstörung des Kindesalters (F94.1) beschreibt die Auswirkungen eines desorientiert-desorganisierten Bindungsstils, bei dem die betroffenen Kinder ein auffälliges Beziehungsmuster von Annäherung und Vermeidung zeigen, übervorsichtig und selbstaggressiv sind und wenige soziale Kontakte haben. Die Bindungsstörung des Kindesalters mit Enthemmung (F94.2) ist häufig bei Kindern in Heimen zu beobachten und beschreibt ein distanzloses diffuses Bindungsverhalten mit einer Tendenz zum anklammernden und aufmerksamkeitssuchenden Verhalten. Die Kategorie andere Störungen sozialer Funktionen mit Beginn in der Kindheit (F94.8) bezieht sich auf stark ausgeprägtes soziales Rückzugsverhalten und Schüchternheit aufgrund von Defiziten in der sozialen Kompetenz.

Im Verlauf der kindlichen Entwicklung treten eine ganze Reihe von altersgemäßen Ängsten auf, die eine Schutzfunktion für das Kind haben, wie etwa die bereits bei Säuglingen zu beobachtende Höhenangst, die Angst vor Fremden, die sich in unterschiedlich starkem Fremdeln im Alter von etwa acht Monaten ausdrückt, die Trennungsangst, die auftritt, sobald das Kind sich selbst bewegen kann und schließlich die mit etwa vier Jahren in Zusammenhang mit der gesteigerten Phantasieentwicklung des Kindes auftretenden Ängste vor Gespenstern oder gefährlichen Tieren. Im Gegensatz dazu werden **Phobische Störungen (F40)** kodiert, wenn eine deutliche Furcht vor bestimmten Objekten und Situationen besteht, die daraufhin vermieden werden, begleitet von Angstsymptomen wie Herzklopfen und Schwitzen. Eine soziale Phobie (F40.1) wird diagnostiziert, wenn die Ängste immer in sozialen Situationen auftreten, in denen die betroffenen Kinder befürchten, zu versagen oder sich zu blamieren, und diese Situationen daher vermeiden. **Andere Angststörungen (F41)** werden diagnostiziert, wenn die wiederkehrenden schweren Angstattacken nicht auf spezifische Situationen beschränkt und daher nicht vorhersehbar sind, wie etwa bei der Panikstörung (F41.0), oder wenn die Angst frei flottierend und anhaltend ist wie bei der generalisierten Angststörung (F41.1).

Bei den **Zwangsstörungen (F42)** treten wiederkehrend Zwangsgedanken und Zwangshandlungen in verschiedenen Kombinationen auf: Zwangsstörungen vorwiegend mit Zwangsgedanken und Grübelzwang (F42.0), Zwangsstörungen vorwiegend mit Zwangshandlungen (F42.1) sowie Zwangsstörungen, bei denen Zwangsgedanken und -handlungen gleichzeitig auftreten (F42.2).

Die Reaktionen auf schwere Belastungen und Anpassungsstörungen (F43) werden unterteilt in die akute Belastungsreaktion (F43.0) und die posttraumatische Belastungsstörung (F43.1). Beide sind Reaktionen auf außergewöhnliche Bedrohungen oder extrem belastende Ereignisse (Naturkatastrophen, Krieg, Flucht, Unfälle, Erleben von Misshandlungen und sexueller Gewalt), die normalerweise tiefe Verzweiflung hervorrufen. Bei der akuten Belastungsreaktion (F43.0) empfinden die Betroffenen Gefühle von Betäubung, Depression, Angst, Ärger, Verzweiflung oder auch einen Realitätsverlust in Form von Dissoziation und reagieren darauf mit übermäßiger Aktivität oder mit Rückzug. Bei der posttraumatischen Belastungsstörung (F43.1) reagieren die Betroffenen verzögert durch wiederkehrende Erinnerungen, Tagträume und Träume auf das belastende Ereignis. Dies kann zu einer allgemeinen Übererregung in Form von Schlafstörungen, Konzentrationsschwierigkeiten und Schreckhaftigkeit und zur Vermeidung der mit der traumatischen Situation verbundenen Reize führen. Anpassungsstörungen (F43.2) werden diagnostiziert, wenn nach einer einschneidenden Lebensveränderung oder nach belastenden Ereignissen das sozial-emotionale Verhalten und die Leistungsfähigkeit eines Menschen beeinträchtigt sind.

Bewältigungsstrategien, Copingstrategien
Die Verarbeitung einschneidender Verlusterlebnisse und traumatischer Erfahrungen stellen ebenso wie die Auseinandersetzung mit chronischen Erkrankungen oder Behinderungen besondere Herausforderungen an die Bewältigungsfähigkeiten eines Kindes. Es versucht meist intuitiv durch Bewältigungsstrategien (Copingstrategien) in Form von emotionaler Regulation und Handlungen die schädlichen Auswirkungen von Belastungen und Stress zu verringern (Lazarus & Launier, 1981). Dabei sollen sowohl die belastende Situation (instrumentelles Coping) als auch die damit verbundenen Gefühle verändert werden (affektregulierendes Coping). Beim instrumentellen Coping wählt das Kind Strategien, um sich direkt mit der belastenden Situation auseinanderzusetzen: Es sammelt Informationen, um seine Situationen besser einschätzen zu können (Informationsuche) oder es versucht durch Kämpfen, Flüchten oder Einnehmen von Medikamenten mit der Situation fertig zu werden (direkte Aktion). Beim affektregulierenden Coping, das vor allem bei sehr belastenden Ereignissen angewandt wird, wenn die Situation selbst nicht mehr verändert werden kann – wie etwa beim Tod einer nahe stehenden Person – versucht das Kind nur die damit zusammenhängenden Gedanken und Gefühle zu verändern: Es unterdrückt beispielsweise Handlungsimpulse, die der Situation nicht gerecht werden oder sogar Schaden anrichten können (Aktionshemmung), oder es reguliert seine Gefühle durch Vermeiden, Ablenken, Phantasieren oder Distanzieren (intrapsychische Bewältigung).

Traumatische Erlebnisse sind meist existentielle Erfahrungen, in denen das eigene Leben oder das Leben anderer bedroht ist, und die durch die erlebte Ohnmacht und den Verlust an Kontrolle zunächst nicht bewältigt werden können. Untersuchungen zeigen, dass sich jüngere Kinder am schnellsten von traumatischen Erfahrungen erholen, wenn sie keinen irreversiblen körperlichen Schaden erlitten haben, ihre Lebensumstände sich nicht wesentlich verschlechtert haben, sie nicht von ihrer Bezugsperson getrennt werden und sie aus einer gut funktionierenden Familie kommen (Butollo & Gavranidu, 1999).

3.6.4 Belastungen durch Behinderungen und Erkrankungen

In der Definition des Neunten Buches des Sozialgesetzbuches (SGB IX) – Rehabilitation und Teilhabe behinderter Menschen – ist ein Mensch dann behindert, wenn seine körperlichen Funktionen, geistigen Fähigkeiten oder seelische Gesundheit mit hoher Wahrscheinlichkeit länger als sechs Monate von dem für das Lebensalter typischen Zustand abweichen und dadurch seine Teilhabe am Leben in der Gesellschaft beeinträchtigt ist. Er ist von Behinderung bedroht, wenn die Beeinträchtigung zu erwarten ist (SGB IX; §2 (1); 2004). An dieser Formulierung wird deutlich, dass Behinderung keine feststehende Eigenschaft eines Menschen ist, sondern von seinen sozialen Lebensumständen beeinflusst wird. Behinderung wird heute nicht mehr nur durch die Defizite einer Person bestimmt, sondern auch durch ihre individuellen Möglichkeiten und durch das Ausmaß an Selbstbestimmung, Chancengleichheit und Teilhabe an allen Lebensbereichen charakterisiert (Bleidick, 1999).

Die Weltgesundheitsorganisation WHO (1980) hat mit der ersten Fassung der ICIDH (International Classification of Impairments, Disabilities and Handicaps) die Folgen von chronischen Erkrankungen und Behinderungen systematisch erfasst, indem der Zusammenhang zwischen einer Erkrankung (disease) und der damit einhergehenden Schädigung (impairment) sowie den daraus resultierenden Einschränkungen von Fähigkeiten (disability) und Beeinträchtigungen (handicap) dargestellt wurde. In den neueren Fassungen der ICIDH-2 und der ICF (International Classification of Functioning, Disability and Health) (DIMIDI, 2002) wurde das zugrunde liegende biopsychosoziale Modell noch deutlicher berücksichtigt, indem die eher biologisch-defizitär geprägten Begriffe «Fähigkeitsstörung» (disability) und «Beeinträchtigung» (handicap) durch die stärker psychosozial akzentuierten Begriffe «Aktivitäten» (activity) und «Partizipation» (participation) ersetzt wurden. Um die Selbstbestimmung und gleichberechtigte Teilhabe von Menschen mit Behinderungen gezielter unterstützen zu können, wurde das Modell besser an die Lebenswirklichkeit der betroffenen Menschen angepasst, indem es um persönliche und umweltbedingte Faktoren erweitert wurde (siehe **Abb. 6**).

Das ICF ergänzt das ICD-10 und beschreibt, wie ein Mensch mit seinem jeweiligen Gesundheitszustand lebt. Zur diagnostischen Einordnung werden weiterhin die Aspekte organischer Schädigungen und funktioneller Störungen (Körperstrukturen und -funktionen) herangezogen, die auch in der folgenden Darstellung unterschiedlicher Formen von Behinderungen verwendet werden.

Bei Kindern mit **körperlichen Behinderungen** infolge neuromuskulärer Erkrankungen, epileptischer Anfälle, Schädel-Hirnverletzungen oder Infantiler Cere-

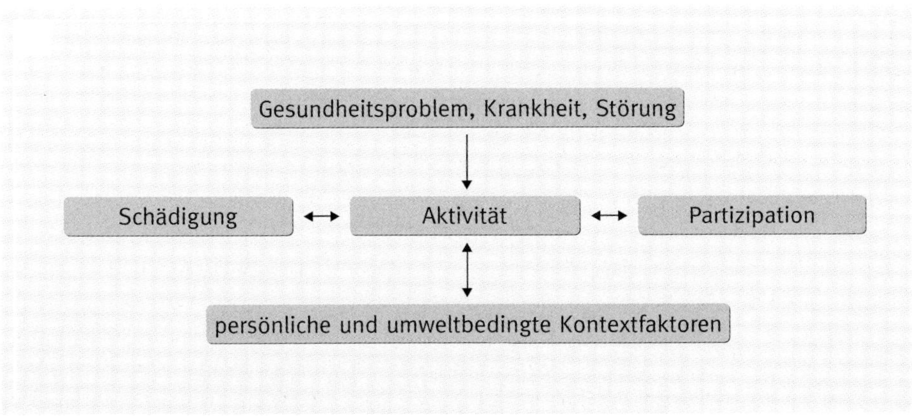

Abbildung 6: WHO-Modell der Folgen von Gesundheitsproblemen, Krankheiten und Störungen (nach Gerdes & Weis, 2000)

bralparesen kann die Koordination von Bewegungsabläufen gestört sein (Ataxie). Die Muskeln können leichter ermüden und einzelne Muskelfasern können unwillkürlich kontraktieren. Die Fähigkeit zu Muskelentspannung kann gestört sein und es kann zu einem rhythmischen Muskelzittern kommen (Tremor). Es kann eine zu starke Muskelspannung (Tonus) vorliegen (Hypertonie), ein zu schlaffer Tonus (Hypotonie), ein krampfartig erhöhter Muskeltonus (Spastik) oder überschießende unwillkürliche Bewegungen (Athethose), bei denen der Muskeltonus ständig zwischen hypoton und hyperton wechselt (dyston). Weiter können motorische Fehlfunktionen in Form so genannter Dyskinesien oder Lähmungen in Form von Paresen (schlaffe unvollständige Lähmung) und Plegien (vollständige Lähmung) vorliegen, die schließlich zu Fehlbildungen der Wirbelsäule in Form von seitlichen Verdrehungen und Versteifungen (Skoliosen) sowie Verkrümmungen und Abknicken nach vorne (Kyphosen) führen können.

Motorische Störungen im Bereich der Mundmotorik können den normalen Verlauf der Sprachentwicklung verzögern oder in schweren Fällen die Entwicklung der Sprache ganz verhindern. Das dadurch meist verlangsamte Sprechen wird häufig mit verlangsamtem Denken gleichgesetzt und als Zeichen einer geistigen Behinderung fehlgedeutet. Da bei einem Kind mit einer zerebralen Bewegungsstörung beim Füttern pathologische Reflexe im Mundbereich ausgelöst werden können (pathologischer Zungenstoß, Beißreflex, Würgereflex), kann es nicht nur zu Fütterstörungen, sondern in der Folge auch zu Beziehungsstörungen zwischen dem Kind und seiner Bezugsperson kommen (Millner, 1992).

Bei Kindern mit einer Intelligenzminderung wird häufig von **geistiger Behinderung** oder **mentaler Retardierung** gesprochen. Sie haben einen verlangsamten Verlauf ihrer sensumotorischen und kognitiven Entwicklung sowie in der Folge davon eine verminderte Fähigkeit zur Nachahmung und zum Symbolgebrauch in der Sprache. Häufig fällt es ihnen schwer, ihre Aufmerksamkeit dialogisch abzustimmen, sich für komplexe Tätigkeiten zu motivieren und bei anspruchsvollen Aufgaben ausdauernd zu bleiben (Sarimski, 2003). Eine Intelligenzminderung kann allein oder zusammen mit anderen körperlichen oder psychischen Störungen auftreten. Durch die verminderte Intelligenz ist auch das Anpassungsvermögen beeinträchtigt, was zu einer erhöhten Vulnerabilität für psychische Störungen führt. Da Kinder mit einer geistigen Behinderung meist stark von anderen Menschen abhängig sind, haben sie ein größeres Risiko, körperlich misshandelt und sexuell missbraucht zu werden. Einen ausführlichen Überblick zu Entstehung, Diagnostik, Förderung, Verhaltensmodifikation und Bewältigungshilfen für die Familie gibt Sarimski (2001).

Im ICD-10 werden leichte, mittelgradige, schwere und schwerste Intelligenzminderungen unterschieden. Kinder mit einer **leichten Intelligenzminderung** (**F70**) erreichen in standardisierten Intelligenztests IQ-Werte zwischen 50 und 69. Sie sind leicht beeinträchtigt im Gebrauch und im Verstehen von Sprache, können mit leichter Verzögerung lernen, sich selbst zu versorgen (Essen, Körperpflege,

Darm- und Blasenkontrolle), haben allerdings deutliche Schwierigkeiten beim Lesen, Schreiben und Rechnen. Kinder mit einer **mittelgradigen Intelligenzminderung** (F71) haben IQ-Werte zwischen 35 und 49 und sind in den Bereichen der motorischen und sprachlichen Entwicklung sowie in der Selbstversorgung deutlich verzögert. Ihre Leistungsfähigkeit im Lesen, Schreiben und Rechnen ist deutlich eingeschränkt. Bei Kindern mit einer **schweren Intelligenzminderung** (F72) liegt der IQ-Wert im Bereich zwischen 20 und 34, ihre kommunikativen Fähigkeiten sind wenig oder gar nicht ausgebildet, sie haben deutliche motorische Einschränkungen und können durch gezieltes Training lernen, sich in einzelnen Bereichen selbst zu versorgen. Bei Kindern mit **schwerster Intelligenzminderung** (F73) wird der IQ-Wert unter 20 geschätzt. Sie sind meist sehr stark oder vollständig in ihren Bewegungsmöglichkeiten eingeschränkt, bedürfen ständiger Pflege und können sich nur ansatzweise präverbal verständigen.

Sinnesbehinderungen durch Sehschädigung, Hörschädigung oder Hör- und Sehschädigung schränken das Kind deutlich in seinem Erkundungsverhalten und damit in den Möglichkeiten seiner Umwelterfahrungen ein. Dies wiederum wirkt sich auf die Ausbildung der entsprechenden Gehirnbereiche aus, die nicht entwickelt werden, wenn bestimmte Sinneserfahrungen nicht gemacht werden. Häufig führen leichte bis mittelschwere Behinderungen in einzelnen Bereichen dazu, dass das Kind diesen Sinn weitgehend vernachlässigt und beispielsweise bei einer Sehbehinderung versucht, diese ganz über das Tasten oder das Hören zu kompensieren. Dadurch werden die verbleibenden Sehfähigkeiten nicht genutzt und verkümmern noch weiter. Eine Störung des Hörvermögens zieht zahlreiche Einschränkungen nach sich, da nicht nur die akustische Orientierung wegfällt, sondern auch eine wesentliche Grundlage für den Erwerb der Sprache fehlt: Das Kind kann sich keine Vorstellung über die gehörte Sprache machen und kann in der Folge nur sehr schlecht oder gar nicht sprechen lernen.

Bei Kindern mit **mehrfachen Behinderungen** sind die Sinneswahrnehmung sowie körperliche und kognitive Fähigkeiten beeinträchtigt. Häufig treten zusätzlich zu den verschiedenen Einschränkungen noch chronisch wiederkehrende (rezidivierende) epileptische Anfälle auf, die je nach Ausdehnung entweder auf bestimmte Hirnbereiche beschränkt sind (fokaler Anfall) oder sich explosionsartig über alle Hirnbereiche ausbreiten (generalisierter Anfall) (Millner, 1992). In der Folge sind die betroffenen Kinder nicht nur in ihrer Fortbewegung und der manuellen Geschicklichkeit deutlich eingeschränkt, sondern können sich auch häufig nicht selbst versorgen. Sie verfügen nur über ein begrenztes Verhaltensrepertoire, um sich mit anderen Menschen auszutauschen und haben dadurch ein erhöhtes Risiko für aggressive und autoaggressive Verhaltensstörungen (Sarimski, 2001).

Chronische Erkrankungen umfassen so verschiedene Krankheitsbilder wie Krebserkrankungen, Asthma, Diabetes mellitus, Rheuma, psychosomatische Erkrankungen, HIV-Infektionen oder Neurodermitis. Sie unterscheiden sich von akuten Erkrankungen dadurch, dass sie mindestens ein Jahr andauern und zu funktionalen Einschränkungen in der körperlichen, emotionalen, kognitiven und sozialen Entwicklung führen. Wenn eindeutige Hinweise vorliegen, dass körperliche Erkrankungen durch psychologische Einflüsse wie emotionale Konflikte oder ängstliche Erwartungen hervorgerufen und im weiteren Verlauf beeinflusst werden, so wird dies im ICD-10 zusätzlich in der Kategorie Psychologische Faktoren oder Verhaltensfaktoren bei andernorts klassifizierten Erkrankungen (F54) klassifiziert. Bei Migräne (G43), Asthma (J45.9), Dermatitis und Ekzemen (L20–L30) sowie bei Adipositas (E66) kann insbesondere bei schwerem Krankheitsverlauf ein erhöhtes Risiko für psychische Folgestörungen bestehen: Es können emotionale Reaktionen in Form von depressiver Stimmung, Angst, Panik, Wut und Ärger entstehen, kognitive Reaktionen in Form dysfunktionaler Gedanken wie etwa «Ich muss meine Krankheit immer vollkommen im Griff haben, sonst werde ich zur Außenseiterin» oder negative Ursachenzuschreibungen wie «Ich habe keine Freunde, weil ich krank bin». Ebenso können Konzentrationsstörungen und ungünstige Verhaltensweisen des sozialen Umfelds in Form von Hänseleien, Klagen oder erhöhter Aufmerksamkeit auftreten.

Chronische Erkrankungen und Behinderungen von Kindern wirken sich auf das gesamte familiäre System aus und können durch den pflegerischen Aufwand auch Eltern und Geschwister stark belasten. An die betroffenen Kinder und ihre Familien werden enorme Anforderungen gestellt, da sie nicht nur einen alters-

Vorstellungen von Krankheit und Gesundheit bei Kindern

Kinder entwickeln erst allmählich konventionelle Vorstellungen von Krankheit und Gesundheit. Im Vorschulalter fällt es ihnen schwer, zu verstehen, dass Krankheit ein Prozess ist, bei dem durch kurzfristige unangenehme Handlungen (Einnehmen eines bitteren Medikamentes) langfristig eine Verbesserung erreicht wird, oder dass Personen, die eine schmerzhafte Behandlung an ihnen vornehmen, damit eine positive Absicht verfolgen. Erst mit etwa zwölf Jahren nehmen Kinder Schmerzen nicht mehr als etwas von außen kommendes wahr, sondern erkennen, dass es eine innerliche körperliche Empfindung ist. Ebenso wissen sie in diesem Alter, dass körperliche und psychische Faktoren Krankheiten verursachen. Bis dahin können Kinder Krankheit als Bestrafung für eigenes Fehlverhalten erleben und sogar Krankheitssymptome verschweigen, weil sie sich deswegen schuldig fühlen. Weil Kinder Gesundheit – anders als Krankheit – nicht bewusst körperlich spüren, haben sie in der Regel keine explizite Vorstellung von Gesundheit; sie definieren sie, wie auch viele Erwachsene, als Abwesenheit von Krankheit (Seiffge-Krenke, 2002). Vor allem für die Behandlungen von Kindern mit chronischen Erkrankungen ist es wichtig, die jeweiligen Vorstellungen von Krankheit und Gesundheit zu berücksichtigen. Erst wenn auf die Wissensdefizite und Verständnisschwierigkeiten der betroffenen Kinder gezielt eingegangen wird und Informationen über die Erkrankung an das Auffassungsvermögen des Kindes angepasst werden, können die betroffenen Kinder angemessen mit der Krankheit umgehen (compliance) und so ihre Krankheitsbewältigung verbessern (Lohaus, 1999). Ebenso sollten bei Kindern aus Migrationsfamilien die jeweiligen kulturspezifischen Vorstellungen von Krankheit, Gesundheit und Behinderung berücksichtigt werden.

angemessenen Umgang mit der Erkrankung finden müssen, sondern daneben auch noch die normalen Entwicklungsaufgaben unter erschwerten Bedingungen zu bewältigen haben. Insgesamt kann es durch die krankheitsbedingten Einschränkungen oder durch Begleiterscheinungen wie Schmerzen zu einem Verlust an Lebensqualität kommen (Warschburger & Petermann, 2000). Die betroffenen Kinder werden durch Klinikaufenthalte immer wieder aus ihrer vertrauten Umgebung und ihrem familiären Umfeld herausgerissen und damit von Geschwistern, Freunden und Gleichaltrigen isoliert. Sie werden mit ihrer körperlichen Schwäche oder mit dem eigenen Tod konfrontiert und müssen sich mit den dadurch ausgelösten Gefühlen auseinandersetzen.

Nicht nur bei Kindern mit Behinderungen und chronischen Erkrankungen, die von altersgemäßen sozialen Erfahrungen ausgeschlossen werden, auch bei Kindern mit psychischen Störungen, die soziale Begegnungen als bedrohlich oder problematisch erleben, oder bei Kindern aus Migrationsfamilien mit fremder Sprache und Kultur ist es notwendig, psychischen Folgestörungen und sozialer Ausgrenzung vorzubeugen, indem durch eine frühzeitige und umfassende Behandlung ihre Integration und ihre Partizipation am gesellschaftlichen Leben unterstützt werden (Werner, 2004).

Teil II: Methoden der Kindermusiktherapie

4. Therapeutische Praxis in der Kindermusiktherapie

Die therapeutische Praxis der Kindermusiktherapie stellt sich derzeit breit gefächert dar: In zahlreichen klinischen und außerklinischen Arbeitsfeldern behandeln unterschiedlich ausgebildete Musiktherapeutinnen und Musiktherapeuten mit verschiedenen musiktherapeutischen Ansätzen und einer Vielzahl von Methoden und Techniken unterschiedliche Erkrankungen und Störungen bei Kindern aller Altersstufen. Auf den ersten Blick scheint es unmöglich, diese Vielfalt in das enge Korsett einer Systematik zu zwängen, ohne dabei Verfälschungen oder Reduktionen in Kauf nehmen zu müssen. In unserem Bemühen, eine Bestandsaufnahme zur therapeutischen Praxis der Kindermusiktherapie vorzunehmen, die gleichzeitig eine Orientierung für Musiktherapeutinnen und für Außenstehende ermöglicht, stießen wir immer wieder an Grenzen. Zu unterschiedlich schienen Sichtweisen und Verfahren der Diagnostik, Formen der Indikationsstellung und die Vorstellung davon, wie Modelle, Methoden und Techniken der Musiktherapie zu definieren seien.

Um die therapeutische Praxis der Kindermusiktherapie dennoch systematisch und praxisnah darstellen zu können, orientieren wir uns in unseren Ausführungen an Anforderungen, wie sie aktuell von Kostenträgern im Gesundheitswesen an eine qualifizierte musiktherapeutische Behandlung von Kindern gestellt werden. Entsprechend dem typischen zeitlichen Ablauf einer musiktherapeutischen Behandlung (siehe **Abb. 7**), werden Diagnostik, Indikation und Therapieplanung ausführlich in ihrer Bedeutung für professionelles musiktherapeutisches Handeln erläutert und exemplarisch an einem Fallbeispiel aus der Praxis der Kindermusiktherapie veranschaulicht.

Dazu erforderliche Kenntnisse aus den Bereichen der Medizin und der Psychologie werden vermittelt und münden in konkrete handlungsbezogene Leitlinien für die kindermusiktherapeutische Praxis. Beobachtung als diagnostische Methode erscheint uns als das für die Kindermusiktherapie am besten geeignete und derzeit am weitesten ausgearbeitete Instrument, um systematisch Informationen über Defizite und Ressourcen der Kinder im spezifisch musiktherapeutischen Behandlungssetting zu gewinnen. Aspekte der Beobachtung werden daher umfassend dargestellt. Für die Evaluation kindermusiktherapeutischer Behandlungen sowie

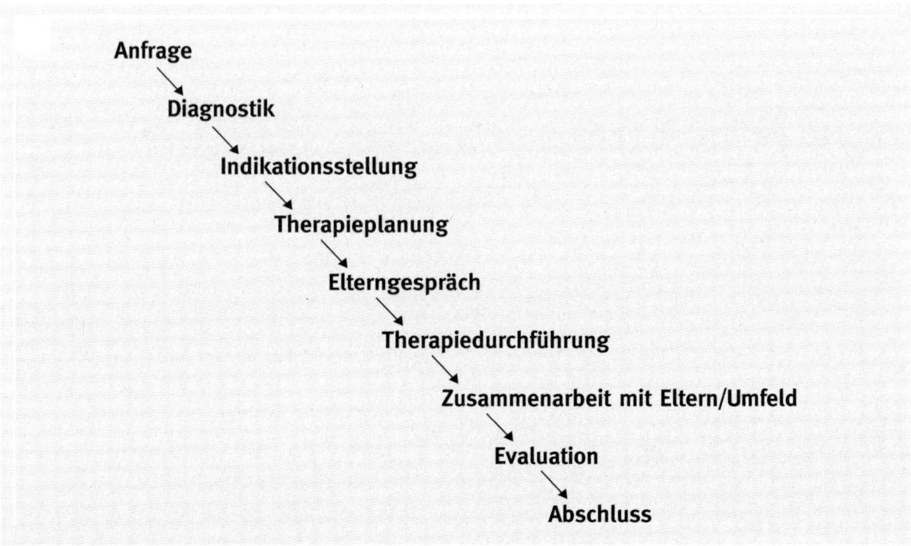

Abbildung 7: Ablauf einer musiktherapeutischen Behandlung bei Kindern

für Aspekte der Qualitätssicherung halten wir eine systematische Dokumentation (je)der kindermusiktherapeutischen Behandlung für unerlässlich. Sie ermöglicht langfristig eine evidenzbasierte Indikationsstellung, die nötig ist, um den Fortbestand und die Weiterentwicklung von Kindermusiktherapie wie auch ihre Etablierung im Gesundheitswesen künftig sicherzustellen. Dazu werden bisher entwickelte Instrumente und Vorgehensweisen dargestellt. Die Darstellung von Rahmenbedingungen und Besonderheiten der therapeutischen Beziehungsgestaltung mit Kindern weist darauf hin, welche persönlichen und institutionellen Voraussetzungen eine musiktherapeutische Behandlung von Kindern erfordert.

Ein Schwerpunkt des Kapitels ist die Präsentation musiktherapeutischer Vorgehensweisen, wie sie derzeit in der Praxis der Kindermusiktherapie beschrieben sind. In unserem Verständnis bezeichnet der Begriff musiktherapeutische **Methode** eine bestimmte Art des Handelns, die zur diagnostischen Einschätzung, zur Behandlung und/oder Evaluation des therapeutischen Prozesses genutzt wird (Bruscia, 1998). Musiktherapeutische Methoden wie die Improvisation, der Einsatz von Liedern, rezeptive Formen und weitere Vorgehensweisen können daher in unterschiedlichen musiktherapeutischen Ansätzen wie beispielsweise der Orff-Musiktherapie, psychoanalytisch orientierten oder systemisch-lösungsorientierten Ansätzen angewandt werden. Der jeweilige musiktherapeutische Ansatz selbst stellt keine Methode dar, sondern bildet lediglich den theoretischen Rahmen für musiktherapeutisches Handeln. Musiktherapeutische **Techniken** dagegen definieren wir als eine bestimmte Art, auf Instrumenten zu spielen oder zu singen, beispielsweise bezogen auf Lautstärke, Tempo, Klangfarbe, Rhythmus, Tondauer,

Tonhöhe oder bestimmte harmonische und stilistische Formen (Bruscia, 1998; Wigram, 2004). Die Auswahl musiktherapeutischer Techniken richtet sich an den therapeutischen Zielen sowie dem jeweils zugrunde liegenden musiktherapeutischen Ansatz aus.

Abschließend werden die in der Behandlung von Kindern wichtigen Aspekte der Zusammenarbeit mit Eltern und Bezugspersonen sowie Besonderheiten in der interdisziplinären Ausrichtung von Kindermusiktherapie auf der Grundlage praktischer Erfahrungen dargestellt.

4.1 Diagnostik in der Kindermusiktherapie

Bei der Diagnosestellung wird versucht, ein möglichst genaues Bild der untersuchten Person, ihrer Umweltbeziehungen und ihres Lebensraumes zu gewinnen. Dabei werden Auffälligkeiten und Symptome einer bestimmten Krankheit oder Störung zugeordnet und ermöglichen so eine Entscheidung für die angemessene Behandlung (Indikation). Ebenso werden besondere Kompetenzen und Ressourcen des Kindes und seines psychosozialen Umfelds erfasst. Das folgende Kapitel gibt einen Überblick über den diagnostischen Prozess in der Kindermusiktherapie – angefangen von der Zuweisung des Kindes zur Musiktherapie über das musiktherapeutische Anamnesegespräch, die medizinisch-psychologische Diagnostik, testdiagnostische Verfahren und musiktherapeutische Erstsitzung bis hin zu Beobachtung und Dokumentation in der Kindermusiktherapie.

In der wöchentlichen Fallkonferenz des Sozialpädiatrischen Zentrums wird Mirko vorgestellt: Er fiel zunächst im Kindergarten auf, da er kaum sprach und nur wenige verständliche Worte von sich gab. Er lief dort meist rastlos und ziellos umher, vermied direkten Blickkontakt und hatte wenig Ausdauer in der Beschäftigung mit Spielgegenständen. Auffälligkeiten zeigten sich vor allem in seinem Verhalten gegenüber den anderen Kindern, den Erzieherinnen und fremden Personen: Mit den anderen Kindern konnte sich Mirko nur sehr eingeschränkt beschäftigen und fing bei Auseinandersetzungen häufig an, andere Kinder zu schlagen und zu treten. Den Erzieherinnen gegenüber verhielt er sich meist sehr trotzig, hörte nicht auf sie und reagierte bei Forderungen auch ihnen gegenüber mit aggressiven Verhaltensweisen wie dem Zerstören von Gegenständen. Auch anderen Personen gegenüber verhielt er sich meist provozierend und distanzlos. Nach kurzer Zeit kam es im Kindergarten immer häufiger zu heftigen Konflikten. Er ist schon mehrere Male aus dem Kindergarten weggelaufen. Mirko ist 4;1 Jahre alt, seine Familie stammt aus Kroatien. Er hat einen zwei Jahre älteren Bruder. Beide Eltern sind noch sehr jung – seine Mutter ist 23 Jahre alt, sein Vater 22 Jahre. Die Familie lebt gemeinsam mit den Großeltern väterlicherseits. Für Mirko soll nun eine spezielle heilpädagogische Unterstützung im Kindergarten beantragt werden. Weiterhin soll überprüft werden, ob bei Mirko eine musiktherapeutische Behandlung sinnvoll ist. Die Eltern sind darüber informiert und sollen sich in den nächsten Tagen telefonisch bei der Musiktherapeutin melden, um einen Termin zu vereinbaren.

So oder ähnlich könnte eine Anfrage an die Musiktherapie lauten. Arbeitet die Musiktherapeutin im klinischen Bereich, wie beispielsweise in der Kinder- und Jugendpsychiatrie oder in der Pädiatrie, so verordnet in der Regel ein Arzt die musiktherapeutische Behandlung. In rehabilitativ ausgerichteten Einrichtungen wie in Sonderkindergärten oder Heimen sowie in freien Praxen werden Anfragen zur Musiktherapie meist von Lehrerinnen, Erzieherinnen, Heilpädagoginnen, Sozialarbeiterinnen oder durch die Eltern selbst gestellt. Es kann jedoch auch in diesem Fall – je nach Kostenträger – eine ärztliche Verordnung erforderlich werden.

4.1.1 Das musiktherapeutische Anamnesegespräch

Mirko erscheint in Begleitung seiner Mutter und Großmutter zu einem Erstgespräch mit der Musiktherapeutin. Die Großmutter berichtet, dass sie auf Anraten der Erzieherinnen den Kinderarzt aufgesucht habe. Dieser habe sie an das Sozialpädiatrische Zentrum überwiesen und daher habe die Familie Mirko für eine Untersuchung in der Einrichtung angemeldet. Die Mutter bestätigt diese Angaben, beteiligt sich aber deutlich weniger am Gespräch. Sie berichtet, dass der Familie bisher eigentlich nicht so viel aufgefallen sei – alle Erwachsenen würden arbeiten und hätten daher wenig Zeit für die Kinder. Im Gespräch mit dem Arzt sei der Großmutter jedoch klar geworden, dass Mirko deutlich weniger spricht als sein Bruder. Zuhause spreche man im Wechsel kroatisch und deutsch. Im Kindergarten gebe es zwar immer wieder Probleme, weil er andere Kinder schlage, er singe aber auch gerne die Lieder aus dem Kindergarten und habe zuhause etliche Kassetten mit Kinderliedern, die er gerne anhöre. Außerdem wäre er zuhause eigentlich ein «braves Kind», er würde nur manchmal nicht das tun, was er tun solle. Mit seinem älteren Bruder habe er oft Streit, aber da müsse eben der ältere nachgeben. Mirkos älterer Bruder sei nach anfänglichen Schulschwierigkeiten in einer so genannten «Dehnklasse» untergebracht, einer speziellen Klassenform, in welcher der Lernstoff von zwei Grundschuljahren in drei Jahren unterrichtet wird. Das wolle man aber Mirko ersparen. Von Musiktherapie hätten sie keine genauen Vorstellungen. Auf jeden Fall solle Mirko lernen, besser zu sprechen und vor allem soll er lernen, besser zuzuhören und nicht mehr andere Kinder zu schlagen.

Im Erstgespräch kommen die Familie und die Musiktherapeutin zum ersten Mal in direkten Kontakt miteinander. Hier wird nicht nur der Leidensdruck von Kind und Familie spürbar, es wird gleichzeitig auch deutlich, wie stark alle Beteiligten motiviert sind, die aktuelle Situation zu verändern und die bestehenden Probleme zu lösen. Darüber hinaus geht es darum, den therapeutischen Auftrag zu klären, der in der Kindertherapie in der Regel von den Eltern oder anderen Erziehungsberechtigten formuliert wird. Da sich die Wünsche und Bedürfnisse der Eltern von denen des Kindes unterscheiden können, ist es notwendig, im Verlauf des diagnostischen Prozesses zu einem von allen Beteiligten getragenen Behandlungsauftrag zu gelangen.

Der erste Kontakt mit den erwachsenen Bezugspersonen des Kindes kann entweder **in Anwesenheit oder Abwesenheit des Kindes** stattfinden. Erfahrungs-

Leitfaden für das musiktherapeutische Anamnesegespräch mit der Familie

- Persönliche Begrüßung und gegenseitige Vorstellung
- Informationen über Inhalte, Ziele und Verlauf des Gesprächs
- Anlass der Vorstellung (Sorgen und Probleme mit dem Kind, Beginn der Schwierigkeiten, bisherige Maßnahmen)
- Wünsche und Erwartungen an eine musiktherapeutische Behandlung

Lebenssituation

- Wohnort und äußerer Lebensrahmen des Kindes und seiner Familie
- Biographische Angaben (Schwangerschaft, Geburt, Entwicklung bis zum aktuellen Zeitpunkt, Besonderheiten wie Krankenhausaufenthalte etc.)
- Familienbeziehungen und Umweltbeziehungen (Erziehungsstil der Eltern, Freizeitverhalten, Beziehungen zu Personen außerhalb der Familie)
- Besondere Vorlieben des Kindes bezogen auf musikalische Angebote, Stellenwert von Musik innerhalb der Familie, besondere Vorlieben bezogen auf Spielinhalte, Spielformen und Spielmaterial, Hobbys und Freizeitverhalten des Kindes

Rahmenbedingungen der Musiktherapie

- Informationen zur Musiktherapie (Was ist Musiktherapie?)
- Information und Vereinbarung über die Finanzierung der Therapie
- Erlaubnis zur Akteneinsicht bzw. zur Befundanforderung bei anderen Stellen
- Erlaubnis zur Audio- bzw. Videodokumentation
- Vereinbarung über Anzahl und Termine musiktherapeutischer Erstsitzungen
- Vereinbarung über den Transport zur Therapie und über die Anwesenheit der Eltern
- Terminvereinbarung für das Elterngespräch nach Abschluss der Anamnesephase

gemäß beinhalten beide Vorgehensweisen sowohl Nachteile als auch Vorteile, so dass im Einzelfall geprüft werden muss, welche Form der Familie vorgeschlagen wird. Der erste Kontakt zu den Eltern dient dazu, sich gegenseitig kennen zu lernen und wichtige Informationen auszutauschen. In den meisten Fällen entscheidet sich bereits hier, inwieweit Eltern «einen Draht» zur Therapeutin finden und die Basis für eine vertrauensvolle Zusammenarbeit gelegt werden kann. Auch Absprachen über das weitere Vorgehen und den Verlauf der Musiktherapie werden hier getroffen. Wird dieses Gespräch in Anwesenheit des Kindes geführt, so liegt ein Vorteil darin, dass die neue und unbekannte Situation für alle gleich ist: Kommt das Kind später zur Therapeutin, hat es nicht das Gefühl, dass quasi schon vorher etwas hinter seinem Rücken besprochen wurde. Es wird von Anfang an in den Kontakt einbezogen und die Musiktherapeutin kann gleichzeitig die Eltern-Kind-Interaktion und den Umgang der Eltern mit dem Störungsverhalten des Kindes beobachten.

Andererseits können Eltern durch die Anwesenheit des Kindes in einen Rollenzwiespalt geraten: Sie möchten sich eigentlich auf das Gespräch mit der Therapeutin konzentrieren, müssen jedoch ihr Kind – je nach Alter – angemessen beaufsichtigen. Darüber hinaus berichten die Eltern in einem anamnestischen Erstgespräch der Therapeutin naturgemäß von Problemen und Schwierigkeiten mit dem Kind. Besonders jüngere Kinder oder Kinder, die stark in ihrer Kommunikationsfähigkeit eingeschränkt sind, können hierbei nicht angemessen am Gespräch beteiligt werden. So kann schnell eine Situation entstehen, in der gleichsam über den Kopf des Kindes hinweg geredet wird. Idealerweise kann die Musiktherapeutin hier von Kollegen oder Praktikanten unterstützt werden: Nach einem gemeinsamen Beginn kann die Musiktherapeutin das Gespräch mit den Eltern fortsetzen, während das Kind von einer anderen Mitarbeiterin betreut wird. Wesentliche Themen des anamnestischen Erstgesprächs sind in dem Leitfaden auf Seite 123 zusammengefasst.

Nicht in jedem institutionellen Kontext wird die Musiktherapeutin das komplette Anamnesegespräch alleine durchführen. Es ist daher zu klären, wer aus dem Helferteam den Kontakt zur Familie pflegt. Im klinischen Bereich übernimmt in der Regel die Ärztin oder die Psychologin diese Aufgabe. Durch regelmäßige Teambesprechungen oder Fallkonferenzen sollte gewährleistet sein, dass Informationen zur aktuellen Familiensituation weitergegeben werden. Bei Kindern, die im Heim oder in Pflegefamilien untergebracht sind, kann das musiktherapeutische Anamnesegespräch mit den Heimerziehern beziehungsweise den Pflegeeltern geführt werden.

4.1.2 Medizinisch-psychologische Diagnostik

Medizinisch-psychologische Diagnosen für Kinder werden in der Regel durch Kinderärztinnen, Neuropädiaterinnen oder Kinder- und Jugendpsychiaterinnen in Zusammenarbeit mit Psychologinnen und Psychotherapeutinnen erstellt. Grundlage für die medizinisch-psychologische Diagnosestellung sind das ärztliche und psychologische Anamnesegespräch, die ärztliche und die psychologische Untersuchung sowie Verhaltensbeobachtungen in verschiedenen Situationen. Die gewonnenen diagnostischen Informationen werden jeweils in einem ärztlichen und einem psychologischen Bericht zusammengefasst.

Im **ärztlichen und im psychologischen Anamnesegespräch,** das gegebenenfalls durch strukturierte Interviews und Fragebögen ergänzt werden kann, werden die Symptome und Auffälligkeiten des Kindes, seine bisherige Entwicklung sowie die soziale Situation des Kindes und seiner Familie erfasst. Dabei werden möglichst genaue Angaben über den Schwangerschafts- und Geburtsverlauf (prä-, peri-, postnatale Einflussfaktoren), die motorische und sprachliche Entwicklung des Kindes, sein Sozialverhalten in der Familie, im Freundeskreis und in der Schule sowie andere Besonderheiten wie etwa seine Ernährungs- und Schlafgewohnheiten, seine besonderen Vorlieben und seine schulische Leistungsfähigkeit erfragt. Um die Situation der Familie insgesamt einschätzen zu können, wird auch nach dem familiären Vorkommen genetisch bedingter Störungen oder nach anderen Erkrankungen und Störungen von Eltern und Geschwistern gefragt. Ebenso werden Belastungen in der Familie erfragt – Ereignisse im bisherigen Leben des Kindes wie etwa schwere Krankheiten, Trennung der Eltern, Umzüge oder der Verlust wichtiger Bezugspersonen – sowie Unterstützungsmöglichkeiten durch den Freundeskreis und das soziale Umfeld. Auch die besonderen Fähigkeiten und Stärken des Kindes und seiner Familie, ihre Ressourcen, werden erfasst, da solche Fähigkeiten in der therapeutischen Behandlung Veränderungen erleichtern können. Im Rahmen einer Familien(system)diagnostik können darüber hinaus auch typische Interaktionsmuster in der Familie, familiäre Werte, der Erziehungsstil der Eltern und die Erwartungen der Familie an das Kind erfasst werden. Bei Bedarf können auch Großeltern oder Mitarbeiterinnen in Heimen in die Familiendiagnostik mit einbezogen werden. Zur Unterstützung einer strukturierten Diagnosestellung gibt es Screening-Verfahren wie das Diagnostische Interview psychischer Störungen des Kindes- und Jugendalters (DIPS-K) (Unnewehr et al., 1995).

In der **ärztlichen Untersuchung** werden die allgemeine körperliche Verfassung des Kindes und seine körperlichen Auffälligkeiten untersucht. Die Funktionen der Sinnesorgane, insbesondere der Seh- und Hörfähigkeit, und des Nervensystems, wie etwa die Reflexe, werden überprüft. In der neuropädiatrischen Untersuchung wird der Stand der sensumotorischen Entwicklung des Kindes festgestellt: Seine Gleichgewichtsfähigkeit, seine Muskelkraft, sein Tast- und Spürsinn, sein Körpergefühl, seine Geschicklichkeit und seine Koordinationsfähigkeit sowie seine auditiven und visuellen Wahrnehmungsleistungen. Ergänzend dazu können labordiagnostische und apparative Untersuchungen durchgeführt werden: Die Ableitung von Hirnstromkurven in Form eines Elektroenzephalogramms (EEG) kann auf umschriebene oder allgemeine Hirnfunktionsstörungen wie etwa auf eine erhöhte epileptische Anfallsbereitschaft hinweisen. Durch laborchemische Bestimmung des Blutes und des Urins sowie durch molekulargenetische Spezialuntersuchungen können Erkrankungen, Stoffwechselstörungen und Chromosomenanomalien festgestellt werden. Schließlich können Bild gebende Verfahren in Form von Ultraschall (Sonographie), Röntgen- oder Schichtbildaufnahmen (Computertomographie, Magnetresonanztomographie) weitere diagnostische Informationen liefern. Bei Bedarf kann die ärztliche Untersuchung durch zusätzliche fachärztliche Expertisen wie eine augenärztliche, HNO-ärztliche, eine orthopädische oder eine kinder- und jugendpsychiatrische Untersuchung ergänzt werden.

Ziel der **psychologischen Untersuchung** ist es, ein möglichst genaues Bild vom Entwicklungsstand des Kindes zu erhalten, daraus ein Entwicklungsprofil zu erstellen und Therapieziele für eine entwicklungsorientierte Behandlung zu formulieren. Die psychologische Untersuchung beinhaltet in der Regel eine Testdiagnostik mit verschiedenen Tests, Fragebögen und Schätzskalen (siehe Kap. 4.1.3 Testdiagnostische Verfahren). Ebenso wird eine **Verhaltensbeobachtung** des Kindes in der Untersuchungssituation durchgeführt, bei der darauf geachtet wird, ob das Kind mit der ungewohnten Situation altersangemessen umgehen kann: Dies zeigt sich in seinem Neugier- und Abwehrverhalten, seiner Regulation von Nähe und Distanz, seinen Bewegungs- und Interaktionsaktivitäten, seiner Sprache, seiner Ausdrucksfähigkeit und seinem Sprachverständnis, in seiner Aufmerksamkeit sowie in seiner Gedächtnis- und Konzentrationsfähigkeit. Zur systematischen Beobachtung des Verhaltens können auch so genannte Verhaltens-Checklisten verwendet werden wie beispielsweise die Child Behavior Checklist CBCL (Achenbach & Edelbrock, 1983) in der deutschen Version von Remschmidt und Walter (1990) oder der Verhaltensbeurteilungsbogen für Vorschulkinder VBV 3 bis 6 von Döpfner et al. (1993). Bei Bedarf kann darüber hinaus das Verhalten des Kindes auch in anderen Situationen beobachtet werden.

Auszug aus dem ärztlichen Befund von Mirko: Es handelt sich um einen vierjährigen Jungen in gutem AZ (Allgemeinzustand) und EZ (Entwicklungszustand). Körpergewicht 18,1 kg (= 75. Perzentil), Körpergröße 1,12 m (= 75. Perzentil), Kopfumfang 51 cm (= 10.–25. Perzentil). Trommelfell beidseitig spiegelnd, Tonaudiometrie beidseitig o. B. (ohne Befund). Wegen mangelnder Kooperation konnte keine eingehende Sehüberprüfung erfolgen, Farben wurden weder benannt noch zugeordnet. Laut Aussage der Großmutter liegt eine Sehhilfeverordnung vor. Das Kind verweigert jedoch das Tragen der Brille. Augenärztlicher Befund wurde angefordert. MER (Muskeleigenreflexe) seitengleich lebhaft. Muskeltonus hypoton bis hyperton bei herabgesetztem Ruhetonus. Hirnnerven unauffällig. Leichte Unsicherheiten in der grobmotorischen Koordination. Einbeinstand für zirka 3 Sekunden möglich, bipedales Hüpfen kurzzeitig, monopedales Hüpfen zeigt er rechts, links lehnt er es ab. Händigkeit noch wechselnd, vermutlich ist rechts die dominante Seite.

Sein Sprachverständnis ist nur schwer beurteilbar, vermutlich nur eingeschränkt vorhanden. Bei an ihn gerichteten Fragen oder Aufforderungen reagiert er meist mit provozierendem Verhalten. Seine Artikulation ist gut. Er begleitet sich beim Spielen durch heftiges Lautieren und kurze zusammenhangslose Phrasen. Seine verbalen Mitteilungen sind dysgrammatisch und bestehen größtenteils aus kurzen Zwei- bis Dreiwortsätzen mit Aufforderungscharakter und verbalen Aggressionen: «Komm her!», «Du machen!» «Halt die Fresse!».

In der Untersuchungssituation zeigt Mirko ein deutlich hypermotorisches und impulsives Verhalten. Er wirkt phasenweise freundlich zugewandt, aber auch sehr distanzlos. Bei Grenzsetzungen kommt es zu oppositionellem Verhalten und verbalen Beschimpfungen. Der Großmutter gegenüber, die während der Untersuchung anwesend ist, zeigt Mirko ebenso ein deutlich oppositionell-verweigerndes Verhalten.

Die Ergebnisse der ärztlichen und psychologischen Untersuchung werden in **ärztlichen und psychologischen Berichten,** bei einem stationären oder teilstationären Aufenthalt auch Epikrise genannt, dokumentiert. Diese Berichte müssen den Eltern zugänglich sein und auf Verlangen auch ausgehändigt werden. Sie dürfen nur mit Einverständnis der Eltern angefordert und an Dritte weitergegeben werden. Alle schriftlichen Unterlagen, welche die Familie der Therapeutin überlässt, ebenso wie die Aufzeichnungen der Therapeutin über das Kind unterliegen dem Datenschutzgesetz (Geis & Helfrich, 2002). In jedem Fall sollte die Therapeutin nach bereits vorhandenen Untersuchungsberichten (sonderpädagogischen Gutachten, Zwischen- oder Abschlussberichten von anderen Therapeuten, die bereits mit dem Kind gearbeitet haben) fragen, beziehungsweise eine schriftliche Einverständniserklärung der Eltern einholen, um Befunde anfordern zu können.

Der Befund von Mirko wirft eine Reihe von Fragen auf:

- Können organische Ursachen für den Entwicklungsrückstand ausgeschlossen werden?
- In welchem Zusammenhang ist der relativ geringe Kopfumfang zu sehen?
- Eine Hörprüfung blieb ohne Befund; kann sicher davon ausgegangen werden, dass das Kind richtig hört?
- Der augenärztliche Befund steht noch aus; wie lautet dieser? Warum trägt das Kind keine Sehhilfe?
- Beide Eltern waren bei der Geburt sehr jung; sind sie der Elternrolle gewachsen?
- Wie ist das Bindungsverhalten des Kindes einzuschätzen?
- Wie wird im familiären Umfeld auf Mirkos oppositionell-verweigerndes Verhalten reagiert?
- Erlebt Mirko im familiären Umfeld aggressives Verhalten?
- Wie schätzen die Bezugspersonen das Verhalten des Kindes gegenüber Fremden ein?
- Welche interkulturellen Aspekte müssen in Bezug auf die Einschätzung der familiären Situation und des Erziehungsverhaltens beachtet werden?
- Welche Rolle spielen die Großeltern in der Erziehung des Kindes?
- Wie ist das Verhältnis Großeltern–Eltern zu beurteilen?
- Mirko wächst zweisprachig auf; welche Sprache ist seine Muttersprache? Wie ist seine sprachliche Entwicklung im Hinblick auf die Muttersprache zu beurteilen?
- Warum fällt der große Entwicklungsrückstand erst im Kindergarten auf? Gab es bereits vorher Anzeichen für Entwicklungsprobleme?
- Wie wurde das Kind vorher betreut? (Kindergarten, Krippe, zuhause?)
- Die Familie scheint wenig Zeit für die Kinder zu haben; wie sieht der Familienalltag aus? Erhält das Kind zuhause ausreichend Anregung und Förderung?
- Wie schätzen die Bezugspersonen Ausdauer und Konzentrationsfähigkeit des Kindes ein?

Es ließen sich hier noch eine Reihe weiterer Fragen anschließen. Entscheidend ist, dass in diesem Stadium der Diagnostik nicht vorschnell Rückschlüsse auf mögliche Ursachen der vorliegenden Störung gezogen werden. Im Fall von Mirko könnte die Gefahr gegeben sein, dass ausschließlich die besondere familiäre Situation wie beispielsweise das relativ junge Alter beider Eltern als Ursache der Störung angesehen wird und damit einseitig und voreingenommen ein Therapieplan erstellt wird.

4.1.3 Testdiagnostische Verfahren

Zur sicheren Überprüfung der kognitiven, sensumotorischen, sozial-emotionalen und neuropsychologischen Fähigkeiten des Kindes stehen zahlreiche testdiagnostische Verfahren zur Verfügung. Entwicklungstests erfassen mehrere Bereiche der kindlichen Entwicklung und stellen fest, ob ein Kind altersgerecht entwickelt ist, oder ob eine Entwicklungsverzögerung oder eine so genannte Teilleistungsschwäche vorliegt (Brack, 1999). Neben allgemeinen Intelligenztests ermöglicht eine Vielzahl weiterer Tests die Untersuchung spezifischer Fähigkeiten wie visuelle und auditive Wahrnehmungsverarbeitung, Gedächtnis, Sprache, Sprachverständnis, Konzentration, Schulreife, Lesefähigkeit, Rechenfähigkeit und Rechtschreibfähigkeit. Eine Übersicht zu den derzeit gebräuchlichsten psychodiagnostischen Verfahren findet sich im Testkatalog der Testzentrale (2008). Um einem möglichen Missbrauch vorzubeugen, werden die Testverfahren nur an einen entsprechend qualifizierten Personenkreis ausgeliefert. **Tabelle 4** zeigt die am häufigsten verwendeten Verfahren zum Erfassen der kindlichen Entwicklung und der kindlichen Intelligenz.

Ergänzend dazu können zur Untersuchung der **sensumotorischen Fähigkeiten, der visuellen und auditiven Wahrnehmung** sowie der **motorischen Fähigkeiten** beispielsweise folgende Verfahren eingesetzt werden:

- Die Ordinalskalen zur sensomotorischen Entwicklung (Sarimski, 1987) für Kinder von 1 bis 24 Monaten und ältere Kinder mit geistiger Behinderung.
- Frostigs Entwicklungstest der visuellen Wahrnehmung FEW (Frostig, Dt. Bearbeitung Lockowandt, 2000) zur Auge-Hand-Koordination, Figur-Grund-Unterscheidung, Formkonstanz sowie zur Identifikation und Reproduktion von Gestalten bei Kindern im Alter von 4 bis 9 Jahren.
- Die Auditiven Diagnosemittel (2003) untersuchen in kindgerechter Gestaltung mit Hilfe einer Test-CD und einer Reihe bekannter und neuer Testverfahren wie dem Mottier-Test, dem dichotischen Hörtest sowie verschiedenen Lautunterscheidungstests die auditiven Funktionen vor allem von Kindern im Vorschul- und Grundschulalter.
- Der Motoriktest für 4- bis 6-jährige Kinder MOT 4–6 (Zimmer & Volkammer, 1987) erfasst die gesamtkörperliche Gewandtheit und Beweglichkeit, feinmotorische Geschicklichkeit, Gleichgewichtsvermögen, Reaktionsfähigkeit, Sprungkraft und Schnelligkeit sowie Bewegungsgenauigkeit und Koordinationsfähigkeit.
- Der Körper-Koordinationstest für Kinder KTK (Kiphard & Schilling, 1974) misst den Entwicklungsstand der Gesamtkörperbeherrschung und -kontrolle von Kindern im Alter von 5 bis 14 Jahren mit und ohne Behinderung.
- Die Lincoln-Oseretzky-Skala Kurzform LOS KF 18 (Eggert, 1974) ermittelt den motorischen Entwicklungsstand geistig behinderter, lernbehinderter und normal entwickelter Kinder im Altern von 5 bis 13 Jahren.

Tabelle 4: Entwicklungs- und Intelligenztests für Kinder

Testverfahren	Testautoren	Entwicklungsbereiche	Altersnorm
MFED – Münchener Funktionelle Entwicklungsdiagnostik	Hellbrügge (1994)	Motorik, Handgeschicklichkeit, Perzeption/Wahrnehmungsverarbeitung, Sprachverständnis, aktive Sprache, Sozialverhalten und Selbstständigkeit	0 bis 36 Monate
ET 6-6 – Entwicklungstest 6 Monate bis 6 Jahre	Petermann und Stein (2000)	Körpermotorik, Handmotorik, kognitive Entwicklung, Sprachentwicklung, Sozialentwicklung, emotionale Entwicklung	6 Monate bis 6 Jahre
K-ABC – Kaufmann Assessment Battery for Children	Kaufmann und Kaufmann (2003). Dt. Bearbeitung von Melchers und Preuß (2005).	Skala einzelheitlichen Denkens (Handbewegungen, Zahlen nachsprechen, Wortreihe), Skala ganzheitlichen Denkens (Zauberfenster, Wiedererkennen von Gesichtern, Gestaltschließen, Dreiecke, bildhaftes Ergänzen, räumliches Gedächtnis, Fotoserie), Fertigkeitenskala (Wortschatz, Gesichter und Orte, Rechnen, Rätsel, Lesen/Verstehen) und sprachfreie nonverbale Skala	2;6 bis 12;5 Jahre
SON-R 2½-7 – Snijders Oomen Non-verbaler Intelligenztest	Tellegen, Winkel und Laros (1998)	Logisches Denken (Kategorien, Analogien, Situationen), räumliches Vorstellungsvermögen (Mosaike, Puzzles, Zeichenmuster)	2;6 bis 7 Jahre
WET – Wiener Entwicklungstest	Kastner-Koller und Deimann (2002)	Motorik, visuelle Wahrnehmung, Gedächtnis, kognitive, sprachliche und sozial-emotionale Fähigkeiten	3 bis 6 Jahre
CPM – Coloured Progressive Matrices	Raven (2002); Dt. Bearbeitung von Bulheller und Häcker (2002)	Sprachfreie Erfassung des allgemeinen Intelligenzpotenzials durch das Erkennen und Vervollständigen unvollständiger graphischer Muster (Matrizen)	3;9 bis 11;8 Jahre

Tabelle 4: Entwicklungs- und Intelligenztests für Kinder *(Fortsetzung)*

Testverfahren	Testautoren	Entwicklungsbereiche	Altersnorm
SON-R 5½-17 – Snijders Oomen Non-verbaler Intelligenztest	Snijders, Tellegen und Laros (1997)	Abstraktes Denken (Kategorien, Analogien), konkretes Denken (Situationen, Bildgeschichten), räumliches Vorstellungsvermögen (Mosaike, Puzzles, Zeichenmuster).	5;6 bis 17 Jahre
HAWIK-III – Hamburg-Wechsler-Intelligenztest für Kinder III	Tewes, Rossmann und Schallenberger (2000)	Verbale Intelligenz (Allgemeines Wissen, Wortschatz-Test, Rechnerisches Denken, Allgemeines Verständnis, Gemeinsamkeiten finden, Zahlen nachsprechen), praktische Intelligenz (Zahlen-Symbol-Test, Bilder ergänzen, Mosaiktest, Figuren legen, Bilder ordnen), allgemeine Intelligenz	6;0 bis 16;11 Jahre

Zur Erfassung der **sozialemotionalen Entwicklung** werden beispielsweise folgende Persönlichkeitstests und Fragebögen zur Selbsteinschätzung des Kindes verwendet:

- Der Persönlichkeitsfragebogen für Kinder PFK 9–14 (Seitz & Rausche, 2004) kann bei Kindern im Alter von 9 bis 14 Jahren eingesetzt werden.
- Der Selbstregulations-Strategientest für Kinder SRST-K (Kuhl & Christ, 1993) erfasst das selbstregulatorische Strategiewissen im Grundschulalter.
- Das Inventar zur Erfassung von Impulsivität, Risikoverhalten und Empathie IVE ist ein Selbstbeurteilungsbogen für 9- bis 14jährige Kinder (Stadler, Janke & Schmeck, 2004).
- Der Kinder-Angst-Test II KAT-II (Thurner & Tewes, 2000) erfasst mit Hilfe von drei Fragebogen Ängstlichkeit und Zustandsängste bei Kindern von 9 bis 15 Jahren.
- Der Erfassungsbogen für aggressives Verhalten in konkreten Situationen EAS (Petermann & Petermann, 2000a) erfasst jeweils in einer Version für Jungen (EAS-J) und einer für Mädchen (EAS-M) anhand konkreter Alltagssituationen aggressive Reaktionen bei Kindern im Alter von 9 bis 13 Jahren.
- Die Pädagogische Analyse und Curriculum der sozialen und persönlichen Entwicklung PAC (Günzburg, 1977) ist ein Instrument zur systematischen Be-

obachtung des Sozialverhaltens, der Selbstständigkeit und der lebenspraktischen Fähigkeiten von Kindern, Jugendlichen und Erwachsenen mit geistiger Behinderung.
- Der Stressverarbeitungsfragebogen von Janke und Erdmann, angepasst für Kinder und Jugendliche (SVF-KJ) (Hampel, Petermann & Dickow, 2001), erfasst mithilfe eines Fragebogens stressreduzierende und stressvermehrende Strategien bei Kindern zwischen 8 und 13 Jahren.

Zur Überprüfung der kindlichen **Sprachentwicklung** können beispielsweise folgende Testverfahren angewendet werden:

- Sprachentwicklungstest für zweijährige Kinder SETK 2 (Grimm, 2000) zur Diagnose rezeptiver und produktiver Sprachverarbeitungsfähigkeiten.
- Sprachentwicklungstest für drei- bis fünfjährige Kinder SETK 3–5 (Grimm, 2001) zur Diagnose von Sprachverarbeitungsfähigkeiten und auditiven Gedächtnisleistungen.
- Das Sprachscreening für das Vorschulalter SSV (Grimm, 2003b) zur Identifikation von Risikokindern im Alter von 3 bis 5 Jahren als Kurzform des SETK 3–5.
- Der Heidelberger Sprachentwicklungstest HSET (Grimm & Schöler, 1991) zur differenzierten Erfassung der sprachlichen Fähigkeiten von Kindern im Alter zwischen drei und neun Jahren.
- Der Psycholinguistische Entwicklungstest PET (Angermaier, 1977) als Testbatterie für Kinder im Alter von 3 bis 10 Jahren, die auch als Ausgangspunkt für ein psycholinguistisches Sprachförderprogramm dienen kann.

Bei bestimmten Epilepsieformen, nach Schädel-Hirn-Traumen oder bei anderweitigen neurologischen Störungen werden ergänzend **neuropsychologische Testverfahren** durchgeführt:

- Die Tübinger Luria-Christensen Neuropsychologische Untersuchungsreihe für Kinder TÜKI (Deegener et al., 1997) ermöglicht bei Kindern im Alter 5 bis 16 Jahren eine umfassende Differentialdiagnose neuropsychologischer Störungen und ihrer spezifischen Lokalisation.
- Der Dortmunder Aufmerksamkeitstest DAT (Lauth, 2003) erfasst anhand eines Computerprogramms Beeinträchtigungen im Aufmerksamkeitsverhalten, motorische Unruhe und Impulsivität bei Kindern und Jugendlichen im Alter von 7 bis 19 Jahren.
- Der Göttinger Formreproduktions-Test GFT (Schlange et al., 1977) diagnostiziert Hirnschädigungen durch das Abzeichnen vorgelegter Figuren bei Kindern und Jugendlichen im Alter von 6 bis 15 Jahren.
- Das Diagnosticum für Cerebralschädigung DCS (Weidlich & Lamberti, 2001) ist ein visueller Lern- und Gedächtnistest für figuratives Material ab dem Alter von 6 Jahren.

Gelegentlich werden zur ergänzenden Persönlichkeitsdiagnostik **projektive Testverfahren** angewendet, die im Gegensatz zu den psychometrischen Verfahren nicht an einer Referenzstichprobe normiert sind. Die Ergebnisse der projektiven Testverfahren können die durch die Anamnese und die anderen diagnostischen Verfahren gewonnenen Informationen ergänzen, sollten jedoch nach Möglichkeit mit dem Kind oder seiner Bezugsperson besprochen werden und sind in jedem Fall stets zurückhaltend und jeweils im Kontext anderer Daten zu interpretieren. Streng genommen sollten diese Verfahren besser als Gestaltungsverfahren (Berk, 1992), als Handlungstests oder als evokative Verfahren (Baumgärtel, 1993) bezeichnet werden, da es fraglich ist, ob es bei der Bearbeitung der Tests überhaupt zu Projektionen – welcher Art auch immer – kommt (Schaipp, 2001). Die Verfahren arbeiten mit Bilder-Erzähl-Techniken, bei der zu mehrdeutigen Bildern eine Geschichte erzählt wird, mit Mal- und Zeichen-Techniken, bei denen vorgegebene Themen gezeichnet werden, sowie mit verschiedenen Spieltechniken.

Verfahren mit **Bilder-Erzähl-Techniken** sind beispielsweise:

- Der Kinder-Apperzeptionstest CAT (Bellack & Bellack; Dt. Bearbeitung von Moog, 1955), bei denen Kinder im Alter von drei bis zehn Jahren jeweils eine Geschichte erzählen zu mehrdeutigen Bildtafeln, auf denen Tiere in verschiedenen Situationen dargestellt sind.
- Der Schulangst-Test SAT (Husslein, 1978) erfasst schulische Ängste bei Kindern im Alter von 7 bis 13 Jahren mit Bildtafeln zu schulisch bedeutsamen Situationen.
- Der Familien-Beziehungs-Test F-B-T (Howells & Lickorish, 2003) erfasst anhand mehrdeutiger Bilder zu Situationen in der Familie die Einstellung des Kindes zu seiner Familie.

Verfahren mit **Mal- und Zeichen-Techniken** sind beispielsweise:

- Der Mann-Zeichen-Test (Ziler, 2000) erfasst die Darstellung des Körperkonzepts bei Kindern im Alter von 6 bis 14 Jahren.
- Der Baumtest (Koch, 1997) geht davon aus, dass Kinder ab 6 Jahren in der Baumzeichnung ausdrücken, wie sie in der Welt und zur Welt stehen.
- Die Familie in Tieren (Brehm-Gräser, 2001) lässt das Kind seine Familie und sich selbst als Tiere malen.

Verfahren mit **Spieltechniken** sind beispielsweise:

- Der Scenotest (von Staabs, 1992) lässt das Kind mit biegbaren Puppenfiguren, Tieren, Bäumen und Dingen des täglichen Lebens eine Szene gestalten, in der das Alltags- und Beziehungserleben, Ängste, Wünsche und Bewältigungsstrategien erkennbar werden können.

- Das Familienbrett (Ludewig und Wilken, 1999) ermöglicht es Kindern ab sechs Jahren, mit Holzfiguren auf einem Brett die Beziehungen der Familienmitglieder untereinander so darzustellen, wie es diese selbst erlebt.
- Der Familiensystemtest FAST (Gehring, 1998) basiert auf der strukturell-systemischen Familientheorie und kann bei Kindern ab sechs Jahren eingesetzt werden, um mit Spielfiguren emotionale Bindungen oder hierarchische Strukturen in der Familie oder in ähnlichen Sozialsystemen darzustellen.

Grundlage der **psychometrischen Testverfahren** ist die Testtheorie. Danach werden Tests so konstruiert, dass die Werte einer einzelnen getesteten Person mit den Alterswerten, Prozentrangwerten oder Standardwerten einer Referenzstichprobe verglichen und eingeordnet werden. In psychologischen Gutachten werden diese Angaben in Altersnormen, Prozenträngen oder T-Werten gemacht, die den getesteten Wert in eine Prozentrangreihe beziehungsweise in eine T-Verteilung einordnen. So bedeutet etwa ein Prozentrang von 85 oder ein 85. Perzentil, dass 85 Prozent aller Kinder eine gleich gute oder schlechtere Fähigkeit haben. 15 Prozent der gleich alten Kinder haben dagegen eine bessere Fähigkeit.

Altersnormierte Verfahren ermitteln durch einen Vergleich des chronologischen Alters (Testalter) des Kindes mit seinem Entwicklungsalter das Ausmaß einer Entwicklungsverzögerung. Das Entwicklungsalter gibt an, welchem chronologischen Alter die erreichten Fähigkeiten des Kindes entsprechen: So bedeutet beispielsweise in der Handgeschicklichkeit ein Entwicklungsalter von 42 Monaten, dass die meisten Kinder (95 %) mit 42 Monaten (bzw. 50 % der Kinder mit 32 Monaten) die vom untersuchten Kind erreichten Fähigkeiten beherrschen. Es ist zu beachten, dass aus mehreren Prozenträngen, die in verschiedenen Untertest gewonnen wurden, kein arithmetischer Mittelwert gebildet werden kann, da bei Rangwerten keine gleichen Abstände vorliegen müssen. Standardwerte geben den Abstand eines individuellen Testergebnisses vom Mittelwert der Normstichprobe bezogen auf die Standardabweichung der Werte dieser Gruppe an. Dabei werden die Testwerte in eine Standardnormalverteilung überführt (Mittelwert = 0; Standardabweichung = 1). Daraus können dann IQ-Werte (Intelligenzquotienten) mit einem Mittelwert von 100 und einer Standardabweichung von 15 abgeleitet werden beziehungsweise T-Werte mit einem Mittelwert von 50 und einer Standardabweichung von 10.

Ergebnisse der testdiagnostischen Verfahren bei Mirko: Es wurde die K-ABC, Kaufmann Assessment Battery for Children (Kaufmann & Kaufmann, 2003; Melchers & Preuß, 2003) durchgeführt, eine Testbatterie zur Bestimmung der Intelligenz, die auch sprachfreie Skalen enthält. Mirko erreichte als Gesamtintelligenz in der Skala intellektueller Fähigkeiten (SIF), die als zusammenfassendes Maß der Testbatterie dem Intellizenzquotienten vergleichbar ist, einen Wert von 94. Damit sind seine allgemeinen kognitiven Fähigkeiten als durchschnittlich und sein logisches Denkvermögen als altersgemäß einzuschätzen. Im einzelheitlichen Denken, bei dem es vor allem um das Erkennen, Wiedererkennen und Reproduzieren von Reihenfolgen geht, erreichte Mirko den Wert 85, der bezogen auf seine Altersgruppe knapp durchschnittlich ist. Im ganzheitlichen Denken, bei dem es darauf ankommt, aus visuell vorgegebenen Aufgaben Gegenstände, Situationen und Regelmäßigkeiten zu erkennen, erreichte Mirko den für seine Altersgruppe durchschnittlichen Wert 103. Der Unterschied zwischen den Werten der Skala einzelheitliches Denken (SED) und der Skala ganzheitliches Denken (SGD) beträgt bei Mirko 18 Punkte. Dies weist darauf hin, dass er Schwierigkeiten hat, seine Aufmerksamkeit zu fokussieren und sich auf eine bestimmte Aufgabe zu konzentrieren: In den Untertests Zahlen nachsprechen und Wortreihen (SED) sowie Wiedererkennen von Gesichtern (SGD) hatte Mirko unterdurchschnittliche Leistungen. Sein Wert in der Fertigkeitenskala (FS), die stark kulturabhängige Fähigkeiten (Sprachverständnis, Wissen, Rechnen) erfasst und damit das Ausmaß an erfahrener Förderung wiedergibt, ist mit 77 deutlich niedriger. Hier zeigt der Vergleich mit dem durchschnittlichen Wert (94) der Skala intellektueller Fertigkeiten, dass Mirko aufgrund seiner nicht-deutschen Muttersprache beeinträchtigt ist und insbesondere zu wenig sprachliche Förderung erfährt. Mangelnder Wortschatz zeigt sich in den Untertests Zauberfenster der SGD und im Untertest Wortschatz der FS.

Die Verhaltensbeobachtung während der Untersuchungssituation zeigt, dass Mirko eine auffällige motorische Unruhe, wenig Ausdauer und eine geringe Frustrationstoleranz hat. Er ist leicht ablenkbar und es fällt ihm schwer, konzentriert zuzuhören. Beim ergänzend durchgeführten Sprachscreening für das Vorschulalter SSV (Grimm, 2003b) wird Mirko als ein Risikokind mit einem defizitären sprachlichen Entwicklungsniveau eingestuft. Bei Mirko besteht eine therapiebedürftige Sprachentwicklungsverzögerung, die eine gezielte sprachheilpädagogische beziehungsweise logopädische Behandlung erfordert.

Daraus ergibt sich nun folgende **Zusammenfassung der medizinisch-psychologischen Diagnostik:** Bei durchschnittlicher Intelligenz und nicht eindeutig beurteilbarem Sprachverständnisalter hat Mirko einen großen Rückstand im Sprechalter sowie erhebliche Auffälligkeiten im Bereich der Aufmerksamkeit und Konzentration. In seiner grobmotorischen Koordination ist er etwas unsicher. Sein Verhalten ist insgesamt als hypermotorisch und impulsiv zu beschreiben. Während Körpergewicht und Größe eher im mittleren Bereich liegen, fällt sein relativ kleiner Kopfumfang auf. Es wurde ohne vorliegenden Befund eine augenärztliche Kontrolle durchgeführt, die zu einer Sehhilfeverordnung führte. Mirko wird als ein kontaktfreudiges Kind mit einer Neigung zu starken Trotzreaktionen, Aggressionen und Verweigerungsverhalten beschrieben. Obwohl seine verbalen Mitteilungen größtenteils unverständlich sind, zeigt er Sprechfreude und begleitet auch sein Spielen durch intensives Vokalisieren. Sein extrem trotziges Verhalten gegenüber der Großmutter wird vom Untersucher als sehr auffällig eingeschätzt. Da er darüber hinaus in seinem Sozialverhalten anderen gegenüber häufig aggressive Verhaltensweisen in Form von Schlagen, Treten oder Zerstören von Gegenständen zeigt, wird eine Störung des Sozialverhaltens bei fehlenden sozialen Bindungen (F 91.1) diagnostiziert. Weiterhin finden sich bei Mirko Hinweise darauf, dass es ihm schwer fällt, seine Aufmerksamkeit zu regulieren und seine Bewegungen zu koordinieren:

Er hat eine desorganisierte, mangelhaft regulierte und überschießende Aktivität. Eine nicht altersgerechte Entwicklung zeigt sich sowohl in seinem Sprachverständnis als auch im aktiven Sprachgebrauch. Die Familie scheint die Entwicklung von Mirko nur unzureichend zu fördern. Möglicherweise haben Mirkos Eltern selbst ähnliche Erfahrungen gemacht und sind nun damit überfordert, Mirko angemessen zu erziehen.

In der Klassifikation von Störungen anhand der ICD-10 (siehe Kap. 3.6 Störungen der kindlichen Entwicklung) wird die diagnostizierte psychische Störung auf der ersten Achse von insgesamt sechs Achsen einer multiaxialen Klassifikation eingeordnet. Auf der zweiten Achse wird erfasst, ob eine umschriebene Entwicklungsstörung vorliegt. Achse drei gibt das Intelligenzniveau an und Achse vier beschreibt die körperliche Symptomatik. Auf der fünften werden die aktuellen abnormen psychosozialen Umstände erfasst und auf Achse sechs wird eine Globalbeurteilung der psychosozialen Anpassung vorgenommen. Diese Zuordnungen werden dann als Buchstaben- und Ziffernabfolge verschlüsselt.

Multiaxiale Beurteilung von Mirko nach ICD-10:

Achse I: Klinisch-psychiatrisches Syndrom
Störung des Sozialverhaltens bei fehlenden sozialen Bindungen (F 91.1)

Achse II: Umschriebene Entwicklungsstörung
Expressive Sprachstörung (F 80.1)

Achse III: Intelligenzniveau
Durchschnittliche Intelligenz

Achse IV: Körperliche Symptomatik
Ohne Befund

Achse V: Assoziierte aktuelle abnorme psychosoziale Umstände
Ungenügende elterliche Überwachung oder Kontrolle (Z 62.0)

Achse VI: Globalbeurteilung der psychosozialen Anpassung
Deutliche und übergreifende (durchgängige) soziale Beeinträchtigung (5)

In der Praxis der Kindermusiktherapie findet sich gelegentlich eine kritische Haltung im **Umgang mit Fremdbefunden.** Vielfach wird diskutiert, ob und zu welchem Zeitpunkt der Behandlung es sinnvoll ist, medizinisch-psychologische Berichte oder Fremdbefunde aus der Frühförderstelle, der Schule oder einer Erziehungsberatungsstelle zu lesen. Um zu einer fundierten Hypothesenbildung zu gelangen, sollte sich die Therapeutin jedoch spätestens am Ende der Diagnosephase einen Überblick über mögliche Fremdbefunde verschafft haben.

Leitfragen zur Orientierung beim Lesen von Fremdbefunden

- In welchen Bereichen der kindlichen Entwicklung werden Defizite beschrieben?
- In welchen Bereichen zeigt sich eine normale Entwicklung?
- Werden spezifische Interessen oder besondere Kompetenzen des Kindes beschrieben?
- Welche weiteren Untersuchungen sind veranlasst worden?
- Welche Fragen sind noch ungeklärt?
- Welche ersten Hypothesen lassen sich aufgrund der Informationen aus den Fremdbefunden formulieren?

4.1.4 Musiktherapeutische Erstsitzung

Zu Beginn einer musiktherapeutischen Behandlung führt die Musiktherapeutin zunächst diagnostische Erstsitzungen durch, in denen sie das Kind innerhalb des spezifischen musiktherapeutischen Settings beobachten kann. Hier verschafft sie sich einen Eindruck von Art und Umfang der Störung und lernt die besonderen Interessen und Kompetenzen des Kindes kennen. Die genaue Anzahl dieser Erstsitzungen sollte im anamnestischen Erstgespräch mit den Eltern festgelegt werden. In der Regel ist sie abhängig von den Gegebenheiten des einzelnen Falls und der Institution sowie von den Finanzierungsvorgaben der Kostenträger. In der Praxis der Kindermusiktherapie variiert die Anzahl zwischen einer und sechs Diagnostiksitzungen. Je nach musiktherapeutischer Ausrichtung wählt der Therapeut in der Erstsitzung mit dem Kind ein spezifisches Setting, das charakterisiert ist durch ein spezifisches Angebot an Instrumenten sowie durch die spezifischen Aufforderungen, die an das Kind gerichtet werden.

Beschreibung der musiktherapeutischen Erstsitzungen (1 und 2) mit Mirko (Auszug).
1. Sitzung: Mirko wird von der Großmutter zur ersten Musiktherapiestunde gebracht. Beide erscheinen zu früh, so dass sie 15 Minuten warten müssen. Während dieser Zeit versucht die Großmutter zunächst durch verbale Aufforderungen, Mirko zum sitzen bleiben im Wartebereich zu animieren. Es gelingt ihr nicht und Mirko flitzt immer wieder durch alle Gänge und Stockwerke der Einrichtung. Er öffnet zahlreiche Türen und hat innerhalb kürzester Zeit fast alle Mitarbeiter der Einrichtung kennen gelernt. Als es soweit ist, kommt er problemlos mit der Therapeutin in den Musiktherapieraum. Es erfolgt kein Abschied von der Großmutter, auch keine Rückversicherung, wo sie auf ihn wartet.

Mirko ist ein aufgeweckter, freundlicher und sehr hübscher Junge, der einen gepflegten äußeren Eindruck macht. Im Musiktherapieraum verhält er sich zunächst zögernd und abwartend. Spontan geht er auf die Gitarre und eine Handtrommel zu. Er beschäftigt sich kurzzeitig zunächst mit der Gitarre, dann mit der Handtrommel. Die Gitarre versucht er zum Klingen zu bringen, streicht kurz über die Seiten, dabei wandert sein Blick jedoch nach kurzer Zeit weiter im Raum umher. Nach Aufforderung setzt er sich mit der Handtrommel der Therapeutin gegenüber auf den Boden. Spontan spielt er die Handtrommel rhythmisch an, bricht jedoch sein Spiel immer wieder ab. Mit Hilfestellung der Therapeutin gelingt eine längere Spielphase, in der Mirko rhythmisch zum Gitarrenspiel und Gesang der Therapeutin spielt. Die Musiktherapeutin singt ein Situationslied, in welchem sein Name und der Name der Therapeutin vorkommen. Mirko singt nicht mit, schaut jedoch, als sein Name genannt wird, kurz zur Therapeutin. Er äußert sich im Lauf der Erstsitzung kaum verbal, nach mehrmaligem Nachfragen nickt er. Auf Fragen zu den Instrumenten, zu seinen Wünschen oder Interessen reagiert er mit Achselzucken.

Nach etwa fünf Minuten gemeinsamen Musizierens mit der Therapeutin steht Mirko auf und läuft zur Tür. Er bleibt kurz stehen, wartet ab, möchte die Tür öffnen. Die Therapeutin bittet ihn, noch im Raum zu bleiben und erklärt ihm, dass er noch länger bleiben könne und erst dann wieder mit seiner Großmutter nach Hause gehen würde. Mirko verlässt jedoch den Therapieraum; er sucht allerdings nicht die Großmutter auf, sondern läuft an ihr vorbei. Da er sehr flink und geschickt ist, gelingt es ihm, innerhalb der Einrichtung andere Therapieräume zu öffnen. Auf verbale Hinweise und Aufforderungen durch die Therapeutin reagiert er nicht.

2. Sitzung: Mirko weigert sich, in den Therapieraum zu kommen. Er wirft sich im Vorraum auf den Boden und schreit. Die Großmutter berichtet, dass Mirko schon unterwegs ständig versucht habe, wegzulaufen. Sie sei völlig erschöpft und wisse sich nicht mehr zu helfen. Mirko strampelt zunächst wild mit den Beinen und versucht teilweise dabei auch Großmutter und Therapeutin zu treten. Er scheint völlig außer sich zu sein und lässt sich verbal nicht beruhigen. Nach kurzer Zeit steht er jedoch auf und rennt blitzschnell in den Therapieraum, dabei wirft er mit aller Gewalt die Tür zu. Die Therapeutin, die ihm folgt, findet ihn im Therapieraum in der Kuschelecke, in der er gerade dabei ist, ein Schaumstoffkissen zu zerstören. Auf die klare verbale Anweisung der Therapeutin, dass keine Gegenstände zerstört werden dürfen, beschimpft er sie mit «Du Sau!». Die Therapeutin versucht ihn zunächst zu beruhigen und verbalisiert Mirkos Wut und seinen Ärger, den er im Moment verspürt. Dabei weist sie ihn aber dennoch eindeutig auf die Regel hin, dass keine Gegenstände zerstört werden dürfen. Mirko versteckt sich nun unter einer Decke und setzt sich mit dem Körper abgewandt in eine Ecke des Therapieraumes. Die Therapeutin wartet ab und beginnt nach einer Weile erst zu summen, dann dazu einzelne Töne auf der Handtrommel und der Gitarre anzuschlagen. Ihre Aktivitäten kommentiert sie immer wieder verbal und bezieht sich dabei auf das, was beide in der vorangegangenen Stunde gemacht haben. Währenddessen beobachtet sie Mirko genau, spricht ihn aber nicht direkt an. Als sie beginnt, das Situationslied aus der vorangegangenen Stunde zu singen und sich auf der Gitarre zu begleiten, dabei aber auch gleichzeitig die Handtrommel versucht zu spielen, kommt Mirko spontan unter der Decke hervor und nimmt «seinen Platz» an der Handtrommel ein. Er beginnt rhythmisch zu spielen, singt einzelne Phrasen mit. Mirko möchte immer wieder, dass sein Name gesungen wird, im weiteren Verlauf auch die Namen von Eltern, Großeltern und Bruder. Dabei achtet Mirko genau auf den Stimmklang und die Betonung der kroatischen Namen und verbessert die Therapeutin solange, bis sie die Namen für ihn zufrieden stellend ausspricht. Ausdauernd bleibt Mirko jetzt bei der Sache und entwickelt immer neue Ideen, wie das Lied musikalisch und textlich ausgestaltet werden kann.

Für die Planung und Durchführung musiktherapeutischer Erstsitzungen müssen folgende Aspekte im Vorfeld berücksichtigt werden:

- der Therapieraum
- die Zeitstruktur
- die Spielangebote
- die anwesende Bezugsperson
- die Instrumente und Materialien

In der Erstsitzung ist der **Therapieraum** sparsam, aber einladend und freundlich ausgestattet. Er ist in einem neutralen Zustand und das Kind sollte keinesfalls aufgebaute Spielszenen seines Vorgängers vorfinden. Der Musiktherapeut kann einen ersten Kontakt zum Kind herstellen, indem er ihm die Anordnung der Instrumente und Spielgegenstände erklärt und ihm so Sicherheit und Orientierung verschafft. Dem Kind sollte die Bedeutung des Raumes und die damit verbundene Erwartungshaltung des Therapeuten erklärt werden: «Während wir hier gemeinsam spielen, bleiben wir in diesem Raum. Deine Mutter wartet nebenan und holt dich dann hier wieder ab». Ist das Kind mit der Institution nicht vertraut, in der die Erstsitzung stattfindet, kann ein kurzer Rundgang sinnvoll sein, beispielsweise kann dem Kind gezeigt werden, wo es seine Schuhe und Jacke aufhängen kann, wo sich die Toilette befindet, wo seine Mutter wartet. Bei besonders ängstlichen oder schüchternen Kindern können die ersten Stunden ausschließlich dazu dienen, sie mit dem Therapieraum und dessen Umgebung vertraut zu machen. So kann beispielsweise die Tür zunächst geöffnet bleiben, bis das Kind sich an die fremde Umgebung gewöhnt hat.

In der ersten Stunde kann es sinnvoll sein, nur wenige ausgewählte **Instrumente und Materialien** anzubieten. Manche Kinder fühlen sich von einem großen Instrumentenangebot überfordert und reagieren gehemmt oder überaktiv. Ist der Therapeutin noch wenig über das Kind bekannt, kann sie eine kleine Auswahl von Instrumenten aus den verschiedenen Instrumentengruppen der Schlag-, Zupf- und Blasinstrumente bereitstellen.

Für die musiktherapeutische Erstsitzung – wie für alle anderen Therapiesitzungen auch – gibt es eine zeitliche Begrenzung und eine spezifische **Zeitstruktur** (siehe dazu Kap. 4.3.1 Rahmenbedingungen). Üblicherweise dauert eine Erstsitzung zwischen 30 und 50 Minuten. Da das Verhalten des Kindes noch nicht ausreichend eingeschätzt werden kann, ist in jedem Fall sicherzustellen, dass die Therapiesitzung verkürzt werden kann. Eine Betreuung durch die Bezugsperson oder eine andere vertraute Person sollte auch dann sichergestellt sein.

Im Anamnesegespräch muss geklärt werden, ob es sinnvoll und notwendig ist, dass eine **vertraute Bezugsperson anwesend** ist und gemeinsam mit dem Kind an der musiktherapeutischen Erstsitzung teilnimmt. Das Trennungsverhalten kann der Musiktherapeutin wichtige diagnostische Hinweise geben, und sollte daher genau beobachtet und dokumentiert werden. Manche – auch bereits ältere Kinder – brauchen mehr Zeit, sich zu lösen, so dass deswegen sogar eine Art Machtkampf zwischen Eltern und Kind entstehen kann. In jedem Fall erhält die Therapeutin durch die Beobachtung dieser Situationen wichtige Informationen über das Interaktionsverhalten von Eltern und Kind. Kann sich das Kind vor der Erstsitzung – trotz vorher getroffener Absprache – nicht von der Bezugsperson lösen, wird die musiktherapeutische Erstsitzung im Beisein der Bezugsperson durchgeführt. Andererseits kann es vorkommen, dass sogar vierjährige Kinder problemlos einer ihnen unbekannten Musiktherapeutin in einen fremden Raum folgen. Auch hier sollte die Musiktherapeutin aufmerksam beobachten und das Trennungsverhalten im Elterngespräch thematisieren. Während im ambulanten Setting in der Regel meist die Mutter anwesend ist, kann im klinischen oder rehabilitativen Bereich durchaus eine Erzieherin oder eine andere Mitarbeiterin, zu der das Kind bereits eine vertrauensvolle Beziehung aufgebaut hat, das Kind zur musiktherapeutischen Erstsitzung begleiten. Manchmal ist es hilfreich, wenn die Musiktherapeutin einige Male auf Station oder in der Gruppe hospitiert, so dass sich beide zunächst in einem für das Kind vertrauten Rahmen kennen lernen können.

Je nach Ausrichtung der Therapeutin wird sie in der ersten Begegnung unterschiedliche **Spielangebote** machen und bestimmte Instrumente auswählen. Wenn Kinder sehr ängstlich und schüchtern reagieren, kann die Therapeutin zunächst vorsichtig einzelne Instrumente anspielen, damit das Kind Klang und Spielweise der Instrumente kennen lernt. Diese Vorgehensweise lässt sich gut kombinieren mit einer Geschichte, die spontan erfunden wird und indirekt Bezug auf die momentane Situation nimmt.

4.1.5 Die Beobachtung in der musiktherapeutischen Diagnostik

Die Beobachtung des Kindes in der ersten musiktherapeutischen Sitzung kann ergänzend zur Verhaltensbeobachtung im psychologischen Explorationsgespräch und bei der psychologischen Testung wertvolle diagnostische Hinweise liefern. Bei der Verhaltensbeobachtung – der wichtigsten diagnostischen Methode bei Kindern – werden die beobachtbaren Ereignisse systematisch erfasst und zielgerichtet ausgewertet. Will die Musiktherapeutin das Kind während der Behandlung beobachten, gilt es für sie, eine Balance zu halten zwischen der Aufmerksamkeit auf das gemeinsame Spiel, der Selbstbeobachtung und der Beobachtung des Kindes. Das gleichzeitige Zuhören, Beobachten und musikalische Kommunizieren mit dem Kind erfordert von ihr ein geschärftes sinnliches Wahrnehmungsvermögen. Um die Musiktherapeutin von der kaum zu leistenden Anforderung zu entlasten, gleichzeitig mit dem Kind zu spielen und das gemeinsame Spiel gewissermaßen von außen zu beobachten, kann die Musiktherapiesitzung mit Videoband aufgezeichnet werden. Eine auf Video dokumentierte Sitzung kann anschließend durch wiederholte Betrachtung sorgfältig ausgewertet werden und eine wichtige Grundlage sein für die Kommunikation mit anderen Fachkräften oder für die Beratung der Eltern.

Die Aufzeichnung auf Video schützt schließlich auch vor **Beobachtungsfehlern**. Diese kommen durch Ermüdungserscheinungen, Aufmerksamkeitsschwankungen oder durch Erwartungshaltungen der beobachtenden Person zustande und führen dazu, dass das beobachtete Verhalten fehlerhaft beurteilt wird. Beim so genannten Hof-Effekt (halo effect) dominiert ein positiver Gesamteindruck die Beurteilung einzelner weniger günstiger Eigenschaften, die davon überstrahlt und verzerrt werden. Auf diese Weise kann etwa die geringe Frustrationstoleranz eines insgesamt sehr kontaktfreudigen Kindes gar nicht oder nur verzerrt wahrgenommen werden. Ein weiterer häufiger Fehler liegt darin, in der Beurteilung extreme Werte zu vermeiden. Dies wird als Zentrale Tendenz bezeichnet und kann dazu führen, dass Unterschiede nicht so deutlich beschrieben werden, wie sie existieren und Veränderungen dadurch nicht erkennbar werden. Schließlich besteht in der Verhaltensbeobachtung auch die Gefahr, zu früh zu interpretieren und zu bewerten. Es ist daher bei der Auswertung einer Verhaltensbeobachtung unabdingbar, nur das zu beschreiben, was gesehen, gehört und gespürt wird; es soll weder das Wahrgenommene interpretiert, noch das Verhalten des Kindes gedeutet werden.

Da in der musiktherapeutischen Erstsitzung gezielt diagnostische Informationen gewonnen werden sollen, sind die Rahmenbedingungen der Beobachtung – die Zeitdauer, die beteiligten Personen, das Aufzeichnungsmedium – und vor allem das, was beobachtet wird, die Beobachtungskategorien, genau festzulegen. Musiktherapeutische Diagnostik steht dabei vor der besonderen Herausforderung, musikalische Vorgänge in sprachlicher oder anderer Form möglichst genau und verständlich zu beschreiben. Die ersten **musiktherapeutischen Diagnostikinstrumente** waren die Auswertungsskalen für Einzeltherapie, die 1964 bis 1966 im Rahmen eines Forschungsprojektes des amerikanischen National Institute of Mental Health NIMH von Nordoff & Robbins (1986) entwickelt worden waren. Die beiden Skalen ermöglichen eine Einschätzung der Kind-Therapeut-Beziehung in der musikalischen Aktivität sowie eine Einschätzung der musikalischen Kommunikation. Allerdings wurden für diese Skalen bislang – wie für die meisten anderen Skalen – weder Reliabilität (Zuverlässigkeit, mit der ein Messinstrument ein bestimmtes Verhalten misst) noch Validität (das Ausmaß, wie gut das Messinstrument tatsächlich das misst, was es messen will) bestimmt. Daher sollten die damit gewonnen Ergebnisse stets mit Vorsicht interpretiert werden.

Als **Beobachtungskategorien** für die musiktherapeutische Situation schlägt Wigram (1995) folgende Bereiche vor: Allgemeine Interaktion und Reaktionen des Kindes, Auffälligkeiten in Kommunikation und Verhalten, musikalisches Verhalten, Übertragung von Störungsverhaltensweisen in die musikalische Interaktion sowie motorische Aktivität des Kindes. Grant (1995) hat ein musiktherapeutisches Beobachtungssystem entwickelt mit den Kategorien sensumotorische Fähigkeiten, kognitive und perzeptive (auditive und visuelle) Fähigkeiten sowie kommunikative und soziale Fähigkeiten. Mit der siebenstufigen bipolaren Ratingskala Musiktherapie-Profil von Plahl (2000) kann die musiktherapeutische Interaktion in den Bereichen Aktivität/Aufmerksamkeit, Kontakt/Beziehung, emotionaler Zustand/Entspannung sowie Ausdruck/musikalische Aktivität eingeschätzt werden. Die ebenfalls siebenstufigen Musiktherapeutischen Ausdrucks- und Kommunikationsskalen MAKS (von Moreau, 2003) ermöglichen es, den musikalischen Ausdruck und die musikalische Kommunikation von Kindern und Jugendlichen mit psychischen Störungen einzuschätzen. Mit den Skalen EBQ (Schumacher, 1999, 2000) und KEBQ (Schumacher & Calvet-Kruppa, 2001) schließlich kann das Kontaktverhaltens bei autistischen Kindern eingeschätzt werden.

Die Beobachtung des musikalischen Verhaltens kann darüber hinaus ein wichtiger Bestandteil der **Differentialdiagnostik** sein. So hat Wigram (2002b) die Profile ‹Autonomie› und ‹Variabilität› der Improvisationsbewertungsprofile IAP (Improvisation Assessment Profiles) von Bruscia (1987) bearbeitet und daraus ein diagnostisches Instrument zur differenziellen Diagnostik bei autistischen Kindern entwickelt. Er beschreibt dabei einige typische Muster im musikalischen Spiel und im Umgang mit Instrumenten: Kreiseln von Zimbeln, Drehtrommeln und Tamburinschellen, wiederholtes Spielen ein- und derselben rhythmischen Sequenz sowie das Einführen bestimmter Abläufe, die während des gesamten Spiels gleich bleiben.

Für die praktische Arbeit haben die Autorinnen einen Beobachtungsbogen in Form von Leitfragen entwickelt, der individuell dem Alter sowie der Störung oder Behinderung des Kindes angepasst werden kann (siehe **Tab. 5**).

Tabelle 5: Leitfaden zur musiktherapeutischen Beobachtung

Gesamteindruck	• Wie ist das äußere Erscheinungsbild des Kindes (Körpergröße, Gewicht, Allgemeinzustand, Kleidung, Aussehen, Mimik und Gestik) • Wie ist die emotionale Grundstimmung des Kindes? • Wie reagiert das Kind auf die Situation?
Beweglichkeit	• Wie kann es sich fortbewegen? • Welche Hilfsmittel benötigt das Kind zur Fortbewegung? • Welche Entfernung kann das Kind selbstständig bewältigen?
Feinmotorik	• Wie ist die Hand-Auge-Koordination ausgebildet? • Wie ist die Hand-Hand-Koordination ausgebildet? • Wie ist die Kraftdosierung beim Spielen an den Instrumenten?
Wahrnehmung	• Zeigt das Kind Auffälligkeiten in der visuellen oder auditiven Wahrnehmung: Aufmerksamkeit, Merkfähigkeit, Differenzierungsfähigkeit, Lokalisation, Figur-Hintergrund-Hören • Hat das Kind visuelle oder auditive Über- oder Unterempfindlichkeiten? • Hat das Kind Berührungsempfindlichkeiten oder Berührungsunempfindlichkeiten gegenüber Personen oder Gegenständen?
Nonverbale und präverbale Kommunikation	• Wie ist das Blickverhalten des Kindes? • Wie zeigt das Kind Zustimmung oder Ablehnung? • Wie teilt das Kind seine Wünsche mit?
Sprache	• Versteht das Kind einfache Aufforderungen? • Über welchen aktiven und passiven Wortschatz verfügt das Kind? • Wie sind Stimmklang, Redefluss und Lautstärke?

Tabelle 5: Leitfaden zur musiktherapeutischen Beobachtung (Fortsetzung)

Konzentration/ Ausdauer	• Wie lange beschäftigt sich das Kind mit einem Gegenstand, mit einer Handlung? • Wie ablenkbar ist das Kind? • Verfügt das Kind über Lösungsstrategien, wenn beabsichtigte Handlungen nicht gelingen?
Selbstständigkeit	• Über welche Fähigkeiten im Alltag verfügt das Kind? (An- und ausziehen, Nahrungsaufnahme, Körperhygiene…)
Besondere Fähigkeiten und Interessen	• Welche besonderen Fähigkeiten zeigt das Kind? • Zeigt das Kind auffallendes Interesse an bestimmten Gegenständen, Handlungen oder Personen?
Besonderheiten der Eltern-Kind-Interaktion	• Wie gehen Kind und Eltern in der Sitzung miteinander um? • Wie lösen die Eltern Konfliktsituationen? • Wie reagieren die Eltern auf Autonomie-Bestrebungen des Kindes?
Besonderheiten vor oder nach der Therapiestunde	• Welche Besonderheiten lassen sich unmittelbar vor oder nach der Therapiestunde beobachten? • Wie gestaltet sich der Abschied von der Person, die das Kind bringt? • Wie gestaltet sich die Begrüßung mit der Person, die das Kind abholt?

4.1.6 Die Dokumentation in der Kindermusiktherapie

Die Dokumentation der musiktherapeutischen Behandlung zählt zu den wichtigsten Aufgaben der Musiktherapeutin. Sie dient einerseits dazu, wesentliche Aspekte durchgeführter Behandlungsstunden festzuhalten, um im weiteren Behandlungsverlauf wieder daran anzuknüpfen zu können. Andererseits werden Behandlungsverläufe für Außenstehende durch eine Dokumentation transparent und nachvollziehbar. Weiterhin bildet die Dokumentation des musikalischen Ablaufs die Grundlage für eine Evaluation der musiktherapeutischen Behandlung und liefert Forschungsmaterial für musiktherapeutische Fall-, Prozess- und Ergebnisstudien (siehe dazu Kap. 6.1 und 6.2).

Vor Beginn einer musiktherapeutischen Behandlung sollte die Musiktherapeutin klären, in welcher Form das Geschehen dokumentiert werden soll. Da die Beobachtungen der musiktherapeutischen Erstsitzung wesentlich für den weiteren Verlauf der Behandlung sind, sollte hier eine besonders differenzierte Form der Dokumentation gewählt werden. In der Regel fertigt die Musiktherapeutin im Anschluss an jede Therapiesitzung ein schriftliches Gedächtnisprotokoll an. Dies kann je nach Behandlungskontext orientiert am zeitlichen Ablauf in Form eines Fließtextes angefertigt werden, als eher assoziative Beschreibung ohne vorgegebene

Struktur, oder in Form von Skalen mit spezifischen Beobachtungsparametern. Wünschenswert wäre es, stärker als bisher auf standardisierte Verfahren wie beispielsweise das Integrative Musiktherapie Dokumentations-System (IMDoS) (Czogalik et al., 1995) oder das Basisdokumentationssystem ambulanter Musiktherapie (Wormit et al., 2002) zurückzugreifen.

Welche Form der Dokumentation der Musiktherapeut wählt, hängt von verschiedenen Aspekten ab: Zum einen von den Besonderheiten der behandelten Gruppe von Kindern, der spezifischen Zielsetzung der Therapie und vom musiktherapeutischen Ansatz. Zum anderen müssen möglicherweise institutionelle Gegebenheiten oder Vorgaben sowie pragmatische Aspekte – die zur Verfügung stehende Zeit oder bereits im Alltag bewährte Formen – berücksichtigt werden. Nicht zuletzt ist bei der Auswahl der Dokumentationsform entscheidend, mit welcher Zielsetzung und für welche Adressaten die Dokumentation erstellt werden soll. **Tabelle 6** gibt dazu eine Übersicht.

Ergänzend zu den schriftlichen Dokumentationsformen kann das Geschehen der Musiktherapiestunde durch technische Hilfsmittel wie Audio- oder Videogeräte in Form von **Video- und Audiodokumentationen** aufgezeichnet werden.

Tabelle 6: Formen der Dokumentation in der Musiktherapie

Adressaten	Dokumentationsziel	Dokumentationsform
Eigener Gebrauch	Therapieverlauf Therapieplanung Supervision/Intervision Grundlage für Fall- und Teambesprechungen	Stundenprotokolle in schriftlicher Form (als Verlaufsprotokoll); Protokollierung in Form von Beobachtungsskalen/-bögen ; Audio- und/oder Videoaufnahmen; Musikalische Transkriptionen
Fachleute, Eltern, Kostenträger	Information über Behandlungsverlauf und Therapieergebnisse	kurze schriftliche Berichte für die Patientenakte; schriftliche Erst-, Zwischen- und Abschlussberichte; Beispiele aus Audio-/Videoaufnahmen
Kostenträger, Auftraggeber für Forschung	Qualitätssicherung Evaluation Forschung	institutionell vorgegebene Dokumentationsbögen zur Qualitätssicherung; Stundenprotokolle in schriftlicher Form (als Verlaufsprotokoll oder in Form von Beobachtungsskalen/-bögen) angefertigt durch den Therapeuten oder Dritte; standardisierte Fragebögen; Audio- und/oder Videoaufnahmen; Transkriptionen

Dafür müssen die Erziehungsberechtigten des Kindes eine schriftliche Einverständniserklärung erteilen, die bereits im Erstgespräch mit den Eltern eingeholt werden kann (siehe Leitfaden für das musiktherapeutische Anamnesegespräch). Die Vorteile von Videodokumentationen liegen einmal darin, dass die musiktherapeutischen Sitzungen mehrmals angehört und betrachtet werden können und so eine bessere intrasubjektive und intersubjektive Übereinstimmung bei der Beurteilung des Therapieverlaufs oder des Therapieerfolgs erreicht werden kann. Zum anderen ist es gerade in der Kindermusiktherapie vorteilhaft, wenn nicht nur akustische Ereignisse, sondern das gesamte Ausdrucksverhalten des Kindes erfasst werden kann.

Eine Videodokumentation erfordert jedoch auf Seiten des Therapeuten und des Kindes etwas Übung. Werden beispielsweise nur ausgewählte Stunden aufgenommen, kann das Aufzeichnen mit der Kamera unwillkürlich zu einer Beeinflussung des Therapeuten führen, besonders dann, wenn noch eine weitere Person anwesend ist, die die Kamera führt. Auch das Kind kann in seinem Verhalten beeinflusst werden, wenn es sich beispielsweise in besonderem Maße für die Kamera interessiert, oder meint, es müsse etwas Besonderes vorführen, das gefilmt werden könne. In diesem Fall kann das Aufzeichnen mit der Kamera methodisch integriert werden, etwa indem das Kind gefilmt wird und die Aufzeichnung gemeinsam mit dem Kind betrachtet wird. Von Vorteil erweisen sich hier eine oder mehrere fest im Raum installierte Kameras, die für das Kind von vornherein zum Setting des Raumes gehören. Nachteil einer solchen Installation kann es sein, dass die Kameraeinstellung wenig flexibel ist – wenn sie nicht fernsteuerbar ist – und das Geschehen in der Therapiestunde oft nur aus einer einzigen Perspektive aufgenommen werden kann.

Der Gebrauch von Video- und Audiogeräten zur Dokumentation ist mit hohen Anschaffungskosten verbunden und führt zu weiteren Folgekosten, wenn die Aufzeichnungen analog auf Video- oder Audiobänder archiviert werden. Wenn digital aufgezeichnet wird, ist ein Computer mit entsprechender Software erforderlich. Das Überspielen, Schneiden und Archivieren der Aufzeichnungen benötigt Zeit, die meist vom Arbeitgeber nicht zur Verfügung gestellt wird. Eine umfangreiche und technisch hochwertige Therapiedokumentation erscheint jedoch angesichts zunehmender Anforderungen an die Qualitätssicherung und den Nachweis von Wirksamkeit in der Musiktherapie unerlässlich. Die erforderlichen Kosten sowie die benötigte Zeit sollten deshalb im Stellenprofil der Musiktherapeutin ausgewiesen werden.

Neben der Eingangsdiagnostik zu Beginn der therapeutischen Behandlung werden diagnostische Verfahren auch therapiebegleitend als Verlaufsdiagnostik eingesetzt und können am Ende der musiktherapeutischen Behandlung in Form einer Abschlussdiagnostik den Erfolg der Therapie evaluieren. Anhand der medizinisch-psychologischen und der musiktherapeutischen Diagnostik wird eine Indikation zur Musiktherapie gestellt und das therapeutische Vorgehen geplant.

Videodokumentation und Videoanalyse

Videodokumentationen sind nicht nur eine wichtige Grundlage für Gespräche mit Eltern oder anderen Fachkolleginnen, sie ermöglichen auch eine Reflexion und Evaluation des eigenen musiktherapeutischen Handelns und eine wissenschaftliche Analyse des musiktherapeutischen Behandlungserfolgs. In einer Videoanalyse können beispielsweise einzelne Elemente des meist erfahrungsgeleiteten musiktherapeutischen Vorgehens genau beschrieben werden, wie etwa das jeweilige Setting oder die verwendeten Behandlungstechniken. Ebenso kann die Entwicklung der therapeutischen Beziehung im gesamten Behandlungsverlauf dargestellt werden. Mit dem Videomaterial können theoretische Annahmen überprüft werden und Hypothesen über musiktherapeutische Wirkfaktoren formuliert werden.

Darüber hinaus kann das Videomaterial – bei entsprechender Einwilligung der behandelten Patientinnen – auch wissenschaftlich ausgewertet werden. Hier wird das Videomaterial entweder komplett analysiert oder einzelne Ausschnitte davon werden als Zeitstichproben (zum Beispiel einige Minuten vom Anfang, von der Mitte und vom Ende der Sitzung) oder als Ereignisstichproben (zum Beispiel alle Situationen, in denen das Kind am Xylophon spielt) ausgewertet, indem das untersuchte Phänomen (beispielsweise die präverbale Kommunikation) durch ein Kategoriensystem (Plahl, 2000) oder eine Ratingskala (Schumacher & Calvet-Kruppa, 1999) erfasst wird. Um dies zuverlässig zu tun, wird zuvor in einem Training der Auswerterinnen darauf geachtet, dass alle Beteiligten genau nach den jeweiligen Kriterien auswerten (Interrater-Reliabilität) und die einzelne Beobachterin immer gleich auswertet (Intrarater-Reliabilität). Bei einer Videomikroanalyse werden die untersuchten Phänomene mit Hilfe einer speziellen Software (Mangold, 2007) sehr genau in Echtzeit (beispielsweise die genaue Abfolge der abwechselnden Handlungen von Kind und Musiktherapeutin) abgebildet (Plahl, 2000).

4.2 Indikation und Therapieplanung in der Kindermusiktherapie

Eine Indikation besagt, welche Art von Behandlung für welche Krankheit oder Störung angezeigt ist. Indikationen für Musiktherapie beschreiben also, bei welchen Störungen Musik wirkungsvoll therapeutisch eingesetzt werden kann. Idealerweise basieren Indikationen auf Theorien und empirischen Forschungsergebnissen zu physiologischen, psychologischen und sozialen Wirkungen musiktherapeutischer Behandlung. So beeinflusst Musiktherapie auf der körperlichen Ebene beispielsweise das Immunsystem (Kuhn, 2002; Geier, 2001); auf der psychischen Ebene verändert eine musiktherapeutische Behandlung Emotion und Motivation (Gembris, 2002b; Magee & Davidson, 2002) und auf der sozialen Ebene wirkt sich Musiktherapie positiv auf Selbstwert und Sozialverhalten aus (Magee, 2002; Nayak et al., 2000), ebenso wie auf Kommunikation und Beziehungsgestaltung (Plahl, 2002; Schumacher, 2004). Basierend auf klinischen Erfahrungen und theoretischen Überlegungen sind mittlerweile für einige Anwendungsbereiche der Musiktherapie so genannte Indikationskataloge erstellt worden (Baumann, 2004; Frohne-Hagemann & Pleß-Adamczyk, 2005; Kächele et al., 2003; Muthesius & Beyer-Kellermann, 1999; Oerter et al., 2001).

Indikation zur Musiktherapie bei Mirko: Bei Mirko wurde eine Störung des Sozialverhaltens mit fehlenden sozialen Bindungen (F 91.1) sowie eine expressive Sprachstörung (F 80.1) diagnostiziert. Darüber hinaus weisen die psychologischen Testergebnisse und die Verhaltensbeobachtungen in den Untersuchungssituationen darauf hin, dass Mirko Schwierigkeiten in der Regulation seiner Aufmerksamkeit und Konzentration hat und zu motorischer Unruhe tendiert. Da er von den anderen Kindern zurückgewiesen wird und unbeliebt ist, wird er zunehmend isolierter und es besteht die Gefahr, dass sich seine Außenseiterposition verfestigt.

Eine Indikation für Musiktherapie ist damit begründet, dass die Selbstregulation von Mirko sowohl in seiner sensumotorischen und emotional-kognitiven als auch in seiner sozial-kommunikativen Entwicklung durch eine musiktherapeutische Behandlung wirkungsvoll unterstützt werden kann: Durch einen die Aktivitäten strukturierenden methodischen Einsatz von Musik und Bewegung können sowohl seine motorische Unruhe, seine Probleme in der Aufmerksamkeitsregulation sowie seine Schwierigkeiten in der emotionalen Regulation bei Frustrationen und Anforderungen bearbeitet werden. Die dadurch erreichte Rhythmisierung von Aktivitäten führt dazu, dass Bewegungen besser koordiniert und dosiert werden können. Darüber hinaus unterstützt die gleichermaßen entspannende und anregende Wirkung der musikalischen Aktivitäten eine für Kinder mit dieser Störung meist schwer zu erreichende Entspannung und erleichtert so die genaue Wahrnehmung und den Ausdruck ihrer Gefühle. Die präverbale und nonverbale Kommunikationsstruktur in der Musik stimuliert das auditive Gedächtnis und die pragmatischen Aspekte der Sprache im Dialog, die beide den expressiven Gebrauch der Sprache unterstützen.

Um eine vertrauensvolle therapeutische Beziehung zur Musiktherapeutin aufbauen zu können und mit dem Vorgehen in der Musiktherapie insgesamt vertraut werden zu können, sollte Mirko zunächst *einzeltherapeutisch* behandelt werden. Zur Behandlung der sozialen Verhaltensstörung wie auch zur Verbesserung der kommunikativen Kompetenzen von Mirko ist eine *gruppenmusiktherapeutische* Behandlung indiziert: Die realitätsnahe soziale Situation in einer Gruppenmusiktherapie ermöglicht es Mirko, Kontakt und Abgrenzung bewusst zu erfahren, Nähe und Distanz zu regulieren sowie Zuneigung und Abneigung in der Interaktion mit anderen Kindern auszudrücken. Gemeinsam können neue Formen der emotionalen Regulation von Frustrationssituationen und konstruktive Wege der Konfliktbewältigung erprobt und eingeübt werden. Durch das erfolgreiche Gestalten sozialer Beziehungen und das wirkungsvolle Kommunizieren seiner Bedürfnisse verbessert sich das Selbstbewusstsein und die Selbstsicherheit von Mirko und führt zu einer verbesserten Selbstwirksamkeit. Dies sind wesentliche Voraussetzungen für einen langfristig günstigen Entwicklungsverlauf, da sie seine Resilienz fördern.

4.2.1 Indikation in der Musiktherapie

In der Praxis arbeiten viele Musiktherapeutinnen in multidisziplinären Behandlungsteams und leisten dabei im Rahmen eines gemeinsamen Behandlungskonzepts ihren spezifischen musiktherapeutischen Beitrag. Hier gilt es zu zeigen, unter welchen Bedingungen und für welche Personen Musiktherapie die wirkungsvollere, kostengünstigere und schonendste Behandlungsform ist. Wichtige Indikationskriterien sind die spezifischen Wirkfaktoren, die beschreiben, was in der Musiktherapie im Unterschied zu anderen verbalen und nonverbalen Therapieformen therapeutisch wirkt, und so die therapeutischen Erfolge in der Anwendung von Musik erklären können. Daneben existieren wie in jeder Therapieform unspezifische Wirkfaktoren wie die therapeutische Beziehung oder die Spontanremission. Neben einer allgemeinen Indikation zur Musiktherapie, die begründet, warum eine musiktherapeutische Behandlung bei einer bestimmten Krankheit oder Störung angezeigt ist, kann eine differenzielle Indikation formuliert werden. Diese beschreibt, für wen wann welches musiktherapeutische Angebot in welchem Kontext am besten geeignet ist. Eine differenzielle Indikation gibt an, wann ein Kind im Einzelsetting musiktherapeutisch behandelt werden sollte und wann eine musiktherapeutische Behandlung in der Gruppe sinnvoll ist. Angaben zur differenziellen Indikation von Musiktherapie lassen sich aus Forschungsstudien zum musiktherapeutischen Behandlungsprozess gewinnen, bei denen die wesentlichen Bedingungen für einen erfolgreichen therapeutischen Behandlungsverlauf untersucht werden. Dazu wird der Einfluss einzelner therapeutischer Faktoren wie etwa die therapeutische Beziehungsgestaltung, die verwendete Musik oder der Einsatz verschiedener musiktherapeutischer Methoden auf den Verlauf der Behandlung von Menschen mit verschiedenen Störungen untersucht. Eine differenzielle Indikation bestimmt die im Einzelfall am besten geeignete musiktherapeutische Behandlungsform, und kann während des Therapieverlaufs durch Prozess- und Veränderungsdiagnostik überprüft werden.

Ebenso wie sich Indikationen für Musiktherapie formulieren lassen, die die Anwendung musiktherapeutischer Verfahren hinreichend rechtfertigen, gibt es auch **Kontraindikationen**, die gegen die Anwendung von Musiktherapie sprechen. So läge beispielsweise eine Kontraindikation für Musiktherapie vor, wenn ein Kind eine deutlich negative Beziehung zur Musik hat oder wenn es – bedingt durch neurologische beziehungsweise physiologische Störungen wie etwa akute psychotische Zustände – unerwünschte Reaktionen auf Musik zeigt. Fragen der Kontraindikation und der Indikation von Musiktherapie bei Kindern werden bislang allerdings kaum diskutiert und systematisch untersucht. Sie basieren daher auf klinischen Erfahrungswerten einzelner Musiktherapeutinnen. Erst allmählich entsteht in der Musiktherapie mit Kindern die Vorstellung, dass eine musiktherapeutische Behandlung nicht immer geeignet sein könnte und sogar negative Effekte zur Folge haben könnte. Für empirisch begründete Indikationsangaben oder Kontraindikationsangaben sind daher Zusammenhänge zwischen spezifischen Störungen und denjenigen musiktherapeutischen Vorgehensweisen aufzuzeigen, die diese erfolgreich verändern können beziehungsweise keine oder verschlechternde Auswirkungen auf die Störung haben. Solche Zusammenhänge werden in der von Smeijsters (2004) vorgeschlagenen evidenzbasierten Indikationsstellung ausformuliert.

Ein Beispiel für eine evidenzbasierte Indikation in der Musiktherapie findet sich bei Standley (1995), die basierend auf den Ergebnissen einer Metaanalyse zur

Evidenzbasierte Indikationsstellung

Wie eine empirisch fundierte Indikationsstellung gleichermaßen von Praktizierenden und Forschenden evidenzbasiert verwendet werden kann, zeigt Smeijsters (2004) in seinem Modell zur evidenzbasierten Indikationsstellung in der Musiktherapie. Dabei wird anhand von fünf Leitfragen überprüft, ob durch eine musiktherapeutische Behandlung die aus der Störung abgeleiteten Behandlungsziele erreicht werden können:

1. Was genau ist die **Problematik**, auf die sich die musiktherapeutische Behandlung bezieht? Zur Beantwortung dieser Frage ist die Störung genau zu diagnostizieren.
2. Können mit der gewählten musiktherapeutischen Arbeitsweise – entwicklungsfördernde, rehabilitative oder palliative Musiktherapie – sowie mit den gewählten musiktherapeutischen Methoden und Techniken die allgemeinen **Behandlungsziele** erreicht werden? Zur Beantwortung dieser Frage sind Behandlungsmodule zu erstellen, die Angaben zur jeweils indizierten Arbeitsweise und den damit erreichbaren Behandlungszielen machen. Dort werden sowohl die genauen Arbeitsformen, Methoden und Techniken in Form detaillierter Anleitungen ausgearbeitet, als auch erklärt, was Musiktherapie bei wem, weshalb und mit welchem Effekt erreicht (siehe Tab. 7).
3. Sind durch eine musiktherapeutische Behandlung die **Behandlungsziele tatsächlich erreicht** worden? Wie schneidet Musiktherapie im Vergleich zu anderen Therapieformen ab? Zur Beantwortung dieser Frage ist auf Wirksamkeitsnachweise aus musiktherapeutischer Forschung und klinischer Praxis zurückzugreifen.
4. Mit welchen **Theorien** kann die Wirksamkeit einer musiktherapeutischen Behandlung erklärt werden? Zur Beantwortung dieser Frage ist auf Theorien zur Erklärung der therapeutischen Wirkung von Musiktherapie zurückzugreifen.
5. Welche **Faktoren** tragen zum Gelingen einer Musiktherapie bei? Zur Beantwortung dieser Frage sind die Voraussetzungen für eine erfolgreiche musiktherapeutische Behandlung – von der Ausstattung des Therapieraums über die Zeitstruktur und die Ausbildung des Musiktherapeuten bis hin zur Motivation und den Ressourcen der Patientin – systematisch zu erfassen.

Anwendung von Musik im medizinischen Kontext Behandlungsmodule mit folgenden Angaben erstellt hat:

- Indikationen
- funktionale Wirkungen der Musik
- therapeutische Ziele
- therapeutisches Vorgehen
- Dokumentation.

Tabelle 7 zeigt am Beispiel der Anwendung von Musik und Stimulation, wie ein musiktherapeutisches Behandlungsmodul aufgebaut sein könnte. Grundlegend sowohl für die Indikation von Musiktherapie wie auch für die Therapieplanung ist in jedem Fall eine sorgfältige Diagnostik. Die dort festgestellten Störungen, Bedürfnisse und Ressourcen des Kindes und seiner Familie sind gleichzeitig der Ausgangspunkt (Baseline), um Veränderungen im Verlauf der Therapie zu bestimmen. Es sollte nachvollziehbar sein, warum und wie mit Hilfe von Musiktherapie erfolgreich behandelt werden kann.

Tabelle 7: Behandlungsmodul für die Anwendung von Musik und Stimulation in der Musiktherapie (nach Standley, 1995)

Bezeichnung	**Musik und Stimulation** häufig kombiniert mit anderen Arten von Stimulation (Streicheln, Bewegen visueller Reize, angenehme Gerüche)
Indikationen	Frühgeborene Kinder, Kinder in komatösen Zuständen, Kinder mit Hirnverletzungen, nach starken Verbrennungen, nach Knochenmarkstransplantationen, Organtransplantationen oder bei ansteckenden Krankheiten
Funktionale Wirkung der Musik	Musik stimuliert die auditive Wahrnehmung; Musik wirkt entspannend und anregend auf das vegetative Nervensystem
Therapeutische Ziele	Reaktionen auf Reize, die mit allen Modalitäten wahrgenommen werden, verstärken; Angst und depressive Verstimmung bei sensorischer Deprivation, etwa auf einer Isolierstation, reduzieren
Therapeutisches Vorgehen	Die vom Kind bevorzugte Musik wird durch einen Kissenlautsprecher gespielt – die Bewegung des Kissens kann zusätzliche Reize bringen. Erfolgt eine Verhaltensreaktion, versucht die Therapeutin eine Verbindung zwischen der Aktivität des Kindes und der Stimulation herzustellen, die dann allmählich mit verbaler Stimulation ersetzt werden kann, so dass das Kind auf die menschliche Stimme reagiert. Die vom Kind bevorzugte Musik wird mit einer Reihe anderer Aktivitäten kombiniert wie Dias betrachten, Erinnerungen an bestimmte Gerüche nachgehen, verschiedene Oberflächen berühren. Die Therapeutin verstärkt positive Reaktionen und imaginatives Denken.
Dokumentation	Physiologische Maße: Atemfrequenz, Puls, Blutdruck, Durchblutung; Verhaltensmaße: beobachtbare grob- oder feinmotorische Verhaltensweisen wie Saugen, Augenblinzeln, Kopfbewegung, Mundbewegung, Reaktionen auf Gehörtes; Ausdruck von Vergnügen wie Lächeln, positive sprachliche Äußerungen; Selbstbericht: Einschätzen von Depression und Angst

4.2.2 Indikation in der Kindermusiktherapie

In der musiktherapeutischen Praxis mit Kindern haben sich auf der Grundlage langjähriger klinischer Erfahrungen – unterstützt durch einzelne Forschungsergebnisse – mittlerweile allgemeine Indikationen für Musiktherapie herausgebildet. Als einer der ersten hat Evers (1991) ausgehend von einzelnen Störungsbildern und Verhaltensauffälligkeiten allgemeine Indikationen für Musiktherapie mit Kindern zusammengestellt. Bei Voigt (1998a; 2002) finden sich Indikationen für eine musiktherapeutische Behandlung bei Kindern mit Entwicklungsstörungen und Behinderungen. Frohne-Hagemann & Pleß-Adamczyk (2005) formulieren Indikationen für Musiktherapie bei psychischen Problemen im Kindes- und Jugendalter, bei denen allerdings nicht nur die Symptome einzelner Störungsbilder die Indikation bestimmen (störungsspezifisch), da sich Indikationen in ihrem Verständnis in erster Linie auf die die Symptomatik bestimmenden, nicht entwickelten oder geschädigten Beziehungsqualitäten beziehen. Entsprechend liege eine «spezifische Indikation» für Musiktherapie dann vor, wenn es «um ein Nachnähren, Nachholen oder Bereitstellen oder Herausfordern korrigierender und kompensierender Beziehungserfahrungen» gehe. Eine «semispezifische Indikation» liege dann vor, «...wenn Psychotherapie mit musikalischen Mitteln gemeint ist und mithilfe musikbezogener Zugänge der Identitätsfindung und emotionalen Differenzierung dienen soll» (Frohne-Hagemann & Pleß-Adamczyk, 2005, S. 15).

Die zunächst weitgehend durch klinische Erfahrungen begründeten Indikationen sollten langfristig im Sinne einer evidenzbasierten Praxis (Wigram, 2002a) systematisch evaluiert und kontinuierlich verbessert werden (siehe dazu Kap. 6.3 Evidenzbasierte Praxis in der Kindermusiktherapie). Nur so kann jeweils dasjenige Therapieverfahren zur Behandlung einer Störung gewählt werden, das sich in einer wissenschaftlich kontrollierten Praxis als erfolgreich erwiesen hat.

Die musiktherapeutische Behandlung von Kindern kann als Einzel-, Gruppen- oder Familientherapie durchgeführt werden. Eine differenzielle **Indikation für Gruppenmusiktherapie** ist vor allem dann gegeben, wenn das Kind sein soziales Bewusstsein und seine soziale Wahrnehmung verbessern und soziale Kompetenzen erwerben soll. Durch die permanenten Wechselwirkungen zwischen Individuum und Gruppe entstehen die spezifischen Wirkbedingungen einer Gruppenmusiktherapie: Das einzelne Kind erlebt sich in einem sozialen Kontext und erfährt durch die Gruppe eine Anerkennung seiner Person und eine Bestätigung seiner Fähigkeiten. Darüber hinaus kann es durch aufmerksames Zuhören und Nachahmen sein Handlungsrepertoire erweitern. Die Gruppe ermöglicht es dem einzelnen Kind, musikalische Beziehungen zu anderen Kindern zu gestalten und dabei sowohl Formen der Kontaktaufnahme wie auch Strategien zur Abgrenzung zu entwickeln. In der Gruppe kann das Kind wesentliche soziale Lernerfahrungen machen: Es nimmt andere Personen wahr, fügt sich in die Gruppe ein, hebt sich von anderen ab, steht im Mittelpunkt, führt andere, widerspricht anderen, setzt sich gegen andere durch und kooperiert mit anderen. Es lernt Konflikte konstruktiv zu bewältigen und gemeinsam mit anderen etwas zu gestalten. Eine verlässliche Gruppe verleiht dem Kind Schutz und Sicherheit und fördert so sein Selbstbewusstsein und sein Vertrauen in die eigenen Fähigkeiten. Mit den eigenen Stärken und Schwächen von den anderen als Teil einer Gruppe angenommen zu werden, ist eine wesentliche therapeutische Erfahrung für das Kind (Schmid & Janssen, 2001).

Die jeweilige Größe der Musiktherapiegruppe ist abhängig von den Störungen der zu behandelnden Kinder und liegt in der Regel zwischen drei und sechs Kindern. Kinder mit autistischen Störungen oder mehrfachen Behinderungen sind häufig damit überfordert, sich in eine Gruppe zu integrieren. Liegt in einem solchen Fall eine differenzielle Indikation für Gruppenmusiktherapie vor, so kann die Musiktherapeutin versuchen, mit einem zweiten – dafür geeigneten – Kind eine kleine Gruppe zu bilden. Manchmal kann es auch erforderlich sein, dass ein Kind mit einer differenziellen Indikation für Gruppenmusiktherapie zunächst in der Einzeltherapie mit der Musiktherapeutin seine Gruppenfähigkeit erarbeitet (siehe Beitrag von Mitzlaff in diesem Buch) oder extreme soziale Ängste zunächst in der dyadischen Situation einer Einzeltherapie behandelt werden.

4.2.3 Therapieziele in der Kindermusiktherapie

Nach Abschluss der Diagnosephase werden die Eltern über das Störungsbild und die Prognose des Kindes informiert, und der musiktherapeutische Behandlungsauftrag wird durch die Eltern oder andere Erziehungsberechtigte erteilt. Gemeinsam mit den Eltern und gegebenenfalls auch mit dem Kind werden die Behandlungsziele, das musiktherapeutische Vorgehen und der zeitliche Rahmen der Musiktherapie vereinbart. Kinder entscheiden sich selten selbst für eine therapeutische Behandlung, sie werden meist von ihren Eltern oder anderen Erwachsenen in die Musiktherapie geschickt. Daher können die Zielvorstellungen der Kinder von denen ihrer Eltern und Lehrerinnen abweichen und müssen gegebenenfalls einander angeglichen werden. Die Musiktherapeutin erstellt daraufhin einen Behandlungsplan, in dem sie festlegt, welches musiktherapeutische Vorgehen für das Erreichen der Behandlungsziele geeignet ist. In die Entscheidung über das jeweilige musiktherapeutische Vorgehen gehen allerdings nicht nur die störungsspezifischen Zielsetzungen ein, sondern auch die besonderen Bedürfnisse und Ressourcen des Kindes und seiner Familie und nicht zuletzt die institutionellen Rahmenbedingungen, in denen die Musiktherapie stattfindet.

Zu Beginn der Therapie sollten alle Beteiligten über die Zielsetzung, den Umfang, die Dauer sowie über Möglichkeiten und Grenzen der musiktherapeutischen Behandlung informiert werden. Die Therapieziele und der Behandlungsplan werden jeweils mit den beteiligten ärztlichen, psychologischen, pädagogischen und anderen therapeutischen Fachkräften abgestimmt. Die Ziele der Behandlung werden allerdings auch durch gesellschaftliche und kulturelle Entwicklungsanforderungen sowie durch Vorstellungen zum angemessenen Verhalten eines Kindes bestimmt. Hier gilt es zu überprüfen, ob es sich um realistische oder unrealistische Erwartungen handelt. Ebenso wird die Formulierung der Behandlungsziele indirekt durch die jeweiligen Vorstellungen von Gesundheit und Krankheit beziehungsweise von Störung und Behinderung geprägt. Daher sind insbesondere in der therapeutischen Behandlung von Kindern aus Migrationsfamilien kulturelle Unterschiede in den Gesundheits- und Krankheitsvorstellungen zu berücksich-

Störungen des Sozialverhaltens

Verlaufsstudien zeigen, dass Störungen des Sozialverhaltens insgesamt sehr stabil sind. Kinder mit aggressiven Verhaltensstörungen haben ein deutlich erhöhtes Risiko für eine Reihe weiterer psychosozialer Störungen, die bis ins Erwachsenenalter reichen. Die Prognose ist vor allem für diejenigen Kinder besonders ungünstig, bei denen die soziale Verhaltensstörung früh beginnt und mit starker Intensität in vielen Situationen auftritt. Durch zusätzliche psychische Störungen wie etwa eine Aufmerksamkeitsstörung oder durch unterdurchschnittliche Intelligenz werden die Entwicklungsprognosen weiter verschlechtert (Scheithauer & Petermann, 2000).

Entstehung und Aufrechterhaltung von Störungen des Sozialverhaltens und aggressiven Verhaltensstörungen werden multifaktoriell erklärt: Kinder mit aggressiven Verhaltensstörungen haben meist wenig oder gar keine Kompetenzen, um ihre Ziele auf sozial angemessene Weise zu erreichen. Sie verfügen kaum über Einfühlungsvermögen, interpretieren uneindeutige soziale Situationen schnell als Bedrohung und haben meist ein negatives Selbstbild und eine niedrige Selbstwirksamkeitserwartung. Ihre fehlenden kommunikativen Kompetenzen führen dazu, dass sie ihre eigenen Bedürfnisse vor allem durch aggressives Verhaltens erfüllen und ihre Beziehungen zu anderen entsprechend gestalten. Das Kind kann das Verhalten am Modell eines anderen Kindes oder eines Familienmitglieds gelernt haben (Modelllernen) und durch die Reaktionen der Umgebung so darin bestärkt werden, dass es aufrechterhalten wird. Aggressives Verhalten wird positiv verstärkt, wenn damit erfolgreich eigene Ziele erreicht werden können, oder wenn es Aufmerksamkeit und Zuwendung nach sich zieht (instrumentelle Aggression). Aggressives Verhalten wird negativ verstärkt, wenn damit unangenehme Zustände oder Situationen beendet werden können indem etwa bei Frustrationen die Emotion durch einen Wutausbruch reguliert wird (expressive Aggression). Positive und negative Verstärkungen festigen das Verhalten. Entscheidend für eine langfristige Verhaltensänderung ist also stets, wie die Umgebung auf das aggressive Verhalten reagiert.

tigen. Die Musiktherapeutin sollte stets versuchen, sich in die Lebenswelt des von ihr behandelten Kindes und seiner Familie hineinzuversetzen und zu fragen, worunter das betroffene Kind in seiner besonderen Situation leiden könnte und was es für eine gesunde Entwicklung benötigen würde. Neben der individuellen Situation des Kindes und seiner Familie sind für die Zielformulierung theoretische und empirische Erkenntnisse zur Entstehung und Aufrechterhaltung der jeweiligen Störung zu berücksichtigen.

Eine **allgemeine Zielsetzung** jeder Art von Therapie ist es, neue Möglichkeiten und alternative Wege zu finden, mit einer bestehenden unbefriedigenden Situation umzugehen: Störungen sollen verringert oder beseitigt werden, die Lebensqualität soll verbessert werden, das Selbstwertgefühl und die Selbstbestimmung der jeweiligen Person sollen gestärkt werden. Die erzieherische Kompetenz der Eltern ist zu stärken und der gesamten Familie sind neue Möglichkeiten aufzuzeigen, zufrieden stellender miteinander umzugehen. Daher sind Eltern und andere vertraute Bezugspersonen des Kindes stets in die Kindertherapie zu integrieren; sei es in Form begleitender Elterngespräche, sei es durch Anleitung der Eltern, sei es in Form gemeinsamer musiktherapeutischer Sitzungen mit den Eltern und Geschwistern. Auch die Erzieherinnen und Lehrerinnen in Kindergarten, Hort und Schule gilt es in der interdisziplinären Zusammenarbeit als wichtige außerfamiliäre Bezugspersonen mit einzubeziehen. In machen Fällen kann es sinnvoll sein, die Therapie direkt in den natürlichen Lebensräumen des Kindes durchzuführen: im Kindergarten, im Heim, in der Schule, eventuell auch im Elternhaus (siehe dazu auch das Kap. 4.4 Zusammenarbeit in der Kindermusiktherapie).

Neben den allgemeinen Therapiezielen werden **individuelle Therapieziele** formuliert, die auf die konkrete Störung bezogen sind und nach Möglichkeit klar und nachvollziehbar als beobachtbare Verhaltensziele operationalisiert werden sollten. Zur Formulierung der Therapieziele und zum Erstellen des Behandlungsplans ist es hilfreich, in Anlehnung an eine Störungstheorie Arbeitshypothesen zu bilden, die erklären, wie die jeweils vorliegenden Störungen eines Kindes entstanden sind, und wie daraus das therapeutische Vorgehen abgeleitet werden kann. Da in der Musiktherapie bislang weder eine umfassende Störungstheorie noch eine spezifische Therapietheorie existiert, wird dafür auf bestehende Theorien psychotherapeutischer Schulen – insbesondere auf psychoanalytische, verhaltenstherapeutische und personzentrierte Ansätze – zurückgegriffen (Ruud & Mahns, 1992; Smeijsters, 1994) (s. dazu auch das Kap. 2.3 Ansätze in der Kindermusiktherapie).

Therapieziele für Mirko: Bei Mirko steht die Störung des Sozialverhaltens mit fehlenden sozialen Bindungen (F 91.1) in Verbindung mit seinen Schwierigkeiten in der motorischen, emotionalen und Aufmerksamkeitsregulation im Vordergrund. Im Folgenden soll beispielhaft eine Arbeitshypothese in Anlehnung an verhaltenstheoretische Erklärungsansätze formuliert werden: Bei Mirko wird davon ausgegangen, dass sein aggressives Sozialverhalten durch seine eingeschränkten kommunikativen und emotionalen Kompetenzen mit verursacht sein könnte. Durch aggressives und oppositionelles Verhalten gelingt es ihm, sich anderen mitzuteilen – was ihm sprachlich nicht gelingt – und so erfolgreich seine Gefühle der Frustration oder der Überforderung zu regulieren. Dieses Verhalten wird durch die Aufmerksamkeit und die Zuwendung – auch in Form von Zurechtweisungen – der Personen um ihn herum verstärkt und dadurch aufrechterhalten. Daraus lassen sich nun die beiden grundlegenden Zielsetzungen für die Musiktherapie mit Mirko ableiten: Zum einen ist die Entwicklung seiner sozialen, emotionalen und kommunikativen Kompetenzen zu unterstützen, damit er künftig seine Bedürfnisse auf sozial angemessene Weise mitteilen kann und positive Reaktionen seiner Umgebung erhalten kann. Zum anderen sind seine Eltern, seine Großeltern, sein Bruder und seine Erzieherinnen dafür zu sensibilisieren, wie sie durch ihr eigenes Verhalten Mirko gegenüber zur Veränderung seines Verhaltens beitragen können.

Entwicklung sozialer, emotionaler und kommunikativer Kompetenzen

Mirko soll künftig:

- kooperativ mit gleichaltrigen Kindern spielen können
- konstruktiv Konflikte mit Gleichaltrigen und Erwachsenen bewältigen können
- kein aggressives und oppositionelles Verhalten gegenüber Kindern und Erwachsenen zeigen

- eine seinem Alter angemessene Zeitspanne konzentriert und aufmerksam bei einer Sache bleiben können (beispielsweise im Spiel)
- selbst Spannungszustände regulieren können und für sich Entspannung und Ruhe finden können
- bei Frustrationen und Anforderungen emotional angemessen reagieren können
- durch sprachliche Kommunikation mit anderen Kindern und Erwachsenen Kontakt aufnehmen
- mithilfe von Sprache seine Wünsche und Bedürfnisse mitteilen
- sich angemessen – sprachlich – gegenüber anderen Kindern und Erwachsenen behaupten
- mehr Selbstsicherheit im Umgang mit anderen Kindern und Erwachsenen zeigen.

Veränderung des Verhaltens in seiner sozialen Umwelt:

- Die Eltern von Mirko und seine Großeltern sollen künftig regelmäßig Zeiten reservieren, in denen sie zusammen mit Mirko spielen.
- Die Eltern von Mirko, seine Großeltern und die Erzieherinnen im Kindergarten sollen künftig nur dann Aufmerksamkeit gegenüber Mirko zeigen, wenn er sich sozial angemessen verhält.
- Die Erzieherinnen im Kindergarten sollen künftig das aggressive Verhalten von Mirko vorausschauend verhindern oder ohne große Zuwendung schnell unterbinden.
- Die Kinder in der Musiktherapiegruppe wie auch die Kinder in seiner Kindergartengruppe sollen gemeinsam verbindliche Regeln für den Umgang miteinander formulieren und diese konsequent durchsetzen.

Gegebenenfalls ist eine Problemhierarchie zu erstellen, die angibt, welche Störungen am dringlichsten zu behandeln sind beziehungsweise welche am besten therapeutisch zugänglich sind und so bald zu ersten Erfolgen führen können. Manche Ziele setzten das Erreichen eines anderen Teilziels voraus, wie etwa Entspannung in sozialen Situationen eine Voraussetzung dafür ist, soziale Kompetenzen zu zeigen. Für den Einstieg ist es daher empfehlenswert, an schnell erreichbaren Zielen zu arbeiten, um die Motivation und das Vertrauen des Kindes in sich selbst und seine Veränderungsfähigkeit zu stärken.

4.2.4 Behandlungsplanung in der Kindermusiktherapie

Bei der methodischen Umsetzung der Behandlungsziele sollten neben der jeweiligen Störung beziehungsweise Behinderung altersspezifische Lernvoraussetzungen, aktuelle Entwicklungsaufgaben sowie besondere Interessen und musikalische Vorlieben des Kindes berücksichtigt werden. Daher sollten die musiktherapeutischen Interventionen stets am Entwicklungsstand des Kindes orientiert sein. Dies wirkt sich sowohl auf die Gestaltung der therapeutischen Beziehung aus wie auch auf die altersangemessene Verwendung von Musik und Spiel als Medium, um sich auszudrücken und mitzuteilen (siehe auch die Kap. 4.3.2 Therapeutische Haltung und musiktherapeutische Beziehungsgestaltung sowie Kap. 4.3.3 Besonderheiten in der therapeutischen Beziehungsgestaltung mit Kindern). Die Vorgehensweise im Behandlungsplan sollte dem Kind und den Eltern transparent gemacht werden. Es wird ein Therapieablaufplan erstellt, der beschreibt, welche Struktur die Sitzungen haben werden, welche Art von Musik verwendet wird, wie die therapeutische Beziehung beschaffen sein wird und welche musiktherapeutischen Interventionen gleichzeitig oder nacheinander eingesetzt werden. Hierbei greift die Musiktherapeutin sowohl auf ihr theoretisches Veränderungswissen als auch auf ihr klinisches Erfahrungswissen zurück. Selbst wenn für bestimmte Störungen inzwischen Manuale vorliegen (Nickel et al., 2003), sollten die vorliegenden Module stets dem Einzelfall angepasst werden. Für eine individuelle Therapieplanung sollte sich die Therapeutin jeweils vor der Anwendung einer bestimmten therapeutischen Intervention detailliert damit auseinandersetzen, warum und auf welche Weise eine Intervention dazu beiträgt, ein vereinbartes Therapieziel zu erreichen.

Um eine möglichst weitreichende **Generalisierung** und einen guten Transfer der therapeutischen Veränderung in den Alltag zu erreichen, kann die Behandlung möglichst nah am sozialen Feld des Kindes stattfinden, und so soziale Situationen auf neue Weise erlebbar und veränderbar machen. Es können Alltagssituationen in der Musiktherapie bearbeitet werden, die es dem Kind ermöglichen, das eigene Verhalten zu reflektieren und alternative Verhaltensweisen zu erproben und einzuüben. Auch mit der Musik, die in der Therapie verwendetet wird, lässt sich eine Brücke in die Lebenswelt des Kindes schlagen.

Behandlungsplan für Mirko: Mirko singt und hört gerne kroatische und deutsche Kinderlieder. Musik ist für ihn eine wichtige Ressource, die in der musiktherapeutischen Behandlung gezielt zur Unterstützung seiner Entwicklung genutzt werden kann. Die entwicklungspsychologischen Funktionen von Musik im Regulieren von Emotionen (präverbale dialogische Elemente), im Regulieren der Motorik (rhythmische Elemente), im Fokussieren von Aufmerksamkeit (strukturierende Elemente), im Herstellen von Kontakt (aktivierende und motivierende Elemente), im Erleichtern von emotionalem Ausdruck (energetisierende Elemente) und im Fördern sozialer Beziehungen (verbindende Elemente) werden seinem Alter und Entwicklungsstand entsprechend in Form strukturierter und freier Improvisationen, in Form von Wahrnehmungs- und Kooperationsspielen sowie von musikalischen Geschichten, Spiel- und Situationsliedern und Rollenspielen eingesetzt.

Zeitliche Planung und Behandlungsformen: Es finden zunächst wöchentlich fünf bis zehn vorbereitende musiktherapeutische Einzelsitzungen mit einer Dauer von jeweils 50 Minuten statt, im Anschluss daran ebenfalls wöchentlich 10 bis 15 musiktherapeutische Gruppensitzungen mit insgesamt vier bis sechs Kindern und jeweils 50 Minuten Dauer. Begleitend dazu finden in regelmäßigen Abständen insgesamt fünf einstündige Beratungsgespräche mit den Eltern beziehungsweise der Familie statt. Zu Beginn und am Ende der Behandlung findet jeweils ein einstündiges Gespräch mit den Erzieherinnen im Kindergarten statt. Eltern und Erzieherinnen werden darüber informiert, wie sie ihre Gefühle von Hilflosigkeit und Wut überwinden und neue Erziehungsstrategien anwenden können. Sie werden für die Ressourcen und Entwicklungsfortschritte von Mirko sensibilisiert.

Vorgehen zur Entwicklung sozialer, emotionaler und kommunikativer Kompetenzen: Durch den strukturierten und ritualisierten Ablauf der Musiktherapie-Sitzungen wie auch durch die Verwendung von Situations- und Spielliedern werden Mirkos Spannungszustände abgebaut und seine Aufmerksamkeitsregulation unterstützt. Sowohl in der Einzeltherapie wie auch in der Gruppentherapie werden musikalische Entspannungsverfahren eingeübt, die auf sein Alter und seinen Entwicklungsstand abgestimmt sind, indem Geschichten oder Symbolfiguren aus seiner Erfahrungswelt verwendet werden. Mirkos spontanes Lautieren, mit dem er sein Spiel begleitet, wird aufgegriffen und sein emotionaler Ausdruck mit der Stimme durch das Singen von Liedern und das kreative Spiel mit der Stimme unterstützt. In der Musiktherapiegruppe werden in musikalischen Rollen- und Regelspielen Gefühle ausgedrückt und spielerisch kooperative und konstruktive soziale Verhaltensweisen erprobt. Dabei lernt Mirko, eigene und fremde Gefühle und Absichten genau wahrzunehmen, seine Emotionen angemessen zu regulieren und soziale Situationen besser zu interpretieren. In strukturierten musikalischen Spielsituationen lernt er sowohl sich zurückzunehmen wie auch sich angemessen selbst zu behaupten.

Parallel zur musiktherapeutischen Behandlung wird die expressive Sprachstörung ebenfalls im sozialpädiatrischen Zentrum logopädisch behandelt.

Anhand des Behandlungsplans sollte am besten in jeder Sitzung festgehalten werden, welche Behandlungsziele mit welchen Methoden bearbeitet worden sind. Bereits vor Beginn der Behandlung sollte überlegt werden, wie der Therapieerfolg konkret überprüft werden kann. Dazu sollten **Maßnahmen zur Therapiekontrolle** durchgeführt werden und die Therapeutin sollte eine Prognose für den erwarteten Therapieverlauf erstellen. Dieser wird unter anderem bestimmt durch die Dauer und Schwere der Symptomatik, durch die Risiko- und Schutzfaktoren sowie durch die Ressourcen und die Therapiemotivation des Kindes und seiner Familie. Darüber hinaus fließt in die Prognose mit ein, wie gut die jeweils vorliegende Störung generell durch musiktherapeutische Methoden beeinflussbar ist. Weicht der tatsächliche Behandlungsverlauf vom prognostizierten Verlauf ab, muss die Therapieplanung gegebenenfalls modifiziert werden: Eventuell müssen andere Ziele formuliert beziehungsweise andere Methoden verwendet werden. Alle erwarteten Veränderungen (Behandlungsziele) sollten in konkrete und damit beobachtbare Verhaltensziele übersetzt (operationalisiert) werden. Nur so kann empirisch überprüft werden, ob sie erreicht worden sind.

Die schriftliche Vorbereitung der musiktherapeutischen Sitzung unterstützt nicht nur als roter Faden die Sitzungsgestaltung; zusammen mit dem schriftlichen Protokoll des Ablaufs zeigt sie auch auf, wann Abweichungen vom ursprünglichen Therapieplan erfolgt sind. Sei es aufgrund einer Verweigerung durch das Kind oder aufgrund einer Krisenintervention (siehe auch Kap. 4.1.6 Die Dokumentation in der Kindermusiktherapie). Spätestens nach sechsmonatiger Behandlung sollte eine Erfolgskontrolle durchgeführt werden. Dabei sollte auch die Generalisierung der Therapieerfolge und der Transfer der therapeutischen Veränderungen in den Alltag überprüft werden. Der Verlauf der musiktherapeutischen Behandlung sollte möglichst durch eine Basisdokumentation transparent und nachvollziehbar gemacht werden und so eine Überprüfung hinsichtlich Effektivität und Effizienz ermöglichen. Wormit et al. (2002) beschreiben hierzu das von ihnen entwickelte Basisdokumentationssystem für die ambulante Musiktherapie. Ebenso sollte am Ende das Behandlungsergebnis festgehalten werden und der Langzeiterfolg nach Möglichkeit durch eine Nacherhebung (Katamnese) überprüft werden (siehe dazu Kap. 6 Gesundheitspolitische Aspekte und Forschung in der Musiktherapie mit Kindern).

4.3 Therapeutisches Vorgehen in der Kindermusiktherapie

Im Folgenden werden wesentliche Aspekte des therapeutischen Vorgehens in der Kindermusiktherapie dargestellt. Dies umfasst die räumlichen und zeitlichen Rahmenbedingungen, die verwendeten Musikinstrumente und technischen Geräte ebenso wie die therapeutische Haltung und die musiktherapeutische Beziehungsgestaltung mit Kindern. Ausführlich wird das Spektrum musiktherapeutischer Methoden beschrieben – von der Improvisation über den Einsatz von Liedern und dem rezeptiven Vorgehen bis hin zu einer Reihe weiterer Vorgehensweisen, die Bewegung, Sprache und andere Medien einbeziehen.

4.3.1 Rahmenbedingungen

Die Musiktherapeutin benötigt für ihre Arbeit einen eigenen **Therapieraum,** einen Abstellraum für nicht benötigte Instrumente sowie ein eigenes Büro beziehungsweise einen Arbeitsplatz, ausgestattet mit Schreibtisch und Telefon möglichst außerhalb des Therapieraumes. Musiktherapie auf dem Stationsflur, im Garten oder auf dem Spielplatz kann nur ein manchmal notwendiger Zwischenschritt sein, um einen ersten Kontakt zum Kind herzustellen. In manchen Praxisfeldern müssen Musiktherapeuten auf die Behandlung in einem eigenen Musiktherapieraum verzichten, weil die Kinder ihren Raum nicht verlassen können, oder weil in der Einrichtung kein Raum für die Musiktherapie eingerichtet ist. Das musiktherapeutische Setting wird dann so modifiziert, dass die Musiktherapeutin mit einem Korb von Musikinstrumenten zu den Kindern kommt (siehe dazu auch Kap. 5.1, 5.4, 5.5 und 5.7). Auch in diesem Fall wird ein Raum für Instrumente sowie ein Büro benötigt, in welchem die Therapie vor- und nachbereitet werden kann. Die Größe des Therapieraumes sollte für Einzeltherapien etwa 25 bis 40 Quadratmeter betragen, bei Gruppentherapien mindestens 30 Quadratmeter. Da sich viele Spielaktionen mit Kindern auf dem Boden ereignen, ist es sinnvoll, den Raum mit einem weichen, nicht allzu empfindlichen Teppichboden oder mit einem Spielteppich auszustatten.

Grundsätzlich stellen alle **Einrichtungsgegenstände** und jegliches **Material**, das sich im Raum befindet, eine Aufforderung für das Kind dar, damit zu spielen. All das, was dem Kind während der Stunde nicht zur Verfügung stehen soll, muss daher aus dem Raum entfernt oder in abschließbaren Schränken aufbewahrt werden. Vorhänge oder Rollos, mit denen Teile des Raumes oder verschiedene Materialien verdeckt werden, eignen sich nur bedingt dazu, das Angebot an Instrumenten und Materialien für das Kind zu begrenzen – Kinder werden so erst in besonderer Weise auf Materialien und Instrumente aufmerksam gemacht. Offene Regale, in denen die verschiedenen Instrumente gleichsam präsentiert werden, bewirken zwar, dass der Therapieraum möglicherweise wohnlich und einladend wirkt, führen aber vor allem bei Kindern mit Bewegungsunruhe und Aufmerksamkeitsstörung zu einer Reizüberflutung. Eine speziell vorstrukturierte Umgebung ist bei diesen Kindern unerlässlich (siehe dazu Kap. 5.11).

Grundsätzlich kann der Raum in verschiedene Funktionsbereiche gegliedert sein: Das Klavier sollte so platziert werden, dass der Therapeut, während er spielt, den Raum überblicken kann. Weitere größere Instrumente wie das Big Bom sollten einen festen Platz haben. Bewegung und freies Spiel brauchen freie Flächen, diese sollten in jedem Fall erhalten bleiben. Bei Bedarf können sie mit dünnen Matten ausgelegt werden, wie sie beispielsweise auch in der Krankengymnastik oder Psychomotorik gebräuchlich sind. Eine Ecke des Raumes kann mit Polster und Decken bestückt werden, so dass das Kind sich hier zurückziehen kann. Ein Korb für Kleininstrumente sowie ein weiterer für Schlegel und Klöppel ergänzen das Angebot. Auch wenn Kinder meist in Bewegung sind, sollten altersentsprechende Sitzmöglichkeiten vorhanden sein. Dem Kind sollte gut sichtbar ein Platz im Therapieraum angeboten werden, beispielsweise in Form einer Matte, einer Teppichfliese, eines Sitzkissens oder eines Stuhles. Eine Einladung im Sinne von «Hier ist ein Platz für dich, wenn du möchtest, kannst du dich hier hinsetzen» kann dem Kind Sicherheit und Orientierung vermitteln. Motorisch sehr unruhigen Kindern bietet ein solcher Hinweis auch die Möglichkeit, zur Ruhe zu kommen.

In manchen Institutionen müssen sich Therapeuten verschiedener Therapierichtungen gemeinsame Therapieräume teilen. Dies führt für die Musiktherapeutin oftmals zu erschwerten Arbeitsbedingungen: Sie muss ihr Instrumentarium auf- und abbauen oder eine Raumausstattung und Lage des Raumes erdulden, die für Kinder unbeabsichtigt sehr attraktiv ist und sie von dem eigentlichen Angebot der Therapeutin ablenkt, wie etwa eine Kletterwand oder ein ebenerdig gelegenes Fenster auf eine dicht frequentierte Straße. Auch die Lautstärke, die durch musikalisches Tun erreicht wird, führt häufig zu Problemen innerhalb der Einrichtung. So werden viele Musiktherapieräume aus Kostengründen nicht Schall isoliert, sondern in den Keller oder andere abgelegene Orte der Einrichtung verbannt. Dringen sehr viele Geräusche nach draußen, kann das die Musiktherapeutin unbewusst in ihrem therapeutischen Verhalten beeinflussen: Bemerkungen wie «Heute Nachmittag war es aber wieder ziemlich laut bei Ihnen» oder «Man hört gar keine Musik, wenn Moritz bei Ihnen ist» können dann als Kontrolle von Seiten der Bezugspersonen oder der Mitarbeiter erlebt werden und verletzen den therapeutischen Schutzraum. Hier ist es ganz besonders wichtig, über Musiktherapie und die eigene Arbeitsweise zu informieren und die Betreffenden einzuladen, selbst einmal den Raum und die Instrumente kennen zu lernen. Darüber hinaus sollten die Musiktherapiezeiten möglichst mit allen Mitarbeitern abgestimmt werden.

Der Therapieraum stellt in seiner Geschlossenheit einen **Schutzraum** für das Kind dar, in dem es von außen nicht gestört wird und in welchem es selbst entscheiden darf, was es ausdrücken und mit der Therapeutin teilen möchte. Der Raum ist ein wichtiges musiktherapeutisches Arbeitsmittel. Durch seine Struktur bietet er vielfältige Möglichkeiten der Verhaltensbeobachtung: Der Umgang des Kindes mit dem Raum kann der Therapeutin wichtige Hinweise auf seine Psychodynamik geben (siehe dazu auch Kap. 4.1.5. Die Beobachtung in der musiktherapeutischen Diagnostik). Manche Kinder können den Therapieraum in seiner Geschlossenheit als Begrenzung zunächst nicht akzeptieren. Es kann vorkommen, dass Kinder mehrmals bereits nach kurzer Zeit wieder aus dem Raum laufen. Das Kind sollte dann nicht mit allen Mitteln zum Bleiben bewegt werden, vielmehr sollte die Therapeutin versuchen, herauszufinden, warum das Kind den Raum ständig verlassen möchte: Manche – meist jüngere Kinder – sind es nicht gewohnt, sich über einen längeren Zeitraum in einem Raum aufzuhalten oder möchten sich von der Anwesenheit der Bezugsperson überzeugen. Hier kann die Therapeutin mit dem Kind gemeinsam die Einrichtung erkunden oder eine schrittweise Trennung von der Bezugsperson planen. Andere Kinder verfügen nur über eine kurze Konzentrationsspanne oder fühlen sich durch die räumliche Begrenzung und das Beziehungsangebot der Therapeutin überfordert. Hier sollte geprüft werden, ob zunächst zur Entlastung des Kindes mit zeitlich kürzeren Therapieeinheiten gearbeitet wird. Manche Kinder wiederum provozieren mit diesem Verhalten die Therapeutin und testen ihre Grenzen aus. In einem solchen Fall sollte die Therapeutin gemeinsam mit dem Kind Regeln mit Minimalanforderungen vereinbaren, die dann schrittweise erweitert werden. Ein selbst angefertigtes Schild, von außen an der Tür zum Therapieraum angebracht, beispielsweise ein grünes und auf der Rückseite rotes Ampelmännchen mit dem Schriftzug «Bitte nicht stören», schützt vor unerwünschten Störungen. Das Kind kann das Schild selbst zu Beginn der Therapiesitzung umdrehen und so sichtbar eine Abgrenzung nach außen vornehmen.

Jede musiktherapeutische Behandlung hat eine spezifische **zeitliche Begrenzung.** Jüngere Kinder oder Kinder, die unter einer Aufmerksamkeitsstörung mit starker Bewegungsunruhe leiden, sind möglicherweise von 30 Minuten Musiktherapie überfordert. Anderen Kindern dagegen, die die ersten 30 Minuten als Aufwärmphase brauchen, erscheinen 60 Minuten Therapiezeit eher kurz. Je nach Störungsbild und Alter des Kindes sowie entsprechend der institutionellen Rahmenbedingungen kann eine musiktherapeutische Behandlung ein- oder mehrmals wöchentlich stattfinden. Idealerweise kann die Musiktherapeutin je nach Einzelfall über Dauer und Frequenz der Sitzungen individuelle Absprachen treffen.

Die Therapiezeit sollte nicht spontan verlängert werden, etwa weil das Kind gerade sehr in das Spiel vertieft ist und nicht gehen möchte, oder weil das nachfolgende Kind krank ist. Das zeitlich festgelegte Ende der Stunde bildet eine Grenze und gibt dem Kind Sicherheit und Orientierung. Es muss nicht besonders schöne Musik machen oder besonders brav sein, damit es noch bleiben darf. Genauso muss es den Musiktherapieraum nicht früher verlassen, wenn es nicht spielen möchte. Die zeitliche Begrenzung bildet einen wichtigen Baustein des therapeutischen Rahmens, der dem Kind verständlich gemacht werden sollte. Für jüngere Kinder, die noch kein Zeitverständnis haben und die Uhr nicht lesen können, kann die dem Kind zur Verfügung stehende Zeit auf andere Weise visualisiert werden. Sehr bewährt haben sich hier Sanduhren, die das Kind zu Beginn der Stunde selbst umdrehen kann; so hat es ständig vor Augen, wie viel Zeit (Sand) noch bis zur Verabschiedung zur Verfügung steht. Viele Musiktherapeuten verwenden Lieder oder andere spielerische Elemente, um dem Kind eine zeitliche Orientierung während der Stunde zu ermöglichen (siehe dazu auch Kap. 4.3.5 Lieder in der Kindermusiktherapie).

Die musiktherapeutische Behandlung sollte regelmäßig über einen festgelegten Zeitraum erfolgen. Vorgehensweisen, bei denen Musiktherapiestunden nach Bedarf oder regelmäßige Stunden für einen nicht näher beschriebenen Zeitraum angeboten werden, widersprechen einem indikationsorientierten Therapieverständnis. Üblicherweise werden zunächst 10 bis 20 Sitzungen vereinbart und nach Ablauf des Zeitraums evaluiert. Nach Überprüfung der erreichten Therapieziele kann dann jeweils mit den Eltern beziehungsweise den Kostenträgern eine Verlängerung vereinbart werden.

In der Musiktherapie mit Kindern wird eine Vielzahl von **Musikinstrumenten** verwendet. Je nach musiktherapeutischer Ausrichtung, persönlicher Einstellung, besonderen Bedürfnissen der Zielgruppe und finanzieller Ausstattung können Musiktherapeuten ihr individuelles Instrumentarium zusammenstellen. Grundsätzlich eignen sich für den therapeutischen Einsatz Musikinstrumente, mit denen ohne aufwendige Spieltechnik ansprechende Klänge erzeugt werden können. Die in der Kindermusiktherapie eingesetzten Instrumente sollten über eine gewisse Widerstandsfähigkeit und Robustheit verfügen, so dass sie auch bei gelegentlich unsachgemäßer oder unvorsichtiger Handhabung nicht sofort Schaden nehmen.

Die Grundausstattung bildet neben den klassischen Instrumenten wie Klavier und Gitarre meist das Orff-Instrumentarium mit Schlaginstrumenten wie Trommeln und Klanghölzern sowie verschiedenen Stabspielen wie Xylophonen und Glockenspielen. Ergänzt wird dies durch verschiedene außereuropäische Instrumente, elektrisch verstärkte Instrumente, selbst gebaute Instrumente aus Umweltmaterialien sowie verschiedene für einzelne Patientengruppen entwickelte Klanginstrumente. In der anthroposophischen Musiktherapie mit Kindern werden spezifische Saiten- und Blasinstrumente wie etwa Streichpsalter und Choroi-Flöten verwendet, die auch von Musiktherapeutinnen mit anderer Ausrichtung ergänzend eingesetzt werden. In der schöpferischen Musiktherapie nach Nordoff/Robbins gilt das Klavier als unverzichtbar. Es bleibt ausschließlich dem Therapeuten vorbehalten und ermöglicht ihm, jederzeit auf alle hörbaren, sichtbaren oder anderweitig spürbaren Impulse des Kindes musikalisch adäquat zu reagieren. Neben dem Klavier wird in allen musiktherapeutischen Ansätzen häufig die Gitarre als Harmonieinstrument eingesetzt, weil sie gleichzeitig eine räumliche Nähe zum Kind ermöglicht.

Vor allem für Kinder mit Sinnesbehinderungen und anderen Entwicklungsstörungen wurden in Zusammenarbeit mit Instrumentenbauern spezielle Instrumente entwickelt, die dem Kind ein umfassendes Klangerlebnis vermitteln. In der Musiktherapie für Kinder mit Schwerstmehrfachbehinderung ist die Musiktherapeutin dazu herausgefordert, den Kindern trotz ihrer motorischen Einschränkung das Spiel auf verschiedenen Musikinstrumenten zu ermöglichen. Auch hier hat sich aus der praktischen Arbeit heraus eine Vielzahl von originellen Lösungen entwickelt (Thoms, 2004). **Tabelle 8** gibt eine Übersicht über die in der Kindermusiktherapie verwendeten Instrumente.

Auch ohne Verwendung von Musikinstrumenten können durch Bewegungen des Körpers, den so genannten körpereigenen Instrumenten, Klänge und Geräusche wie beispielsweise patschen, klatschen, schnipsen, stampfen, hüpfen, schnalzen und schmatzen erzeugt werden. Darüber hinaus entstehen Klänge und Geräusche durch die Stimme und Atmung wie etwa pusten, zischen, seufzen, summen, pfeifen, schreien und singen.

Bei der Auswahl der Instrumente spielt das Alter des Kindes eine Rolle: Jüngere Kinder bis etwa zum Schuleintritt sind mindestens genauso an Bau- und Funktionsweise eines Instrumentes interessiert wie an dessen Klangeigenschaften und Spieltechniken. Daher eignen sich für diese Altersstufe eher Instrumente, die robust in der Handhabung sind und sich in vielerlei Hinsicht als Spielgegenstände einsetzen lassen, wie zum Beispiel ein großes Xylophon, das Big Bom, eine stabile, nicht allzu wertvolle Gitarre sowie verschiedene Effektinstrumente. Ältere Kinder können – je nach Entwicklungsstand und Störungsbild – Hinweise zur Handhabung der Instrumente durchaus verstehen und bitten den Therapeuten sogar manchmal darum, ihnen die Spielweise der Instrumente zu zeigen. Hier können

Tabelle 8: Übersicht über die in der Kindermusiktherapie verwendeten Instrumente

Traditionell europäische Instrumente	Klavier, Gitarre, versch. Orchesterinstrumente, Harfe, Blockflöten, Akkordeon, verschiedene Effektinstrumente, Melodika Chimes, Monochord, Tischröhrenspiel, Drum-Set
Außereuropäische Instrumente	Congas, Bongos, Surdo, Agogo, Afuche, Cuica, Cabasa, Guiro, Berimbao, Bongo Bell, Claves, Maracas, Cajon, Caxixis, Shaker, Wah-Wah Röhre, Steeldrum, Vibraslap, Flex-A-Ton, Djemben, Bougarabou, Kpanlogo, Gomé-Bass, Sprechtrommeln, Shekere, Afrikanische Glocken, Balafon, Kalimba, Schlitztrommel, asiatische und indische Gongs, Zimbeln, Klangschalen, Didgeridoo, Rainmaker, Rahmentrommeln, Oceandrum
Orff-Instrumentarium	Xylophon, Metallophon, Glockenspiel, Holzklangstäbe, Rahmentrommel, Rahmenschellentrommel, Schellenband, Triangel, Schellenkranz, Becken, Fingerzymbeln, Holzblocktrommel, Klanghölzer
Anthroposophische Instrumente	Krummhorn, Schalmei, Cornamuse Alphorn, Blockflöte, Renaissanceblockflöte, Choroi-Flöte, Obertonflöten, Gemshorn, Kupferflöte, Streichpsalter, Chrotta, Wichtelchrotta, Streichbass, Kinderharfe, Kantele, Bordun-Leier, Leier, Choroi, Harfenleier, Englische Handglocken
Elektrisch verstärkte Instrumente	E-Gitarren, Synthesizer, Heimorgel, Soundbeam
Speziell entwickelte Instrumente	Klangstuhl, Klangwiege, Klangharfe, Klangliege, Körpertambura, Klangbett, Tischtrommel, Streichrohr
Instrumente aus Umweltmaterial	Nüsse, Kastanien, Steine, Muscheln, verschiedenes Papier, Papprollen, Kamm, Alufolie, Löffel, Töpfe, Topfdeckel, Eierschneider, Waschbrett, Büchsen mit versch. Material gefüllt, Kartons, Gummiringe, Holzstäbe, Nägel, Schrauben, Schlüssel, Korken, Schnüre, Luftballons, Gegenstände mit Wasser gefüllt, Flaschen.

dann auch anspruchsvollere Instrumente wie Monochorde mit Stimmhölzern, Drehpauken oder Flöten zum Einsatz kommen.

Zu Fragen der Grundausstattung geben verschiedene musiktherapeutische Verbände Hinweise (Deutsche Gesellschaft für Musiktherapie, Berufsverband der Musiktherapeutinnen und Musiktherapeuten in Deutschland). So werden nach einer aktuellen Berechnung der Deutschen Gesellschaft für Musiktherapie rund 13 000 Euro für eine Erstausstattung bei Kindern benötigt. Darüber hinaus müssen im laufenden Etat Kosten für eine regelmäßige Klavierstimmung und Nachkäufe von Schlegeln, Saiten und Trommelfellen berücksichtigt werden. Das musiktherapeutische Instrumentarium benötigt ständige Pflege: Instrumente müssen gestimmt, repariert, speziell behandelt oder abgestaubt und gesäubert werden, damit sie in der Musiktherapie eingesetzt werden können.

Ergänzend werden **technische Geräte** wie etwa eine Stereoanlage mit entsprechenden Geräten oder ein Personalcomputer mit Lautsprecherboxen für die Wiedergabe komponierter Musikstücke auf CD oder anderen Tonträgern eingesetzt. Um Aufnahme und Wiedergabe von akustischen Ereignissen methodisch in die Musiktherapie mit Kindern einbeziehen zu können, sollte zusätzlich ein tragbares Gerät mit einem externen Anschluss für ein Mikrofon vorhanden sein. In der praktischen Arbeit haben sich auch Notationsprogramme für Computer bewährt, die eine zeitsparende Notation einzelner Lieder oder musikalischer Phrasen ermöglichen, was besonders für die Dokumentation hilfreich ist.

Übersicht über Spielmaterialien in der Kindermusiktherapie

- Bewegung und Entspannung: Hängematte, Heidelberger Treppe, Podest, Sprossenwand, SI-Schaukel, Kriechtunnel, Zelt, Tücher und Decken, Kuschelecke, Polster, Kissen, Matten, Boxhandschuhe, Batakas, Bälle, Reifen, (Bilder-) Bücher
- Szenisches Spiel: Handpuppen, Puppen, Puppenwagen, Kindergeschirr, Aufstellspielzeug (Tiere und Menschen), Verkleidungskiste, Polaroidkamera, verschieden große Spiegel, Seile, Tücher, Trillerpfeife, Telefon, Arztkoffer
- Malen und Werken: Papier in verschiedenen Größen und Stärken, verschiedene Stifte und Farben, Klebstoff, Scheren, Lineal, verschiedene Bastelmaterialien (siehe auch Instrumente aus Umweltmaterialien), Tafel und Kreide, Gewebeband
- elementare Spielmaterialien: Bohnenkiste, Seifenblasen, Luftballons in verschiedenen Größen, Aufziehspielzeug, Kreisel, Spieluhr, Nachziehspielzeug, Tütenpuppe, Glöckchen
- zerstörbares Material: große Kartons, Eierkartons, Zeitungen
- Brettspiele: Puzzles, Memory, Spielhaus, Quartett und andere, verschiedene Farb- und Zahlwürfel.

Abhängig von der konzeptionellen Ausrichtung der Musiktherapie können **weitere Spielmaterialien** das Angebot an Instrumenten ergänzen. Der Musiktherapieraum wird dafür mit Gegenständen ausgestattet, die Bewegung, szenisches Spiel oder andere Ausdrucksformen wie Malen anregen.

Die aufgeführten Spielmaterialien lassen sich auf vielfältige Weise mit dem Angebot an Musikinstrumenten kombinieren, beispielsweise kann das Kind sich mithilfe von Decken und Polstern eine Höhle bauen, in die es sich mit einem oder mehreren Instrumenten zurückziehen kann (siehe dazu auch Kap. 5.6). Bilderbücher können Anregungen für Klanggeschichten und das Produzieren von Hörspielen geben oder sie dienen als Grundlage für ein Szenisches Spiel, das unter Verwendung von ausgewählten Requisiten aufgeführt wird. Papier, Stifte und Farben werden benötigt, wenn zur Musik gemalt wird oder ein gemaltes Bild vertont werden soll. Seile, Reifen, Tücher und Luftballons können bewegungsunterstützend zur Musik eingesetzt werden.

4.3.2 Therapeutische Haltung und musiktherapeutische Beziehungsgestaltung

Grundlegend für eine erfolgreiche musiktherapeutische Behandlung ist eine tragfähige therapeutische Beziehung zwischen dem Kind und der Musiktherapeutin als zentraler Wirkfaktor therapeutischen Handelns (Grawe, 1998). Die musiktherapeutische Behandlung von Kindern orientiert sich darüber hinaus daran, wie Kinder neue Fähigkeiten entwickeln, wie die Entwicklung dieser Fähigkeiten durch chronische Krankheiten, Behinderungen oder Entwicklungsstörungen beeinträchtigt wird und auf welche Weise in der Musiktherapie die Entwicklung unterstützt werden kann. Aufbauend auf einer vertrauensvollen Beziehung, die dem Kind Sicherheit und Geborgenheit vermittelt, werden daher in einem Umfeld ohne Leistungserwartungen mit angemessenen Spielangeboten die Neugier und das Erkundungsverhalten des Kindes angeregt und durch das gemeinsame musikalische Gestalten sein Selbstbewusstsein und seine Selbstregulation verbessert. Da das Kind entweder in einer Familie oder in einem Heim lebt, werden durch begleitende Gespräche die Eltern oder andere wichtige Bezugspersonen in die musiktherapeutische Behandlung mit einbezogen. Bei sehr jungen Kindern, die sich noch nicht für längere Zeit von ihrer Bezugsperson trennen können, sollte die Mutter, der Vater oder eine andere wichtige Person in der Therapiesitzung dabei sein, um für das Kind eine Brücke zur Musiktherapeutin bauen zu können.

Um eine von Vertrauen und Respekt geprägte Beziehung zu schaffen, haben sich so genannte therapeutische Grundhaltungen bewährt, wie sie zuerst von Carl Rogers (1902–1987) in seiner klientenzentrierten beziehungsweise personzentrierten Psychotherapie formuliert wurden (Rogers, 1982). Mittlerweile werden die therapeutischen Grundhaltungen der Wertschätzung, der Empathie und der Echtheit als Basiskompetenzen schulenübergreifend in den meisten psychotherapeutischen Verfahren angewandt, um einen guten therapeutischen Kontakt herzustellen (Voigt & Plahl, 2007).

Voraussetzung für eine vertrauensvolle Beziehung zwischen Kind und Therapeutin ist eine bedingungslos positive Haltung dem Kind gegenüber. Eine solche uneingeschränkte **Wertschätzung** bedeutet, das Kind in einer wohlwollenden Art vorbehaltlos anzunehmen und zu respektieren. In der Vorstellung der humanistischen Psychologie kann sich ein Mensch nur dann weiterentwickeln und zu seiner psychischen Gesundheit zurückfinden, wenn er bereit ist, sich selbst zu akzeptieren und sich anderen gegenüber zu öffnen. Er kann sich erst dann selbst akzeptieren, wenn er sich von anderen akzeptiert fühlt (Rogers, 2004). Ein wertschätzender, liebevoller und wohlwollender Umgang mit dem Kind verringert seine Angst vor Fehlern oder vor Versagen, stärkt sein Selbstvertrauen und erhöht so seine Motivation zur therapeutischen Veränderung. Uneingeschränkte Wertschätzung und Akzeptanz des Kindes sind als therapeutische Haltung immer wieder neu zu gewinnen. Durch eine Sensibilisierung für die oftmals verborgenen Stärken des Kindes, von Gertrud Orff als «Profizite» (Orff, 1998) bezeichnet, kann dies erleichtert und unterstützt werden. Nicht die Störung oder die Behinderung des Kindes sollten im Vordergrund stehen, sondern seine Fähigkeiten. Die Probleme des Kindes sollten stets als ein Lösungsversuch gedeutet werden und es sollte dem Kind vermittelt werden, dass es als Person akzeptiert wird.

Ebenfalls grundlegend ist die einfühlende Haltung der **Empathie**, bei der die Gefühle einer anderen Person erkannt und stellvertretend nachvollzogen werden. Die Therapeutin versucht sich in den emotionalen Zustand des Kindes hineinzuversetzen, indem sie ihm aufmerksam zuhört, sein Verhalten genau beobachtet und sensibel spürt, in welcher Stimmung es ist. Wenn die Therapeutin sich noch gut an ihre eigene Kindheit und ihr eigenes kindliches Erleben erinnern kann, erleichtert ihr dies den Zugang zum kindlichen Erleben. Auch der Wunsch, das Kind mit seiner Weltsicht, seinen Interessen und seinen Phantasien wirklich kennen lernen und verstehen zu wollen, hilft dabei, sich in die kindliche Lebenswelt einzufühlen. Hilfreich sind auch eigene Erfahrungen mit Kindern außerhalb der Therapie. Anders als in verbalen Psychotherapien äußert sich eine empathische Haltung in der Musiktherapie nicht nur im einfühlsamen Nachfragen, sondern auch in einer sorgfältig auf die Besonderheiten des jeweiligen Kindes abgestimmten musikalischen Anregung. Eine solche einfühlsame Anregung konfrontiert das Kind nicht einfach mit musikalischen Reizen, sondern regt es behutsam dazu an, von sich aus initiativ zu werden. Die Therapeutin orientiert sich in ihrem eigenen Spiel am Spiel des Kindes und versucht ihm eine musikalische Resonanz zu geben.

Die dritte therapeutische Grundhaltung der **Echtheit** bedeutet, dass die Musiktherapeutin in Übereinstimmung mit ihren Einstellungen und Gefühlen handelt. Therapeutische Veränderungen gelingen leichter, wenn eine echte Begegnung zwischen zwei Menschen stattfindet. Die echte Begegnung in der gemeinsamen musikalischen Handlung ist gleichzeitig das therapeutische Ziel einer gelingenden persönlichen Entwicklung im Sinne der humanistischen Psychologie wie auch der therapeutische Weg hin zu diesem Ziel. Die Therapeutin sollte sich daher dem Kind gegenüber unverstellt und ehrlich verhalten. Indem sie ihre eigenen Gefühle offen zeigt, oder aus ihrer eigenen Kindheit erzählt, erleichtert sie es dem Kind, sich zu öffnen. Sie sollte gleichermaßen kompetent mit angenehmen und unangenehmen Gefühlen bei sich und anderen umgehen können, um diese emotionalen Kräfte für den therapeutischen Prozess nutzen zu können. Erfahrene Therapeutinnen nutzen ihr eigenes Erleben als therapeutisches Medium und halten nicht an einer abstinenten Haltung fest. Vielmehr erscheint es ihnen unangemessen, dem Kind und den Eltern gegenüber als überlegen oder unberührbar aufzutreten (Göpfert & Castello, 2004).

Die entwicklungsfördernde Qualität der therapeutischen Beziehung zum Kind wird wie in der intuitiven elterlichen Didaktik vor allem durch feinfühliges responsives Verhalten unterstützt. Die Musiktherapeutin sollte daher eine therapeutische Beziehung gestalten, die geprägt ist durch Kohärenz, Synchronizität und

Reziprozität. Diese Merkmale hat Edward Tronick (1989) in seinen Studien über gut koordinierte Mutter-Kind-Interaktionen gefunden. In der Kindermusiktherapie ist eine kohärente, synchrone und reziproke Beziehungsgestaltung die Voraussetzung dafür, die Entwicklung eines Kindes umfassend zu unterstützen.

Es wird zunächst versucht, durch feste Rituale und wiederkehrende Abläufe einen **kohärenten** musiktherapeutischen Rahmen herzustellen, der für das Kind überschaubar ist. Durch regelmäßig wiederkehrende Spiel- und Bewegungsformen im musiktherapeutischen Prozess kann das Kind leichter Zusammenhänge wahrnehmen und Erwartungen ausbilden. Dies fördert die kognitive Verarbeitung der Situation und führt dazu, dass das Kind sowohl die Handlungen der Musiktherapeutin und der anderen Kinder wie auch seine eigenen Handlungen besser einordnen und interpretieren kann. Durch eine kohärente Beziehungsgestaltung entsteht eine verlässliche Situation für das Kind, die es kognitiv beherrschen und dadurch bewusst kontrollieren kann. Im Sinne der Salutogenese verbessert sich so sein Gefühl von Verstehen (sense of comprehensibility) als eines der drei Elemente des Kohärenzgefühls, das die Selbstregulation des Kindes fördert. Die musikalischen Bestandteile Rhythmus, Melodie und Form unterstützen das Erkennen von Strukturen und erleichtern so gleichermaßen die kognitive und die soziale Integration des Kindes (Plahl, 2006).

In der musiktherapeutischen Beziehungsgestaltung werden Stimmungen und Verhaltensweisen des Kindes **synchron** aufgegriffen – beispielsweise in Form von Situationsliedern oder durch spiegelnde Improvisationen. Die Musiktherapeutin gibt dem Kind durch die klangliche Resonanz eine unmittelbare Rückmeldung auf sein Tun und seinen aktuellen Zustand. Die emotionale Resonanz, die das Kind dadurch erfährt, ist entscheidend für den Erfolg einer Therapie, da Veränderungs- und Entwicklungsprozesse wesentlich von Emotionen bestimmt werden (Grawe, 2004). Nicht nur die Therapeutin, auch die Instrumente bieten dem Kind einen synchronen Resonanzraum: Ein Instrument macht äußere wie innere Bewegungen des Kindes hörbar. Das Kind kann sich selbst ausdrücken und die gemeinsame musikalische Handlung mitgestalten. Eine synchrone Beziehungsgestaltung stärkt die Selbstwirksamkeit des Kindes, weil es unmittelbar erlebt, dass es in seiner Umgebung Wirkungen erzielt. Durch solche Kontingenzerfahrungen entwickelt das Kind Selbstbewusstsein, Selbstsicherheit und das Gefühl, Herausforderungen bewältigen zu können (sense of manageability). Dies wird durch den emotionalen Gehalt der Musik unterstützt und erleichtert so die Selbstregulation des Kindes.

Schließlich wird die musiktherapeutische Beziehung **reziprok** gestaltet, indem das Kind und die Therapeutin durch ein abwechselndes Spiel (turn taking) in eine dialogische Beziehung treten. In dialogisch strukturierten Improvisationen und Interaktionsspielen findet ein Austausch (Transaktion) zwischen Kind und Therapeutin statt. Die Therapeutin passt sich dabei mit ihren kommunikativen Anregungen an die individuellen Vorlieben und Fähigkeiten des Kindes an, um einen optimalen Zustand der Aufmerksamkeit und der Aufnahmebereitschaft beim

Beziehungsgestaltung in der Gruppenmusiktherapie

Die Beziehungsgestaltung in der Gruppenmusiktherapie unterscheidet sich von der Beziehungsgestaltung in der Einzelmusiktherapie dadurch, dass der Therapeut gleichzeitig eine einfühlsam begleitende Haltung und eine deutlich strukturierende und anleitende Rolle hat. In der Gruppenmusiktherapie ist die genaue Planung der Gruppenaktivitäten eine wesentliche Voraussetzung dafür, die Therapieziele aller beteiligten Kinder zu erreichen. Nur durch einen strukturierten Aufbau der musiktherapeutischen Gruppensitzung können die Rahmenbedingungen für die sozialen Lernprozesse aller beteiligten Kinder geschaffen werden. Der Therapeut organisiert einen angemessenen Wechsel konzentrierter und entspannter Phasen durch Bewegung und Ruhe, gezielte Aktivitäten und freies unstrukturiertes Spiel. Durch regelmäßig wiederkehrende Abläufe und Rituale wie das gemeinsame Begrüßungs- und Abschiedslied, bei dem jedes Kind persönlich angesprochen wird, unterstützt der Musiktherapeut gleichermaßen die Identitäts- wie die Gemeinschaftsbildung. Gemeinsam formulierte verbindliche Gruppen-Regeln wie etwa, dass niemand absichtlich verletzt oder kein Instrument mutwillig zerstört werden darf, bestimmen den Freiheitsraum des einzelnen Gruppenmitglieds und der gesamten Gruppe.

In der Gruppenmusiktherapie mit Kindern hat es sich bewährt, den Verlauf der einzelnen Sitzungen durch Rituale zu strukturieren: Diese markieren nicht nur den Beginn und das Ende der Sitzung durch ein Begrüßungs- und ein Abschiedslied, sondern sorgen durch Ruherituale auch für Entspannung und Konzentration. Manchmal kann es auch sinnvoll sein, in der Ausgestaltung von Ritualen einzelnen Gruppenmitgliedern bestimmte Rollen zuzuteilen und sie dadurch gezielt mit spezifischen Handlungen einzubinden.

Mit seinem eigenen Handeln in der Gruppenmusiktherapie organisiert der Musiktherapeut soziales Verhalten und ist gleichzeitig selbst Vorbild dafür. Er stellt die Rahmenbedingungen her, damit soziales Lernen in der Gruppe möglich wird, neue Verhaltensmuster eingeübt werden können und die gelernten sozialen Verhaltensweisen durch Wiederholung und Verknüpfung gefestigt werden. Er weckt die Neugier der Gruppenmitglieder und begeistert sie für die musikalischen Aktivitäten, indem er geplante Spiele anschaulich mit prägnanten Formulierungen ankündigt. Schließlich beobachtet er den gruppendynamischen Prozess und beeinflusst ihn, indem er gezielt Rückmeldungen und Unterstützungen an die beteiligten Kinder gibt. Er sorgt dafür, dass sich in der Gruppe die wichtigen therapeutischen Wirkfaktoren der Kohäsion (Wir-Gefühl), der Offenheit, des Vertrauens und der Kooperation entfalten können (Yalom, 1999). Er ermöglicht auch eine Reflexion über das Erlebte in der Gruppe, da Veränderungen nur so bewusst wahrgenommen und integriert werden können.

Kind zu unterstützen. Sie beobachtet das Verhalten und die Aufmerksamkeitsrichtung des Kindes sehr genau und verstärkt seine Bereitschaft zu spielerischer Kommunikation, indem sie alle Äußerungen des Kindes als intentionale kommunikative Signale auffasst. Falls das Kind noch nicht in der Lage ist, reziprok abwechselnd zu kommunizieren, stellt die Therapeutin künstlich einen Dialog her, indem sie etwa beim Improvisieren Lücken lässt für die Beiträge des Kindes oder auf eine Lücke im Spiel des Kindes wartet und sie ausfüllt. Das Kind erlebt, dass es auf seine Äußerung eine Antwort erhält und sich in vorsprachlicher Form anderen mitteilen kann. Es lernt durch die dialogische Abstimmung seine Bedürfnisse und Gefühle mitzuteilen und so sein Verhalten und seine Gefühle – wie auch das Verhalten und die Gefühle anderer – zu regulieren. Dies fördert seine Fähigkeit zur Partizipation an gemeinsamen Aktivitäten und stärkt das Erleben des eigenen Lebens als sinnvoll (sense of meaningfulness). Unterstützt wird dies durch den besonderen Aufforderungscharakter der Musik.

Musiktherapie ist ein erlebnisorientiertes Therapieverfahren, bei dem weniger das Reden und Denken als das Erleben und Handeln im Vordergrund stehen. Das Kind nimmt seine Umgebung neu wahr und erfährt sich selbst auf neue Weise. Entsprechend sollte die Musiktherapeutin vor allem handelnd mit dem Kind interagieren und dem Kind durch eigenes Handeln neue Erfahrungen ermöglichen. Bei Bedarf und entsprechenden Fähigkeiten des Kindes können die musikalischen Aktivitäten sprachlich reflektiert werden. Dabei ist besonders bei Kindern mit Beeinträchtigungen in der kognitiven Verarbeitung auf ein angemessenes Tempo zu achten. Generell sollte die Geschwindigkeit des therapeutischen Vorgehens vom Kind bestimmt werden und die Therapeutin sollte ausreichend Pausen machen, in denen das Kind seine Eindrücke verarbeiten kann. Ebenso sollte sie Geduld haben, wenn Kindern mit kognitiven Einschränkungen oder anderen Behinderungen längere Zeit benötigen, um auf ein Angebot zu reagieren.

In einer entwicklungsorientierten musiktherapeutischen Beziehungsgestaltung werden nicht nur die musikalischen Angebote auf das Kind abgestimmt, es werden vor allem die kindlichen Äußerungen als absichtliche Kommunikationsbeiträge wahrgenommen und damit das Kind in seiner jeweiligen Situation ernst genommen. Falls möglich, sollte das Kind am Anfang danach gefragt werden, warum es hier ist und welche Erwartungen es an die Musiktherapie hat. Insbesondere zu Beginn der musiktherapeutischen Behandlung sollte die Musiktherapeutin die Vorlieben des Kindes berücksichtigen, um eine entspannte Atmosphäre in der für das Kind fremden Situation zu schaffen.

4.3.3 Besonderheiten der therapeutischen Beziehungsgestaltung mit Kindern

Anders als Erwachsene haben Kinder häufig nicht von sich aus eine Änderungsmotivation oder klare Veränderungsziele. Sie kommen möglicherweise nicht freiwillig oder können es sogar als Strafe erleben, in eine Therapie gehen zu müssen. Daher ist es sehr wichtig, dem Kind zu vermitteln, welches Ziel die Behandlung hat und welche Vorteile daraus für sein eigenes Leben, den Umgang mit seinen Freunden, seiner Familie und in der Schule entstehen werden. Für den **Motivationsaufbau** bei Kindern ist es daher wichtig, die Gefühle und Gedanken des Kindes ernst zu nehmen, seine Bedürfnisse aufzugreifen und mit dem Kind in einer altersangemessenen Sprache zu explorieren, welche Motivation es selbst für die Musiktherapie hat, welche Ängste und Wünsche es damit verbindet, wie es selbst seine Situation wahrnimmt und welche besonderen Vorlieben und Interessen es hat (siehe Kap. 4.1 Diagnostik in der Kindermusiktherapie). Der Ablauf der musiktherapeutischen Behandlung sollte mit dem Kind seinem Alter entsprechend klar abgesprochen werden und nach Möglichkeit sollten die Wünsche des Kindes mit einbezogen werden. Eine transparente, einfühlsame und konsequente Beziehungsgestaltung fördert die Bereitschaft des Kindes, sich auf eine therapeutische Beziehung einzulassen. Je mehr das therapeutische Handeln für das Kind zuverlässig durchschaubar ist, desto eher wird es motiviert sein, sich selbst zu verändern.

Ein Kind wird stets versuchen, die therapeutische Beziehung so zu gestalten, dass seine **Bedürfnisse** erfüllt werden: Wenn es Anerkennung und Geborgenheit braucht, wird es sich so verhalten, dass der Therapeut es lobt und ihm warmherzig begegnet. Wenn ihm Selbstbestimmung wichtig ist, wird es sich nur auf Aktivitäten einlassen, die es selbst entschieden hat. Ein Kind kann in der Regel seine eigenen Bedürfnisse nach Nähe und Distanz in der therapeutischen Beziehung selbst regulieren, wenn es einen entsprechenden Freiraum hat und der Therapeut seine Signale erkennen kann. Damit der Therapeut hier den therapeutischen Prozess nicht stört, indem er seine eigenen unerfüllten Bedürfnisse oder seine eigenen lebensgeschichtlichen Themen auf das Kind oder seine Familie projiziert, sollte er sich seine in der Therapiesituation entstehenden Gefühle (starkes Mitleid, Helferverhalten oder Bevormundungsverhalten) bewusst machen und bearbeiten. «Je besser der Therapeut mit seinen eigenen Konflikten und Versuchungen umgehen kann, desto weniger belasten Übertragung und Gegenübertragung die therapeutische Arbeit. Immer besteht die Gefahr, dass der Therapeut eigene Probleme mit denen des Patienten vermengt und diesen zum Objekt eigener Bedürfnisse macht. (...) Der Therapeut könnte sogar eigene Behandlungsfehler dem Patienten als ‹Widerstand› anlasten, zum Beispiel wenn er den Patienten falsch eingeschätzt, bevormundet, eingeschüchtert, überfordert hat und diese Einsicht abzuwehren sucht» (Eckstein & Fröhlig, 2000, S. 26f). Erst wenn der Musiktherapeut seine eigenen blinden Flecken in der Gestaltung von Beziehungen ausreichend in der Therapieausbildung, in der Selbsterfahrung, in der Supervision oder in der Intervision reflektiert und bearbeitet hat, kann er dem Kind als professioneller Therapeut begegnen. Eine gezielte Analyse der eigenen Lebensgeschichte und eine Auseinandersetzung mit den eigenen regressiven Wünschen, wie sie Görlitz (2004) in ihrer Übung «Mein inneres Kind» vorschlägt, bewahrt davor, dem Kind eine bessere Mutter, der beste Freund oder die strafende Richterin sein zu wollen (siehe auch Kap. 2.4.4 Anforderungen an Kindermusiktherapeutinnen). Indem die eignen erwachsenen Anteile bewusst gemacht und erweitert werden, unterstützen sie die Psychohygiene und beugen so dem Burnout-Syndrom vor.

Da meist die Eltern oder andere Bezugspersonen die Auftraggeber für eine therapeutische Behandlung sind und das Kind sich nur selten von sich aus in musiktherapeutische Behandlung begibt, muss die Musiktherapie mit Kindern auch die **Bezugspersonen** in den Behandlungsprozess einbeziehen. Neben den Familienmitgliedern des Kindes können dies auch die Kindergartengruppe, die Schulklasse oder die Hortgruppe sein. Zu den Eltern oder anderen wichtigen Bezugspersonen des Kindes sollte ein guter Kontakt hergestellt werden. Dies stärkt ihre Bereitschaft zur Kooperation, die sich indirekt auch auf die Motivation des Kindes auswirkt. Für den Beziehungsaufbau mit dem Kind ist es hilfreich, die Interaktion zwischen den Familienmitgliedern zu kennen und zu berücksichtigen, da das Kind seine Beziehungserfahrungen aus der Familie in die therapeutische Situation einbringt. Das Kind verbringt den größten Teil seines Lebens in der Familie, daher lassen sich dauerhafte Veränderungen nur gemeinsam mit allen Familienmitgliedern erreichen. Für den Musiktherapeuten stellt sich in der Behandlung von Kindern stets die Aufgabe, die Vorstellungen und Wünsche von Eltern und Kindern miteinander zu vereinbaren. Er sollte flexibel zwischen der Kindperspektive und der Elternperspektive wechseln können, um die erwachsenen Beteiligten (Eltern, Erzieherinnen, Lehrerinnen) für die Zusammenarbeit zu motivieren und so für einen Transfer der Therapieinhalte in den Familien- und Schulalltag des Kindes sorgen (siehe auch Kap. 4.4 Zusammenarbeit in der Kindermusiktherapie).

Schweigepflicht und Schweigepflichtsentbindung

Nach §203 («Verletzung von Privatgeheimnissen») des Strafgesetzbuches (StGB) sind Angehörige therapeutischer Berufsgruppen verpflichtet, Geheimnisse, die ihnen im Rahmen ihrer Berufstätigkeit anvertraut wurden, nicht unbefugt zu offenbaren. Die Schweigepflicht besteht beispielsweise gegenüber Lehrern, wenn im Rahmen der Musiktherapie auch schulische Probleme relevant sind, gegenüber dem Jugendamt, wenn dieses über die Jugendhilfe in den Fall involviert ist, oder gegenüber dem behandelnden Kinderarzt, solange keine Schweigepflichtsentbindung durch die Erziehungsberechtigten des Kindes vorliegt. Die Schweigepflicht sollte bei der Behandlung von Kindern und Jugendlichen grundsätzlich auch gegenüber den Erziehungsberechtigten gelten. Allerdings ist erst ab dem 14. Lebensjahr von einer fortgeschrittenen Einsichts- und Urteilsfähigkeit auszugehen, die den betreffenden Jugendlichen ein Selbstbestimmungsrecht ermöglicht, so dass sie auf der Einhaltung der Schweigepflicht gegenüber ihren Eltern bestehen können (Pulverich, 2001).

Durch eine Entbindung von der Schweigepflicht können Musiktherapeuten zum Offenbaren geschützter Geheimnisse berechtigt werden. Der Musiktherapeut sollte in jedem Fall die behandelten Kinder darüber informieren, dass er auch mit den Eltern oder anderen Beteiligten Gespräche führt. Gegebenfalls kann mit dem Kind vereinbart werden, welche Themen aus der Therapie mit den Eltern oder anderen Personen besprochen werden. Allerdings kann es immer erforderlich sein, die Erziehungsberechtigten entgegen solcher Absprachen trotzdem über bestimmte Themen informieren zu müssen (Schwarz, 2004).

Nur in wenigen Ausnahmen darf die gesetzliche Schweigepflicht durchbrochen werden: Geheimnisse dürfen nur dann ohne die Einwilligung oder gegen den Willen der Betroffenen offenbart werden, wenn Fälle des gesetzlichen Notstands nach §34 StGB vorliegen. Dies kann der Fall sein, wenn das Kind suizidgefährdet ist oder wenn das Kind von strafbaren Handlungen wie etwa körperlichen oder sexuellen Misshandlungen durch Angehörige oder Erziehungsberechtigte bedroht ist. Werden Geheimnisse ohne Zustimmung weitergegeben, kann dies mit einer Geldstrafe oder einer Freiheitsstrafe bis zu einem Jahr geahndet werden. Bereits die Tatsache, dass sich jemand in therapeutischer Behandlung befindet, fällt unter die Schweigepflicht.

Im Laufe der Behandlung verändert sich die therapeutische Beziehung: Nachdem Kind und Therapeut miteinander vertraut geworden sind, eine verlässliche therapeutische Beziehung entstanden ist und sich beide gegenseitig besser kennen lernen konnten, beginnt das Kind häufig, die bestehenden Grenzen zu testen und die etablierten Rollen in Frage zu stellen. Es können – beziehungsweise sollen sogar – Konflikte entstehen, wenn das Kind neue Verhaltensweisen entwickelt und beispielsweise entdeckt, dass es «Nein» sagen kann. Durch den Therapeuten müssen Grenzen meist nur dann gesetzt werden, wenn das Kind sich oder anderen Schaden zufügt oder mutwillig Instrumente zerstört. **Schwierige therapeutische Situationen** können dann entstehen, wenn das Kind hartnäckig Widerstand gegen die Vorschläge des Therapeuten zeigt, indem es sich extrem verweigert und trotzt beziehungsweise sich sehr stark aus dem therapeutischen Geschehen zurückzieht. Solche direkten oder indirekten Anzeichen einer Therapieablehnung sollten wahrgenommen und gemeinsam mit dem Kind und seinen Eltern besprochen werden. Beim Therapeuten können Rollenkonflikte entstehen, wenn er beispielsweise mit den Eltern rivalisiert oder emotional stark mit einem Kind verwickelt ist. So kann er möglicherweise Schwierigkeiten haben, einem aggressiven Kind Grenzen zu setzen, weil er sich von ihm bedroht fühlt. In solchen Fällen ist es immer dringend geboten, den therapeutischen Prozess kritisch zu betrachten, die eigenen Wahrnehmungen und das eigene Erleben sowohl in der Supervision wie auch im Gespräch mit den Eltern des Kindes zu reflektieren. Es kann vorkommen, dass Termine häufig vergessen werden oder das Kind oft unpünktlich gebracht wird. Hier sollte die Verbindlichkeit der Therapie für das Kind beziehungsweise für die Familie möglichst mit allen Beteiligten geklärt werden.

In der **Abschlussphase** der Therapie wird allmählich der gegenseitige Abschied vorbereitet. Im Rückblick auf das, was geschehen ist und erreicht wurde, werden die Erfahrungen des Kindes reflektiert. Gleichzeitig wird der Blick in die Zukunft gerichtet und das Ende der therapeutischen Beziehung erkennbar. In dieser Phase der musiktherapeutischen Behandlung kann gemeinsam mit dem Kind oder mit der gesamten Familie überlegt werden, welche Ziele erreicht worden sind und wie das Erreichte im Alltag bewahrt und gefestigt werden kann (Rückfallprophylaxe). Es kann gegebenenfalls in den letzten Sitzungen gemeinsam mit Eltern und Kind ein Plan dafür erstellt werden, was das Kind in künftigen schwierigen Situationen tun kann. Zentrales Thema in der Abschlussphase der Therapie ist das Abschied nehmen, das entsprechend der Fähigkeiten und Bedürfnisse des Kindes bewusst thematisiert und gestaltet werden sollte. Es kann bei einigen Kindern sinnvoll sein, die Frequenz der Therapie von wöchentlichen Sitzungen auf einen 14-tägigen Rhythmus zu reduzieren, um den Abschied für das Kind erträglicher zu machen. Am Ende der musiktherapeutischen Behandlung sollte das Kind selbstsicher und zuversichtlich sein, künftige Herausforderungen bewältigen zu können.

Insbesondere in der ambulanten Musiktherapie mit Kindern kommt es immer wieder vor, dass eine Behandlung vorzeitig abgebrochen wird (Aurora, 2003).

Ursachen für einen solchen **Therapieabbruch** können sein, dass die Eltern unrealistisch hohe Erwartungen an die Therapie knüpfen und die Möglichkeiten und Grenzen der Musiktherapie nicht kennen. Es kann auch sein, dass die Auftrag gebenden Eltern oder die finanzierenden Kostenträger mit den therapeutischen Fortschritten nicht zufrieden sind beziehungsweise glauben, das Therapieziel sei schon erreicht. Auch ein Wohnortwechsel der Familie oder eine extreme zeitliche oder berufliche Belastung der Eltern kann zum Abbruch der Therapie führen. Als Folge eines Therapieabbruchs bleibt der therapeutische Prozess unabgeschlossen und die Beziehung zum Therapeuten wird abrupt beendet. Dies kann beim betroffenen Kind im Extremfall zu einer Traumatisierung führen, wenn der Musiktherapeut eine der wenigen Personen in seinem Leben ist, zu denen es eine vertrauensvolle Beziehung aufgebaut hat. Das Kind bleibt mit seinen Gefühlen der Wut, der Trauer und der Enttäuschung allein und kann diese negative Beziehungserfahrung nicht verarbeiten. Auch beim Therapeuten können negative Gefühle zurückbleiben. Um einem Therapieabbruch vorzubeugen beziehungsweise um die Motivation und die Kooperation der Eltern und anderer wichtiger Bezugspersonen zu sichern, sollte das musiktherapeutische Vorgehen von Anfang an so transparent wie möglich gemacht werden. Ebenso sollten deutlich die Möglichkeiten und Grenzen der Musiktherapie aufgezeigt werden und Eltern wie Kinder sollten über die therapeutischen Rahmenbedingungen aufgeklärt werden: Vereinbarte Behandlungsziele, Häufigkeit und Dauer der musiktherapeutischen Sitzungen, Häufigkeit und Dauer der Beratungsgespräche mit den Eltern, Regelung bei Terminabsagen, Schweigepflichtentbindung (siehe auch Kap. 4.4.1 Zusammenarbeit mit den Eltern).

Für eine erfolgreiche kindermusiktherapeutische Beziehungsgestaltung sollte der Musiktherapeut mit Kindern jeweils ihrem Alter entsprechend umgehen können und sich auf ihre unterschiedlichen kognitiven, emotionalen, sozialen und kommunikativen Fähigkeiten einstellen können. Unmotivierten Kindern ohne eigenen Leidensdruck sollte er eine tragfähige Therapiemotivation vermitteln können und die erwachsenen Beteiligten konstruktiv in die Behandlung integrieren. Dies erfordert nicht nur umfangreiches Wissen über entwicklungspsychologische Zusammenhänge und Interesse für gesellschaftliche Hintergründe, sondern auch Liebe zu Kindern und Eltern, Engagement, Geduld und Humor. Vor allem aber sollte er souverän mit Musik in ihren unterschiedlichen Ausprägungen umgehen können, Spaß am Spiel und **Freude am Spielen mit Kindern** haben. Er sollte ein möglichst umfangreiches Repertoire an Spielen kennen und beherrschen und das «spielerische und ausdruckswillige Kind» (Oaklander, 2001) in sich selbst zum Vorschein kommen lassen. Spiele und Spielsachen sind sehr hilfreich, um vor allem mit jüngeren Kindern in Kontakt zu kommen, da das Spiel ihr vorherrschendes Ausdrucksmedium ist (siehe Kap. 3.4 Spielräume – Die Bedeutung des Spiels für die Kindermusiktherapie). Musik ist extrem anpassungsfähig und kann sehr viele Menschen mit den unterschiedlichsten Bedürfnissen erreichen. Sie beeinflusst

Menschen gleichermaßen auf einer körperlichen, psychischen und sozialen Ebene. Dies erfordert vom Therapeuten einen verantwortlichen Umgang mit Musik, der gleichzeitig strukturiert und intuitiv ist. Das musikalische Spiel ist gleichermaßen organisiert und inspiriert und die besondere Anforderung besteht darin, zielgerichtet und ohne Leistungsanspruch spielerisch zu experimentieren. Dies gelingt, wenn der Therapeut in seinem Handeln flexibel zwischen einer abwartenden und einer herausfordernden Haltung balanciert und auf spielerische Art und Weise eine stimulierende Atmosphäre herstellt, die das Kind positiv anregt.

4.3.4 Improvisation in der Kindermusiktherapie

In der zweiten Hälfte des 20. Jahrhunderts wurde das tonale Denken in der Musik abgelöst durch einen Musikbegriff, der alle Arten von stimmlichen und instrumentalen Klängen bis hin zu Alltagsgeräuschen umfasst. Gleichzeitig entstand durch neue Formen musikalischer Komposition wie etwa das aleatorische Komponieren von John Cage eine «freie» Musik, die die musikalische Phantasie auf neue Weise anregte. Ausgehend von verschiedenen Ansätzen zur Improvisation in der Musikpädagogik entwickelte sich die musikalische Gruppenimprovisation, die die Musikpraxis in pädagogischen und therapeutischen Praxisfeldern beeinflusste (Kapteina, 1996).

Für Carl Orff (1895–1982) war Improvisation etwas Ursprüngliches und sein Ziel war es, Schüler durch das Entwerfen eigener Musik zu aktivieren. Er befürwortete eine Ausbildung an leicht erlernbaren, körpernahen Instrumenten und gab Anregungen zum improvisierten Spiel im Orff-Schulwerk (Orff, 1933, 1950 bis 1954). Die Studierenden in der Günther-Schule, die 1924 als Ausbildungsstätte für Gymnastiklehrerinnen in München gegründet worden war, ließ er selbst die Musik erfinden, die sie für ihre Tänze brauchten. Ähnlich verstand auch die Musikpädagogin Lili Friedemann (1973, 1983) Musikerziehung als Weg zur Einwicklung der Persönlichkeit und führte mit kleinen Gruppen von Studierenden Kollektivimprovisationen durch, die sie als «Team-Musik» (Friedemann, 1969) bezeichnete. Durch ihre Arbeit hat sie die Verwendung der Improvisation in der Musiktherapie maßgeblich beeinflusst.

Musik wurde allerdings schon immer als improvisierte und phantasierte Musik überliefert und nicht nur als schriftlich notierte komponierte Musik. Ebenso war auch das Spielen mit Klängen in der musikalischen Improvisation in vielen musikalischen Stilen – vom Barock über den Freejazz bis zum Hip-Hop – stets eine wichtige Ausdrucksform menschlicher Kreativität. Während in der Komposition etwas Bekanntes zusammengesetzt wird, entsteht die Improvisation nicht vollständig vorhersehbar aus dem Augenblick, indem Musik gleichzeitig wahrgenommen, erlebt und gestaltet wird. In der **aktiven Musiktherapie** hat die Improvisation einen ganz besonderen Stellenwert, da sie am elementaren musikalischen Ausdruck des Menschen ansetzt und keinerlei Vorkenntnisse erfordert. Bruscia (2004) bezeichnet die Improvisation sogar als wesentlichen Bestandteil des musiktherapeutischen Vorgehens: «Improvisation is the very essence of therapy» (Bruscia, 2004, 18). Die Improvisation ermöglicht es, emotionales Erleben zu aktivieren und auszudrücken, indem innere Bewegungen in Form von Gefühlen oder Gedanken auf äußere motorische Bewegungen an einem Instrument oder mit der Stimme übertragen werden.

In der Musiktherapie mit Kindern spielt die Improvisation eine wichtige Rolle. Manche Kinder improvisieren spontan auf Musikinstrumenten, wenn sie diese ausprobieren und erforschen. Aus einer solchen freien spielerischen Improvisation heraus können dann gegebenenfalls fokussierte Improvisationen nach vorgegebenen Spielregeln oder zu bestimmten Themen entwickelt werden. Das **methodische Vorgehen** in der Musiktherapie für Kinder basiert sehr stark auf dem Spiel als einer grundlegenden Ausdrucksform kindlichen Erlebens und Verhaltens (siehe Kap. 3.4 Spielräume – Die Bedeutung des Spiels für die Kindermusiktherapie). Während im einzeltherapeutischen Setting das Kind allein oder zusammen mit der Therapeutin spielt, wird in der musiktherapeutischen Gruppe gemeinsam mit anderen improvisiert. Da die therapeutische Atmosphäre wesentlich durch die improvisierte Musik geprägt wird, sollte dem Kind ausreichend Zeit gelassen werden, mit der neuen Qualität der musikalischen Beziehung in der Improvisation vertraut zu werden. Damit das Kind die Erfahrung des spielerischen Improvisierens genießen kann, sollte auch die Auswahl der verwendeten Instrumente nach seinen Fähigkeiten und Vorlieben erfolgen.

Die Struktur der Improvisation wird entsprechend der therapeutischen Zielsetzung geplant und der Rahmen für die Improvisation mit dem Kind abgesprochen. In der **freien Improvisation** gibt die Therapeutin keine Spielregeln, musikalische Strukturen oder Themen vor. Das Kind kann sich frei auf seinem Instrument ausdrücken oder singen und auf diese Weise seine aktuelle Befindlichkeit spontan mitteilen. Da in der freien Improvisation das gespielt wird, was einem gerade einfällt, ordnen analytisch orientierte musiktherapeutische Verfahren die freie

Instrumentalimprovisation

Die Verfügbarkeit geeigneter elementarer Instrumente ist eine wichtige Voraussetzung für das Improvisieren. Das häufig verwendete Orff-Instrumentarium umfasst große Stabspiele (Xylophone, Metallophone und Glockenspiele) und das so genannte kleine Schlagwerk mit Triangeln, Becken, Tamburinen, Trommeln, Rasseln, Kastagnetten und kleinen Pauken. Es wird meist ergänzt durch elementare Musikinstrumente anderer Kulturen, die nicht mit der abendländischen Kunstmusik assoziiert sind und so ein unbefangenes Spiel erleichtern. Alle diese Instrumente sind ohne Notenkenntnisse auch mit großen Bewegungen zu spielen und erzeugen einen vitalen Klang. Einfache musikalische Muster wie Bordun oder Ostinato können auf diesen Instrumenten auch mit eingeschränkten feinmotorischen Fähigkeiten leicht gespielt werden. Die Auswahl des Instruments durch das Kind kann möglicherweise diagnostische Hinweise geben.

Bewegungs- und Stimmimprovisationen

Auch mit körpereigenen Instrumenten kann musikalisch improvisiert werden, indem mit den Händen geklatscht, mit den Fingern geschnippt oder mit den Füßen gestampft wird. Bewegungsimprovisationen können strukturiert werden durch Spielregeln wie nur die Beine oder nur die Arme zur Musik zu bewegen oder durch Vorstellungen wie eine Maschine zu funktionieren, ein bestimmtes Tier darzustellen oder eine Blume, deren Blüte sich öffnet. Durch eine stärker rhythmisch beziehungsweise melodisch akzentuierte Musik oder auch durch Lieder können Bewegungsimprovisationen gezielt unterstützt werden. Spielerische Improvisationen mit Geräuschen des Mundes und der Lippen in Form von Summen, Brummen, Zischen oder Prusten können überleiten zu Stimmimprovisationen und zum spontanen Singen (siehe Kap. 2.1.2). Auch Stimmimprovisationen können durch Spielregeln strukturiert werden wie etwa «leise – laut – leise», sich reihum im Sprechgesang einer Fantasiesprache vorstellen oder als Echo-Spiel mit der Stimme verschiedene Tierstimmen imitieren. Beim Improvisieren und Experimentieren mit Sprech- und Singstimme ist es wichtig, den jeweiligen Spielvorschlag anschaulich und kindgerecht zu präsentieren.

Improvisation der freien Assoziation zu, bei der durch das spontane Mitteilen Unbewusstes ausgedrückt wird. In der Improvisation können sich frühere Beziehungsmuster des Kindes neu herstellen und es kann ein «intermediärer Raum» (Winnicott, 1971/2004) entstehen. Julius Knierim entwickelte in der anthroposophischen Musiktherapie die der freien Improvisation ähnliche Methode des freien Tongesprächs (Knierim, 1988).

In einer **thematischen Improvisation** wird der Rahmen für die Improvisation durch ein bestimmtes Thema (beispielsweise Szenen des heutigen oder gestrigen Tages) oder ein Objekt (etwa ein Bild) vorgegeben, das die musikalische Phantasie des Kindes anregt und es ihm ermöglicht, damit verbundene Gefühle und emotionale Veränderungen darzustellen. Vor allem bei Kindern mit Schwierigkeiten in der Wahrnehmung und im Ausdruck von Gefühlen ist es hilfreich, einzelne Gefühle oder Gefühlsveränderungen – von der Angst zum Selbstvertrauen, von der Wut zur Ausgeglichenheit oder von der Traurigkeit zur Fröhlichkeit – musikalisch darzustellen. Dies aktiviert das Kind emotional und erleichtert es ihm, im musikalischen Ausdruck seine Gefühle beziehungsweise emotionalen Spannungen zu regulieren. Durch anschauliche Improvisationsthemen wie Gewitter, Dschungel oder Roboter können eindrucksvolle klangliche Ergebnisse entstehen und dazu passende musikalische Geschichten erzählt werden. Thematische Improvisationen unterstützen durch ihren klaren Rahmen einen fokussierten und strukturierten Ausdruck des Kindes und regen gleichzeitig seine Phantasie, seine Erlebnisfähigkeit und seinen kreativen Ausdruck an. In einer «assoziativen Improvisation», wie sie Eschen (1996) beschreibt, ist lediglich der Anfang in Form eines bestimmten Bildes oder einer Stimmung festgelegt. Die daraus sich entwickelnde Improvisation läuft in Form eines «Tagtraum-Spiels» ab, bei dem assoziierte innere Bilder und spontane Einfälle musikalisch ausgedrückt werden.

Eine **Spielregel** fokussiert die Aufmerksamkeit des Kindes auf einen bestimmten Bereich und regt es gleichzeitig dazu an, die Spielmöglichkeiten im Rahmen dieser Regel zu erforschen. In der Improvisation kann sich die Regel auf die verwendeten Instrumente beziehen, indem beispielsweise nur auf bestimmten Instrumentengruppen (Trommeln, Stabspiele) improvisiert wird. Sie kann sich auf die Lautstärke oder die Geschwindigkeit beziehen, indem etwa crescendo-decrescendo oder langsam-schnell-langsam improvisiert wird. Sie kann das Spiel dialogisch strukturieren als ruhiges Gespräch, als Aneinander-Vorbei-Reden oder als heftigen Streit. Auch durch eine musikalische Strukturvorgabe «geordnet – ungeordnet – geordnet» oder durch musikalische Formen wie eine Rondo-Form oder ein Thema mit Variationen kann die Improvisation geleitet werden. Spielregeln zur Einzel- und Gruppenimprovisation können gezielt dafür eingesetzt werden, die Aufmerksamkeit und die Konzentration zu regulieren oder das Kommunizieren mit anderen Kindern zu verbessern. Durch Regeln lässt sich ein sozialer Rahmen gestalten, der die Übernahme von sonst nicht gewählten Rollen erleichtern kann, indem beispielsweise ein zurückhaltendes Kind beim «Dirigieren» einer Improvisation bestimmt, welche Gruppenmitglieder wann, wie laut spielen dürfen. Anregungen zu Improvisationen finden sich beispielsweise bei Friedemann (1971), Hegi (1986), Schwabe, (1992), Tischler und Moroder-Tischler (1998) oder bei Tischler (1994).

Der **Prozess der Improvisation** ist mindestens genauso wichtig wie das entstehende musikalische Produkt. So kann es beispielsweise aufschlussreich sein, wie jeweils in einer Improvisation angefangen und aufgehört wird. Durch die Stille am Anfang und am Ende der Improvisation erhält die Musik erst ihren Mitteilungs- und Ausdruckscharakter; sie sollte daher in ihrer Bedeutung nicht unterschätzt werden. Da Musik immer im gemeinsamen Spiel mit dem Kind geschaffen wird, können die dabei entstehenden musikalischen und zwischenmenschlichen Prozesse wichtige Hinweise auf besondere Bedürfnisse des Kindes geben. In der Art der musikalischen Darstellung können sich gewohnte Handlungsmuster des Kindes zeigen, die auf diese Weise gegebenenfalls auch für das Kind deutlich erkennbar und veränderbar werden. Falls das Kind bereits über die Fähigkeit zur Selbstreflexion verfügt, kann im Anschluss an die Improvisation das Erlebte mitgeteilt, im Gespräch aufgearbeitet und dadurch bewusster integriert werden. Allerdings kann das Sprechen nach der Improvisation von manchen Kindern auch als störend erlebt werden, beziehungsweise aufgrund ihrer noch nicht entwickelten Fähigkeit zur Selbstreflexion unangemessen sein.

Durch eine Reihe von **Improvisations-Techniken** können die verschieden Arten von Improvisation in der Musiktherapie mit Kindern gezielt beeinflusst werden. Bruscia (1987) hat insgesamt 64 solcher Techniken dokumentiert, die er nach ihrer jeweiligen therapeutischen Funktion unter anderem in empathische, strukturierende und hervorrufende Techniken unterteilt hat. Eine ausführliche Beschreibung des musikalischen Vorgehens bei den einzelnen Techniken findet sich

Gruppenimprovisation

Musikalische Gruppenimprovisationen mit Kindern sind stets durch Spielregeln oder andere einfache Vorgaben geprägt, durch die sich das Verhältnis von Struktur und Freiheit in der Gruppenimprovisation regulieren lässt. Dazu werden entweder bestimmte Themen der Improvisation vorgegeben oder musikalische Formen (Lieder) improvisatorisch verändert. Insbesondere am Anfang ist es hilfreich, die Improvisation in der Gruppe durch gemeinsam formulierte Spielregeln zu strukturieren. Im weiteren Verlauf können auch von den Mitgliedern der Gruppe Spielvorschläge kommen. Die Fremd- und Selbstwahrnehmung sowie die Kommunikation und die soziale Interaktion werden unterstützt, indem beispielsweise musikalische Botschaften geschickt werden, musikalische Selbst- und Fremdporträts angefertigt werden oder gegenseitig ein musikalisches Echo gegeben wird. Manchmal ist es erforderlich, die Gruppe durch Aufwärmübungen in Form strukturierter Bewegungs- oder Entspannungsübungen für die Gruppenimprovisation vorzubereiten. In jedem Fall brauchen die Kinder genügend Zeit, um die Instrumente kennen zulernen und zu erkunden, bevor sie Regeln für das Zusammenspiel erhalten.

Spielregeln in der Gruppe können sich auf die Anzahl der Spielenden beziehen – alle, Paare, Dreiergruppen oder Einzelne – oder auf Spielformen wie Signalspiele, Imitationsspiele, Rundspiele, Tutti-Solo-Tutti oder Tutti-Duo-Tutti-Spiele. Im abwechselnden Solo-Tutti-Spiel etwa steht das Kind während seines Solo-Spiels exponiert im Mittelpunkt und ist danach wieder Teil der Gruppe. So kann es lernen, mit sozialer Hervorhebung umzugehen, sich an andere anzupassen und seine Aufmerksamkeit flexibel auf das eigene Spiel und auf das Spiel anderer Kinder auszurichten. Ein klar strukturierter Verlauf erleichtert es den beteiligten Kindern, sowohl ihre individuellen Spielweisen und Ausdrucksfähigkeiten zu erproben als auch ihren Platz in der Gruppe zu finden, sich durch Perspektivübernahme in andere Kinder einzufühlen und sie so besser zu verstehen. In der Gruppenimprovisation kann das Kind in einem verlässlichen sozialen Rahmen lernen, mit unterschiedlichen sozialen Rollen zwischen Anpassung, partnerschaftlichem Umgang und Dominanz umzugehen. Gemeinsam wird eine neue musikalische soziale Realität hergestellt, in der die beteiligten Kinder sich selbst und andere neu wahrnehmen können, Nähe und Distanz regulieren können und so ihre sozialen Kompetenzen spielerisch verbessern.

bei Wigram (2004). Im Folgenden werden daraus einige ausgewählte Techniken vorgestellt.

Empathische Improvisationstechniken haben zum Ziel, den Zustand des Kindes – Körperhaltung, Gesichtsausdruck, Stimmung – durch die musikalische Improvisation wiederzugeben und das Kind auf diese Weise einfühlsam zu unterstützen. Zu den empathischen Techniken zählt das **Spiegeln,** bei der die Musiktherapeutin durch ihre Art der musikalischen Improvisation versucht, Synchronizität mit dem Kind herzustellen. Dabei spielt sie selbst exakt und zur gleichen Zeit das, was das Kind musikalisch und durch seine Körpersprache ausdrückt, so dass das Kind sein Verhalten im Verhalten der Therapeutin gespiegelt sehen kann. Allerdings gelingt dies nur, wenn die Musik des Kindes einfach und vorhersehbar ist und die Therapeutin jeweils antizipieren kann, wie sie das Spiel des Kindes exakt spiegeln kann. Bei der Technik des **Imitierens** gibt die Therapeutin ein Echo der Musik des Kindes, nachdem dieses seinen Beitrag beendet hat. Dies setzt wiederum voraus, dass das Kind in seinem Spiel dafür Platz lässt. Die beiden Techniken des Spiegelns und des Imitierens können das Tun des Kindes bestätigen, können aber auch sehr konfrontierend wirken und sollten daher entsprechend feinfühlig eingesetzt werden. Eine ähnliche Funktion hat die Technik des **Matchings,** bei dem das Spiel der Therapeutin dem musikalischen und emotionalen Ausdruck des Kindes entspricht. Die Musik der Therapeutin ist nicht identisch mit der Musik des Kindes, entspricht ihr aber in Tempo, Dynamik, Stil und Qualität. Dieses Vorgehen wird von Benenzon (1983) als ISO-Prinzip beziehungsweise von Gertrud Orff (1984) als Spielen im Iso bezeichnet (siehe dazu Kap. 2.3 Ansätze der Kindermusiktherapie).

Strukturierende Improvisationstechniken werden unter anderem bei Kindern eingesetzt, die eine sehr flüchtige und ungerichtete Art des Spielens haben. Zu diesen Techniken zählt das **Grounding,** bei dem mit Hilfe stabiler melodischer, rhythmischer und harmonischer Muster ein verlässlicher Rahmen für das Kind geschaffen wird. Durch gleichmäßige Schläge auf einer tiefen Trommel, einfache ostinate Muster oder durch Oktaven und Quinten im Bass erhält das Kind eine sichere Grundlage für sein eigenes Spiel. Die Technik des **Haltens** liefert mit rhythmischen oder tonalen Techniken einen musikalischen Anker oder Behälter (container) für das Kind. Dabei kann das Kind beispielsweise bei sehr chaotischem, lautem Spiel oder wenn es von starken Emotionen wie Wut oder Verzweiflung überflutet wird, durch das verlässliche Spiel der Therapeutin gehalten werden. Im **Dialogisieren** führen Kind und Therapeutin einen musikalischen Dialog, der entweder nacheinander abwechselnd im so genannten turn-taking erfolgt oder gleichzeitig im musikalischen Duett. Im musikalischen Duett spielen oder singen beide gleichzeitig und es findet ein fortlaufender musikalischer Austausch statt, bei dem sich beide aufeinander beziehen, ohne wechselseitig zu pausieren. Beim turn-taking dagegen spielen Kind und Therapeutin abwechselnd, was erfordert, dass sie sich im dialogischen Austausch zeitlich und inhaltlich gegenseitig aufeinander abstimmen. Durch die Techniken des **Einwerfens** (interjecting) – auf eine Lücke im Spiel des Kindes warten und diese durch den eigenen Beitrag füllen – sowie durch die Technik des **Raum gebens** (making spaces) – im eigenen improvisierten Spiel Lücken für den Beitrag des Kindes lassen – kann die Therapeutin eine dialogische Struktur in der Improvisation herstellen, falls das Kind dazu selbst nicht in der Lage ist.

Um einen musikalischen Dialog zu initiieren oder weiterzuentwickeln, können **hervorrufende Improvisationstechniken** verwendet werden, von Gertrud Orff (1984) als «Provokation» bezeichnet. Das Verhalten eines Kindes, das extrem gleichförmig und variationsarm spielt, kann beispielsweise durch auffordernde melodische, rhythmische, harmonische oder dynamische musikalische Elemente im Spiel der Therapeutin modelliert werden. Auch mit Hilfe von Gesten kann sie das Kind dazu auffordern, sie zu imitieren oder ihre musikalischen Ideen aufzunehmen und weiterzuentwickeln. Um dem Kind neue Verhaltensweisen zu erleichtern, wie etwa eine führende Rolle in der gemeinsamen Improvisation einzunehmen, kann die Technik des **Begleitens** verwendet werden. Hier unterstützt die Therapeutin das Spiel des Kindes so, dass ihre eigene zurückhaltende rhythmische, harmonische oder melodische Begleitung dem Kind ein solistisches Spiel ermöglicht. Dazu ist ihr Spiel einfühlsam auf das Spiel des Kindes bezogen sowie einfach, stabil und mit vielen Wiederholungen kurzer rhythmischer und harmonischer Sequenzen. Um eine Veränderung im therapeutischen Prozess zu erreichen, kann die Technik der **Übergänge** (transitions) verwendet werden. Dabei verändert die Therapeutin ein musikalisches Element ihrer eigenen Musik – beispielsweise die musikalische Dynamik, den Rhythmus, das Tempo, die Tonalität, die Melodie oder die Harmonie – um damit eine Veränderung in der Musik des Kindes zu erreichen, die zu einer neuen Bewegung im therapeutischen Prozess führen kann. Schließlich können mit Hilfe der Technik des **Aufteilens** (splitting) unterschiedliche Seiten eines Geschehens oder eines Zustands auf verschiedene musikalische Stimmen oder Spielende aufgeteilt werden und dadurch wechselseitig erlebbar gemacht werden. Dies kann durch gezielte Rollenwechsel in der Improvisation beziehungsweise durch Rollenspiele weiter vertieft werden (siehe dazu auch Kap. 5.4, 5.6 und 5.10).

4.3.5 Lieder in der Kindermusiktherapie

Der systematische Einsatz von Liedern in der Musiktherapie mit Kindern zählt zum grundlegenden Handwerkszeug einer Kindermusiktherapeutin und lässt sich aus der Bedeutung der Musik für die Entwicklung des Kindes herleiten (siehe Kap. 2.1.2 Musik in der kindlichen Entwicklung). In nahezu allen kindermusiktherapeutischen Konzeptionen werden Lieder systematisch eingesetzt, um beispielsweise das Kontakt- und Beziehungsverhalten zu fördern oder emotional belastende Erlebnisse zu bewältigen.

Unterschiede beim therapeutischen Einsatz von Liedern bestehen in der Auswahl der Liedform, der Form der musikalischen Begleitung sowie der zeitlichen und inhaltlichen Vorgehensweise der Therapeutin. Während beispielsweise in der anthroposophisch orientierten Kindermusiktherapie Lieder für bestimmte Altersstufen vorgesehen sind und vom Therapeuten gesungen werden (Bissegger, 2001a), greift ein analytisch orientierter Musiktherapeut intrapsychische und interpersonelle Konflikte des Kindes auf und gibt dem Kind in der Therapie die Gelegenheit, diese mithilfe von Liedern, anderen musikalischen Formen und Sprache zu bearbeiten (Mahns, 2004). Darüber hinaus lassen sich mit Liedern weitere Ausdrucksebenen wie Tanz, Spiel auf Instrumenten, szenische Darstellungen und Sprechen kombinieren (Batel, 1992; Tischler & Moroder-Tischler, 1998).

Zu den **klassischen Kinderliedern** wie beispielsweise «Bruder Jakob» zählen ebenso Jahreszeitenlieder wie «Der Herbst, der Herbst, der Herbst ist da», die viele

Kinder aus Kindergarten, Schule oder (leider immer seltener) dem Elternhaus kennen. Hinzukommen neuere **aktuelle Kinderlieder,** die beispielsweise aus Theaterstücken des Grips-Theaters in Berlin stammen und mittlerweile selbst schon den Status eines Klassikers erreicht haben. Durch den besonderen Stellenwert von Medien in der kindlichen Entwicklung verbreiten sich Lieder heute vor allem durch Hörkassetten oder durch das Fernsehen.

Von besonderer Bedeutung sind in der Musiktherapie sowohl Spiellieder als auch so genannte Situationslieder. **Spiellieder** integrieren Elemente des szenischen Spiels wie etwa Bewegungselemente und regen sowohl die Sänger als auch die Zuhörer zu Aktivität und Aufmerksamkeit an. In der Kindermusiktherapie kann auf bereits bestehende Spiellieder zurückgegriffen werden, die je nach Bedarf individuell verändert werden.

Spiellieder, die Kinder zum spontanen Mitmachen anregen, finden sich zum Beispiel bei Krenzer (1982). Durch einfache Liedtexte, die nach Bedarf verändert werden können, durch begleitende Bewegungselemente und durch das Einfügen effektvoller Pausen lassen sich Aufmerksamkeit und Aktivität der Kinder fördern. Spiellieder werden besonders in der Gruppenmusiktherapie mit Kindern eingesetzt. Sie stimmen Kinder auf die Musiktherapiestunde ein oder ermöglichen einen Ausklang, gleichzeitig werden die Kinder durch das gemeinsame Singen aktiviert (Brückner et al., 1991; Heidemann, Kap. 5.5 in diesem Buch; Salmon, 2006).

Viele Spiellieder ergeben sich jedoch spontan aus der Therapiesituation heraus, so dass diese dann ebenso der Kategorie Situationslieder zuzuordnen sind. **Situationslieder** beziehen sich direkt auf das aktuelle therapeutische Geschehen und werden von der Therapeutin spontan für das Kind, gemeinsam mit dem Kind oder vom Kind selbst in der Situation erfunden. Einem Situationslied kann auch eine bekannte Melodie eines anderen Liedes zugrunde liegen, zu der die Therapeutin oder das Kind spontan einen Text mit aktuellem Bezug erfinden. Beispiele dafür finden sich in den Beiträgen von Voigt (Kap. 5.2) und Schumacher (Kap. 5.9). Situationslieder eignen sich vor allem, wenn das Kind beispielsweise zunächst ein abwehrendes Verhalten zeigt. Durch den auf die Situation bezogenen Text kann die Musiktherapeutin das Verhalten des Kindes spielerisch aufgreifen und dadurch eine Stimmungsveränderung bewirken (Koch-Temming, 1995; Voigt, 2001).

Die Musiktherapeutin begleitet ein Lied in der Regel auf dem Klavier, auf der Gitarre oder nutzt dazu andere ausgewählte Instrumente wie etwa das Xylophon oder die Trommel. In spezifischen therapeutischen Momenten, etwa während eines intensiven Körperkontaktes zum Kind, kann es sinnvoll sein, ausschließlich zu summen oder zu singen, manchmal in Kombination mit gemeinsamen rhythmischen Schaukelbewegungen oder Berührungen des Kindes. Anders als in einer eher pädagogisch ausgerichteten Arbeitsweise wird das Angebot von Liedern nicht immer mit der Erwartungshaltung verknüpft, das Kind möge mitsingen. Viele Kinder, die in der Musiktherapie behandelt werden, sind dazu zunächst auch gar nicht in der Lage oder verweigern das Singen, reagieren aber äußerst differenziert auf die Singstimme des Therapeuten und möglicherweise auf den von ihm gesungenen Text.

Lieder werden in der Kindermusiktherapie gezielt eingesetzt:

- zur Strukturgebung
- zur Kontaktaufnahme und zur Beziehungsregulation
- zur Aufmerksamkeitsfokussierung und Aktivierung
- zur Entspannung, Lockerung und zur Regression
- zur Förderung einzelner Entwicklungsbereiche (insbesondere Motorik, Wahrnehmung, Sprache und Sozialverhalten)
- zum Ausdruck von Gefühlen und Bedürfnissen
- zur Verarbeitung emotional belastender Erlebnisse und Zustände

Häufig werden durch den Einsatz von Liedern in der Kindermusiktherapie mehrere Ziele gleichzeitig verfolgt, so dass sich einzelne Liedformen nicht spezifischen Funktionen zuordnen lassen. Ein Begrüßungslied dient eben nicht ausschließlich der Strukturgebung und der Kontaktaufnahme mit dem Kind, sondern ermöglicht es dem Kind auch, auf spielerische Art und Weise Gefühle und Bedürfnisse auszudrücken. Je nach theoretischer Ausrichtung und je nach den aktuellen Bedürfnissen des Kindes im Therapieverlauf wird die Kindermusiktherapeutin verschiedene Lieder mit unterschiedlichen Zielsetzungen einsetzen. Im Folgenden sollen einige Beispiele aus Kindermusiktherapien, denen verschiedene theoretische Konzeptionen zugrunde liegen, die Vielfalt der therapeutischen Einsatzmöglichkeiten veranschaulichen.

In den meisten Kindermusiktherapien umrahmt ein **Begrüßungs- und Abschiedslied** die Therapiesitzung. Durch diese Struktur soll dem Kind Sicherheit und Orientierung ermöglicht werden (Frijs-Zimmermann, 1993; Müller, 1997; Voigt, 1998b; Gottschewski, 2001; Nickel et al., 2002). Auf welche Weise ein Begrüßungslied gezielt zur Anbahnung von Kontakt genutzt werden kann, zeigt eindrucksvoll der Beitrag von Reiner Haus (Kap. 5.3) in diesem Buch. Lieder können besonders Kindern mit tiefgreifenden Entwicklungsstörungen Beziehungserfahrungen vermitteln und sie das Gefühl von Urheberschaft erleben lassen (Gustorff & Neugebauer, 1988; Becker, 1998; Schumacher & Calvet-Kruppa, 2001).

Durch den Klang der Stimme, durch Melodie und Rhythmus dem Kind Geborgenheit zu vermitteln und dadurch Entspannung und Wohlbefinden zu erreichen, ist ein wichtiges Anliegen in der Arbeit bei komatösen und apallischen Patienten (Bischof, 2001). Ein anschauliches Beispiel beschreiben Unterharnscheidt und Cortes (Kap. 5.7). Besonders Schlaf-, Wiegen- und Schaukellieder eignen sich dazu, eine angenehme und kontaktförderliche Atmosphäre zu schaffen oder dem Kind Wünsche nach Regression zu erfüllen (Schumacher, 1994; B. Mahns, 1997).

Lieder eignen sich in besonderer Weise dafür, Gefühle und Bedürfnisse – vor allem nach emotional belastenden Ereignissen – auszudrücken. Dazu können sowohl bereits vorhandene Lieder verwendet werden, wie auch Lieder, deren Text zu einer bestehenden Melodie teilweise modifiziert wird, bis hin zu Neukompositionen von Text, Melodie und Begleitung. Bei der Auswahl bereits vorhandener Lieder zeigen Kinder ein feines Gespür dafür, welches Lied ihre Gefühle am besten widerspiegeln kann (Grießmeier, 1990, 2005). Beispiele aus der Musiktherapie mit mutistischen Kindern beschreiben, wie zunächst die Musiktherapeutin selbst in einem spontan komponierten Situationslied Gefühle und Bedürfnisse singend zum Ausdruck bringen kann, die sie beim Kind vermutet (Lutz-Hochreutener, 1998). Kinder können in der Musiktherapie auch dazu angeregt werden, selbst Liedtexte zu erfinden, um dadurch eigene Befindlichkeiten, Bedürfnisse und Ängste mitzuteilen (Grießmeier & Bossinger, 1994; Pilz, 2001; Aasgaard, 2002).

Werden die gesungenen Lieder auf Kassette oder CD aufgenommen, können sie gemeinsam mit dem Musiktherapeuten angehört werden. Meist sind die Kinder sehr stolz auf ihre Produkte und möchten diese Eltern, Geschwistern und Freunden zeigen. Dies sollte allerdings nur dann unterstützt werden, wenn es wirklich der eigene Wunsch des Kindes ist, Inhalte aus der Musiktherapiestunde für sich zu bewahren oder anderen zu präsentieren. Die Kassette oder CD kann dem Kind nach Abschluss der Musiktherapie zur Erinnerung geschenkt werden.

Da es nicht «das musiktherapeutische» Liederbuch gibt und jede Musiktherapeutin Lieder auch auf dem Hintergrund ihrer eigenen Vorlieben und Erfahrungen einsetzt, empfiehlt es sich, für die praktische Arbeit individuelle Liedsammlungen in Ordnern oder mithilfe eines Karteikartensystems katalogisiert nach Themen anzulegen. Der Vorteil einer solchen Vorgehensweise ist, dass die Therapeutin nicht auf eine Unmenge an Liederbüchern zurückgreifen muss, da in aller Regel nur einzelne Lieder aus bestehenden Liedsammlungen ausgewählt werden. Eine individuelle Sammlung kann außerdem ständig verändert und erweitert werden. Beispiele für solche Themenbereiche sind:

- Jahreszeiten und Feste
- Begrüßung und Abschied
- Entspannung und Ruhe
- Bewegung
- Nonsens
- Wahrnehmung, Sprache, Konzentration
- Erzählungen, Geschichten
- Gefühle, eigenes Erleben
- andere Länder, andere Sprachen
- selbst geschriebene Texte und komponierte Melodien

Für einzelne Kinder können individuelle Liederbücher zusammengestellt werden, welche ihre Zeit in der Musiktherapie dokumentieren und die sie je nach Wunsch nach Beendigung der Therapie mit nach Hause nehmen dürfen.

4.3.6 Rezeptives Vorgehen in der Kindermusiktherapie

Rezeptive Methoden, in denen Kinder nicht selbsttätig aktiv musizieren, sondern Musik ausschließlich hören oder taktil wahrnehmen, werden in der Kindermusiktherapie in nahezu allen Anwendungsbereichen eingesetzt. Das Spektrum reicht dabei vom Zustand nach Frühgeburt, tiefgreifenden Entwicklungsstörungen und Behinderungen bis hin zu Verhaltensauffälligkeiten und psychischen Erkrankungen, die durch Vorspielen ausgewählter Klänge, Melodien, Rhythmen und komponierter Musikstücke aller musikalischen Gattungen positiv beeinflusst werden können. Rezeptive Methoden werden in nahezu allen musiktherapeutischen Konzeptionen mit folgenden Zielen eingesetzt:

- zur Aufmerksamkeitsfokussierung und Aktivierung
- zur Kontaktaufnahme und zum Beziehungsaufbau
- zur Förderung einzelner Entwicklungsbereiche (insbesondere Wahrnehmung und Motorik)
- zur Entspannung, Lockerung und Regression
- zum Hervorrufen von Gefühlen und zur Veränderung von Stimmungen
- zur Förderung der Phantasie und Kreativität

Die **vibro-akustische Stimulation** als rezeptive Methode wird in Deutschland vor allem in der Musiktherapie mit schwerstbehinderten Kindern angewandt. Der Norweger Olaf Skille entwickelte hierzu eine spezielle Konstruktion, das **Musikbad** (music bath), bei dem Musik oder Klänge direkt auf den Körper des Patienten übertragen werden. Hierzu sitzt oder liegt das Kind auf einem mit Lautsprechern ausgestatteten Sessel oder einem Bett. Über die Lautsprecher werden sinusförmige, niedrigfrequente (30–120 Hz), mit Musik unterlegte Schalldruckwellen übertragen. Dabei sollen krampflösende und muskelentspannende Wirkungen erzielt werden (Skille, 1989). In der Musiktherapie werden vor allem Menschen mit Behinderungen mit dem Konzept von Skille behandelt. Wigram führte dazu Evaluationsstudien bei Erwachsenen mit Schwerstmehrfachbehinderung sowie bei Kindern mit Rett-Syndrom durch (Skille & Wigram, 1995; Wigram, 1997). Der deutsche Musiktherapeut Bernd Vogel erweiterte diesen Ansatz, indem er mit dem so genannten Pränatalraum einen «sozialen Uterus» (Vogel, 1987) konstruierte, einen speziellen Therapieraum, ausgestattet mit einer Wassermatratze mit integriertem Lautsprechersystem (Water-Sound-System), der warm temperiert und gedämpft beleuchtet wird (Vogel, 1987, 1991). Über ein in die Wassermatratze eingelassenes Lautsprechersystem erhalten Menschen mit Schwerstmehrfachbehinderungen ein auditiv-vibratorisches Hörangebot, bestehend aus Herztönen, intrauterinen Geräuschen, Meeresrauschen, tief vibrierenden Klängen und Melodielinien sowie stark rhythmisch akzentuierten Kompositionen.

Ein weiteres Anwendungsfeld rezeptiver Vorgehensweisen stellt die therapeutische Verwendung von Klängen in einer **Neugeborenen-Intensivstation** für früh-

und neugeborene Babys dar. In Deutschland sind dabei momentan zwei Vorgehensweisen beschrieben, deren Wirksamkeit durch Studien belegt wurde: Das Musizieren für Mutter und Kind durch eine Musiktherapeutin sowie die **auditive Stimulation** durch die Mutterstimme. Monika Nöcker-Ribaupierre hat als eine der ersten Musiktherapeutinnen in Deutschland die Musiktherapie mit früh- und neugeborenen Kindern systematisch praktiziert und erforscht. In ihrem Ansatz nutzt sie die auf Tonband aufgenommene Stimme der Mutter. Die Musiktherapeutin fordert dabei die Mutter auf, ihrem Kind etwas zu erzählen, vorzulesen oder vorzusingen (siehe dazu auch den Beitrag von Nöcker-Ribaupierre, Kap. 5.1). Das Band wird täglich mehrmals zu störungsfreien Zeiten dem im Inkubator liegenden Kind vorgespielt. Das Konzept basiert ausdrücklich «... auf der Wirkung der Stimme der Mutter als einer wesentlichen Grundlage für den Prozess und die Entwicklung von Bindung und Beziehung zu ihrem Kind» (Nöcker-Ribaupierre, 2003a, 151) und versteht sich damit sowohl als musiktherapeutische Behandlung des Kindes als auch als eine psychotherapeutische Krisenintervention für die Mutter. Ein internationaler Überblick über Grundlagen, Forschungen und klinische Praxis der Musiktherapie mit früh- und neugeborenen Kindern findet sich bei Nöcker-Ribaupierre (2003a). Eine weitere Vorgehensweise, die in der Anthroposophischen Musiktherapie praktiziert wird, nutzt einzelne Instrumente wie die pentatonische Kinderharfe sowie die Singstimme, um für Mutter und Kind eine Atmosphäre von Geborgenheit und Sicherheit zu schaffen. Die Therapeutin spielt, summt und singt improvisierend und versucht dabei, die Befindlichkeit des Kindes sowie die Atmosphäre der Umgebung aufzunehmen und durch ihre Musik wiederzugeben. Die Mutter kann gemeinsam mit der Therapeutin oder alleine summen oder singen und so eine Beziehung zu ihrem Kind aufbauen (Bissegger, 2001b). Ziel dieser Vorgehensweise ist es, eine «Klanghülle» für Mutter und Kind zu schaffen, die den unterbrochenen Kontakt zwischen Mutter und Kind wieder aufbauen hilft.

Beim **Musikmalen** werden musikalische Hörerlebnisse genutzt, um die durch die Musik aktualisierten Gefühle und Assoziationen in Form eines bildnerischen Prozesses unmittelbar zum Ausdruck zu bringen. Dazu verwendet der Musiktherapeut von ihm selbst oder dem Kind ausgewählte Musikstücke von einem Tonträger. Meist werden Stücke aus der klassischen Musik gewählt, weiterhin auch so genannte Entspannungs- oder Meditationsmusik. In der Regel entscheiden Kenntnisse und Vorlieben des Musiktherapeuten als auch die des Kindes über die Auswahl der Stücke.

Musikmalen kann sowohl in der Einzel- als auch in der Gruppentherapie mit Kindern eingesetzt werden. Die Kinder werden aufgefordert, während oder nach dem Hören des Musikstücks entweder alleine oder auch gemeinsam mit anderen Kindern ein Bild zu malen (siehe dazu auch den Beitrag von Salje, Kap. 5.11). Beim assoziativen Musikmalen sollen die Kinder möglichst das ausdrücken, was ihnen spontan beim Hören der Musik einfällt. Dabei können dem Alter der Kinder angemessene Hilfestellungen gegeben werden: «Stell dir vor, du wärst ein Zauberer und mit einem fliegenden Teppich unterwegs. Male auf, was der Zauberer unterwegs sieht». Konkrete Vorschläge für Aufgabenstellungen sowie geeignete Musikstücke für Kinder finden sich bei Tischler und Moroder-Tischler (1998) sowie bei Brückner et al. (1991). Abhängig vom Alter des Kindes und der theoretischen Ausrichtung der Musiktherapeutin schließt sich an das Malen eine gemeinsame Betrachtung und Auswertung des Bildes an. Verschiedene Autoren beschreiben, wie Kinder, die emotional sehr belastet sind, dies in ihren Bildern zum Ausdruck bringen können, beispielsweise in der Musiktherapie mit sexuell traumatisierten Kindern oder mit Kindern aus Suchtfamilien (Frank-Bleckwedel, 2000; Kapteina & Kröger, 2003).

Eine ähnliche Vorgehensweise stellen so genannte **Klang- oder Phantasiereisen** dar, die vor allem in der pädagogischen Arbeit mit Kindern in den vergangenen Jahren sehr in Mode gekommen sind. Dazu werden meist außereuropäische Instrumente wie die Klangschale, das Didgeridoo oder alte, wieder entdeckte Instrumente wie das Monochord verwendet, die der Therapeut live für das Kind spielt. Darüber hinaus kann aber auch Musik von Tonträgern verwendet werden, bis hin zu kommerziellen CDs, die mittlerweile in großer Zahl auf dem Markt sind. Der Therapeut kann während oder nach der Musik eine Geschichte erzählen oder vorlesen, Übungen zur Körperwahrnehmung oder Atmung anleiten oder auch eine Phase der Stille anschließen, in der Ruhe und Entspannung erlebt werden, oder imaginäre Prozesse in Gang gesetzt werden (siehe dazu auch den Beitrag von Mayerle, Kap. 5.13).

Wenn Kinder unaufgefordert oder auch von der Therapeutin ermutigt eine CD mit Musik ihrer momentan favorisierten Musikrichtung oder Musik aus ihrem jeweiligen kulturellen Kontext mitbringen, kann die Therapeutin dies aufgreifen und therapeutisch nutzen. Das **gemeinsame Hören von ausgewählten Musikstücken** wird üblicherweise in der Musiktherapie mit Jugendlichen angewandt, einer Lebensphase, in der Musik unter anderem auch dazu dient, sich von den Erwachsenen abzugrenzen und zu einer eigenen Identität zu finden. Bei Kindern aus Migrantenfamilien kann eine solche Vorgehensweise helfen, sich mit den eigenen kulturellen Wurzeln und dem Gefühl von Fremdsein auseinanderzusetzen (siehe dazu auch den Beitrag von Roeske, Kap. 5.10).

4.3.7 Weitere Vorgehensweisen in der Kindermusiktherapie

Neben musiktherapeutischen Improvisationsformen, dem systematischen Einsatz von Liedern sowie rezeptiven Vorgehensweisen wird noch eine Vielzahl weiterer Methoden in der Kindermusiktherapie eingesetzt. Viele dieser Methoden entstammen angrenzenden Konzepten der Musikpädagogik, der Sonder-, Heil- und Sozialpädagogik und werden in ähnlicher oder veränderter Form im therapeutischen Kontext eingesetzt. Die Übergänge zu einer pädagogischen Zielsetzung, besonders im Anwendungsbereich bei Kindern mit Entwicklungsstörungen und Behinderungen, sind dabei fließend (siehe dazu Kap. 2.5.3 Kriterien der Abgrenzung von Musiktherapie und Musikpädagogik). Entscheidend ist, dass die Methoden in der Musiktherapie mit einer eindeutig therapeutischen Zielsetzung angewandt werden.

Elementare Musik-, Bewegungs- und Sprachspiele bilden in ihrer ursprünglichen Verwendung die Grundlage der Rhythmisch-musikalischen Erziehung, die im Rahmen eines musikpädagogischen Angebotes durchgeführt wird. Im Rahmen musikpädagogischer Konzepte betont besonders die musikalische Früherziehung, ein pädagogisches Angebot für vier- bis sechsjährige Kinder, den elementaren Zusammenhang von Musik, Sprache und Bewegung und bezieht sich historisch auf die Ansätze von Carl Orff (1895–1982) und Gunild Keetman (1904–1990) sowie auf die Arbeiten zur rhythmisch-musikalischen Erziehung von Emile Jacques-Dalcroze (1865–1950). Die Veröffentlichung «Musik und Tanz für Kinder» (Haselbach et al., 1990) stellt ein wichtiges Kompendium zur musikalischen Früherziehung dar, nach der auch heute noch an vielen Musikschulen gearbeitet wird. In jüngster Zeit erfährt das Konzept der Musikalischen Früherziehung zahlreiche Weiterentwicklungen, beispielsweise in Verbindung mit bildender Kunst (Berger, 1998) oder in der Erweiterung der Altersgruppe um Kleinkinder (Der Musikgarten, 2004).

Jaques-Dalcroze (1865–1950) beschäftigte sich Ende des 19. Jahrhunderts mit der Erfahrung und dem Erleben von Musik durch Bewegung und gilt als Begründer der **Rhythmik**, einem pädagogischen Ansatz zur Musik- und Bewegungserziehung. In der Rhythmik wird die Persönlichkeitsentwicklung des Kindes gefördert durch Übungen zu Bewegungsabläufen, zur Bewegungsplanung und zur Begriffsbildung sowie zum Sozialverhalten und zum kreativen Ausdruck. Rhythmik wird heute in vielen Kindergärten, Schulen und Einrichtungen für Menschen mit Behinderungen in der Arbeit mit Gruppen eingesetzt (Probst & Vogel-Steinmann, 1983).

In der Kindermusiktherapie finden elementare Musik-, Bewegungs- und Sprachspiele als therapeutische Methode besondere Anwendung in der Orff-Musiktherapie sowie in der Musiktherapie mit autistischen Kindern, wie sie Karin Schumacher entwickelt hat (Orff, 1974/1985; Schumacher, 1994; Salmon & Schumacher, 2001). Einzelne Falldarstellungen zeigen den Einsatz von Rhythmik in der Therapie mit hyperaktiven Kindern im Rahmen der Kinder- und Jugendpsychiatrie (Büchele, 1998). Besonders in der Arbeit mit behinderten Kindern, Jugendlichen und Erwachsenen sowie mit sozial auffälligen Kindern und Jugendlichen wird die Rhythmik eingesetzt und dort als sonder-, heil- und integrationspädagogische Förderung sowie als sozialpädagogisch ausgerichtete Maßnahme im Rahmen der Kinder- und Jugendhilfe verstanden. Als Beispiel sei hier auf Salmon (1992) verwiesen, die elementares Musizieren und Tanzen in integrativen Gruppen mit hörenden und hörbeeinträchtigten Kindern einsetzt.

Kindertänze stellen eine besondere Verbindung von Musik und Bewegung in der Kindermusiktherapie dar. Sie können als Schritttänze, Volks- und Poptänze oder Kreistänze Formen und Schrittfolgen vorgeben oder als szenischer Ausdrucks- und Improvisationstanz den Tänzern Raum für spontane und individuelle Bewegungsformen lassen. Kreistänze fördern den Kontakt der Gruppenmitglieder, vermitteln den Tänzern ein Gemeinschaftsgefühl und stärken so die Zusammengehörigkeit einer Gruppe. Dadurch eignen sie sich in besonderer Weise auch für die therapeutische Arbeit mit Gruppen (Brückner et al., 1991; Tischler & Maroder-Tischler, 1998). Freies **Bewegen zur Musik** fördert die Aufmerksamkeit, die Körperwahrnehmung und Körperkoordination, die Tiefensensibilität und die Integration verschiedener Sinnesbereiche. Dabei kann ein Musikstück von einem Tonträger erklingen oder der Musiktherapeut improvisiert zur Bewegung des Kindes, indem er das Verhalten des Kindes musikalisch aufgreift und widerspiegelt (Gustorff & Neugebauer, 1988; Schumacher, 1994; Schradi, 2004).

Im **szenischen Spiel** verbinden sich Sprache, Bewegung, Musik und bildnerisches Gestalten im darstellenden Spiel. Auf der Basis von Erlebnisberichten oder phantasierten Geschichten der Gruppenteilnehmer, vorgegebenen Inhalten aus Büchern, Filmen oder Bildern erfahren die Kinder durch sinnliches und emotionales Rollenspiel sich selbst und andere. Eigene oder fremde Vorstellungen und Verhaltensweisen können im Schutz einer Rolle reflektiert und erprobt werden. Methoden des szenischen Spiels werden in der schulischen und außerschulischen Bildungsarbeit und der Sozialpädagogik/Sozialarbeit bei Kindern, Jugendlichen und Erwachsenen sowie in der Supervision eingesetzt (Finkel, 1980; Scheller, 1998). Aus der Verbindung zwischen szenischem Spiel und Musik hat Keller (1975, 1988) seinen Ansatz des Elementaren Musiktheaters entwickelt, dessen förderpädagogische und therapeutische Wirkung er besonders in der Arbeit mit Kindern und Jugendlichen mit geistiger Behinderung und emotionaler Störung sah. Das elementare Musiktheater wird heute von Michael und Manuela Widmer in der Jugendarbeit sowie in Gruppen mit behinderten und nichtbehinderten Kindern fortgeführt (Widmer & Widmer, 2001). Spielvorschläge zum musikalisch-szenischen Spiel finden sich bei Tischler & Moroder-Tischler (1998). Verschiedene Praxisdarstellungen zeigen, wie Methoden des Szenischen Spiels in Verbindung mit Musik therapeutisch bei Kindern mit Entwicklungsstörungen, psychischen Erkrankungen sowie geistiger Behinderung eingesetzt werden können (Schumacher & Schäfer, 1984; Maurer, 1990; Schröder, 1993; Anders, 2002).

Wenngleich sich das Handeln in der Musiktherapie immer am therapeutischen Prozess orientiert, kann je nach individueller therapeutischer Zielsetzung bei bestimmten Patientengruppen auch eine **produktorientierte Vorgehensweise** angezeigt sein. Dabei steht die Perfektion des musikalischen Produkts im Vordergrund der Bemühungen, wie etwa die künstlerisch anspruchsvolle Darbietung eines Liedes, sicheres Intonieren auf einem Streichinstrument oder die musikalische Interpretation einer Klaviersonate. Die Musiktherapeutin nutzt eine solche Arbeitsweise, um durch das Vermitteln von Spieltechnik oder musikalischen Fertigkeiten an einem Instrument Kontakt und Beziehung zum Kind aufzubauen. Auch bei Kindern mit Beeinträchtigungen im Bereich der Motorik oder Wahrnehmung führt eine solche Methode zur Verbesserung feinmotorischer Funktionen und zur Erweiterung der Konzentrationsspanne. Besonders Kinder mit emotionalen Störungen und wenig ausgeprägtem Selbstwertgefühl profitieren von einer produktorientierten Vorgehensweise, wenn sie stolz auf das Produkt sein können. Sie fordern ein solches Vorgehen manchmal regelrecht vom Musiktherapeuten ein (Jürgens, 2001).

Die Musiktherapeutin richtet bei einer solchen Vorgehensweise die gestellten Anforderungen individuell an den Fähigkeiten und Interessen des Kindes aus, um dem Kind Erfolgserlebnisse zu vermitteln. Oftmals werden solche Unterrichts- oder Projektphasen mit einer oder mehreren Aufführungen vor Publikum abgeschlossen. Hier ist es für die Musiktherapeutin besonders wichtig, die therapeutisch intendierten Ziele zugunsten eines hohen künstlerischen Anspruchs nicht aus dem Blick zu verlieren.

Eine Sonderform der produktorientierten Vorgehensweise stellt die Arbeit an einem **Projekt** dar, zu dem sich die Teilnehmer für einen zeitlich begrenzten Rahmen zusammenfinden. Solche Projekte finden meist an Schulen oder in der außerschulischen Kinder- und Jugendarbeit statt. Da sich durch eine gemeinsame Arbeit an einem Projekt auch Verbesserungen in einzelnen Entwicklungsbereichen wie Wahrnehmung, Motorik und Sprache sowie im Sozialverhalten erreichen lassen, findet Projektarbeit auch in der sozial- und heilpädagogischen Arbeit Anwendung. Paul Nordoff und Clive Robbins, die Begründer der Schöpferischen Musiktherapie, führten zu Beginn der 1960er-Jahre solche Projekte hauptsächlich mit behinderten Kindern in Schulen und Heimen durch, indem sie Handlung, Sprache, Lieder und unterstützende Musik genau auf die Kompetenzen und Interessen der Kinder abstimmten, beispielsweise im so entstandenen Spiel «Pif, Paf, Poltrie» (Nordoff & Robbins, 1975) (zur Schöpferischen Musiktherapie siehe auch Kap. 2.3.5). Auch heute wird in der Kindermusiktherapie gelegentlich projektorientiert gearbeitet, wenngleich dies häufiger im Rahmen musiktherapeutischer Tätigkeit bei jugendlichen Patienten der Fall ist. Besonders in der Kinder- und Jugendpsychiatrie, in der Arbeit mit Drogenabhängigen oder im Strafvollzug bieten dort tätige Musiktherapeuten neben Einzelmusiktherapie Projekte wie Rockband, Trommelunterricht oder ein Theaterprojekt an, da Jugendliche und junge Erwachsene aktives Improvisieren auf Instrumenten und Singen häufig ablehnen (Rieger, 1992; Nissen, 1998; Meyer, 1998; Nissen, 1999; Reichert, 2001). In modifizierter Form eignet sich eine solche Vorgehensweise ebenso für die Arbeit mit Kindern, beispielsweise als ein Instrumentenbauprojekt, Theaterspiel mit Masken und Musik, ein Märchenprojekt oder als Tanzgruppe. Musiktherapie in der Heimerziehung nutzt diese Vorgehensweise, um das Selbstwert- und Gemeinschaftsgefühl der Kinder zu stärken und ihnen innerhalb eines überschaubaren

Rahmens soziale Verantwortung zu übertragen (Hähner, 1977; Wundram, 1977; Günther, 1992).

Zur Unterstützung medizinischer, psychologischer und heilpädagogischer Bemühungen werden **funktionell ausgerichtete Übungen mit Musik** angewandt. Musikhören oder selbsttätiges Musizieren aktivieren die Motorik des Kindes und verbessern die Wahrnehmungsleistung, die Konzentration und die Ausdauer sowie das verbale und nonverbale Ausdrucksverhalten des Kindes. Dies geschieht vornehmlich im Bereich der Musikmedizin (Spintge, 2001), der verhaltenstheoretisch orientierten und Funktionalen Musiktherapie (siehe dazu Kap. 2.3.2) sowie innerhalb sonder- und heilpädagogischer Tätigkeitsfelder. So wird Musik bei Kindern mit Hörbeeinträchtigung seit vielen Jahren zur Verbesserung der auditiven Wahrnehmungsleistung, zur Förderung der Lautsprachentwicklung und zur adäquaten Modulation der Sprechstimme eingesetzt (Prause-Weber, 2006). Claus Bang, ein dänischer Musiktherapeut und Sprachheilpädagoge, gilt auch in Deutschland als Wegbereiter für den Einsatz der Musik zur Sprachförderung hörbeeinträchtiger Kinder (Bang, 1978,1984, 2006). Neben der Versorgung mit Hörgeräten werden seit etwa 15 Jahren in Deutschland Kinder mit einer Innenohrschädigung auch operativ mit einer Innnenohrprothese, dem so genannten Cochlea Implantat, ausgestattet. Obwohl auf diese Weise das Gehör als geschädigtes Sinnesorgan durch ein technisches Gerät ersetzt wird, entsteht bei den Betroffenen nicht sofort ein befriedigender Höreindruck. Vielmehr muss erst durch vielfältige und gezielte Stimulation die zerebrale auditive Wahrnehmungsverarbeitung der akustischen Reize angeregt und trainiert werden. Musiktherapie erweist sich hier als geeignetes Mittel, um besonders Verbesserungen in der Lautstärken- und Tempodiskrimination zu erzielen (Burkhardt-Zuhayra, 1999; Haus, 2002; Neuhäusel et al., 2006; siehe dazu auch den Beitrag von Haus, Kap. 5.3). Ähnliche Übungen mit dem Ziel, auditive Reize besser filtern und zerebral verarbeiten zu können, werden auch bei Kindern mit Störungen der auditiven Wahrnehmungsverarbeitung durchgeführt (siehe dazu den Beitrag von Salje, Kap. 5.11). Bei Kindern mit Körper- oder Mehrfachbehinderung können funktionell ausgerichtete Methoden mit dem Ziel der Bewegungsförderung und zur motorischen Aktivierung eingesetzt werden. Durch angeleitetes Spielen auf verschiedenen Instrumenten wie etwa Trommeln, Saiten- oder Blasinstrumenten lassen sich Verbesserungen der Körperkoordination, Bewegungsplanung, Kraftdosierung, Fein- und Mundmotorik sowie eine Rhythmisierung und Vertiefung der Atmung erreichen (Geissler, 1986; Bissegger, 2001a; Aldridge et al., 1994; Aldridge et al., 2001; Voigt, 2001; Haus, 2004).

Mit Hilfe des so genannten Soundbeams, einer technischen Vorrichtung, die durch Infrarotkameras Bewegungen innerhalb eines bestimmten Raumes in Klang umwandelt, können bereits minimale Bewegungen eines motorisch eingeschränkten Kindes in Töne umgewandelt werden. Damit eignet sich das Soundbeam in besonderer Weise dafür, Kindern mit schweren Behinderungen und vielfältigen Bewegungseinschränkungen eine Erfahrung von Urheberschaft zu vermitteln und sie in ihrer Bewegungskontrolle zu unterstützen (Swingler, 1998).

Bei spezifischen Beeinträchtigungen der Motorik oder der Sprache kann das Kind durch Co-Therapie in Form einer engen interdisziplinären Zusammenarbeit mit Physiotherapie, Ergotherapie und Logopädie optimal gefördert werden (Bunt, 1998; Unterharnscheidt, 2004). In der Behandlung von Schmerzpatienten, etwa bei Kindern mit Migräne, kann eine motorisch-übende Komponente in das musiktherapeutische Behandlungskonzept integriert werden (Nickel et al., 2002). Grundsätzlich eignet sich eine Vielzahl musikalischer Spielformen für eine solche übungszentrierte Vorgehensweise – entsprechende Sammlungen finden sich unter anderem bei Friedemann (1971/1983), Liebetrau et al. (1977), Beimert (1985), Beermann (1992) und Tischler und Moroder-Tischler (1998).

4.4 Zusammenarbeit in der Kindermusiktherapie

Das Erziehungsverhalten spielt nicht nur in der Entstehung und im Verlauf kindlicher Störungen eine wichtige Rolle, es beeinflusst auch maßgeblich den Behandlungserfolg und die langfristige Prognose. Daher gilt es, psychosoziale und soziokulturelle Faktoren in angemessener Weise für die Diagnostik, Behandlung und Evaluation der musiktherapeutischen Maßnahme zu berücksichtigen. Entsprechend bilden die Zusammenarbeit mit dem sozialen Umfeld des Kindes sowie die Koordination der Hilfsangebote aller beteiligten Berufsgruppen wesentliche Bausteine der musiktherapeutischen Behandlung von Kindern. Im Folgenden werden Organisationsformen und spezifische Themenbereiche der Zusammenarbeit sowohl mit den Eltern und Bezugspersonen des Kindes wie auch mit anderen Berufsgruppen im interdisziplinären Team systematisch dargestellt und erläutert.

4.4.1 Zusammenarbeit mit den Eltern

In der Therapie mit Kindern hat die Zusammenarbeit von Therapeutin und Eltern beziehungsweise Sorgeberechtigten einen besonderen Stellenwert. Die Elternperspektive in den diagnostischen Prozess, in die Therapieplanung und nicht zuletzt in die Evaluation einer Therapie von Kindern mit Auffälligkeiten, Störungen oder Behinderungen mit einzubeziehen, ist unabdingbar. Dies gilt auch für die Musiktherapie mit Kindern, wenngleich bislang erst wenige ausgearbeitete Modelle dafür vorliegen (Koch-Temming, 2003, 2004). Bolay und Hillecke (2001) berücksichtigen die Elternperspektive in der Evaluation musiktherapeutischer Behandlungen mit Kindern durch den von ihnen entwickelten Hertlinghauser Zufriedenheitsfragebogen (HZFB) als Grundlage für Eltern- und Paargespräche. In dem von Nickel et al. (2002) für die musiktherapeutische Behandlung von Kindern mit Migräne erstellten Manual bildet ein so genanntes Familiencoaching einen Bestandteil der Behandlung. Dort werden familiäre Bewältigungsstrategien und der Umgang der Familie mit Leistung, Gefühlen und Konflikten thematisiert.

Während die Beziehung zwischen Fachleuten und Eltern in psychotherapeutischen und heilpädagogischen Konzepten in der Vergangenheit eher durch hierarchische Strukturen geprägt wurde, setzen heutige Modelle auf Kooperation und partnerschaftliches Miteinander. Eltern werden in ihrer Rolle als Erziehende ernst genommen und in ihrer Verantwortung für das Kind bestärkt. In der Zusammenarbeit mit den Eltern geht es in erster Linie darum, die Ressourcen der Familie zu erkennen, zu stärken und für den Behandlungserfolg zu nutzen. Für die Therapeutin ist es daher wichtig, sich zunächst mit der besonderen Situation der Hilfe suchenden Familie auseinanderzusetzen.

Familien mit einem auffälligen oder behinderten Kind sind erheblichen Belastungen ausgesetzt wie etwa einem jahrelangen gestörten Schlaf-Wach-Rhythmus, einem aggressiven und autoaggressiven Verhalten des Kindes, sozialer Isolation, physischer Beanspruchung sowie vermehrten Konflikten mit Behörden, Institutionen und Therapeuten. Diese Belastungen können mit Hilfe entsprechender Kompetenzen und Ressourcen bewältigt werden, manche können aber dazu führen, dass die Eltern daran scheitern. Besonders bei behinderten Kindern kann durch die sozial und emotional auffälligen Verhaltensweisen das intuitive Elternverhalten erschwert werden.

Viele Eltern halten dabei bis zur psychischen und physischen Erschöpfung durch und gestehen sich Gefühle der Überforderung, Mutlosigkeit und Unduldsamkeit nur schwer ein. Besonders Mütter, aber auch Geschwisterkinder von auffälligen oder behinderten Kindern können durch die Konzentration auf die Bedürfnisse des betroffenen Kindes vermehrt an physischer und psychischer Überlastung leiden (Cloerkes, 2001; Achilles, 2005). In dieser Situation Hilfe von außen zu akzeptieren und konstruktiv an Lösungen zu arbeiten ist nicht leicht und konfrontiert die Eltern zunächst mit dem Gefühl, als Erziehende versagt zu haben. Diese scheinbar paradoxe Erwartungshaltung der Eltern beschreibt Sonnenburg im Kontext stationärer Psychotherapie von Kindern wie folgt:

> «Neben der Hoffnung, die Therapeuten mögen mit den Problemen des Kindes besser fertig werden, steht die Befürchtung, gerade damit die Mangelhaftigkeit der Eltern zu bestätigen» (Sonnenburg, 1994,140).

Ein vorrangiges Ziel der Elternarbeit ist es, dass die Eltern sich mit ihren Anliegen vom Therapeuten verstanden und respektiert fühlen und Raum erhalten, das jeweilige Problem aus ihrer Sicht darzustellen.

In der **Zusammenarbeit mit den Eltern** ist es wichtig, sich zunächst ein genaues Bild über die Problemzusammenhänge zu verschaffen und vorhandene familiäre Ressourcen auszuloten.

Grundsätzlich müssen die Eltern zu jedem Zeitpunkt der Behandlung durch angemessene Organisationsformen in den therapeutischen Prozess einbezogen werden, indem die Musiktherapeutin ihre Arbeit transparent macht und die Bedürfnisse von Kind und Eltern gleichermaßen berücksichtigt (zu Fragen der Schweigepflicht siehe Kap. 4.3.3 Besonderheiten der therapeutischen Beziehungsgestaltung mit Kindern). Die Form und Intensität der Zusammenarbeit mit den Eltern richtet sich dabei nach dem Alter des Kindes, der Auffälligkeit/Störung/Behinderung und ihrer Bedeutung im familiären Kontext sowie den Ressourcen und der Belastbarkeit der Familie.

Für die Praxis können verschiedene Organisationsformen von Elternarbeit unterschieden werden:

- das anamnestische Erstgespräch
- das Elterngespräch nach Abschluss der Diagnostikphase
- gemeinsame Therapiestunden mit der ganzen Familie
- Tür- und Angel-Gespräche
- der Hausbesuch
- fortlaufende Therapie begleitende Elterngespräche
- Familie-Hilfe-Konferenzen
- das Abschlussgespräch

Das **anamnestische Erstgespräch** stellt in der Regel die erste direkte Kontaktaufnahme zwischen Musiktherapeutin und Familie dar. Es dient dazu, sich gegenseitig kennen zu lernen und wichtige Informationen auszutauschen. Weiterhin werden hier Absprachen getroffen, die das weitere Vorgehen und den Verlauf der Musiktherapie betreffen. In den meisten Fällen entscheidet sich bereits in der ersten Begegnung, inwieweit die Eltern einen «Draht» zur Therapeutin finden. Die Praxis zeigt, dass es in den meisten Fällen die Mütter sind, die zu einem Erstgespräch erscheinen. In ausländischen Familien kann es vorkommen, dass die Großmutter (in der Regel die Mutter des Vaters) eine wichtige Ansprechpartnerin in Bezug auf Erziehung und Versorgung der Enkelkinder darstellt und wichtige Entscheidungen nicht ohne sie getroffen werden können. Es ist daher ratsam, diese familiäre Entscheidungsstruktur zu bedenken und zu respektieren und die Großmutter aktiv in die Zusammenarbeit einzubinden. Die Therapeutin sollte vorab entscheiden, ob das Gespräch in Anwesenheit oder Abwesenheit des Kindes geführt wird. Beide Vorgehensweisen bieten Vor- und Nachteile, die sorgsam gegeneinander abgewägt werden müssen. Um wesentliche Aspekte des anamnestischen Erstgespräches nicht aus den Augen zu verlieren, kann es hilfreich sein, auf der Basis eines Leitfadens vorzugehen, der jedoch individuell bezogen auf den Gesprächsverlauf mit der jeweiligen Familie verändert werden kann (siehe dazu auch Kap. 4.1.1 Das musiktherapeutische Anamnesegespräch).

Im Elterngespräch nach Abschluss der Diagnostikphase werden die Eltern über die Ergebnisse der Diagnostiksitzungen informiert. Empfiehlt die Therapeutin eine musiktherapeutische Behandlung und die Eltern geben einen Behandlungsauftrag, so werden gemeinsam das therapeutische Setting und die Behandlungsziele vereinbart. Die Therapeutin schließt darüber mit den Eltern ein Arbeitsbündnis.

Bestimmte musiktherapeutische Konzeptionen sehen vor, ausschließlich oder parallel zur Musiktherapie mit dem Kind Familienmusiktherapiesitzungen durchzuführen. Solche **gemeinsamen Therapiestunden** fördern in besonderer Weise die Transparenz der musiktherapeutischen Vorgehensweise und zeigen den einzelnen Familienmitgliedern, wie sie selbst an der Entstehung und/oder der Aufrechterhaltung der Probleme der Kinder beteiligt sind, und wie sie aktiv etwas zur Veränderung dieser Situation beitragen können (siehe dazu den Beitrag von Becker et al., Kap. 5.12). Gerade in der Musiktherapie mit behinderten Kindern sollten den zugehörigen Familien in regelmäßigen Abständen gemeinsame Therapiestunden angeboten werden. Da die meisten Kinder aufgrund ihrer eingeschränkten Kommunikationsfähigkeiten wenig über ihre Erfahrungen berichten können, wollen viele Eltern vor allem zu Beginn einer musiktherapeutischen Behandlung erfahren, was ihre Tochter oder ihr Sohn in der Musiktherapie erlebt hat. Daher sollten die Eltern besonders zu Beginn einer Therapie intensiv mit einbezogen werden. So kann sich der Therapeut von der Mutter zeigen lassen, wie das behinderte Kind am besten gelagert werden kann, wie es gehalten wird und in welcher Position es besonders aufnahmebereit für Anregungen der Umwelt ist. Mütter können die für Außenstehende oft unverständlichen Kommunikationssignale deuten und diese Information an den Therapeuten weitergeben. Durch das Einbeziehen der Mütter kann verhindert werden, dass Konkurrenzgefühle um den besten Zugang zum Kind entstehen. Manchmal interessieren sich Geschwisterkinder für das, was ihre Schwester oder ihr Bruder in der Musiktherapie macht. Dieses Interesse sollte unbedingt aufgegriffen werden, wenn es das behandelte Kind möchte. Geschwisterkinder können dann gemeinsam eingeladen werden, an einer Musiktherapiestunde teilzunehmen.

Informelle Alltagskontakte zwischen Eltern und Therapeutin in der Bring- und Abholsituation können als **Tür- und Angelgespräche** von der Therapeutin als «lästig» erlebt und in ihrer Bedeutung für die Kooperation mit den Eltern unterschätzt werden. Erfahrungsgemäß tragen diese Gespräche aber sehr zum Aufbau einer vertrauensvollen Beziehung zwischen Therapeutin und Eltern bei. Um dem Wunsch der Eltern nach Kommunikation offen und stressfrei begegnen zu können, sollte die Therapeutin dafür vor und nach einer Therapiestunde etwas Zeit einplanen. Tür- und Angelgespräche eignen sich allerdings nicht für Gesprächsthemen, die Ruhe, Konzentration und Vorbereitung erfordern. Falls Eltern Tür- und Angelgespräche ausgiebig nutzen, sich einem Elterngespräch in Ruhe mangels Zeit jedoch verweigern, sollte sich die Therapeutin freundlich aber bestimmt abgrenzen und auf die Möglichkeit zum Elterngespräch in einer ruhigen und geschützten Atmosphäre verweisen.

In der Früherziehung und Frühförderung behinderter Kinder sowie in der pädagogischen Arbeit mit Kindern ist der **Hausbesuch** als eine Kontaktmöglichkeit zwischen Eltern und Fachleuten verbreitet (Dusolt, 1993). Ziel des Hausbesuches ist es, das häusliche Lebensumfeld des Kindes und seiner Familie kennen zu lernen. Durch einen Hausbesuch verlässt die Therapeutin ihren professionellen, durch die Institution geprägten Rahmen und begibt sich in den privaten und persönlich gestalteten Rahmen der Familie. Inwieweit dies der Therapie mit dem Kind sowie der Kooperation mit den Eltern förderlich ist, muss im Einzelfall geprüft werden. Ein Hausbesuch kann in der Beziehung zu den Eltern vertrauensförderlich wirken, verschafft der Therapeutin aber nicht selten Abgrenzungsprobleme. Die Grenzen zwischen einer therapeutischen und einer persönlichen Beziehung zu den Eltern können sich verwischen, wenn Eltern der Therapeutin bei Kaffee und Kuchen das «Du» anbieten, sie zu Geburtstagen, zur Einschulung oder zur Konfirmation des Kindes einladen. In diesem Fall sollte die Therapeutin sich klar abgrenzen und in einem Elterngespräch diese Bedürfnisse der Eltern nach persönlichem Kontakt thematisieren. Manche Familien erleben Hausbesuche als Eingriff in ihre Privatsphäre und fühlen sich von der Therapeutin kontrolliert. Daher sollte nur dann ein Hausbesuch erfolgen, wenn die Eltern dazu einladen und wenn die Therapeutin diesen als notwendig erachtet, um sich ein umfassendes Bild des häuslichen Lebensumfeldes des Kindes verschaffen zu können.

Fortlaufende therapiebegleitende Elterngespräche sollten jede musiktherapeutische Behandlung von Kindern begleiten. Sie sollten in einem festgesetzten Turnus erfolgen, zum Beispiel alle acht Wochen, der nach Bedarf verkürzt oder verlängert werden kann. Erfahrungsgemäß sind zu Beginn der Therapie wie auch bei kritischen Lebensereignissen – beispielsweise der Einschulung – kürzere Abstände notwendig. In den die Therapie begleitenden Elterngesprächen werden aktuelle Entwicklungen des Therapieverlaufs und Veränderungen in der familiären Situation besprochen. Dabei werden die Eltern darin unterstützt, ein grundlegendes Verständnis für die Probleme und Kompetenzen ihres Kindes aufzubauen, so dass gemeinsam Problemlösungen und Hilfen bei Konflikten erarbeitet werden können. Elterngespräche sollten möglichst in einer ruhigen und für die Eltern angenehmen Atmosphäre stattfinden. Die Zahl der Teilnehmer sollte ausgeglichen sein. Als Faustregel gilt: Die Anzahl der teilnehmenden Fachleute sollte die Anzahl der teilnehmenden Familienmitglieder nicht übersteigen. Die Therapeutin leitet und strukturiert dieses Gespräch und fertigt für die Eltern ein kurzes Gesprächsprotokoll an, das die Eltern ebenfalls unterschreiben.

Beobachtet die Therapeutin bei den Eltern erzieherische Unsicherheiten oder Tendenzen zu erzieherischem Fehlverhalten, wie etwa Überbehütung, Überforderung oder Vernachlässigung, kann sie dies im Elterngespräch thematisieren. Entscheidend ist hier jedoch der Zeitpunkt: Erst wenn die Eltern zur Therapeutin eine vertrauensvolle Beziehung aufgebaut haben, werden sie sich offen für eine Beratung zum Umgang mit ihrem Kind zeigen. Dabei ist es ganz besonders wichtig, den Eltern nicht anmaßend in der Expertenrolle gegenüberzutreten, sondern ihre Erziehungsarbeit, die sie bisher nach bestem Wissen und Gewissen geleistet haben, wertzuschätzen.

In größeren zeitlichen Abständen können so genannte **Familie-Helfer-Konferenzen,** Hilfekonferenzen oder Helferrunden abgehalten werden. Dazu werden in der Regel alle an der Förderung des Kindes und Begleitung der Familie beteiligten Fachleute sowie die Eltern eingeladen, um die Hilfsangebote zu koordinieren und sie optimal auf das Kind und die Familie abzustimmen (v. Schlippe & Schweitzer 1999). Eine solche Vernetzung ist außerordentlich wichtig, da meist mehrere Helfer mit dem Kind und der Familie arbeiten. Familie-Helfer-Konferenzen, an denen nicht selten bis zu zwölf Personen teilnehmen, werden von Eltern oft als unangenehm und anstrengend erlebt. Manche Eltern fühlen sich von der übermächtigen Anzahl der Fachleute und ihrer geballten Fachkompetenz wie erschlagen und trauen sich kaum, sich zu äußern. Daher sollte hier ganz besonders darauf geachtet werden, dass die Eltern angemessen zu Wort kommen und in ihrer spezifischen Rolle als Sorgeberechtige des Kindes ernst genommen werden.

Im **Abschlussgespräch** werden die erreichten Ziele zusammenfassend beschrieben und mit den Eltern reflektiert. Gegebenenfalls kann die Therapeutin den Eltern weiterführende Maßnahmen empfehlen. Das mit den Eltern geschlossene zeitlich befristete Arbeitsbündnis wird im Abschlussgespräch gemeinsam aufgelöst.

Mögliche **Problembereiche und Konflikte** zwischen Fachleuten und Eltern werden heute weniger als «negativ» und «vermeidbar» betrachtet denn als «konstruktives Potenzial» (Schlack, 1991). Solange sie nicht ignoriert oder geleugnet werden, stehen sie einer partnerschaftlichen Zusammenarbeit mit den Eltern nicht entgegen. Auch durch Unterschiede in der Lebenswelt von Eltern und Familie und der Arbeitswirklichkeit der Fachleute können Spannungsfelder entstehen, die von der Musiktherapeutin stetig reflektiert werden sollten (Koch-Temming, 2003). Gelingt es der Therapeutin, die Reaktionen der Familie vor dem Hintergrund ihrer Lebenswirklichkeit als Bewältigungsbemühungen zu verstehen und neben der eigenen Fachkompetenz die «Betroffenheitskompetenz» (Schlack, 1991) der Eltern wertzuschätzen, so können solche «natürlich entstehenden» Konflikte offen und produktiv bearbeitetet werden. Im Rahmen eines solchen partnerschaftlichen Umgangs mit den Eltern unterzieht die Therapeutin ihre eigenen Hilfsangebote einer kritischen Betrachtung und passt sie an die Lebenswirklichkeit der Familie an. Partnerschaftlicher Umgang heißt nicht, sich den Wünschen und Forderungen der Eltern unterzuordnen; er zeichnet sich vielmehr aus durch gegenseitige Achtung und das Erleben von Gleichberechtigung im Bemühen um das Wohlergehen des Kindes.

4.4.2 Zusammenarbeit im interdisziplinären Team

Der fachliche Austausch zwischen Musiktherapeuten und anderen Berufsgruppen sowie eine interdisziplinäre Abstimmung aller mit der Therapie und Förderung des einzelnen Kindes beauftragten Fachleute gilt heute als eine Selbstverständlichkeit und bildet ein Qualitätskriterium professionellen therapeutischen Arbeitens. Im klinischen Kontext arbeitet die Musiktherapeutin in der Regel auf ärztliche Verordnung, dadurch steht ihr Handeln unter ärztlicher Verantwortung. Psychologisch tätige Fachkräfte sind bei der Diagnostik des Kindes beteiligt und für die Beratung der Familien und des Umfelds verantwortlich. Sowohl Ärztinnen wie auch Psychologen sind für den praktisch tätigen Musiktherapeuten wichtige Ansprechpartner und direkte Kooperationspartner.

Pflegekräfte sowie Erzieherinnen und Heilpädagogen versorgen und betreuen Kinder auf Station oder in der Heimgruppe und sind damit für ihre Förderung im Alltag zuständig. Aufgrund ihrer Rolle verbringen sie weitaus mehr Zeit mit dem Kind als andere Berufsgruppen und tragen mit ihren Beobachtungen aus dem Gruppenalltag wesentlich zur Diagnostik und Therapieplanung sowie zur Evaluation der musiktherapeutischen Behandlung bei. Da sie häufig für die Koordination der Therapietermine zuständig sind und das Kind direkt vor oder nach der Therapiestunde erleben, ist eine enge Zusammenarbeit mit dieser Berufsgruppe unerlässlich.

Die Behandlung von Kindern im Schulalter erfordert häufig eine Zusammenarbeit mit Lehrern, vor allem dann, wenn beim Kind Lern- und Leistungsstörungen diagnostiziert werden. Viele klinische Einrichtungen pflegen daher eine enge Zusammenarbeit mit der vor Ort ansässigen oder direkt an die Klinik angeschlossenen Schule. Falls das musiktherapeutisch behandelte Kind vom Jugendamt betreut wird, sollte auch mit der zuständigen Sozialarbeiterin kooperiert und die Behandlung gegebenenfalls auf das jeweilige Hilfeplanverfahren abgestimmt werden.

Neben der Musiktherapie umfasst das therapeutische Angebot für Kinder in der Regel weitere Formen der Kinder- und Jugendlichenpsychotherapie, systemische Familientherapie, Kunst- und Tanztherapie, Logopädie, Ergotherapie und Krankengymnastik. Wichtigste gemeinsame Aufgabe der ärztlichen, psychologischen, pflegerischen, pädagogischen und therapeutischen Fachkräfte ist es, ihre Angebote so miteinander zu vernetzen, dass sie nicht additiv, sondern integrativ wirken. Dies gilt sowohl für klinische als auch für rehabilitiative Arbeitsfelder wie auch in besonderem Maße für ambulante musiktherapeutische Angebote in einer freien Praxis.

In den meisten Institutionen erfolgt die **interdisziplinäre Zusammenarbeit** der verschiedenen Berufsgruppen in regelmäßig stattfindenden Team- und Fallbesprechungen. Hier werden organisatorische und therapeutische Aspekte in einem geschützten Rahmen besprochen und aufeinander abgestimmt. Team- und Fallbesprechungen finden in der Regel ohne die Eltern statt. Regelmäßig einberufene

Helferkonferenzen ermöglichen darüber hinaus einen inter-institutionellen Austausch, dem die Eltern allerdings in der Regel schriftlich zustimmen müssen. Besonders Musiktherapeutinnen, die in freien Praxen arbeiten, sollten sich im Vorfeld einer therapeutischen Maßnahme immer eine schriftliche Einverständniserklärung der Eltern geben lassen, in welcher diese eine Zusammenarbeit mit Mitarbeiterinnen aus den jeweils beteiligten anderen Institutionen ausdrücklich erlauben (siehe Kap. 4.1 Diagnostik in der Kindermusiktherapie).

Für den fachlichen Austausch mit Vertretern anderer Berufsgruppen eignen sich besonders fallbezogene Gespräche, die durch Hospitationen oder musiktherapeutisches Videomaterial unterstützt werden können. Dabei werden sowohl alle Beteiligten über das jeweilige musiktherapeutische Vorgehen und die damit erreichten Verbesserungen informiert, wie auch die einzelnen therapeutischen Maßnahmen aufeinander abgestimmt. Dies ist vor allem dann notwendig, wenn bei einem Kind mehrere Problembereiche vorliegen und eine ‹Übertherapierung› durch verschiedene, gleichzeitig stattfindende Therapieangebote vermieden werden soll. Die Musiktherapie kann dann in enger Absprache und mit Unterstützung anderer Therapieformen – etwa der Logopädie – stattfinden. Bei Kindern mit schweren Beeinträchtigungen kann eine interdisziplinäre Zusammenarbeit auch in Form gemeinsamer Therapiestunden erfolgen (Unterharnscheidt, 2004).

Probleme der Zusammenarbeit: Wenngleich die Zusammenarbeit im interdisziplinären Team nirgendwo grundsätzlich in Frage gestellt wird, sind bei ihrer praktischen Umsetzung oftmals einige Hürden zu überwinden. Mangelnde organisatorische und finanzielle Rahmenbedingungen durch die Auftraggeber sowie berufsgruppenspezifische Ressentiments, beispielsweise zwischen Pflegekräften und Therapeutinnen, können eine effektive therapeutische Arbeit am Kind erschweren. Vielen Fachleuten erscheint die Zusammenarbeit mit anderen Berufsgruppen im Team weitaus schwieriger und kräftezehrender als die therapeutische Arbeit mit den Kindern selbst. Dennoch sollte der interdisziplinären Zusammenarbeit im Team ein hoher Stellenwert eingeräumt werden, da dies nicht nur für die Transparenz und Akzeptanz der eigenen musiktherapeutischen Tätigkeit förderlich ist, sondern eine wesentliche Voraussetzung für das Gelingen der Therapie darstellt. Gerade bei Kindern muss jede einzelne therapeutische Maßnahme immer in das Gesamtbehandlungskonzept integriert werden, wenn sie erfolgreich sein soll. Die Kooperation zwischen Fachleuten sollte sich daher durch gegenseitige Achtung und Wertschätzung auszeichnen, bei der die Vorgehensweisen der jeweils beteiligten Berufsgruppen mit respektvoller Haltung und konstruktiver Kritik aufgenommen werden. Dies kann durch verschiedene Formen der Teamsupervision, wie sie an vielen Einrichtungen vorgesehen ist, unterstützt werden.

Teil III: Praxisfelder der Kindermusiktherapie

5. Beiträge aus der Praxis der Kindermusiktherapie

Musiktherapie wird seit vielen Jahren bei Kindern mit psychischen Erkrankungen, Entwicklungsstörungen und Behinderungen in Kinder- und Jugendpsychiatrien, in Schulen und Heimen sowie in Kindergärten angewandt. Neben den klinischen Anwendungsbereichen und den sonder- und heilpädagogischen Tätigkeitsfeldern haben sich Kolleginnen in der Praxis immer wieder auch neuen medizinischen, soziologischen und gesellschaftspolitischen Entwicklungen angepasst. Kürzere Klinikaufenthalte bei psychisch erkrankten Kindern und verstärkte Integrationsbemühungen bei chronisch kranken und behinderten Kindern erfordern sowohl Konzeptionen für eine stationäre Kurzzeitbehandlung wie auch den Ausbau ambulanter Angebote. Gleichzeitig veränderten sich die Vorstellungen davon, welche Rahmenbedingungen für musiktherapeutisches Handeln notwendig sind. Die therapeutische Behandlung sehr junger früh geborener Kinder oder sehr in ihren Funktionen eingeschränkter Kinder im Schlaf-Wach-Niveau, die Behandlung der Folgen von kindlichen Bewegungs- und Ernährungsstörungen sowie die Therapie von Kindern aus Migrationsfamilien stellen die in der Praxis tätigen Kolleginnen immer wieder vor die Aufgabe, angemessene und wirkungsvolle musiktherapeutische Behandlungsangebote zu entwickeln.

In diesem Kapitel soll das breite Spektrum aktueller musiktherapeutischer Arbeit systematisch dargestellt werden. Qualifiziert ausgebildete und langjährig erfahrene Kolleginnen und Kollegen geben anhand von Fallbeispielen Einblicke in ihre aktuelle Berufspraxis. Die Auswahl der Beiträge berücksichtigt dabei verschiedene theoretische Ansätze der Kindermusiktherapie sowie vielfältige klinische wie auch außerklinische Kontexte, in denen Musiktherapie bei Kindern zur Anwendung kommt. Das Altersspektrum der Kinder umfasst Neugeborene sowie Kinder, die sich an der Schwelle zum Jugendalter befinden. Jeder Beitrag erläutert Besonderheiten des Praxisfeldes und gibt Informationen zur Phänomenologie, Klassifikation und Epidemiologie der vorliegenden Störung. Das methodische Vorgehen und der Behandlungsverlauf werden anschaulich in Form von Beschreibungen, Abbildungen und Notenbeispielen dargestellt. In einer abschließenden kritischen Reflexion loten die Autoren Möglichkeiten und Grenzen der Kindermusiktherapie in ihrem spezifischen Anwendungsbereich aus.

5.1 Brücken schlagen mit Musik – Musiktherapie für frühgeborene Kinder und ihre Eltern

Monika Nöcker-Ribaupierre

Eva ist gerade eine Woche alt. Aber da sie nach 26 Wochen Schwangerschaft geboren wurde, liegt sie auf der Intensivstation für frühgeborene Kinder – in einem durchsichtigen Kasten. Sie ist an viele Schläuche angeschlossen – für die Beatmung, für die Nahrungszufuhr – und an Überwachungssonden für Herzschlag und Atmung. Der Tubus für die Beatmung ist an ihrem Gesichtchen festgeklebt, damit er nicht verrutscht – aber dadurch sieht man kaum etwas von ihr. Es herrscht eine technisch-laute, stampfende, zischende, piepsende Starre in diesem Raum, unterbrochen von Telefonklingeln, Alarmen, Unterhaltungen. Plötzlich ein durchdringender Alarm – die Atmung bei Eva setzt aus – eine Schwester läuft herbei, schüttelt Eva und beobachtet dabei den Monitor – die Werte steigen wieder, der Alarm hört auf. Ein Vorfall, der sich in der Anfangszeit täglich mehrere Male wiederholen wird. Die Mutter steht wie gelähmt vor dem Inkubator und wagt kaum, ihr Baby zu berühren. Was die Schwestern ihr von Eva erzählen, scheint sie nicht wirklich zu verstehen. Was sie empfindet, trifft so auf viele Mütter zu: Das Baby, das sie sich vorgestellt und gewünscht hat, war ein gesundes rosiges Kind – was sie nach dem plötzlich unabwendbaren Kaiserschnitt vorfindet, ist ein winziges rotes Etwas voller Kabel, das sie nicht in den Arm nehmen kann. Es liegt in dieser surrealen Welt einer Intensivstation, in einem Glaskasten, der sich trennend zwischen sie und ihr Kind stellt. Aber ist dies denn ihr Kind? Es ist so anders, so fremd und so zerbrechlich. Alles ist so unwirklich, ihr Bauch ist leer, ihre Arme auch.

Praxisfeld Neonatologie

Als «frühgeboren» bezeichnet man Kinder, die vor einer Schwangerschaftsdauer von 37 Wochen und mit einem Geburtsgewicht unter 2500 Gramm geboren werden. Dies sind etwa sechs Prozent aller in Deutschland geborenen Kinder (Linderkamp, 2000), mit steigender Tendenz. Nach der Geburt benötigt jedes dieser Kinder eine besondere Betreuung. Frühgeborene Kinder sind primär nicht krank – sie sind unreif und brauchen Unterstützung und Zeit, um zu wachsen. Jedes dritte frühgeborene Kind ist so früh geboren, dass es auf einer Neugeborenen-Intensiv-Station versorgt werden muss. Mit einem Geburtsgewicht unter 1000 Gramm ist es meist noch nicht in der Lage, ohne technische Hilfe zu atmen oder Nahrung zu sich zu nehmen. Es wird beatmet, sondiert, ist mit vielen Kabeln an Überwachungsgeräte angeschlossen. Es wird rund um die Uhr beobachtet, überwacht und versorgt. Im Laufe der stationären Zeit können sich gesundheitliche Probleme oder körperliche Komplikationen einstellen, wie Bronchopulmonale Dysplasie (BPD) oder nekrotisierende Enterokolitis (NEC), die Auswirkungen auf die Entwicklung des Kindes haben. Aber erst einmal wird davon ausgegangen, dass ein zu früh geborenes Kind «nur» unreif ist. Der Verlauf der klinischen Entwicklung und die oft nicht absehbaren Folgen der Unreife lassen die Zeit auf einer Intensivstation für alle Beteiligten zu einer Zeit zwischen Hoffnung und Angst, zwischen Leben und Tod werden.

Eine Neugeborenen-Intensiv-Station besteht aus einigen mehr oder weniger übersichtlich großen Räumen, in denen mehrere Inkubatoren mit der dazugehörigen technischen Ausstattung nebeneinander an den Wänden stehen. Außerdem befinden sich ein Schwesternzimmer und immer häufiger auch ein Elternzimmer auf der Station. Man muss sich anmelden oder vor der Stationstüre klingeln, bevor man eintreten kann. Man muss die Hände desinfizieren, in manchen Stationen einen Kittel anziehen oder einen Mundschutz anlegen. Die Erfahrungen auf einer Intensiv-Station, die mit der Situation ihres Kindes im Zusammenwirken mit der überwältigenden Technik entstehen, sind für die Eltern von Anfang an extrem belastend: Während sie lernen müssen, dass die Intensivversorgung ihrem Kind das Leben rettet und sie sich auf die technischen Notwendigkeiten einstellen, müssen sie gleichzeitig verstehen, was mit ihrem Kind geschieht; sie müssen den eigenen inneren Aufruhr und ihren total veränderten Alltag bewältigen. Dazu kommt oft das Gefühl von Isolation: Diese Eltern haben etwas nicht geschafft, was anderen Eltern scheinbar so mühelos gelingt – sie fühlen sich einsam und alleingelassen. Das, was man normalerweise nach einer traumatischen Erfahrung tun sollte, nämlich die traumatische Umgebung zu meiden, gelingt nicht, wenn das Baby auf einer Intensivstation liegt. Fast alle Mütter und Väter tun das, was Eltern tun: Sie nehmen alle ihre Kraft zusammen und sind für ihr Kind da, so oft es geht.

Die Situation der Mutter

Mütter von Mehrlingen sind schon frühzeitig darauf vorbereitet, die Schwangerschaft vor dem Termin beenden zu müssen. Deshalb trifft für sie der nachfolgende Abschnitt nicht in vollem Umfang zu. Für jede Mutter ist der erste Besuch auf der Station meist ein Schock, sie steht wie erstarrt und betäubt vor dem Inkubator. Sie registriert oft über Tage nicht, was hier geschehen ist: «Ich komme mir vor wie im Film» – «Das alles ist nicht wahr». Selbstzweifel, depressive Zustände, Hoffnungslosigkeit, Angst und Ohnmacht, aber auch Wut und Ärger können die Folge sein. Eine zu frühe Geburt ist meist ein unvorhergesehenes, plötzliches Ereignis für die Eltern, vor allem aber für die Mutter, die ihr gesamtes emotionales und reales Lebenskonzept verändern muss. Die frühe Geburt ist ein traumatisches Ereignis. Menschen, die in eine traumatische Situation geraten, entwickeln nicht unbedingt traumatische Symptome. Aber sie müssen Gelegenheit bekommen, diese aktuelle Situation bewältigen zu können. Die Mutter muss über das verlorene imaginierte

Kind, mit dem sie wochenlang gelebt hat, trauern dürfen; sie muss den Zorn über alles, was ihr zugestoßen ist und was sie nicht versteht, zulassen dürfen und lernen, dieses Kind als das ihre anzunehmen. Und sie hat zu lernen, mit dieser außergewöhnlichen Situation im Alltag zu leben. Außergewöhnlich insofern, als sie Mutter ist, aber kein Kind in den Armen halten kann – schwanger war, aber sich meist noch längere Zeit als leer und amputiert erlebt – ein Kind hat, das nicht oder nur schwer erkennbar auf sie reagiert. Sie muss zulassen, dass sich andere Menschen um ihr Kind kümmern und ihm das an Nahrung, Versorgung und Anwesenheit geben, was es zum Überleben braucht.

Oftmals ist es notwendig, einer Mutter im Rahmen einer psychotherapeutischen Krisenintervention zu helfen. Wenn ihr in solch einer Verfassung nicht geholfen wird, wieder aktiv und handlungsfähig zu werden, kann das nachhaltige Auswirkungen auf die Mutter-Kind-Bindung, auf die Stabilität der Familie und damit auf die Entwicklung des Kindes haben. Wie wichtig eine tragfähige Mutter-Kind-Bindung für die Entwicklung des Kindes ist, haben zahlreiche Studien gezeigt: Die Entwicklung des frühgeborenen Kindes ist stärker abhängig von den sozio-ökonomischen Faktoren der Familie als von der Schwere der prä- und postnatalen Risikofaktoren (Achenbach et al., 1993; Riegel et al., 1995). Aus all dem entsteht folgendes Bild: Da die Schwangerschaft zu einer Zeit unterbrochen wurde, in der Mutter und Kind biologisch und psychologisch noch als Einheit anzusehen waren, ist es notwendig, die Mütter zusammen mit den Kindern in die Behandlung mit einzubeziehen. Beide sind noch nicht bereit für ein Leben ohne einander. Von den gesundheitlichen Problemen des Kindes abgesehen, ist für die Mutter eine zu frühe Geburt mit psychosozialen Problemen verbunden, die in der Folge das Bindungsverhalten und die Entwicklung erheblich beeinträchtigen beziehungsweise stören können.

Die Situation des Kindes

Ein zu früh geborenes Kind wird möglichst sofort nach der Entbindung von seiner Mutter, aus seiner abgeschirmten intrauterinen Umwelt weg an die überlebensnotwendigen technischen Überwachungs- und Versorgungsgeräte angeschlossen und in einen Inkubator gelegt. Die Umgebung ist neu, unvertraut, ungeborgen, hell, laut, chaotisch – bestimmt von Technik, Licht und Lärm. Es herrscht ein konstanter Geräuschpegel von etwa 50 bis 60 Dezibel (wie die Geräuschkulisse in einem Großraumbüro), nur unterbrochen von den unberechenbaren so genannten Impuls-Tönen, wie Alarmsignale, Telefonklingeln, Gegenstände auf den Inkubator legen, die bis zu 110 Dezibel erreichen können (dies entspricht der Lärmbelastung durch Staubsauger oder starkem Verkehr). Die Schmerzgrenze beim Erwachsenen liegt bei 120 Dezibel.

Die Routinebehandlung, die oft mit Schmerzen verbunden ist, das durchgehend angeschaltete Licht und der exzessive Lärm bewirken beim Kind Stress. Aus

Beobachtungen erwachsener Patienten weiß man um die negativen Auswirkungen von Stress auf die Befindlichkeit und die daraus entstehenden physiologischen Folgeerscheinungen (Spintge & Droh, 1992). Ebenso wie erwachsene Patienten werden frühgeborene Kinder extrem belastet und gestresst durch das Leben auf der Intensivstation. Sie zeigen sinkende Sauerstoffsättigung mit Atempausen (so genannte Apnoen) und reduziertem Herzschlaglevel (so genannte Bradycardien), große Blutdruckschwankungen, erhöhte Aufregung und Unruhe, Weinen und Schlafstörungen. Zur Stress-Bewältigung verbraucht das frühgeborene Kind ein großes Maß der Energie, die es eigentlich für Entwicklung und Wachstum benötigt (Schwartz, 2003).

Um diesen Stress zu mindern oder zu vermeiden, sehen es Ärzte und Pflegepersonal als wichtigste Aufgabe an, immer bessere unterstützende Maßnahmen zu entwickeln, die so weit als möglich an intrauterine Erfahrungen anknüpfen. Gleichzeitig wird versucht, die durch die frühe Geburt abrupt unterbrochene Mutter-Kind-Beziehung zu unterstützen. Viele Kliniken erweitern ihr Repertoire an unterstützenden nicht-apparativen Maßnahmen, wie Körperkontakt, die so genannte Känguru-Methode, Babymassage beziehungsweise spezielle Physiotherapie, dazu begleitende Elterngespräche, Elterngruppen und Musiktherapie.

Mit einer Frühgeburt verbunden ist die strukturelle und funktionelle Unreife dieser Kinder. Deshalb haben sie im Vergleich zu reifen neugeborenen Kindern ein deutlich erhöhtes Risiko für Entwicklungsstörungen, wie Aufmerksamkeits-Defizit-Syndrom (ADS), Sprach- und Sprechstörungen, emotionale oder kognitive Störungen. Diese Entwicklungsprobleme werden nach neueren Forschungen auf mikrostrukturelle Veränderungen der Hirnentwicklung zurückgeführt. So hat die neueste Studie (Nagy et al., 2003), die die Hirnentwicklung 11-jähriger, ehemals frühgeborener Kinder mithilfe eines speziellen Bild gebenden Verfahrens, der Magnetresonanztomographie (MRT), verfolgt hat, noch in diesem Alter Veränderungen in der weißen Hirnsubstanz festgestellt. Dies lässt vermuten, dass diese Kinder keine verzögerte, sondern eine gestörte Hirnentwicklung haben. Förderungsprogramme, die erst nach der Entlassung von der Intensivstation beginnen und versuchen, Versäumtes nachzuholen oder Schäden zu beheben, haben daher bislang nicht den erhofften Erfolg gezeigt (Fischer & Als, 2003). Daraus folgt für die Praxis, dass möglichst früh, bereits auf der Intensivstation, mit gezielter Förderung begonnen werden muss, um dieser Fehlentwicklung zu begegnen.

Frühgeborene Kinder werden nach einer angemessenen Zeit entlassen, meist zum Zeitpunkt der errechneten Geburt. Sie sind dann entweder als gesund diagnostiziert oder als «von Entwicklungsstörung oder von Behinderung bedroht». Die ehemals sehr unreifen Kinder werden anschließend in Frühförder- beziehungsweise Nachsorgeeinrichtungen weiter betreut. Außerdem werden den Eltern während des Klinikaufenthaltes und danach ambulante Hilfen durch begleitende Gespräche und zahlreiche unterstützende Maßnahmen angeboten (Sarimski, 2000; Vonderlin, 1999; Porz, 2003).

Wie oben ausgeführt, kommen frühgeborene Kinder unreif zur Welt; sie sind nicht krank, aber sie brauchen noch über einen langen Zeitraum, oft viele Wochen und Monate, intensivmedizinische Versorgung, um wachsen und reifen zu können. Deshalb kann man primär nicht von Kindern mit spezifischen Störungen oder Problemen sprechen. Entsprechend sind sie meist nicht unmittelbar mit einer Störung nach Klassifikationssystemen einzuordnen. Falls Störungen im Zusammenhang mit kurzer Schwangerschaftsdauer und niedrigem Geburtsgewicht bestehen, wird dies unter P07 im ICD-10 klassifiziert. Falls die Mutter Anpassungsstörungen oder eine Reaktion auf die Frühgeburt als schwere Belastung zeigt, wird dies unter F34 im ICD-10 klassifiziert. Die Follow-up-Ergebnisse der Bayerischen Perinatal-Studie (Riegel, Ohrt & Wolke, 1995) zeigen folgende Probleme gehäuft bei ehemals frühgeborenen Kindern: Behinderung der Wahrnehmung (37 %), Einschränkung des Sehens (35 %), Hörstörungen (9 %), Schulprobleme (20 %), Cerebralparesen (7,7 %), Schulversagen (20 %), etwa 30 Prozent eingeschränkte Intelligenz. Epilepsie tritt bei 20 Prozent der ehemals Frühgeborenen im jungen Erwachsenalter als Spätfolge auf.

Indikation für Musiktherapie

Die Indikation für Musiktherapie gründet auf folgenden Erkenntnissen: Dem Einfluss der intrauterinen Lautwelt auf das ungeborene Kind (Nöcker-Ribaupierre, 1995), der physiologischen Wirkung von Musik, vor allem zur Verringerung von Stress (Spintge & Droh, 1992; Schwartz, 2003) und der Bedeutung der Mutterstimme für die Bindung von Mutter und Kind (Nöcker-Ribaupierre, 1995, 2003a; Zimmer, 2003).

Der menschliche Fetus hat ab der 18. Schwangerschaftswoche ein voll funktionsfähiges Gehör. Die Welt im Mutterleib ist sehr reich an verschiedenartigen Lauten, Klängen und Geräuschen. Neben dem durchgängigen Rhythmus des mütterlichen Herzschlags ist die mütterliche Stimme vorherrschend; sie übertönt die Gefäß- und Darmgeräusche und die Geräusche von außerhalb des Mutterleibs. Der Fetus hört deutlich die Charakteristika der mütterlichen Stimme, ihre Melodie, ihren Rhythmus und ihre Betonung. Geräusche aus der Außenwelt verändern sich auf dem Weg durch das Fruchtwasser, die Gebärmutterwand und das mütterliche Gewebe. Vorherrschend sind niedrige Frequenzen in Form tiefer Töne, da höhere Frequenzen herausgefiltert werden. Das ungeborene Kind kann sich nicht nur an eine gegebene Hörerfahrung gewöhnen, es entwickelt in dieser Zeit auch schon spezielle Vorlieben. So erkennt und bevorzugt das Neugeborene nach der Geburt komplexe auditive Reize, denen es während der Schwangerschaft ausgesetzt war, wie etwa ein bestimmtes Musikstück. Es zieht deutlich die Stimme der eigenen Mutter allen anderen Stimmen vor, auch allen anderen weiblichen Stimmen. Es mag beispielsweise auch die Titelmusik einer Seifenoper, einen Popsong oder Musikstücke, die von der werdenden Mutter regelmäßig gehört wurden.

Es kann einen Text, den ihm die Mutter während der Schwangerschaft wiederholt vorgelesen hatte, von einem neuen Text unterscheiden, den die Mutter nach der Geburt vorliest (Nöcker-Ribaupierre, 2003a).

Wenn die Mutter spricht, nimmt das Kind im Mutterleib die rhythmischen Bewegungen des mütterlichen Zwerchfells wahr. Vermutlich wird diese Wahrnehmung auch durch die Körperlage der Mutter – liegend, sitzend oder laufend – beeinflusst. Abhängig vom jeweiligen emotionalen Zustand der Mutter verändern sich nicht nur ihre Stimme, sondern auch ihr Herzschlag, ihre Atmung und ihr Hormonspiegel. In dieser Zeit entsteht aus dem Zusammenspiel der vielen verschiedenen Sinneseindrücke beim Kind die Grundlage für die spätere Integrationsfähigkeit der verschiedenen Wahrnehmungseindrücke, eine Voraussetzung für jegliches Lernen.

Musik oder musikalische Elemente von Sprache, wie sie in der Mutterstimme vorkommen, die den hörbaren Bereich zwischen pränatalen Erfahrungen und frühkindlichen Bedürfnissen aufnehmen und weiterführen, sind sehr geeignet, die unwirtliche technische Umgebung zu harmonisieren, Kontinuität und Geborgenheit zu vermitteln und Brücken zu schlagen zwischen der Zeit im Mutterleib, der Intensivstation und später zu Hause: Sie unterstützen das frühgeborene Kind in der Stressbewältigung und fördern damit seine aktuelle und langfristige Entwicklung. Sie unterstützen die Entwicklung der Mutter-Kind-Bindung, indem sie der Mutter Gelegenheit geben, aktiv etwas für ihr Kind zu tun und sich so aus ihrer anfänglichen Trauer und Erstarrung zu lösen, wie weiter unten noch ausgeführt wird.

Musiktherapeutische Methoden

1979 wurde die erste Studie aus den USA veröffentlicht, die die Wirkung von Musik (Brahms, Mutterstimme) auf frühgeborene Kinder beschreibt (Malloy, 1979). Seit dieser Zeit gibt es immer wieder neue Studien zur ausgleichenden, beruhigenden oder anregenden Wirkung von Musik von Tonträgern wie beispielsweise dem Wiegenlied von Brahms, Wiegenlieder von professionellen Sängerinnen mit Streicher- oder Gitarrenbegleitung sowie Musik mit Wellenrauschen, Herzschlag- und Gefäßgeräuschen unterlegt. Diese in zahlreichen musiktherapeutischen Forschungen untersuchte funktionelle Anwendung von Musik, die so genannte Medizinische Musiktherapie (medical music therapy), wirkt über physiologische Wege auf die momentane Befindlichkeit und die Entwicklung des Kindes. Neben der therapeutischen Anwendung von aufgezeichneter Musik wird in jüngster Zeit verstärkt mit Live-Musik gearbeitet (Bissegger, 2001b; Loewy, 2003).

In Deutschland entwickelt sich eine psychotherapeutisch orientierte Musiktherapie mit Frühgeborenen, die «Auditive Stimulation mit Mutterstimme» (Nöcker-Ribaupierre, 1995, 2003a; Zimmer, 2003). Diese Arbeit geht von der Annahme aus, dass Mutter und Kind im frühen Stadium ihres gemeinsamen Lebens nicht als getrennt zu sehen und zu behandeln sind: Es geht um die Beziehung von Mutter und Kind und um den Erhalt dieser Beziehung. Die Musik, die dem Kind hier geboten wird, ist die Stimme seiner Mutter, die das Kind über einen Lautsprecher im Inkubator hören kann, wenn keine pflegerischen Maßnahmen stören oder ablenken. So kann an die unterbrochene pränatale intuitive Kommunikation zwischen Mutter und Kind, die für die spätere emotionale Stabilität des Kindes von großer Bedeutung ist, angeknüpft werden. Die Mutter kann ihrem Kind über ihre stimmliche Präsenz etwas von sich geben und mitteilen, sie kann in einer Situation empfundener Ohnmacht und Abgeschnittenheit etwas für das Wohlergehen ihres Kindes und für den Erhalt ihrer Beziehung tun. Die Follow-up-Untersuchung dieser Kinder belegt, dass sie sich im Vergleich zu Kontrollkindern signifikant schneller entwickelten, sowohl in der Motorik als auch in der Sprachentwicklung und im Sprachverständnis. Die betreuten Mütter wirkten unbelasteter und sicherer im Umgang mit ihren Kindern, auch stillten sie signifikant häufiger und länger, was als Ausdruck einer stabileren Bindung zu werten ist. Diese Methode als rezeptive Maßnahme fördert die Befindlichkeit und Entwicklung des Kindes. Gleichzeitig ist sie, zusammen mit den begleitenden Gesprächen und der Trauerarbeit, eine psychotherapeutische Begleitung für die Mutter.

Demnach begründet allein die Tatsache, dass ein Kind zu früh auf die Welt kommt, die Indikation von Musiktherapie. Zahlreiche Studien (Schwartz, 2003) belegen eindrücklich, dass Musik die Dauer des Krankenhausaufenthaltes beziehungsweise die kostenintensive medizinische Betreuung um durchschnittlich drei Tage verkürzen kann, was Kosten pro Kind und Tag von 400 bis 700 Euro einspart. Das Kind beruhigt sich, es nimmt schneller zu und wächst besser, sogar sein Kopfumfang nimmt zu (letzteres hängt unmittelbar mit seinen kognitiven Fähigkeiten zusammen). Mit Musikstimulation lässt sich sein Saugreflex steigern, was den später häufig auftretenden Trink- und Fütterproblemen vorbeugt. Alle diese Ergebnisse sind signifikant. Dies lässt den Schluss zu, dass man mit Musiktherapie dem frühgeborenen Kind helfen kann, sich in seiner gesamten Entwicklung leichter einer «normalen» Entwicklung anzunähern. So verstanden und angewendet, dient Musiktherapie auf einer Frühgeborenenstation vor allem der Prävention.

Elternarbeit: Trauerarbeit und Bindungserhalt

Für die Mutter bedeutet eine Frühgeburt eine akute Trennungssituation. Sie stellt ein außergewöhnlich belastendes Lebensereignis dar (nach ICD-10, F 43), das eine akute Belastungsreaktion hervorruft. Eine besondere Veränderung im Leben, die je nach individueller Vulnerabilität und der aktuellen Schwere der Situation nachhaltige Anpassungsstörungen zur Folge haben kann.

Die innerpsychischen Symptome sind verschieden, sie reichen von einer Art von «Betäubung», Ängstlichkeit, Unsicherheit, Sich-zurück-ziehen aus der aktuellen Situation bis hin zu Unruhe oder Überreaktionen. Schuld- und Trauergefühle in Verbindung mit Hilflosigkeit stellen sich anfangs bei allen Müttern angesichts der überwältigenden Technik ein. Vor dem Hintergrund des traumatischen Ereignisses Frühgeburt sowie des ungewissen Verlaufs und Ausgangs ist es unbedingt notwendig, die Eltern möglichst frühzeitig psychotherapeutisch zu begleiten. Die Elternarbeit beziehungsweise die Arbeit mit der Mutter ist als eine Form von Krisenintervention mit dem Schwerpunkt einer Trauerarbeit anzusehen. Das Gelingen dieser Krisenintervention hängt davon ab, wie weit die Mutter ihre Bewältigungsmechanismen aktivieren kann und im Laufe der Zeit wieder auf eigene und soziale Ressourcen zurückzugreifen lernt.

Musiktherapie mit Anna und ihrer Mutter

Die Geburt von Anna war ein Kaiserschnitt nach einer vorwiegend im Bett verbrachten Schwangerschaft, die mühsam bis zur 24. Woche gehalten werden konnte. Frau H. hatte schon vier Kinder durch viel zu frühe Geburt verloren, drei kamen tot auf die Welt, das vierte lebte zwei Wochen. Die Mutter, eine Frau im mittleren Alter, ließ sich am Tag nach dem Kaiserschnitt von einer Schwester im Rollstuhl zu ihrer winzigen, intensiv versorgten Tochter, auf die Station fahren. Sie wirkte sehr gefasst. Trotzdem hatte sie Mühe, Anna zu berühren – spürbar war eine große Angst um ihr Überleben und die Angst, sich wieder an ein Kind zu binden, «das wahrscheinlich auch sterben wird». Wir trafen uns täglich vor dem Inkubator. Es bedurfte vieler Gespräche und Tränen um ihre verstorbenen Kinder, bis sie innerlich für Anna bereit war und auch in der Lage war, eine Stimmaufnahme auf Kassette für ihr Kind zu machen. Sie war überglücklich, als sie sah, wie Anna sich beim Erklingen ihrer Stimme beruhigte und lächelte – ab da verbrachte sie die meiste Zeit des Tages bei ihr. Ihre anfängliche Angst war einer beeindruckenden liebevollen Kraft gewichen.

Mittlerweile hatte Anna zunehmend mit Nierenproblemen zu kämpfen. Als nach einigen Wochen absehbar war, dass sie ihre Niereninsuffizienz nicht würde überleben können, entschlossen sich die Eltern, sie in Ruhe sterben zu lassen. Drei Tage und drei Nächte saßen beide Eltern abwechselnd neben dem Inkubator, ihre Tochter – die nur noch weiter beatmet wurde – abwechselnd auf dem Schoß. Ihre Haltung, die Tochter bewusst in den Tod zu begleiten, was als Ausdruck und Folge ihrer gefestigten Beziehung zu sehen ist, beeindruckte nicht nur mich als Therapeutin, sondern alle Beteiligten auf unserer Station. Während dieser Tage herrschte eine ehrfurchtsvolle Stille. Nach Annas Tod nahm Frau H. die Kassette als Erinnerung mit. Zwei Jahre später traf ich sie wieder – strahlend, mit einem gesunden Sohn, geboren nach ihrer ersten vollendeten Schwangerschaft.

Die durch Auditive Stimulation begleitete Krisenintervention beziehungsweise Trauerarbeit hat Zimmer (2003) nach dem Modell «Ablauf einer ambulanten Krisenintervention» von Schnyder (1996) für die Situation einer Frühgeburt, unter besonderer Berücksichtigung des Trauerphasenmodells nach Kast (1982) und Kübler-Ross (1987) modifiziert. Für die Krisenintervention und Trauerarbeit beschreibt sie folgende Schritte: Der Erstkontakt sollte möglichst schnell nach der Entbindung erfolgen, eine ruhige und vertrauensvolle Basis schaffen und emotionale Entlastung ermöglichen. Zur Problemanalyse wird die Situation geklärt und die Mutter nach Geschichte, Anamnese und sozialem Umfeld befragt. Der nächste und wichtigste Themenfokus ist die Mutter-Kind-Beziehung und die Gefühle der Mutter zu ihrem Kind. Begleitende wiederholte Fragen nach ihrem persönlichen aktuellen Erleben auf der Intensivstation, nach Bewältigungsmöglichkeiten und Ressourcen führen zum Thema der Problemverarbeitung. Die Beschäftigung mit der Tonaufnahme ihrer Stimme kann für die Mutter ein erster Schritt zum Wiedererlangen von Handlungskompetenz in dieser schwierigen krisenhaften Situation sein. Gefühle und Konflikte, die durch diese Situation wachgerufen wurden, aber nicht unmittelbar damit zu tun haben, wie schuldhaft erlebte Verstrickungen oder Verlustängste, werden zwar angesprochen, aber im Zuge der Krisenintervention wegen der Gefahr einer weiteren Destabilisierung nicht bearbeitet. Denn im Vordergrund stehen Maßnahmen, die auf Aktivierung von Ressourcen im Alltag zielen.

Untersuchungen von Jotzo (2001) haben gezeigt, dass sich Mütter nachhaltig belastet fühlen, wenn sie nicht über die traumatischen Erinnerungen an die Geburt und die damit verbundenen Gefühle sprechen konnten. Eine Befragung von Eltern frühgeborener Kinder im Internet ergab, dass 73 Prozent der Mütter einen Monat nach der Geburt posttraumatische Symptome, Depressivität und Angstsymptome aufwiesen. Dieses alarmierende Ergebnis ist eine Bestätigung der Notwendigkeit unserer Arbeit und rechtfertigt den erforderlichen ökonomischen Aufwand, eine Musiktherapeutin für eine Intensivstation einzustellen. Denn auch in diesem Bereich gilt, dass man überall dort, wo man umgehend eingreift und unterstützt, spätere langwierige, kostenintensive und oft nicht mehr so effektive Maßnahmen sparen kann.

Stellenwert der Musiktherapie in der Neonatologie

Es gibt einige wenige Frühgeborenen-Intensiv-Stationen in Deutschland, viele in den USA, in denen Musiktherapie zum Standardbehandlungsprogramm gehört. Meistens jedoch wird Musik im Rahmen einer Forschungsstudie eingesetzt. Wenn die Studie dann abgeschlossen ist und es um die Einstellung der Musiktherapeutin geht, ist dafür meist kein Geld vorhanden. In anderen Fällen, wie in der Onkologie oder bei Mukoviszidose-Patienten, unterstützen die Elterninitiativen komplementäre Therapien in den Kliniken. Da aber die Frühgeburtenzeit eine so sehr begrenzte und danach schnell und gern vergessene ist, gibt es keine entsprechende Lobby, die aktiv an psychosozialen stationären Verbesserungen interessiert ist beziehungsweise Gelder dafür bereitstellt. Vor 12 Jahren wurde der Bundesverband

«Das frühgeborene Kind e.V.» gegründet, ein Dachverband, der die kleinen, lokalen Elternverbände mit Rat und Tat unterstützt, unter aktiver Mitarbeit einiger engagierter Neonatologen, die über die so genannte «sanfte Pflege» – soviel Technik wie nötig, soviel Natürliches wie möglich – versuchen, das Leben frühgeborener Kinder zu verbessern. In jedem Fall braucht man viel Idealismus und Kraft und gute Überzeugungsarbeit beim Chef- beziehungsweise Stationsarzt und bei den Krankenschwestern, um Musiktherapie in einer Neugeborenen-Intensiv-Station zu verankern. Denn ohne die volle Unterstützung durch das medizinische Personal ist es nicht möglich, dort mit der Arbeit zu beginnen.

Durch gezielte Informationspolitik aktiver Elternverbände und Medienberichte ist der Gedanke, einem frühgeborenen Kind Musik oder besprochene Tonbänder im Inkubator vorzuspielen, populär geworden, zumal auch die Forschungsergebnisse dafür sprechen. Da es auch für Eltern in dieser Situation zunächst die einzige Möglichkeit ist, etwas für ihr Kind zu tun, werden sie oft von sich aus aktiv und bringen entsprechende Kassetten mit einer Tonbandaufnahme von sich oder den Geschwistern von zuhause mit. In manchen Stationen schlagen die Schwestern selber vor, beruhigende Musik für die Kinder einzusetzen.

Spezifische Musik, die nach empfohlenen, der Entwicklung des Kindes angepassten Kriterien ausgewählt wurde, unterstützt die stationäre Entwicklung und das Wohlergehen des Kindes, wie die Medical Music Therapy nachgewiesen hat. Hier können Eltern und Pflegepersonal durchaus gemeinsam dem Kind diese Musik vorspielen. Dies ersetzt allerdings keine Musiktherapeutin, die das Medium Musik gezielt und adäquat einsetzen kann und gleichzeitig die Eltern therapeutisch begleitet. Die Musiktherapie einer qualifizierten Musiktherapeutin bietet die Möglichkeit, das bestehende Behandlungsangebot sinnvoll zu ergänzen, denn nur sie verfügt über ausreichendes Wissen um die Wirkung von Musik auf die Gesundheit des Menschen. Sie ist darin ausgebildet, sowohl die physiologische und entwicklungsfördernde Wirkung musikalischer Elemente als auch deren regulierende und beziehungsfördernde Auswirkung auf das soziale Umfeld des Kindes einzubeziehen.

Die Rolle, die die Musiktherapeutin in der Neonatologie spielt, richtet sich zumindest zu Anfang nach den Gegebenheiten auf der Station und nach den Wünschen, die an sie gestellt werden. Diese reichen von der Beratung für den Einsatz aufgenommener Musik beziehungsweise deren Gestaltung unter medizinischen und entwicklungsphysiologischen Gesichtspunkten über die aktive Gestaltung interaktiver Live-Musik mit Singen, Summen und leisen Instrumenten bis hin zur psychotherapeutischen Begleitung im Sinn von Krisenintervention und Trauerarbeit der Mutter beziehungsweise unterstützender Begleitung für die Familie (Nöcker-Ribaupierre, 2003a; Nöcker-Ribaupierre & Zimmer, 2004).

Da Frühgeborenen-Intensiv-Stationen in Kinderkliniken untergebracht sind, die oft mit einer Nachsorgeambulanz oder einer Frühfördereinrichtung verbunden sind, ist es durchaus möglich, über diesen Weg in solch eine Intensivstation zu gelangen – dann nämlich, wenn es der Musiktherapeutin beispielsweise im Frühförderteam gelingt, die präventive Wirkung von Musiktherapie für frühgeborene Kinder und die Bedeutung der Elternarbeit auf Station zu verdeutlichen.

Was mir persönlich Probleme bereitete, war die Tatsache, dass ich als Musiktherapeutin auf einer Intensivstation immer eine Einzelkämpferin war und keinen kollegialen Austausch fand, es sei denn außerhalb. Auch dauerte es lange Zeit, bis ich mich in dieser intensivmedizischen Umgebung selbstverständlich dazugehörig und wertgeschätzt fühlte. Man ist auf die Mitarbeit und Einstellung der Schwestern angewiesen, denn diese sind es, die die Apparate ein- und ausstellen und dadurch den musikalischen Ablauf mitbestimmen – eine zusätzliche Leistung, die sie aber gerne erbringen, wenn sie gesehen haben, wie gezielt eingesetzte Musik oder die Mutterstimme auf das Baby wirken. Wenn dies alles gelingt, ist es eine Arbeit, die sehr befriedigt, weil Veränderungen unmittelbar zu sehen sind. Wenn Ärzte oder Schwestern berichten, dass Mütter, die an der Auditiven Stimulation und den Gesprächen teilgenommen haben, ausgeglichener und stabiler wirken, offener und freudiger mit ihrem Kind umgehen, sich beim Stillen leichter tun, weiß man als Musiktherapeutin, dass man mitgeholfen hat, einem kleinen Menschen seinen schwierigen Start ins Leben zu erleichtern.

Zusammenfassend sei gesagt, dass Musiktherapie, der Einsatz von Musik und Mutterstimme, verbunden mit musik-psychotherapeutischer Begleitung zur Krisenintervention, eine signifikant präventive Maßnahme für die Entwicklung vor allem sehr kleiner frühgeborener Kinder darstellt. Musik und Mutterstimme knüpfen an intrauterine akustische Erfahrungen an und helfen damit, die hoch technisierte Umgebung einer Intensivstation durch etwas Bekanntes, Natürliches und Menschliches zu bereichern. Sie unterstützen die Wahrnehmungen, die zur strukturellen und funktionellen Entwicklung des Kindes beitragen, und sie unterstützen die durch die Frühgeburt bedrohte Mutter-Kind-Bindung. Die zusätzlich angebotene Krisenintervention hilft den Eltern, dieses traumatische Ereignis und ihren unerwartet schwierigen Alltag besser zu bewältigen.

5.2 Die Kugeln zum Tanzen bringen – Musiktherapie für Kinder mit Entwicklungsstörungen

Melanie Voigt

Ein Kind wird geboren und die Freude ist groß. In den meisten Fällen nimmt die Entwicklung ihren gewünschten Verlauf. Die Eltern freuen sich, wenn das Kind die Arme nach ihnen ausstreckt, wenn es sich zum ersten Mal umdreht oder sich alleine aufsetzt. Der erste Schritt und das erste Wort sind große Ereignisse. Manchmal aber beobachten die Eltern, dass bestimmte Meilensteine sehr langsam oder gar nicht erreicht werden und sie beginnen, sich um die Entwicklung ihres Kindes Sorgen zu machen. Der Kinderarzt empfiehlt den Eltern, das Kind bei einem Sozialpädiatrischen Zentrum vorzustellen. Zum ersten Mal wird den Eltern gesagt, dass ihr Kind einen Entwicklungsrückstand hat. Für die Eltern stellt sich dann sofort die Frage, was sie tun können, um das Kind so zu fördern, dass es wieder eine normale Entwicklung erreichen kann. In diesem Zusammenhang hören die Eltern erstmals, dass es Musiktherapie als eine Behandlungsmöglichkeit gibt, um ihr Kind in seiner Entwicklung zu unterstützen.

Entwicklungsstörungen

«Entwicklungsstörung» ist eine Bezeichnung für jede bleibende Beeinträchtigung der Entwicklung. Kann die Störung einem bestimmen Entwicklungsbereich zugeordnet werden, etwa der Sprache oder der mentalen Entwicklung, spricht man von einer Sprachentwicklungsstörung oder einer mentalen Entwicklungsstörung (Straßburg et al., 2000). Im ICD-10 werden umschriebene Entwicklungsstörungen von anderen Störungen unterschieden. Der Beginn der Entwicklungsstörung liegt im Kleinkindalter oder in der Kindheit, da die Entwicklungsverzögerungen oder die Entwicklungseinschränkungen in engem Zusammenhang mit der biologischen Reifung des Zentralnervensystems stehen. Entwicklungsstörungen haben einen gleichmäßigen Verlauf, ohne Phasen, in denen die Symptomatik zurückgeht oder wieder erscheint (Dilling et al., 2005). Da eine Beeinträchtigung in einem Bereich der Entwicklung häufig Auswirkungen auf andere Entwicklungsbereiche hat, verursacht beispielsweise eine Hörstörung nicht nur Probleme beim Hören, sondern auch häufig eine Beeinträchtigung der Sprachentwicklung. Dies kann wiederum zu Auswirkungen in der sozial-emotionalen Entwicklung führen, wenn das Kind häufig etwas nicht versteht, beziehungsweise sich nicht verständigen kann. Zusätzlich können durch die sprachlichen Beeinträchtigungen Probleme in der kognitiven Entwicklung entstehen. Ein Kind mit einer mentalen Entwicklungsstörung kann Schwierigkeiten im Verständnis spezifischer Situationen haben und auf Veränderungen in seiner Umgebung mit Angstzuständen oder stereotypem Verhalten reagieren. Entwicklungsstörungen sind komplexe Phänomene und ein gleichzeitiges Auftreten verschiedener Störungen führt häufig zu schwerwiegenden Behinderungen (Straßburg et al., 2000; Voigt, 1999, 2001). Entwicklungsstörungen und Behinderungen wirken sich auch auf die Entwicklung der Eltern-Kind-Beziehung und auf die Beziehungen der Kinder zu ihren Geschwistern und ihrem sozialen Umfeld aus. Störungen in diesen Bereichen können ein zusätzliches Risiko für die weitere Entwicklung des Kindes bedeuten.

Musiktherapie in der Sozialpädiatrie

Die Komplexität der kindlichen Entwicklung macht eine differenzierte und multiprofessionelle Betreuung und Behandlung der betroffenen Kinder und ihrer Familien notwendig. Neben heilpädagogischen Einrichtungen und Frühförderstellen haben vor allem sozialpädiatrische Zentren ihren Schwerpunkt in der Behandlung und Förderung von Kindern mit Entwicklungsstörungen. Sozialpädiatrische Zentren haben das Ziel, Entwicklungsstörungen und Behinderungen so früh wie möglich zu erkennen und zu behandeln, das Potenzial der kindlichen Entwicklung zu nutzen und die Kinder in ihren Familien, im Kindergarten, in der Schule und in der Gesellschaft zu integrieren.

Im Kinderzentrum München, dem ersten sozialpädiatrischen Zentrum Deutschlands, arbeiten Ärzte, Psychologinnen, Sozialpädagogen, Kinderkrankenschwestern, Erzieherinnen und Therapeuten verschiedener Fachrichtungen zusammen, um diese Ziele zu erreichen. Ein wichtiger Bestandteil des Behandlungsangebots ist die Musiktherapie, die ursprünglich in das Konzept integriert wurde, um die emotionale Entwicklung des Kindes positiv zu beeinflussen (Hellbrügge, 1975). Die Musiktherapie im Kinderzentrum München ist heute nicht nur eine Behandlungsform, sondern wird auch in diagnostische Untersuchungen und Verlaufskontrollen mit einbezogen.

Der musiktherapeutische Ansatz, der am Kinderzentrum München speziell für die Behandlung von Kindern mit Entwicklungsstörungen entwickelt wurde, ist die entwicklungsorientierte Musiktherapie nach Gertrud Orff, die so genannte Orff-Musiktherapie (Orff, 1985, 1990). Sie ist immer noch die Grundlage unserer Arbeit, da sie eine große Flexibilität im Umgang mit unterschiedlichen Kindern ermöglicht. In der Gestaltung der Therapie werden vorrangig die Entwicklungsprozesse und Entwicklungsbedürfnisse des Kindes sowie der familiäre Hintergrund des Kindes berücksichtigt. Entsprechend wird der Ansatz der Orff-Musiktherapie als «developmental music therapy» (Bruscia, 1998) oder als entwicklungsorientierte Musiktherapie (Voigt, 1999, 2001) bezeichnet.

Klang und Bewegung in einer stimulierenden Spielsituation sind die grundlegenden Elemente der Therapie. Es werden einfach zu spielende Instrumente eingesetzt, aber auch verschiedene Spielmaterialien wie Bälle, Tücher und Handpuppen. Multisensorische Aktivitäten, die Klang mit visuellen oder taktilen Erfahrungen oder mit Bewegung kombinieren, bieten den Kindern vielfältige Möglichkeiten, Sinneseindrücke zu erfahren und zu verarbeiten. Musikalische Aktivitäten werden entwickelt, ausgehend von einem Reim, einem Vers oder einem Kinderlied. Improvisationen entstehen auf der Basis einer spontanen Äußerung des Kindes oder durch «freies» Instrumentalspiel im Frage-Antwort-Stil. Situationslieder können Signale geben, eine Aktivität strukturieren oder die Aktivitäten und Äußerungen des Kindes spiegeln. Rollenspiele können mit musikalischen Elementen kombiniert werden (Orff, 1985; Voigt, 1999, 2001).

In ihrem Vorgehen und im Einsatz der musikalischen Mittel nimmt die Therapeutin das Kind so an, wie es seiner Persönlichkeit und seiner Entwicklung entspricht, und ist bereit, sich auf seine Initiativen und Interessen einzulassen. Um die sich entwickelnden Fähigkeiten des Kindes zu unterstützen, passt sich die Therapeutin an und verändert entsprechend ihre Spielweise, ihre Kommunikationsweise und Spielimpulse (Voigt, 1999, 2001). Auch die Eltern der Kinder werden in die Therapie mit einbezogen. Sie können ihr Kind beobachten, die Therapeutin unterstützen oder sich selbst am musikalischen Spiel beteiligen. Die Eltern bekommen dadurch Spielanregungen für ihr Kind, können Stärken und Schwächen der Kinder erleben und reflektieren und ihre eigenen fördernden Kompetenzen entdecken (Voigt, 2001, 2002).

Indikationen zur Musiktherapie

Schwerpunkte und Ziele in der Musiktherapie für Kinder mit Entwicklungsstörungen und Behinderungen sind vielfältig. Sie können eher funktionale Ziele wie eine Förderung der Sinneswahrnehmung, der Körperwahrnehmung oder der kognitiven Fähigkeiten beinhalten. Allgemeine Ziele wie die Stimulation und Motivation des Patienten können in manchen Fällen eine wichtige Rolle spielen. Einen sehr wichtigen Schwerpunkt stellen Ziele dar, die der sozialen und emotionalen Entwicklung zuzuordnen sind. Beispiele hier sind Kontakt und Kommunikation, emotionaler Ausdruck, soziale Kompetenz und Selbstbewusstsein (Wigram et al., 2002). Auch die Unterstützung der Eltern-Kind-Interaktion kann ein wichtiges Ziel der Musiktherapie sein. Bevor Ziele für das jeweilige Kind formuliert werden können, ist eine differenzierte Indikationsstellung erforderlich.

Die Ausprägung und die spezifischen Auswirkungen der Entwicklungsstörung des jeweiligen Kindes bestimmen die Indikationen zur Musiktherapie. Die psychosozialen, emotionalen, physischen und psychologischen Bedürfnisse des Kindes müssen immer berücksichtigt werden (Wigram, 2002a). Grundlage für die Indikationsstellung zur Musiktherapie für Kinder mit Entwicklungsstörungen ist daher die kinderärztliche, neurologische und entwicklungspsychologische Diagnostik. Dadurch kann neben der Diagnose ein Entwicklungsprofil des Kindes erstellt werden, das seine Stärken und Schwächen darstellt. Dieses Entwicklungsprofil spielt eine wichtige Rolle im Erstellen von Behandlungsplänen und ermöglicht es, Schwerpunkte für die therapeutische Behandlung des Kindes zu setzen. Da Entwicklung ein dynamischer Prozess ist, müssen im Verlauf der Behandlung die Behandlungsziele an die Entwicklung des Kindes angepasst werden. Am Kinderzentrum München werden Indikationen für Musiktherapie vor allem in vier Entwicklungsbereichen gestellt – in der sozial-emotionalen Entwicklung, der motorischen Entwicklung, der auditiven Entwicklung und der Sprachentwicklung (Voigt, 1998a).

Indikationen bei sehr jungen Kindern beziehen sich häufig auf die Entwicklung bestimmter Funktionen wie etwa motorisches und kommunikatives Verhalten. Oft ist es Ziel der Musiktherapie, in diesen Bereichen Entwicklungsprozesse anzustoßen oder zu unterstützen. Auch Probleme in der Interaktion mit anderen stellen eine wichtige Indikation bei jungen Kindern dar, da hier Grundlagen für die soziale Kompetenz und für die Integration der Kinder gelegt werden. Indikationen für ältere Kinder und Jugendliche beziehen sich häufig auf den psychischen Bereich. Diese Kinder zeigen oft Probleme im Umgang mit der eigenen Behinderung, Probleme in der sozialen Kompetenz oder ein schwach ausgeprägtes Selbstwertgefühl. Hier ermöglicht es die Musiktherapie den Kindern, Ausdrucksmöglichkeiten zu finden, um ihr Befinden mitzuteilen, positive Umgangsmöglichkeiten mit problematischen Situationen zu entdecken und zu erproben oder Vertrauen in eigene Handlungskompetenzen zu gewinnen.

Fallbeispiel

Lukas wurde nach einer komplizierten Schwangerschaft in der 24. Schwangerschaftswoche als erster Zwilling geboren. Er wog 700 Gramm und musste fünf Wochen lang beatmet werden. Sein Zwillingsbruder überlebte nicht. Nach der Geburt gab es verschiedene körperliche Komplikationen, die aber überwunden werden konnten. Lukas wurde mit fünf Monaten aus dem Krankenhaus entlassen und passte sich schnell an das Leben zu Hause an.

Lukas fiel durch sein niedriges Geburtsgewicht in die Kategorie des extrem unreifen Frühgeborenen (Geburtsgewicht unter 1000 Gramm). Laut Sarimski (2000) kommen 6 bis 8 Prozent aller Kinder in Deutschland vor der 37. Schwangerschaftswoche zur Welt. Von diesen Kindern werden ungefähr 5 Prozent mit einem Geburtsgewicht unter 1000 Gramm geboren. Neben vielen akuten medizinischen Komplikationen gibt es auch Gefährdungen für die weitere Entwicklung der Kinder. Neurologische Störungen, Sinnesschädigungen, wiederholte Krankenhausaufenthalte, Gedeihstörungen, kognitive Entwicklungsstörungen, Sprachentwicklungsstörungen und sozial-emotionale Auffälligkeiten treten bei diesen Kindern häufiger auf als bei reif geborenen Kindern. Nach Straßburg et al. (2000) muss man davon ausgehen, dass bei 50 bis 60 Prozent der Kinder Schulprobleme auftreten werden.

Bei seiner Vorstellung im Kinderzentrum München mit 17 Monaten hatte Lukas die folgenden Diagnosen nach ICD-10: Zustand nach Frühgeburt in der 24. Schwangerschaftswoche (P07.2Z) mit Langzeitbeatmung über fünf Wochen, Retinopathie (H35.1) mit Strabismus convergens alternans – rechts lateralisiert (H50.1R), komplexe umschriebene Entwicklungsstörung (F83), motorische Entwicklungsverzögerung (R62.0), Stimmlippenparese links (J38.0L). Lukas' motorische Entwicklungsverzögerung konnte nicht auf eine neurologische Störung zurückgeführt werden. Er zeigte allerdings wenig Interesse daran, neu entwickelte motorische Fähigkeiten wie etwa das Robben anzuwenden. Der Arzt überwies ihn deshalb mit der sehr allgemeinen Indikation «wenig Initiative, motorische Fähigkeiten einzusetzen» in die Musiktherapie, wo er ab dem Alter von 19 Monaten einmal wöchentlich Musiktherapie bekam.

Die erste Stunde: Lukas war ein sehr zartes Kind, trug eine Brille und hatte wenig Haare. Er hatte Schwierigkeiten, sich in der neuen Situation zu orientieren. Ich beobachtete, dass er etwas wimmerte und sich immer wieder der Nähe seiner Mutter versicherte. Sein Blick wechselte zwischen ihr und mir, er schien sich nicht im Raum umzusehen. Diese Beobachtung führte dazu, dass ich eine gewisse räumliche Distanz zu ihm hielt. Da er selbst keine Initiative ergriff, spielte ich die Leier kurz mit einer klaren musikalischen Struktur an, brachte das Instrument dann in seine Nähe und wartete. Ich wiederholte das Klangangebot einige Male mit Pausen dazwischen. Er beobachtete meine Handlung genau, zeigte aber keine Initiative selbst mit dem Instrument Kontakt aufzunehmen oder dieses zu erforschen. Seine Mutter folgte meinem Beispiel und spielte das Instrument auch kurz an. Lukas wirkte aufmerksam, es dauerte aber über fünf Minuten, bis er selbst versuchte, das Instrument anzufassen und es zögerlich anspielte.

Später wurde ihm die große Trommel multisensorisch angeboten. Er wurde auf das Instrument gesetzt, während ich es anspielte. So erlebte er nicht nur den Klang des Instruments, sondern auch die Vibrationen, die der Klang erzeugte. Während er vor dieser Aktivität zwar Interesse, aber keine Eigenaktivität an der Trommel zeigte, spielte er danach die Trommel im Wechsel mit mir an. Zunächst imitierte ich seine Spielweise, die vor allem aus Kratzen auf dem Fell bestand. Danach haben wir beide abwechselnd geklopft. Lukas nahm immer wieder während dieser Sequenzen Blickkontakt auf und lächelte. Zwischendurch schaute er weg – er schien von der Videokamera abgelenkt zu sein – wenn ich die Trommel wieder anspielte, schaute er wieder zu mir und zum Instrument. Ich setzte in diesen Situationen mein Anspielen der Trommel als Impuls ein, um seine Aufmerksamkeit wieder einzufangen, damit er diese wieder auf die Spielsituation fokussieren konnte. Wir konnten dann unser interaktives Spiel weiterführen und er lachte, strahlte und schien sich über das Spiel sehr zu freuen.

In dieser ersten Stunde beobachteten wir Verhaltensweisen, die zu einer genaueren Indikationsstellung führten: wenig Initiative, die Umwelt zu erkunden und Probleme, die Aufmerksamkeit zu fokussieren und aufrecht zu erhalten. Die Zielsetzungen für die Therapie waren zu diesem Zeitpunkt folgende: die Entwicklung interaktiver Kompetenzen – besonders das Fokussieren und Aufrechterhalten der Aufmerksamkeit, die Erkundung der Umwelt und die Entwicklung von Selbstwirksamkeit. Lukas sollte ein Bewusstsein dafür entwickeln, dass er das Geschehen in der Musiktherapie beeinflussen kann. Das Entwicklungsprofil, das nach der ersten entwicklungspsychologischen Untersuchung vier Wochen später erstellt wurde, bestätigte diese Indikationen und Ziele.

Therapeutisches Vorgehen und Verlauf

Zu Beginn der Therapie bestand das spontane Spielverhalten von Lukas aus dem Klopfen auf Objekte und aus dem Werfen von Objekten. Diese Aktivitäten wurden zum Ausgangspunkt für interaktive Spiele mit Musik und musikalischen Elementen wie etwa das abwechselnde Anspielen von Instrumenten oder das Fallenlassen von Objekten auf eine Trommel, um Klang zu erzeugen. Um die Spielabläufe zu unterstützen, wurden bekannte Kinderlieder oder improvisierte Situationslieder benutzt. So diente das Lied «Hoppe hoppe Reiter» als Grundlage für einen Spielablauf, bei dem am Ende des Liedes beim Wort «Plumps» ein Ball auf die Trommel fallen gelassen wurde. Dies griff in einer spielerischen Abwandlung sein Interesse am Werfen von Objekten auf. Lukas zeigte am Anfang große Probleme, diese einfachen, teilweise gut bekannten Spielabläufe zu verfolgen. Während der ersten vier Stunden war seine Aufmerksamkeitsspanne nach wie vor kurz, aber musikalische Angebote konnten meistens seine Aufmerksamkeit wieder einfangen, so dass wir gemeinsam die Aktivität weiterführen konnten.

Im Bereich der sozialen Interaktion zeigte Lukas fremden Menschen gegenüber ein adäquates Verhalten. Er war zunächst recht reserviert und beobachtete sie, nach einiger Zeit aber war er bereit, mit ihnen in spielerische Interaktion zu treten. In der dritten und vierten Stunde beobachteten wir erste Veränderungen im präverbalen kommunikativen Verhalten. Lukas begann, seine Wünsche mitzuteilen, indem er beispielsweise die Hand des anderen Spielers vom Instrument wegnahm, wenn er allein spielen wollte, oder indem er die Hand des anderen zum Instrument führte, um ihn zum Mitspielen aufzufordern. Lukas' Mutter war in allen Stunden anwesend. Sie nahm eher eine beobachtende Rolle ein, gab Lukas Unterstützung, falls es notwendig war und half mir, seine Äußerungen und sein Verhalten zu verstehen.

Die Schwerpunkte der Therapie wurden im weiteren Verlauf den sich verändernden Bedürfnissen von Lukas angepasst. Um seine Handlungskompetenzen zu erweitern, wurden Variationen in bekannte Aktivitäten sowie die Entwicklung von Handlungsketten eingeführt. Lukas nahm beispielsweise gerne die Stäbe vom Metallophon ab, was auch seinem Entwicklungsstand entsprach. Dies wurde nun als Spiel-Angebot aufgegriffen und in ein kleines symbolisches Spiel umgewandelt, begleitet vom Lied «Backe, backe Kuchen»: Ein Klöppel wurde zum Rührlöffel, der Kasten des Metallophons wurde ausgeräumt zur Schüssel, wieder zugedeckt und angespielt wurde er dann als Ofen benutzt. Wieder aufgedeckt konnte aus dem Metallophon-Ofen ein Stück «Kuchen» herausgenommen und «gegessen» werden. Ich imitierte oft seine Handlungen, und wenn er neue Impulse in das Spiel hineinbrachte oder Handlungen im neuen Kontext anwendete, griff ich diese auf, um neue Interaktionsmöglichkeiten im musikalischen Spiel zu entwickeln. Situationslieder und -verse wurden weiterhin eingesetzt, vor allem, um seine Handlungen – beispielsweise an der Trommel – zu kommentieren.

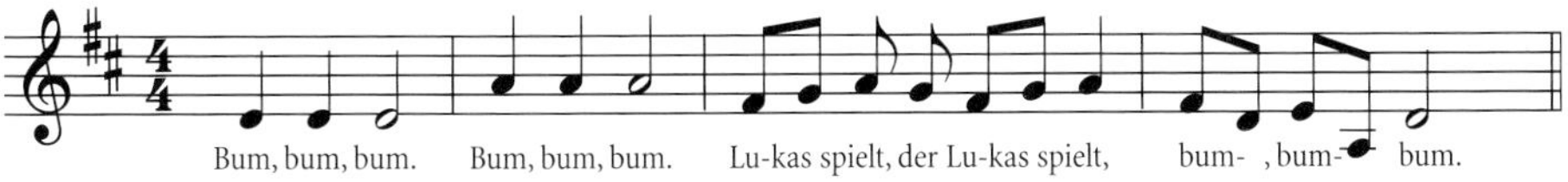
Bum, bum, bum.
Bum, bum, bum.
Lu-kas spielt, der Lu-kas spielt,
bum- , bum-
bum.

Abbildung 8: Situationslied

Nach elf Monaten in der Therapie zeigte Lukas eine deutlich längere Aufmerksamkeitsspanne und erforschte verschiedene Instrumente und Objekte. Er begann innerhalb der Spielsituation zu imitieren und war in der Mitteilung seiner Wünsche viel deutlicher geworden. Er schüttelte den Kopf, um etwas abzulehnen, oder gab mir einen Gegenstand als Aufforderung zum Spiel. Er fing an, sein Lieblingsspiel – das Kuckuck-Spiel – selbst in musikalische Aktivitäten einzubauen: Spielten wir gemeinsam an der Trommel, duckte er sich plötzlich hinter das Instrument, wartete bis ich singend fragte, wo er sei, kam hoch, strahlte mich an und lachte. Er spielte nicht mehr monoton, sondern variierte selbst seine Handlungen.

Ein Ausschnitt aus der 35. Stunde veranschaulicht diese Fortschritte. Ich fragte Lukas, was er spielen wollte. Er zeigte auf die große Trommel, ging hin und spielte sie auch an. Als ich das Instrument in die Mitte des Raums trug, krabbelte er zum Kugelturm und holte Kugeln. Er schaute zu seiner Mutter und zur Videokamera, mit der die musiktherapeutische Sitzung aufgenommen wurde. Während dieser Zeit beobachtete ich ihn, spielte kurze rhythmische Sequenzen gefolgt von Pausen an der großen Trommel, forderte ihn aber nicht sprachlich auf zurück zu kommen. Lukas brachte die Kugeln zur Trommel und diese «tanzten» oder rollten umher auf der Trommel, je nachdem, wie wir die Trommel anspielten. Er variierte seine Handlungen, um die Bewegungen der Kugeln zu beeinflussen. Lukas hatte offensichtlich einen bestimmten Wunsch für ein gemeinsames Spiel, machte dies durch sein Verhalten klar und gestaltete das Spiel aktiv mit.

Die Therapie mit Lukas wurde über einen Zeitraum von zwei Jahren durchgeführt. Die Beobachtung von Lukas' Entwicklung im Rahmen der Therapie und die wiederholten psychologischen Kontrolluntersuchungen führten zu einer Anpassung der Indikationen, Zielsetzungen und Spielangebote. Er zeigte kontinuierliche Fortschritte in seinen Kommunikationsfähigkeiten ebenso wie in seiner Fähigkeit, an komplexeren Spielen teilzunehmen, indem er beispielsweise die führende Rolle mit der Trommel bei einem Bewegungsspiel übernahm. Er hatte allerdings noch Schwierigkeiten, Spielhandlungen selbstständig zu planen und brauchte immer jemanden, der ihm das Spiel zeigte. Ab einem gewissen Zeitpunkt begann er auch Wutausbrüche zu bekommen, wenn er seinen Willen nicht durchsetzen konnte oder wenn ihm etwas nicht gelang. So war es dann notwendig, ihn durch die therapeutischen Aktivitäten in seinem Spielverständnis und in seiner sozialen Kompetenz zu unterstützten. Die Therapie wurde beendet, als Lukas einen Kindergartenplatz bekam. Er besucht jetzt einen heilpädagogischen Kindergarten und macht mit Unterstützung der Logopädie sehr gute Fortschritte in seiner Sprachentwicklung.

Zusammenfassung und Ausblick

Musiktherapie stellt eine wichtige Behandlungsmöglichkeit für Kinder mit Entwicklungsstörungen dar. Am Fallbeispiel von Lukas wurde gezeigt, wie Musiktherapie in der Behandlung von Kindern mit multiplen Entwicklungsproblemen das Entwicklungspotenzial des Kindes fördern kann. Zusammen mit der medizinischen und entwicklungspsychologischen Diagnostik können Beobachtungen in der Musiktherapie dazu beitragen, die Stärken und Schwächen des Kindes zu erkennen und die Entwicklung des Kindes differenziert zu verfolgen. In der Musiktherapie mit Lukas wurden beispielsweise seine anfänglichen Schwierigkeiten beobachtet, seine Aufmerksamkeit zu fokussieren. Gleichzeitig konnten durch eine Anpassung des Therapeutenverhaltens an diese Situation die musikalischen Mittel der Therapie so eingesetzt werden, dass gemeinsame Handlungsroutinen mit einer Verlängerung der Aufmerksamkeitsspanne entstanden. Das Angebot von musikalischen Aktivitäten in einer Spielsituation motivierte ihn, neue Erfahrungen zu machen und seine Handlungsmöglichkeiten zu erweitern. Indem er neue Kompetenzen entdeckte, wurden die musikalischen und multisensorischen Aktivitäten diesen Kompetenzen angepasst. Das Ergebnis war eine zunehmende Initiative des Kindes bei der Mitgestaltung der Stunden sowie eine Erweiterung seiner nonverbalen Kommunikationsmöglichkeiten. Der positive Einfluss der Musiktherapie auf die präverbale Kommunikationsentwicklung bei Kindern mit mehrfachen Entwicklungsstörungen ist durch die klinische Studie von Plahl (2000) belegt.

Die Komplexität der Entwicklung verlangt vom Therapeuten eine große Flexibilität und die Bereitschaft, sich nicht nur auf das Kind, sondern auch auf die Bedürfnisse seiner Eltern einzulassen. Musiktherapeuten, die in heilpädagogischen Einrichtungen, in der Frühförderung und in Institutionen wie der Sozialpädiatrie arbeiten, oder die Musiktherapie in freier Praxis für Kinder mit Entwicklungsstörungen anbieten, müssen Ursachen, Formen und Auswirkungen von Entwicklungsstörungen kennen, damit sie Indikationen und Ziele passend zum jeweiligen Kind formulieren können, musiktherapeutische Strategien für das Kind entwickeln beziehungsweise an die Bedürfnisse des einzelnen Patienten/Klienten anpassen können und damit die Möglichkeiten und die Grenzen des Kindes und der Therapie erkannt werden. Musiktherapie kann in vielen Entwicklungsbereichen unterstützend sein. Ihr Behandlungsschwerpunkt liegt im Bereich der sozial-kommunikativen und der sozial-emotionalen Entwicklung.

Gleichzeitig bedarf es einer transparenten Kommunikation der Musiktherapeuten mit den Fachkräften anderer Disziplinen, damit die Möglichkeiten und Grenzen der Therapie verständlich werden. Als Lukas mehr Kompetenzen in der nonverbalen Kommunikation zeigte, war es notwendig, einen neuen Schwerpunkt zu setzen. Die Logopädie wurde begonnen, um ihn im Bereich der aktiven Sprache gezielt zu fördern. Verschiedene Therapien können so zusammenwirken, um Kindern mit Entwicklungsstörungen neue Fähigkeiten und Erfahrungsmöglichkeiten zu erschließen. Die Musiktherapie ist hier ein wichtiger Baustein.

5.3 «Hört mal wie die Carmen spielt...» – Musiktherapie für hörgeschädigte Kinder

Reiner Haus

Carmen, ein fast vierjähriges, ehemals taubes Kind mit einem Cochlea Implantat (CI) wird zur Musiktherapie vorgestellt. Die Eltern kommen mit dem Kind in den Musiktherapieraum. Carmen setzt sich brav neben die Eltern, welche einige Fragen bezüglich der Musiktherapie haben: Das Kind kann ja noch gar kein Instrument spielen, wird die Musiktherapie denn dann etwas bewirken können? Seit der Implantation vor einem halben Jahr lautiere sie zwar vermehrt, aber auf Ansprache zeige sie nur zeitweilig Hörreaktionen. Man sei sich nicht darüber im klaren, was Carmen überhaupt hören könne und ob sie denn Musik wahrnehmen könne so wie normalhörende Menschen? Carmen schaut sich mittlerweile schon neugierig im Raum um. Sehr aufgeregt steht sie auf, als der Musiktherapeut sie auffordert, mit zu den Instrumenten zu kommen.

Musiktherapie an der Vestischen Kinder- und Jugendklinik

Solche Begegnungen ereignen sich häufig an der Vestischen Kinder- und Jugendklinik Datteln, Universität Witten/Herdecke. Die Klinik gilt als überregional anerkanntes Pädiatriezentrum und ist durch den Spezialisierungsgrad ihrer vielen Fachabteilungen eine der größten deutschen Kinderkliniken. Dass die Musiktherapie seit 1991 zum Behandlungsangebot der Klinik gehört, ist auf das große Engagement des ärztlichen Direktors Prof. Dr. med. Andler zurückzuführen. Dieser war schon sehr früh von der großen Bedeutung der Musiktherapie in der Pädiatrie, insbesondere in der Pädaudiologie überzeugt. Durch die Gründung eines eigenen Fördervereines konnte dieses besondere Behandlungsangebot ermöglicht werden. Die Klinik hat den Lehrstuhl für Kinderheilkunde an der Universität Witten/Herdecke und bietet daher in der Musiktherapie auch den Ansatz der Schöpferischen Musiktherapie nach Nordoff & Robbins (1986) an. Musiktherapie wird jeweils in Einzel- oder Gruppentherapie sowohl im ambulanten Bereich der Neuropädiatrie, der Phoniatrie/Pädaudiologie/CI-Zentrum und in der Sozialpädiatrie angewandt, als auch im stationären Bereich in der Neuropädiatrie, in der Neonatologie und in der Intensivmedizin, in der Onkologie, in der Integrativen Kindertagesstätte, in der Psychosomatik und im Rehabilitationszentrum für langzeitbeatmete Kinder. Bei der Betreuung hörgeschädigter Kinder ist die Musiktherapie in das Gesamtbehandlungskonzept der Abteilung für Phoniatrie/Pädaudiologie/CI-Zentrum integriert, zusätzlich zur medizinischen Versorgung, zur Audiometrie, zur Logopädie, zur psychologischen Elternbegleitung und zur Heilpädagogik.

Das interdisziplinäre Behandlungskonzept

Der interdisziplinären Zusammenarbeit wird dabei ein hoher Stellenwert beigemessen. Diese wird gewährleistet durch regelmäßige fallbezogene Teamsitzungen, in welchen die mit einem Kind arbeitenden Ärzte, Therapeuten, Pädagogen und Pflegekräfte ihre Erfahrungen austauschen und das weitere diagnostische und therapeutische Vorgehen aufeinander abstimmen. Dies gilt ebenso für das zu Anfang vorgestellte Kind Carmen, welches im Team des CI-Zentrums umfassend diagnostiziert wurde und gemäß des Behandlungskonzeptes betreut wird (siehe **Abb. 9**).

Diagnosestellung

Bei Carmen wurde schon im Alter von wenigen Monaten eine vererbte, an Taubheit grenzende Schallempfindungsschwerhörigkeit auf beiden Seiten diagnostiziert (ICD-10, H90.5). Diese kann als angeborene Hörschädigung auftreten oder sich im Rahmen intrauterin, peri- und postnatal erworbener Erkrankungen manifestieren beispielsweise durch Infektionen oder durch eine Asphyxie. Grundlage der Hörstörung ist eine umfassende Schädigung des Innenohres. Die Umwand-

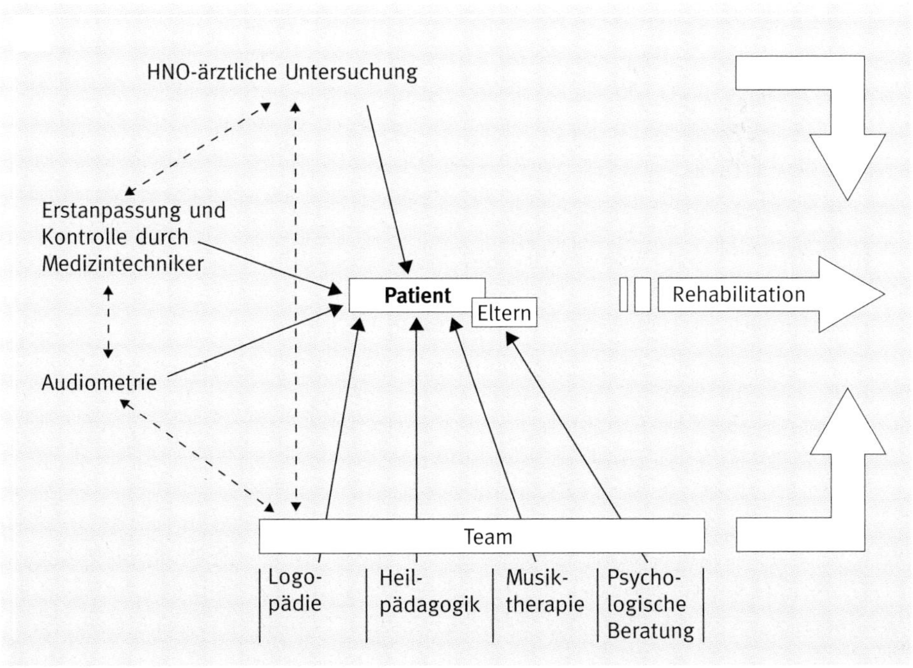

Abbildung 9: Interdisziplinäres Behandlungskonzept

lung der Schallreize durch die Haarzellen der Cochlea in elektrische Impulse ist gestört, wodurch eine Weitergabe der Informationen an die Hörbahn zur Weiterverarbeitung im zentralen auditorischen System unterbunden ist. Angaben zur Prävalenz dieses Störungsbildes liegen bei 2:1000 (Neumann, 2001). Bei der Häufigkeit der dann erforderlichen CI-Versorgung ist in Deutschland im Jahr 2002 von etwa 950 Personen auszugehen, rund 60 Prozent davon sind Kinder. Die Indikation zur CI-Versorgung setzt voraus, dass unter zeitlich ausreichender Versorgung mit normalen Hörgeräten und intensiver Sprachtherapie kein Lautspracherwerb angebahnt werden konnte. Dies wurde auch bei Carmen nicht erreicht, so dass sie mit einem CI versorgt wurde.

Indikation von Musiktherapie bei Hörschädigungen

Um die Indikationsstellungen für Musiktherapie bei Hörstörungen angemessen zu begründen, bedarf es der Erläuterung einiger Grundlagen der Hörphysiologie und Entwicklungsneurologie. Eine ausführliche Darstellung findet sich bei Neumann (2001). Hören und Motorik, Hören und Sprache, Hören und Kognition sind bereits im frühesten Kindesalter voneinander abhängige Funktionsbereiche im kindlichen Entwicklungsprozess. Nach Klinke (1998) können aufgrund des Funktionsausfalles des Innenohres keine schallevozierten Potenziale über den Hörnerv weitergeleitet werden. Die Folge ist, dass die Reifung des zentralen Hörsystems stark verzögert und nur zu einem Bruchteil des von Natur aus angelegten Potenziales erfolgt. So wird mittlerweile in der HNO-Medizin neben der Diagnostik auch eine frühestmögliche Therapie hörgeschädigter Kinder gefordert. Sie sollten bereits in der ersten und zweiten Lallphase (2.–5. Monat) mit Hörgeräten versorgt werden und gleichzeitig eine auditive Förderung erhalten (Leonhardt, 1998). Bei dieser Therapie beobachten Holm und Frischmuth eine eindeutige Abhängigkeit des Sprachentwicklungsprozesses von der Funktion der «suprasegmentalen Faktoren» wie «Rhythmik, Dynamik und Melodik» im Rahmen der Stimmentwicklung, was den Parametern Tondauer, Tonstärke und Tonhöhe in der Musik entspricht (Holm & Frischmuth, 1997). Eisenwort und Burian (1991) weisen auch auf Tempo und Anzahl als wichtige Wahrnehmungsparameter auf dem Weg zum Spracherwerb hin. Diese Parameter können als Grundbausteine für die aktive musikalische Gestaltung in der Musiktherapie angesehen werden. Das hörgeschädigte Kind kann die Interaktion in der Musik hören und sehen und wird in seinen Gefühlen angesprochen. Indem Musik durch eine «Form wortloser Kommunikation im Sinne von Gesten» wirkt, stellt sie eine Verbindung her zu den Bestandteilen der auditiven, visuellen und emotionalen Wahrnehmung hörgeschädigter Kinder (Aldridge et al., 1997, S. 15). Nordoff & Robbins und Bang gehen davon aus, dass die Begleitung von grob- und feinmotorischer Aktivität des Kindes wie «Springen, Schaukeln, Hand- und Fingerbewegungen» (Nordoff & Robbins, 1986, S. 85) durch passende Musik dem Kind die Beziehung von Bewegung und rhythmisch-tonalem Klang intensiv vermitteln kann (Bang, 1984). Auch hinsichtlich der Atemregulation als Grundlage für vokale Aktivität erscheint Musiktherapie bei hörgeschädigten Kindern indiziert. Reichert-Spielmann (1997) beschreibt hier einen dreiteiligen Rhythmus «Anspannung, Abspannung und Pause», der die Grundlage des Atemvorganges ist.

Setting

Die musiktherapeutische Arbeit mit hörgeschädigten Kindern findet vorwiegend im Einzelsetting statt. Es steht ein 40 Quadratmeter großer Therapieraum zur Verfügung, der es ermöglicht, viel Bewegungsarbeit mit in die Therapie zu integrieren. Das Instrumentarium besteht aus Klavier, Gitarre, Blasinstrumenten, Gongs und dem Orff-Instrumentarium. Die Therapiesitzungen finden in der Regel einmal wöchentlich mit einer Dauer von rund 45 Minuten über einen Zeitraum von 20 Sitzungen statt. Nach Absprache mit dem behandelnden Arzt in der Abteilung für Phoniatrie und Pädaudiologie der Klinik kann die Musiktherapie nach einer Pause von einem halben bis einem Jahr nochmals über 20 Sitzungen fortgeführt werden.

Methoden

In der musiktherapeutischen Arbeit kommen folgende Methoden zum Einsatz:

Musikalisches Gestalten zur Motorik. Der Therapeut spielt am Klavier; ein Co-Therapeut übernimmt eine Modellfunktion für das Kind und gibt ihm eine visuelle Rückkopplung. Die Schrittabfolge des Co-Therapeuten wird von Klavier- und Gesangsimprovisationen des Therapeuten begleitet. Der Therapeut fordert das Kind auf, sich ebenfalls im Raum zu bewegen. Der Therapeut begleitet dies entsprechend. Im zweiten Schritt wird das Kind aufgefordert, die Arme zu strecken, sich im Kreis zu drehen, zu hüpfen und eine Hockposition einzunehmen. In der Klavier- und Gesangsimprovisation wird dies durch Tonhöhendifferenzierung verdeutlicht. Die Verknüpfung von Grobmotorik und Stimmhöhe gibt dem Kind oftmals die erste visuelle Rückkopplung über die eigene Stimmbandfunktion. In den Ausführungen zum Fallbeispiel wird dieses Vorgehen veranschaulicht. Der differenzierte Krafteinsatz in der Bewegungsgestaltung wird durch eine entsprechende Begleitung mit Lautstärkendifferenzierung in der Klavier- und Gesangsimprovisation gespiegelt. Durch Wiedergabe bestimmter rhythmischer Formen wie Klatschen, Stampfen und Hüpfen kommt es zu einer Integration dialogischer Gestaltung zwischen Grobmotorik und Klang. Bei mehrfachbehinderten Kindern mit Hörschädigung kann die Begleitung geführter Bewegungsabläufe durch Klänge in vielen Formen angewendet werden. Geführte Bewegungen der Arme oder Beine, wie auch Wiege- und Schaukelbewegungen (auf dem Arm/Hängematte) werden entsprechend der Intensität und des Tempos mit Gesangs- und/oder Instrumentalimprovisationen begleitet und bieten solchen Kindern die Möglichkeit einer vertieften Eigenwahrnehmung und den Beginn erweiterter Bewegungsfähigkeit.

Improvisation zum Instrumentalspiel des Kindes. Der Therapeut am Klavier bietet dem Kind eine Trommel an. Einzelne Schläge des Kindes werden erwidert und mit Gesangsimprovisation begleitet. Der Therapeut begleitet die Spielphase des Kindes durch eine Klavierimprovisation im Sinne einer verstärkenden Co-Aktivität. Das Klavierspiel wird zusammen mit dem Gesang weitergeführt, was das Kind wiederum zu einem kontinuierlichen Spiel motiviert. Jegliche dann vom Kind ausgehende instrumentale als auch bedeutsame verbale und vokale Reaktionen werden in die Klavier- und Gesangsimprovisation integriert. Das Trommelspiel des Kindes und Klavier-/Gesangsbegleitung werden so aufeinander abgestimmt, dass das Kind einen regelmäßig wiederkehrenden Schwerpunkt im Spiel entdecken kann, der es zu weiter fortlaufendem, gleichmäßigem Spiel anreizt. Dies kann durch die Gesangsbegleitung mit einprägsamen Wörtern – etwa dem Namen des Kindes – auf Taktschwerpunkten unterstützt werden. Somit « spielen» die Kinder ihren Namen oder Worte wie «meine Trommel», bevor sie diese singen.

Arbeit am Atemrhythmus. Das Spiel des Kindes auf einem Blasinstrument wird durch Klavierspiel des Therapeuten begleitet. Die Länge des geblasenen Tones wird durch passende Harmonien und Melodieverläufe aufgenommen. Das Kind erhält zu seinem eigenen Ton noch eine «Interpretation» durch die Improvisation des Therapeuten und erfährt dadurch eine größere Vielfalt im eigenen Hörerleben. Der Therapeut «beantwortet» die Aktivität des Kindes – beispielsweise einen langen Ton in der Ausatmungsphase auf dem Instrument – mit einer Imitation der gespielten Phrase. Als Verstärkung werden diese dialogischen Spielphasen von der freien Hand des Therapeuten am Klavier durch einen Akkord begleitet. Es folgt eine Erweiterung durch Spielphasen mit einfacher Rhythmisierung.

Improvisation mit Gesang. Der Therapeut bietet im gemeinsamen Singen von Vokalen die Improvisation über kleine Motive an. Dies können beispielsweise zweisilbige Formen in Terzintervallen oder auch dreisilbige Formen als so genanntes Kindermotiv aus Kinderliedern sein. So erfährt das Kind im Lautieren erste Regulationsfunktionen seiner Stimmmodulation. Das Angebot an Motiven wird jetzt um kurze Melodieformen, die aus etwa sechs bis acht Tönen bestehen, erweitert. Die Klavierimprovisation gibt für Therapeut und Kind jeweils immer sich ähnelnde Melodien vor, passt sich in Rhythmus und Dynamik aber auch den Lautierungen des Kindes an. Zentrale Wörter wie der Name des Kindes oder «Mama, Papa, Lied, Musik, Trommel» werden in diese Improvisationsformen integriert und im weiteren Verlauf zu kleinen Sätzen erweitert wie etwa «Hier ist Martin, er macht Musik» oder «Martin singt für Mama». Hörgeschädigte Kinder mit zusätzlichen Mehrfachbehinderungen zeigen häufig aufgrund cerebral bedingter Sprachentwicklungsstörungen oder Sprachbehinderungen Lautiermuster, die nonverbalem Gesang sehr ähnlich sind. Diese können in eine gemeinsame Gesangsimprovisation mit dem Therapeuten integriert werden.

Methoden zur Hördetektion und Hördiskrimination. Dem Kind werden Höraufgaben ohne Sichtkontakt gestellt. Nach einer Phase gemeinsamer Improvisation auf Klavier, Trommel oder Blasinstrumenten sitzt das Kind mit dem Rücken zum Therapeuten, während dieser mit ähnlicher Melodie- und Harmoniebegleitung weiterspielt, aber in der Improvisation immer wieder überraschend Pausen macht. Das Kind versucht zuerst, den Wiederbeginn des gemeinsamen Zusammenspieles herauszuhören und entsprechend mit seinem Instrumentalspiel einzusetzen beziehungsweise bei den Pausen auch zu unterbrechen.

Die Fähigkeit zur Diskrimination wird gefördert, indem der Therapeut verschiedene Improvisationsformen mit Lautstärken- und Tempoänderungen anbietet, die das Kind unterscheiden und auf seinem Instrument mitgestalten soll. Der Therapeut wählt aus einem Angebot verschiedener Instrumente eines aus und spielt es an. Das Kind soll dann aus der vor ihm liegenden identischen Instrumentenauswahl, das soeben gehörte identifizieren.

Eine weitere Methode ist die Entwicklung des Richtungshörens. Als sehr effektiv hat sich hier erwiesen, eine tibetanische Klangschale anzuspielen und im Raum zu verstecken, während das Kind die Augen schließt. Der sehr lang anhaltende Ton ist aufgrund seines Frequenzspektrums für das Kind gut zu hören und lässt ihm Zeit, das Instrument zu finden.

Fallbeispiel

Bei dem zu Anfang vorgestellten Kind Carmen handelt es sich um ein 3;8-jähriges Mädchen, bei welchem neben der Gehörlosigkeit auch eine statomotorische Entwicklungsverzögerung auffiel. Die Überprüfung des Entwicklungsstandes durch die Münchener Funktionelle Entwicklungsdiagnostik (Hellbrügge, 1987) ergab Rückstände in nahezu allen Bereichen der Entwicklung.

Die Audiologische Untersuchung erbrachte keine Reaktionen im freien Schallfeld auf beiden Seiten. Bei einer BERA im Schlaf waren beidseits bis 105 Dezibel Verstärkung keine Potenziale ableitbar. Die Cochlea-Implantat-Versorgung erfolgte dann im Alter von 3;2 Jahren. Carmen wurde zur Musiktherapie angemeldet und besuchte wöchentlich eine Sitzung (45 Min.) über einen Zeitraum von sechs Monaten. Eingangs wurde bereits die erste Begegnung mit Carmen und ihren Eltern beschrieben. Die Eltern kamen mit Fragen in die Musiktherapie: «Wie muss man sich die musiktherapeutische Arbeit mit einem CI-versorgten Kind vorstellen ? Wie geht es weiter nach der ersten Begegnung?»

Erste Begegnung: Ich erkläre den Eltern, dass die Beantwortung der Fragen am deutlichsten durch gemeinsames Spielen mit Carmen erfolgen könne und lade mit einer auffordernden Geste Carmen ein, mit zum Klavier und den davor stehenden Trommeln zu kommen. Ich schlage zwei bis drei mal auf die Trommel, dann gebe ich Carmen mit einer einladenden Bewegung den Schlägel und fordere sie auf, selbst damit zu spielen. Carmen schaut sich den Schlägel erst einmal an, schaut dann fragend zu mir, dann zu den Eltern, die sie sofort ermuntern: «Ja, spiel uns mal was».

Carmen beginnt erst mit einem Schlag, dann, immer mit kurzen Pausen, als ob sie dem Klang hinterher hören wolle, mehrere Schläge nacheinander relativ laut, etwa im Tempo von 30 bpm (beats per minute/Schlägen pro Minute). Ich schaue ihr interessiert zu und teile mit ihr dieses spannende Erlebnis, dem Trommelklang nachzuhören. Nach einigen Schlägen setze ich mit beidhändig gespielten Akkorden auf dem Klavier ein, füge mich genau abgestimmt mit ihrem Schlag auf der Trommel in ihr Spiel ein. Die Zeitphasen zwischen den Schlägen fülle ich mit Gesang einer improvisierten Melodie auf der Silbe «ah», so dass ich den Melodieverlauf meiner Stimme dem nächsten Trommelschlag von Carmen anpassen kann. Ich unterlege nun die Melodie mit Text (siehe **Abb. 10, Teil 1**). Nach einigen Wiederholungen dieser Melodie mit veränderter harmonischer Begleitung halbiere ich das Tempo meiner Gesangsbegleitung, während das Tempo ihres Trommelspiels und entsprechend auch meine harmonische Begleitung auf dem Klavier gleich bleibt (siehe **Abb. 10, Teil 2**). Dies hat Carmen anscheinend bemerkt, denn sie sieht mich zuerst etwas verunsichert an, versichert sich aber, dass ihr Spiel weiterhin von meiner Klavierbegleitung exakt gestützt wird. So spielt sie weiter, ihr Spiel wird etwas schneller. Daraufhin halbiere ich nochmals das Tempo meiner Gesangsbegleitung, so dass auf jede Silbe sowohl Klavierakkord als auch Ton der Melodie fallen (siehe **Abb. 10, Teil 3**). Carmen beginnt nun zu lachen und freut sich darüber, dass wir jetzt eine besonders dichte Form des Zusammenspielens gefunden haben. Ab dem Zeitpunkt, zu dem mir dieses Zusammenspiel stabil genug erscheint, biete ich einige Veränderungen im Tempo und in der Lautsstärke meiner Klavierbegleitung an, ohne dabei die Struktur der dichten Improvisation zu verändern. Zu meinem Erstaunen übernimmt Carmen dies in ihr Spiel.

In einer Phase ruhigeren Spieles nehme ich intuitiv die Klavierbegleitung zurück und singe lediglich zu ihrem Trommelspiel das Motiv der Anfangsimprovisation. Carmen scheint dies zu bemerken, denn sie beginnt ebenfalls zu singen, spielt dabei weiterhin die Trommel. Ihre Stimme ist ungewöhnlich rau, als hätte sie starken Husten. Es ist eher ein sehr gepresstes Hauchen mit einem nur kleinen Anteil stimmhaften Klanges zu hören. Dieser ist lang gezogen auf einer Tonhöhe ohne Modulation und völlig ohne Bezug zu dem Spiel auf der Trommel. Ich ändere daraufhin meine Begleitung und integriere jetzt wieder das Klavier, dieses Mal aber in Bezug zur vokalen Aktivität von Carmen in langen, etwas abgesetzt gespielten Akkorden; ebenso gestalte ich meinen Gesang. Carmen beginnt darauf-

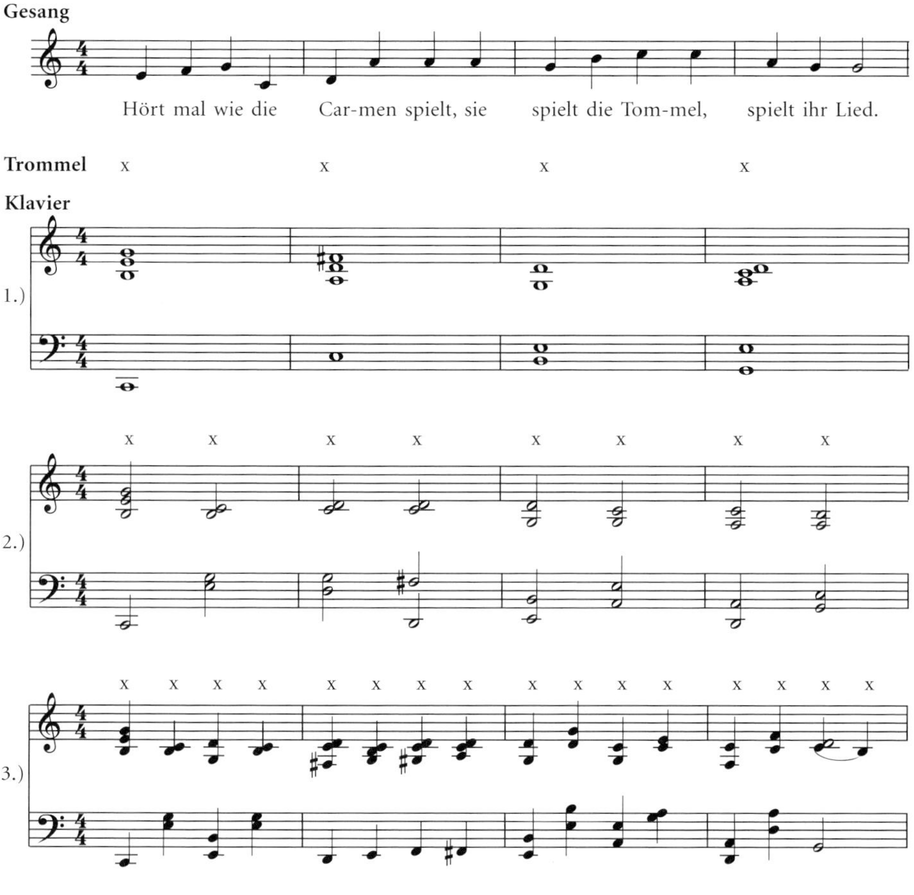
Gesang
Hört mal wie die Car-men spielt, sie spielt die Tom-mel, spielt ihr Lied.
Trommel
Klavier
1.)
2.)
3.)

Abbildung 10: Melodienbeispiel

hin, etwas «lauter zu singen». Es ist deutlich hörbar, dass ihre vokale Aktivität hierbei ein ganz klein wenig an Stimmhaftigkeit gewinnt.

Gespräch mit den Eltern. Nach einiger Zeit gemeinsamen Singens beende ich das Zusammenspiel und setzte mich mit Carmen wieder zu den Eltern. Nach dieser kurzen Spielphase fällt es nicht schwer, den Eltern von Carmen zu erklären, wie die gemeinsame Improvisation zwischen Therapeut und Kind sowohl Angebote zur Hördiskrimination als auch zur eigenen kreativen, motorischen als auch vokalen Gestaltung beinhaltet. Insgesamt äußern sich die Eltern sehr überrascht über das interaktive Verhalten ihrer Tochter, was sie so nicht erwartet hätten. Zum Abschluß dieser ersten Begegnung bespreche ich mit den Eltern das weitere therapeutische Vorgehen und die terminliche Organisation.

Behandlungsverlauf

Wahrnehmung der eigenen instrumentalen Aktivität und Anbahnung von gemeinsamer freier Improvisation im Spiel auf der Trommel (1. Sitzung). Die Erfahrung aus der kurzen Arbeitsphase während des Vorstellungsgespräches ist Grundlage für die weitere Arbeit. Ich beginne mit dem dort entstandenen Lied als Begrüßung für Carmen. Innerhalb gemeinsamer Improvisation mit Trommel und Klavier über die Liedmelodie erarbeiten und erfahren Carmen und ich unterschiedliche Formen des Zusammenspiels:

- Spiel im gemeinsamen Metrum bei verschiedener Tempo- und Lautstärkengestaltung
- Spiel mit von Carmen eingesetzten kleinen Pausen, mit denen sie meine Reaktion testen will
- Beginnendes dialogisches Spiel, in dem ich nach solchen Pausen mit kurzen rhythmischen Phrasen beginne, die Carmen versucht zu beantworten
- Gemeinsames Singen auf Vokalen mit Klavierbegleitung

Wir beenden die Sitzung mit einem Abschiedslied: «Die Trommel sagt: Auf Wiederseh'n, wir gehen jetzt nach Haus». Hierbei werden die Silben «Auf Wie-der seh'n» während des Singens auf der Trommel gespielt. Die nächste Liedzeile heißt: «Das Klavier sagt: Auf Wiederseh'n, die Musik die ist jetzt aus»; entsprechend werden hier die Silben auf dem Klavier gespielt. Es folgen Hände und Füße, welche jeweils mit Klatschen und Stampfen den Liedteil «Auf Wiederseh'n» begleiten.

Carmen läuft nach dem Ende des Liedes stolz auf die Eltern zu und zeigt auf die Trommel und artikuliert sehr undeutlich vier Silben, deren Vokale aber als «aaaah -i-e-e» zu erkennen sind. Die Mutter antwortet prompt «Auf Wiederseh'n hast Du gespielt? Ja, das hast Du aber toll gemacht, ich habe das gehört...» Carmen fühlt sich verstanden und geht stolz aus dem Therapieraum.

Wahrnehmung und Erweiterung der eigenen Atemregulation (2. Sitzung). Wir beginnen wieder mit unserem Begrüßungslied auf Klavier und Trommel, welches Carmen jetzt anscheinend wieder erkennt, denn sie beginnt spontan mitzusingen.

Ich biete Carmen ein Blasinstrument an. Hier variiert Carmen die Intensität ihres Atemeinsatzes. Dies begleite ich in der Klavierimprovisation mit Harmonien, die dem Ton des Instrumentes entsprechen. Hierbei integriere ich Lautstärken- und Tempodifferenzierung und eine variierende Gestaltung kurzer rhythmischer Formen. Danach fordere ich Carmen wiederum zum gemeinsamen Singen auf. Erstaunlicherweise ist das Spektrum des Stimmklanges in ihrem Singen deutlich erweitert und nicht mehr so gepresst und kehlbetont wie noch in der ersten Sitzung. Neu ist auch, dass sie jetzt mit einer Silbe «pa» singt. Ebenso übernimmt Carmen die beim Instrumentalspiel erworbenen Erfahrungen im Lautstärken- und Tempobereich teilweise schon mit in ihre vokale Aktivität: Sie singt zeitweilig betont leise und langsam, um dann plötzlich mit einem Ausdruck von gelungener Überraschung laut und mit schnellen Abfolgen zu singen. Wir beschließen die Sitzung wieder mit dem Abschiedslied aus der 1. Sitzung.

Verknüpfung der Hörwahrnehmung und der motorischen Gestaltung (3. **Sitzung**). Zusammen mit einem Co-Therapeuten führe ich die Verknüpfung von Motorik und musikalischer Gestaltung durch. Sie lacht, als sie registriert, dass ich sie in ihrem Gehen musikalisch begleite, und beginnt, durch den Raum zu rennen und abrupt stehen zu bleiben. Immer wieder kontrolliert sie meine Reaktion am Klavier. Diese Spielform erweitern wir auch auf den Krafteinsatz im Gehen (verknüpft mit Lautstärke), Tempo und Tonhöhe (verknüpft mit Heben der Arme). Die gesamte Sitzung improvisieren wir so mit verschiedenen Gestaltungsformen, wobei auch die Rolle der Führung zwischen Co-Therapeut, Therapeut und Kind wechselt. Es scheint ihr dabei riesigen Spaß zu bereiten, mich und den Co-Therapeut in der motorischen Gestaltung mit ihrer Stimmproduktion zu führen. Carmen ist zwischendurch regelrecht ausgelassen vor Freude und hüpft und rennt durch den Raum. Wir beenden die Sitzung wieder mit dem bekannten Abschiedslied.

Vertiefung von Instrumentalaktivität, Bewegungs- und Stimmgestaltung (4. bis **20. Sitzung**). Die weiteren Sitzungen haben einen regelmäßig wiederkehrenden Ablauf von Merkmalen, die Carmen bereits kennt und die ihr dadurch Sicherheit geben. Zunächst das Begrüßungslied, darauf folgend eine gemeinsame Improvisation mit Trommel und Klavier, in der Carmen durch ihre Spielgestaltung den Verlauf der Musik bestimmen kann. Im Mittelteil kommen verschiedene Aktivitäten zur Gesangsimprovisation, zur Grobmotorik, zur Hördetektion und Hördiskrimination wie oben beschrieben zum Einsatz. Das Ende der Sitzung wird immer mit einem Abschiedslied gestaltet. In der sechsten Sitzung liegt der Schwerpunkt auf Aktivitäten zur Hördetektion, zur Hördiskrimination und zum Richtungshören. Nach den oben beschriebenen Methoden biete ich Carmen Improvisationsmodelle an, in denen sie Veränderungen in Rhythmus, Tonhöhe und Tempo auf verschiedenen Instrumenten voneinander unterscheiden lernt. Ab der siebten Sitzung biete ich vermehrt Improvisationsmodelle zum gemeinsamen Singen an. Bei der Gestaltung der verschiedenen Mundstellungen konzentriert sich Carmen noch sichtbar auf das Ablesen vom Mund. Daher führen wir einen großen Teil der Improvisation ohne Sichtkontakt durch, indem sie mit dem Rücken zu mir sitzt. Hier zeigt sich, dass sie schon nach kurzer Zeit bei der Unterscheidung der Vokale und der anschließenden Gestaltung der Mundstellung immer sicherer wird. Daher steigere ich den Schwierigkeitsgrad und singe fünf- bis siebensilbige Formen mit verschiedenen Silbenlängen auf zwei Vokalen wie zum Beispiel «ah, ah, ah, ah, oooooh, iiiiiih». Diesen Formen füge ich nachfolgend Konsonanten hinzu, was von Carmen zunehmend besser übernommen wird, beispielsweise «ma, ma, pa, pa, doooooh, diiiiih». Von der 10. bis 20. Sitzung werden die bisherigen Erfahrungen weiter vertieft. Carmen kommt sehr gerne zur Musiktherapie. Die Mutter berichtet, dass Carmen häufig Situationen aus der Therapie zuhause nachstellt, so dass sie jetzt von Carmen zum gemeinsamen Singen aufgefordert wird, mal gegenüber sitzend, mal Carmen mit dem Rücken zur Mutter. Nach 20 Sitzungen wird die Entwicklung sowohl der phonematischen Lautunterscheidung als auch der Lautproduktion von der Logopädin des Teams als außerordentlich gut eingestuft. Die Heilpädagogin, die ebenso mit Bewegungserfahrung arbeitet, bestätigt den Eindruck, dass Carmen in der Bewegungsdifferenzierung und den Gleichgewichtsleistungen große Fortschritte gemacht hat. Carmen nahm zusätzlich an einer Studie unserer Klinik zur Musikwahrnehmung und Musikgestaltung CI-versorgter Kinder teil, in welcher die auf musiktherapeutische Methodik zurückzuführenden Entwicklungsfortschritte mittels eines Testverfahrens belegt wurden (Haus, 2003).

Abschließende Bemerkung

In der tagtäglichen äußerst hohen emotionalen Anforderung des Hörenlernens kann sich das hörgeschädigte Kind in der Musiktherapie im gemeinsamen musikalischen Austausch ohne Anstrengung entfalten. Musiktherapie fordert und fördert die Person des Kindes in seiner Stimmungslage, Willenskraft und Vorstellungswelt. Um dieses zu erreichen, ist oftmals ein vorsichtiger Umgang mit musikalischen Mitteln erforderlich, da es in der Musiktherapie auch schnell ein «zu viel» an Höreindrücken für das hörgeschädigte Kind geben kann. Hier liegt auch eine der besonderen Schwierigkeiten in dieser Arbeit, da die Kinder in ihrer instrumentalen Aktivität häufig den Wunsch nach viel Klangfülle zeigen, aber oft noch nicht über ausreichende Wahrnehmungs- und Differenzierungskapazität verfügen. Demgegenüber steht aber auch ein wesentlicher Erfolg der Musiktherapie bei hörgeschädigten Kindern: In der Beurteilung ihrer Entwicklungsverläufe ist bei der musiktherapeutischen Methodik eine den späteren Lautspracherwerb vorbereitende Wirkung nachweisbar. Dennoch ist die Finanzierung dieser doch so wichtigen Therapieleistung als eher schwierig anzusehen, da die Krankenkassen nach teilweise recht großzügiger Unterstützung in den 1990er-Jahren die Kosten für Musiktherapie bei hörgeschädigten Kindern schon seit längerem nicht mehr übernehmen. Es bleibt daher nach wie vor wichtig, auf die Bedeutung musiktherapeutischer Methodik hinzuweisen und Mut zu machen für eine verstärkte Einbindung dieses Ansatzes in die therapeutischen und rehabilitativen Bemühungen um das hörgeschädigte Kind.

5.4 Sternenmusik – Musiktherapie mit krebskranken Kindern

Barbara Grießmeier

An einem Nachmittag im März 2001 erfuhren die Eltern des vierjährigen Jens von einem der Ambulanzärzte unserer Klinik, daß die Ursache für die Beschwerden ihres Sohnes keine harmlose Verstopfung, sondern ein bösartiger Tumor war. Der Tumor, ein so genanntes Neuroblastom, zog sich vom Bauch an der Wirbelsäule entlang bis zum Hals und hatte mehrere Gefäße umwachsen.

Jens war damit eines von den jährlich rund 1800 Kindern unter 15 Jahren in Deutschland, bei denen eine bösartige Erkrankung erstmals festgestellt wird – dies entspricht zirka 0,2 Prozent aller Kinder. Neuroblastome gehören neben Leukämien, Lymphomen und Hirntumoren zu den häufigsten Krebserkrankungen im Kindesalter (Gutjahr, 2004). Die Behandlung aller krebskranken Kinder erfolgt in pädiatrisch-onkologischen Zentren nach bundesweit einheitlichen, standardisierten Therapieprotokollen, deren Erfolge durch die Gesellschaft für pädiatrische Hämatologie und Onkologie (GPOH) im Rahmen von klinischen Studien ständig überprüft und optimiert werden. Die Heilungschancen kindlicher Krebserkrankungen konnten dadurch in den letzten 40 Jahren entscheidend verbessert werden: Heute können fünf Jahre nach der Ersterkrankung durchschnittlich 70 Prozent aller an Krebs erkrankten Kinder als dauerhaft gesund betrachtet werden (ebd.).

Jens' statistische Heilungschance betrug zum Zeitpunkt der Diagnosestellung aufgrund des ungünstigen Stadiums seines Tumors allerdings nur zirka 30 Prozent. Der Tumor sollte zunächst durch Chemotherapie verkleinert werden, um danach besser operabel zu sein.

Fast alle krebskranken Kinder werden mit Zytostatika über Infusionen und Tabletten behandelt. Diese Zellgifte sollen die Krebszellen zerstören, haben aber auch zahlreiche gravierende Nebenwirkungen. Dazu gehören eine erhöhte Infektanfälligkeit, Blutungsneigung, schmerzhafte Läsionen der Schleimhäute, Übelkeit und Appetitverlust. Die Gesamtdauer der Therapie beträgt – abhängig von der jeweiligen Diagnose – zirka 6 bis 12 Monate und wird teils stationär, teils ambulant durchgeführt. Die Zeit zwischen den einzelnen Chemotherapieblöcken können die Kinder normalerweise zu Hause verbringen.

Wird nach der abgeschlossenen Chemotherapie ein erneutes Tumorwachstum festgestellt, bedeutet dies immer eine Verschlechterung der Prognose. Meistens erfolgen dann weitere Therapien mit anderen, oft stärkeren Medikamenten. In den letzten Jahren werden auch zunehmend Knochenmarks- beziehungsweise Stammzelltransplantationen erfolgreich eingesetzt. Etwa 30 Prozent aller betroffenen Kinder sterben schließlich an ihrer Krebserkrankung. Für diese Kinder und ihre Familien bedeutet dies in den meisten Fällen ein jahrelanges Abwechseln von Phasen akuter Krankheit, neuen Therapien, Rückfällen, neuer Hoffnung und schließlich der Erkenntnis, daß alles medizinische Wissen und Können das Kind letztendlich nicht heilen kann.

Bei Jens begann die Chemotherapie gleich am nächsten Tag. Jens sprach zunächst überhaupt nicht, auch nicht mit seiner Mutter. Er reagierte auf diese erste Chemotherapie – wie dann auch auf viele weitere Chemotherapieblöcke – sehr heftig. Er erbrach sich häufig, wirkte völlig abwesend und teilnahmslos, schrie oft ohne ersichtlichen Grund und wirkte manchmal fast verwirrt. Diese Reaktionen können durch die Zytostatika ausgelöst werden, möglicherweise war der Grund für seine heftige Reaktion aber auch die starke Verunsicherung, die die Erkrankung für die gesamte Familie bedeutete. Jens' Mutter gab ihre Teilzeitarbeit auf und war nun ständig mit ihrem Sohn im Krankenhaus. Der Vater kam nach der Arbeit zu Besuch. Die zwölfjährige Schwester musste – wie viele Geschwisterkinder – mit ihren Bedürfnissen hintan stehen und war meist bei Freunden untergebracht.

Auch wenn Krebs bei Kindern heute meist eine heilbare Krankheit ist, bedeutet diese Diagnose für das betroffene Kind, aber auch für seine Eltern und Geschwister immer eine (massive) tief greifende Veränderung der gesamten Lebenssituation und ist mit zahlreichen Belastungen verbunden (Kusch et al., 1996). Neben den körperlichen Belastungen, denen die Kinder durch die Krankheit und auch durch die Behandlung ausgesetzt werden, muss für die Dauer der Therapie das gesamte Familienleben neu organisiert werden, wodurch häufig auch finanzielle Probleme entstehen. Das kranke Kind muß ständig durch Vater oder Mutter betreut werden, deshalb werden Geschwisterkinder zwangsläufig vernachlässigt. Durch die ständigen Klinikaufenthalte werden die Kinder von ihren Freunden und Geschwistern isoliert. Sie müssen sich nicht nur selbst mit einem veränderten Körperbild auseinandersetzen (Haarverlust!), sondern auch mit den Reaktionen der Umwelt. Bei jüngeren Kindern wird die normale altersgerechte Entwicklung häufig unterbrochen. Manchmal regredieren die Kinder auch wieder in frühere Entwicklungsstadien (z. B. wollen Zehnjährige wieder aus der Babyflasche trinken). Letztendlich müssen sich die betroffenen Kinder selbst, wie auch die Eltern und Geschwisterkinder mit existentiellen Fragen nach Leben und Tod auseinandersetzen und eigene Antworten auf diese Fragen finden.

Um die betroffenen Kinder und ihre Familien bei diesem Prozeß der Krankheitsverarbeitung besser unterstützen zu können, wurden seit Beginn der achtziger Jahre auf Initiative der Ärzte und Pflegekräfte, der Eltern-Selbsthilfegruppen und der Bundesregierung in fast allen deutschen Zentren, die krebskranke Kinder und Jugendliche behandeln, psychosoziale Dienste eingerichtet (Härter et al., 1997). Diese Dienste sind integraler Bestandteil des medizinischen Therapiekonzeptes und die psychosozialen Mitarbeiterinnen beraten und begleiten die Familien sowohl bei organisatorischen Fragen im Zusammenhang mit der Krebserkrankung, als auch bei der emotionalen Krankheitsverarbeitung (Lauria et al., 1996; Grießmeier et al., 2003) und tragen so zu einer Verbesserung der Lebensqualität der betroffenen Familien bei. Die psychosozialen Dienste setzen sich zusammen aus Mitarbeitern des psychologisch-therapeutischen Bereiches (Psychologen, Diplompädagoginnen u. a.), des sozialarbeiterisch-sozialpädagogischen Bereiches sowie des pädagogisch-therapeutischen Bereiches (Erzieherinnen, Musik- und Kunsttherapeutinnen). Zusätzlich erhalten die Kinder jeweils Schulunterricht in eigenen Klinikschulen.

Für Jens selbst waren zunächst die heftigen Nebenwirkungen der Chemotherapie, die ihm immer wieder lange und ungeplante Klinikaufenthalte einbrachten, die schlimmste Folge seiner Krankheit. Er litt außerdem sehr darunter, dass er wegen der Ansteckungsgefahr nicht mehr in den Kindergarten gehen durfte. Die Klinik wurde zu seinem zweiten Zuhause, sein Leben wurde bestimmt von medizinischen Parametern wie seinem jeweiligen Blutbild oder dem aktuellen «Verhalten» seines Tumors. Seine Eltern wurden konfrontiert mit der Erschütterung ihres bisherigen Lebensplanes und mit der Ohnmacht darüber, ihr Kind nicht vor Gefahren und letztlich auch nicht vor dem Tod schützen zu können. Die psychosoziale Betreuung in unserer Klinik umfasste in diesem Fall neben Musiktherapie für Jens auch kontinuierliche Elterngespräche durch den Psychologen sowie gelegentliche Hausbesuche durch eine Familienbetreuerin.

Rahmenbedingungen der Musiktherapie in der pädiatrischen Onkologie

In Deutschland gibt es heute rund 25 Musik- und Kunsttherapeutinnen, die mit krebskranken Kindern arbeiten. Davon sind allerdings nur fünf direkt über die Kliniken angestellt, die übrigen werden auf Honorarbasis von den jeweiligen Elternvereinen finanziert. Diese Kolleginnen und Kollegen treffen sich seit 1986 regelmäßig zum Erfahrungsaustausch und zur Erarbeitung von Konzepten.

Im praktischen Arbeitsablauf unterscheidet sich das therapeutische Setting ganz erheblich von dem anderer musiktherapeutischer Arbeitsfelder (Grießmeier & Bossinger, 1994): Der Alltag auf einer Kinderkrebsstation ist zum einen geprägt von einer ständigen Fluktuation der stationär aufgenommenen Patienten, zum anderen von unvorhersehbaren Ereignissen, die höchste Flexibilität in der Planung und Durchführung der Musiktherapiesitzungen verlangen und damit Absprachen über längere Zeit hinweg fast unmöglich machen. Die Frequenz und die Dauer der einzelnen Sitzungen sind im Wesentlichen abhängig vom momentanen körperlichen Zustand der Kinder, der sich oft innerhalb von Minuten ändern kann – durch Fieber, allergische Reaktionen oder auch durch Erschöpfung und Müdigkeit. Dazwischen gibt es immer wieder Phasen, in denen es den Kindern weitgehend gut geht und in denen sie gerne bereit sind, die «nicht-medizinischen» Beschäftigungsangebote der Klinik wahrzunehmen.

Für die Musiktherapeutin erfordert dies alles eine große Flexibilität in der Gestaltung ihres Arbeitsalltages: Nicht immer ist im Akutkrankenhaus ein eigener Musiktherapieraum vorhanden. Doch selbst bei vorhandenem Therapieraum müssen viele Sitzungen in den Patientenzimmern stattfinden, wenn die Kinder nicht aufstehen können oder nicht mobil sind. Durch die ständige Fluktuation ist dabei häufig ein Wechsel von geschlossenen und offenen Angeboten nötig. Ist eine räumliche Trennung nicht möglich, müssen Mitpatienten, Eltern oder Besucher oft spontan miteinbezogen werden. Die große Altersspanne der Patienten vom Säugling bis zum jungen Erwachsenen stellt ebenfalls hohe Anforderungen an den Musiktherapeuten. Schließlich führt der Vorrang aller medizinischen Maßnahmen zu häufigen Unterbrechungen und Abbrüchen von Sitzungen.

Meine musiktherapeutische Begleitung von Jens erstreckte sich über 13 Monate, in denen ich hauptsächlich während der stationären Aufenthalte mit ihm arbeitete. Die meisten der 55 Musiktherapiestunden waren Einzelstunden, teilweise waren seine Eltern, manchmal auch seine Schwester mit dabei. Da Jens nicht immer Musik mit mir machen wollte, kam es zusätzlich zu 25 Gesprächen oder Spielkontakten. Zusätzlich fanden begleitende Elterngespräche statt.

Indikationen und Ziele

Die Einsatzmöglichkeiten für Musiktherapie bei krebskranken Kindern sind im Einzelfall abhängig von den strukturellen und personellen Gegebenheiten der jeweiligen Klinik, aber auch vom jeweiligen Krankheitsverlauf beim einzelnen Kind. Trotz unterschiedlicher Vorrausetzungen lassen sich fünf Indikationsbereiche unterscheiden.

Diagnose der Krebserkrankung. Die medizinische Hauptdiagnose eines Malignoms wie etwa Leukämie (C95.9), Neuroblastom (C47.9) oder Hirntumor (D43.2) stellt bereits ohne zusätzliche weitere Probleme eine Indikation für Musiktherapie dar. Denn durch jede Krebserkrankung gerät die Grundordnung des Lebens aus den Fugen und damit häufig auch das Vertrauen in sich selbst und in andere. Ziel jeder psychosozialen Begleitung in diesem Bereich – und damit auch der Musiktherapie – sollte sein, das Vertrauen in die eigenen Fähigkeiten, das Selbstwertgefühl und damit auch die Freude am Leben soweit zu stärken, dass die Gefühle von hilflosem Ausgeliefertsein gegenüber dem Schicksal zumindest erträglich bleiben und zu keinen dauerhaften psychischen Schäden führen. Das Leid, das eine Krebserkrankung auslöst, kann nicht einfach durch fröhliche Musik «überspielt» werden. Durch spielerisches, kreatives Musizieren können die Kinder jedoch wieder an den gesunden Teil ihrer Persönlichkeit anknüpfen und hier noch vorhandene Ressourcen, Selbstbestätigung und neuen Lebensmut finden.

Körperliche Belastungen und Probleme. Ein wichtiger Indikationsbereich für Musiktherapie in der pädiatrischen Onkologie sind die körperlichen Folgen der Krankheit und/oder der Behandlung, die für viele Kinder im subjektiven Erleben zunächst im Vordergrund stehen. Dazu gehören neurologische Ausfälle ebenso wie sensorische oder motorische Behinderungen und Lähmungen (G81–83), Sprachstörungen (R47), Schmerzen (R52), Übelkeit (R53), Schlafstörungen, schmerzhafte medizinische Prozeduren, starke Gewichtszunahme oder Gewichtsabnahme, verstümmelnde Operationen, Müdigkeit und Erschöpfung. Ziel der Musiktherapie in diesem Bereich ist es zunächst, trotz dieser Einschränkungen ein positives Verhältnis zum eigenen Körper zu entwickeln oder wiederzufinden und das veränderte Körperbild akzeptieren zu können. Körperliche Fähigkeiten können durch den motivierenden Einsatz von Musikinstrumenten aktiviert und trainiert werden, oft in Kooperation mit der Physiotherapie. Schmerzen und Übelkeit können durch die Konzentration auf positiv besetzte Aktivitäten wie Musikmachen oder Musikhören gelindert werden. Musik kann Entspannung vermitteln und Kommunikation ermöglichen.

Psychische Belastungen. Musiktherapie kann besonders dort hilfreich eingesetzt werden, wo Sprache versagt und Kommunikation nicht oder nur schwer möglich ist. Für viele Kinder und Jugendliche führt die Diagnose einer Krebserkrankung in eine Art innere Isolation: Sie fühlen sich ausgeliefert, ausgeschlossen und abgeschnitten von ihrer bisherigen Umwelt. Sie reagieren mit starkem Rückzugsverhalten, mit Aggression, Verweigerung oder Schweigen. Sie wehren sich gegen die Behandler und die medizinischen Maßnahmen, weil sie darin den eigentlichen «Feind» sehen. Sie regredieren in frühere Entwicklungsphasen und benehmen sich ungewohnt «kindisch», klammern sich verzweifelt an ihre Mütter oder entwickeln andere Verhaltensauffälligkeiten. Manche Kinder haben starke Ängste, leiden an Schlafstörungen oder sind sehr stark angespannt. Aus Angst vor Zurückweisung oder Unverständnis, aber auch aus dem Bedürfnis heraus, die Eltern zu schützen, sprechen krebskranke Kinder oft nur wenig über ihre Sorgen und Ängste oder über ihre Befürchtungen und Ahnungen.

Alle diese Reaktionen haben jedoch im Allgemeinen keinen eigenen Krankheitswert, sondern sind als «normale», eigentlich «gesunde» Reaktionen auf die lebensbedrohliche Erkrankung zu sehen und als Versuch, die Krankheit zu verarbeiten. Die entsprechenden Bezeichnungen der ICD-10 sind Akute Belastungsreaktion (F 43.0) beziehungsweise Anpassungsstörung (F 43.2) als Folge der Krebserkrankung, in ausgeprägten Fällen auch Angststörungen (F 41) oder depressive Episoden (F 32). Innerhalb des DRG-Systems sind dies Nebendiagnosen.

Ziel der Musiktherapie bei diesen seelischen Folgen der Krebserkrankung ist es, die Kinder bei der Verarbeitung ihrer Erkrankung zu unterstützen und dazu beizutragen, dass dieser Prozess in einer eher aufbauenden als in selbstschädigender Weise geschehen kann. Wesentliches Ziel ist es, den Kindern über die Musik überhaupt Kontakt mit ihrer Umwelt, aber auch mit ihrer inneren Welt zu ermöglichen, ihnen Ausdrucksmöglichkeiten für ihre Gefühle, inneren Bilder oder Ahnungen anzubieten und in den musikalischen Antworten eines Erwachsenen Resonanz und dadurch Akzeptanz zu erfahren.

Soziale Belastungen. Jede Krebserkrankung führt für die betroffenen Kinder und Jugendlichen auch zu sozialen Belastungen: Vor allem lange Klinikaufenthalte führen zum Abbruch der Kontakte zu Familienangehörigen und Freunden. Dies wird noch verstärkt bei Behandlungsformen, die eine besondere Isolation in Einzelzimmern erfordern wie etwa bei Knochenmarkstransplantation. Oft haben krebskranke Kinder kein altersgerechtes Sozialverhalten, weil ihnen zum einen die Übung fehlt und weil sie zum anderen meist auch eine Sonderstellung innerhalb der Familie haben und die bisherigen Erziehungsgrundsätze außer Kraft gesetzt werden. Ziel der Musiktherapie in diesem Bereich ist es, Kontakte zu anderen Kindern innerhalb der Klinik zu fördern und soziale Fertigkeiten zu trainieren. Außerdem können durch verschiedene Beschäftigungen mit Musik und durch die Produktion eigener musikalischer Medien wie Kassetten, Videos und CDs Kontakte zur Welt außerhalb der Klinik aufrechterhalten werden.

Palliativbehandlung. Trotz aller Erfolge in der Behandlung stirbt auch heute noch zirka ein Drittel aller krebskranker Kinder an der Krankheit oder an den Nebenwirkungen der Therapie. Diese Kinder werden schließlich nicht mehr kurativ, sondern palliativ behandelt (Z51.5). Neben allen bereits genannten Indikationen für Musiktherapie geht es in dieser Phase meist darum, den Kindern Ausdrucksmöglichkeiten für ihre Gefühle und Ängste anzubieten und nonverbale oder verbale «Botschaften» weiterzugeben. Ziel jeder Sterbebegleitung sollte sein, den lebendigen Ausdruck zu fördern und zu würdigen und dabei gleichzeitig den endgültigen Abschied vorzubereiten. Musik kann wichtige Vermächtnisse der Kinder übermitteln, kann Mittlerin zwischen Kindern und Eltern sein und dort trösten, wo Worte nicht mehr möglich sind.

Methoden

Aufgrund des breiten Altersspektrums und der unterschiedlichen Ziele und Indikationen ist eine Vielzahl musiktherapeutischer Methoden für den Einsatz in der pädiatrischen Onkologie denkbar, die individuell eingesetzt und kombiniert werden können. Zur ersten Kontaktaufnahme eignet sich jede den Kindern bereits bekannte Musik: Bekannte Kinderlieder, Musik von Kinderkassetten oder Fernsehserien, Walt-Disney-Soundtracks oder Popmusik. Zur Förderung der Kreativität und Lebensfreude kann jede Art von Musik verwendet werden, die den Kindern Spaß und Freude macht: Einfache Trommelspiele, Bewegungslieder, Schlagzeugspiel zur Lieblings-CD, eigene Lieder erfinden ... der Kreativität und Phantasie sind hier keine Grenzen gesetzt!

Körperliche Fähigkeiten können gegebenenfalls trainiert werden – etwa durch grobmotorische Schläge auf eine große Pauke, die allmählich zu einem einfachen Rhythmus weiterentwickelt werden. Bei Aphasien empfiehlt sich die Verwendung vertrauter Lieder, bei denen die Kinder beispielsweise das letzte Wort einer Strophe nachsprechen können. In freien oder thematisch orientierten Improvisationen und musikalischen Rollenspielen haben die Kinder die Möglichkeit, Gefühle und Stimmungen auszudrücken und damit ihre innere Geschichte zu inszenieren und für sich und andere hörbar zu machen.

In der musiktherapeutischen Arbeit mit krebskranken Kindern hat sich besonders der Einsatz von Liedern bewährt: Durch ihre Wiederholbarkeit können vertraute Lieder Halt und Struktur vermitteln. Sowohl bekannte als auch neu komponierte Lieder können durch die Kombination von Text und Melodie Gefühle und Botschaften ausdrücken. So erhält etwa das Lied «Marmor, Stein und Eisen bricht...» eine besondere Bedeutung, wenn es zum Lieblingslied eines sterbenden Kindes wird. In Liedern können auch aggressive oder sadistische Impulse gefahrlos ausgedrückt werden, und Lieder haben durch die Erinnerung an frühkindliche Mutter-Kind-Interaktion eine wichtige Trostfunktion in schweren Situationen. Manchmal kann es zur Förderung des Selbstbewußtseins sinnvoll sein, einem Kind Unterricht auf einem Instrument zu erteilen. Schließlich können musikalische «Produkte» des Kindes auf Kassetten oder Videos bewahrt werden.

Fallbeispiel

«In der Weihnachtsbäckerei» – präoperative Chemotherapie (1.–15. Sitzung). Der Grund für meine erste musikalische Kontaktaufnahme mit Jens drei Wochen nach seiner stationären Aufnahme war sein starkes Rückzugsverhalten und seine Sprachlosigkeit. Er wirkte in sich gekehrt, apathisch und völlig verunsichert. Wie oft bei neuen Kindern versuchte ich deshalb, über vertraute Lieder einen ersten Anknüpfungspunkt zu finden. Jens hatte eine CD aus seinem Kindergarten dabei, blieb jedoch zunächst von mir abgewandt, als ich ihn darauf ansprach. Auf der Suche nach uns beiden bekannten Liedern schien Jens bei der «Weihnachtsbäckerei» von Rolf Zuckowski aufzumerken. Als ich ihm vorsichtig wie nebenbei ein kleines Schellentamburin mit Schläger hinschob, setzte er sich erstmals in seinem Bett auf und begleitete das Lied mit erstaunlich kräftigen Trommelschlägen. Die «Weihnachtsbäckerei» bildete eine erste Brücke zwischen Jens und mir und sollte uns die ganze Zeit über begleiten.

Offensichtlich fand Jens in der Musik für sich ein Medium, mit dem er seinem Bedürfnis nach Kontakt, aber auch nach Auseinandersetzung mit der Krankheit und den damit verbundenen Gefühlen Ausdruck verleihen konnte. In den folgenden fünf Monaten baute Jens eine vertrauensvolle und stabile Beziehung zu mir auf und erforschte die Möglichkeiten meines Therapieraumes: Er entdeckte die großen Trommeln – eine Acrylpauke und ein Schlagzeug – die für ihn zu einem

Symbol für seine Kraft und Lebensfreude wurden und ihm sehr viel Freude machten. In Trommeldialogen wurde ich für ihn zu einem gleichwertigen Gegenüber, an dem er seine Kräfte messen konnten. Außerdem fing er mit Hilfe der Pauke an, frei mit seiner Stimme zu improvisieren und sich selbst Lieder auszudenken, in denen es einerseits um große, starke Tiere ging und andererseits um Gespenster, vor denen er keine Angst hatte.

Nach drei Monaten sprach Jens während einer Musiktherapiestunde zum ersten Mal direkt mit mir über seinen Tumor. Er war sehr bedrückt darüber, dass er in seiner Lebensführung so eingeschränkt war und beauftragte mich, die Ärzte zu fragen, wann er wieder Fahrrad fahren dürfte. Kurz vor seiner Operation begann Jens damit, seine musikalischen Aktivitäten auch zu dokumentieren. Die Mutter mußte Fotos von ihm am Schlagzeug machen, er nahm eine Kassette mit dem Lied «Wenn du glücklich bist...» für seinen besten Freund auf, den er lange nicht mehr gesehen hatte, und er wollte sich auch in einem Video «im Fernsehen» sehen.

«Jens macht Musik» – Zeit der Tumoroperationen (16.–28.Sitzung). Sechs Monate nach Beginn der Chemotherapie fand dann die langersehnte Tumoroperation statt. Jens war nach der Operation ausgesprochen erleichtert, er wirkte richtig locker und entspannt. Er liebte es, zumindest in der Phantasie der Stärkere zu sein: Er setzte sich eine rote Pumuckl-Perücke aus der Faschingskiste auf und dichtete neue Verse zum Pumuckl-Lied aus dem Fernsehfilm. In einem Blues, den ich für ihn improvisierte, sollten vor allem die Schwestern auf der Intensivstation, die ihn ja eigentlich nur im Zustand großer Schwäche kannten, hören, wie gut Jens spielen kann: «Der Jens, der macht heut' Musik, / er spielt, so schön er kann / er spielt so schön, dass man's überall hören kann».

Anschließend wurden noch zwei weitere Operationen notwendig, da noch immer Tumorreste vorhanden waren. Jens schien dadurch nicht sehr beunruhigt, suchte aber in der Musik auf eine neue Art meine Nähe, indem er erstmals mit mir zusammen Klavier spielen wollte. Aus einer eher vorsichtigen rhythmischen Begleitung seiner bekannten Lieder entwickelten sich dann kleine, zarte Improvisationsstücke, in denen wir sehr aufeinander bezogen waren. Außerdem wollte Jens auch eine Kindergitarre haben und «wie ich» spielen – er suchte wohl in der Identifikation mit mir Halt und Stärke.

«Paula ist im Himmel» – erste Konfrontation mit dem Tod (29.–33. Sitzung). Nach den drei Operationen der letzten sechs Wochen war man davon ausgegangen, daß Jens jetzt tumorfrei und damit hoffentlich gesund sei, und wir planten eine Rehabilitationsmaßnahme für die ganze Familie, da auch die Eltern sehr erschöpft waren.

Noch vor seiner Entlassung verstarb dann eine Mitpatientin, die einjährige Paula, die Jens lange gekannt hatte. Da wir auf der Station offen mit diesem Thema umgehen, erlebte Jens diesen Tod sehr bewusst und wollte danach an drei aufeinanderfolgenden Tagen am Klavier «Musik für Paula» spielen. Er begann die Stunden mit den nun schon bekannten Liedern am Klavier, dann diktierte er mir den Text eines Liedes für Paula: «Paula ist im Himmel / und dort geht es ihr gut, / sie spielt dort mit meiner Katze». Seine Klaviermusik war sehr zart und ausdrucksvoll und er nannte sie selbst «Sternenmusik» (siehe **Abb. 11**).

Gleichzeitig führte Jens ein Rollenspiel ein, das uns über viele Monate begleiten sollte: Ich musste ein Löwe sein, der Hunger hat, und von ihm, dem Herrn Koch, gefüttert wird. Der Löwe drückte seinen Hunger mit lauten Trommelschlägen auf der Acrylpauke aus. In guten Zeiten bekam der Löwe, der offensichtlich seine

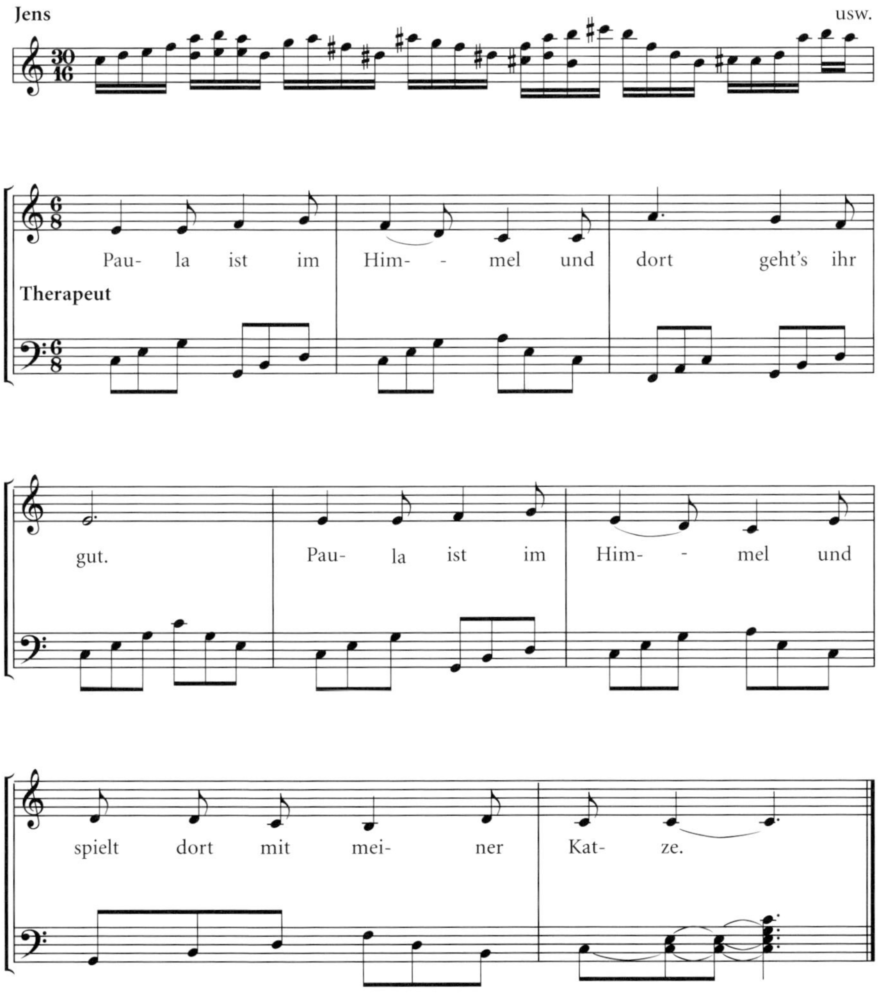

Abbildung 11: Notation Sternenmusik

eigene Lebenskraft symbolisierte, reichlich Fleisch zu fressen; ging es ihm dagegen körperlich schlecht, musste der Löwe hungern und Gras fressen. Zu diesem Zeitpunkt war es für Jens offensichtlich möglich, sich gleichzeitig mit dem Thema Tod auseinanderzusetzen und in der Musik seine Lebendigkeit zu spüren und auszudrücken.

Trostmusik – Erneute Chemotherapie (34.–43.Sitzung). Obwohl wir Jens bereits von der Station verabschiedet und fast eine musikalische Zusammenfassung der letzten Monate gemacht hatten, wurden doch wieder Tumorreste entdeckt und es wurde eine erneute Chemotherapie angesetzt. Wie bei seiner ersten Chemotherapie ging es Jens dabei körperlich sehr schlecht. Die Nebenwirkungen waren so stark, dass Jens beinahe nicht überlebte. Er zog sich völlig in sich selbst zurück, sprach über Wochen hinweg so gut wie gar nicht mehr, und ich glaube, dass er innerlich die Aussichtslosigkeit seiner Situation wahrzunehmen begann. Wenn er auch kaum in der Lage war, aktiv zu kommunizieren, so durfte ich ihm doch weiterhin seine Lieblingslieder vorsingen. Sein aktiver Beitrag dabei war, durch Kopfnicken die Lieder auszuwählen, die ich ihm vorschlug. Interessanterweise blieb das wichtigste Lied die ganze Zeit über die «Weihnachtsbäckerei», ein eher untypisches Weihnachtslied, das nicht besinnlich, sondern frech und witzig ist. Auf das Löwenspiel ließ sich Jens in dieser Zeit nicht ein; er sagte allerdings manchmal, daß er traurig sei.

Zeit der Erholung (44.–46. Sitzung). Als es Jens wieder besser ging, war klar, dass sein Körper keine weitere Chemotherapie verkraften würde. Es begann eine Zeit, in der es Jens zwar einigermaßen gut ging und er auch viel zu Hause sein konnte, in der jedoch auch ständig die Angst vor der Zukunft im Raum stand.

Jens machte in dieser Zeit noch einmal einen großen Entwicklungsschub. Er war ausgesprochen gerne auf der Station und beteiligte sich jetzt erstmals an Gruppenstunden mit anderen Kindern. Es schien ihm nichts auszumachen, meine Zuwendung mit anderen teilen zu müssen und er sang auch erstmals selbst mit. Daneben fragte er immer wieder seine Eltern, ob sie ihn nicht gesund machen könnten und erklärte, dass er den Himmel nicht mag. In Rollenspielen, in denen er als Arzt seine Stofftiere behandelte, brachte er vor allem seiner Mutter gegenüber sein inneres Wissen über die Aussichtslosigkeit seiner Situation zum Ausdruck, ohne dass diese die Botschaften zur damaligen Zeit erkennen konnte. Gleichzeitig waren seine Lebensfreude und seine Lust am Leben so offensichtlich, dass es schwer fiel, seinen möglicherweise nahen Tod zu begreifen. Obwohl er selbst nur eingeschränkt essen durfte, wurde der Löwe, der seine Lebenskraft symbolisierte, von ihm gut genährt.

«Er hält das Leben in der Hand» – Abschied und Tod (47.–55. Sitzung). Nach einer Phase relativen Wohlbefindens begann der Tumor wieder zu wachsen. Die

Aussicht auf Heilung schwand damit rapide und es begannen noch einmal Wochen zwischen Verzweiflung und der Hoffnung auf neue «Wundertherapien». Jens' Stimmung war sehr gemischt. Er hatte immer wieder heftige Schmerzen und war dann auch entsprechend verzweifelt. Wenn es ihm gut ging, war er wieder ganz der «Alte» und er spielte wieder mit viel Freude «seine» Lieder am Keyboard. Die nächsten Wochen ging es Jens noch einmal einigermaßen gut; er sprach jedoch häufig davon, nicht sterben zu wollen und löste damit bei allen Erwachsenen eine große Hilflosigkeit aus. Seine letzte stationäre Aufnahme eine Woche vor seinem Tod wurde wegen starker Schmerzen nötig. Trotz dieser Schmerzen gestaltete Jens noch einmal zwei Abschiedsstunden in meinem Therapieraum, die sozusagen eine musikalische Botschaft an seine Mutter waren: Nach der «Musik für Paula», bei der ich singen musste, dass es Paula im Himmel gut ging, spielte er alle seine alten Lieblingslieder mit mir zusammen am Klavier. Die Mutter sollte uns am Schlagzeug begleiten und damit die Instrumente spielen, die für Jens am meisten mit Lebensfreude assoziiert waren. Am Schluß der Stunde klappte er das Liederbuch zu und frage die Mutter, ob sie jetzt froh sei – vielleicht hatte er so versucht, gegen die spürbare Traurigkeit seiner Mutter anzuspielen.

Es folgten noch weitere Stunden am Bett, in denen es Jens bereits sehr schlecht ging. Obwohl der Tumor ihm sichtlich seine Lebenskräfte raubte, wollte Jens noch einmal alle fröhlichen und lebendigen Lieder hören und dazu Pauke spielen. Manchmal gelang es mir auch, seine große Unruhe mit einem Schlaflied zu besänftigen.

Unsere letzte Stunde fand am Abend vor seinem Tod statt. Jens hatte zunächst eine klare Vorstellung davon, was er wollte; in der Umsetzung war jedoch alles falsch. Ich musste nacheinander alle Instrumente, mit denen er jemals gespielt hatte, an sein Bett holen – nichts schien jedoch das Richtige zu sein. Mit großem Aufwand versuchten wir, ihm eine bequeme Lage in seinem Bett zu bauen, was uns aber nicht gelang. Ich glaube, dass Jens in dieser Situation unter großen Schmerzen Abschied nahm von der Musik, aber auch Abschied nahm von seiner Lebendigkeit und von mir, die ihn so lange begleitet hatte. Seine Verzweiflung darüber, dass es keine Heilung für ihn gab, war deutlich spürbar. Ich hatte mir in dieser Situation sehr gewünscht, dass die Musik für Jens noch einmal eine Verbindung zwischen Himmel und Erde schaffen könnte und sein Sterben für ihn einfacher werden würde. Ich musste ihn jedoch schließlich verlassen mit dem Gefühl, einfach nicht genug für ihn tun zu können. Das Einzige, was ich in dieser Situation tun konnte, war gemeinsam mit Jens und seinen Eltern den Schmerz auszuhalten und seine Qual zu hören.

Jens starb in der Nacht im Beisein seiner Eltern. Ich saß am nächsten Morgen noch viele Stunden mit den Eltern neben ihrem toten Kind, bis sie die Kraft fanden, ihn endgültig loszulassen und ohne ihn nach Hause zu fahren.

Gemeinsam mit seinem Lieblingsarzt übernahm ich dann noch die musikalische Gestaltung der Beerdigung. Trotz aller Verzweiflung sangen wir «Er hält das

Leben in der Hand», und spielten «Lalilu», als der Sarg aus der Kirche getragen wurde. Ich denke, dass die Musik hier noch einmal eine tragende Funktion haben konnte und eine Verbindung hergestellt hat zu den Menschen in der Klinik, die für Jens das letzte Jahr über zu den wichtigsten Bezugspersonen geworden waren.

Resümee

Für Jens wurde die Musiktherapie während seiner Erkrankung zu einem tragenden Element in der Begleitung. Über die Musik konnte er erstmals Kontakt zur fremden Klinikwelt aufnehmen. Sie war für ihn sowohl eine Möglichkeit, seinen Gefühlen lebendigen Ausdruck zu verleihen, als auch eine Quelle von Trost in schweren Zeiten.

Musiktherapie kann krebskranken Kindern helfen, besser mit den körperlichen, seelischen und sozialen Folgen der Krankheit zu leben und damit die Lebensqualität zu verbessern. Wie das Beispiel von Jens zeigt, kann Musiktherapie jedoch kein «Wundermittel» sein, wenn alles andere nicht mehr hilft. Sie kann weder unmittelbar zur körperlichen Heilung beitragen, noch kann sie in existentiellen Situationen letztgültige Antworten geben. Doch Musiktherapie kann Brücken bauen und Wege eröffnen zu den Kindern, die gegen eine schwere Krankheit um ihr Leben kämpfen und zu den Menschen, die sich bemühen, sie darin zu unterstützen.

5.5 Zauberwald im Integrationskindergarten – Musiktherapie für Kinder mit Körperbehinderung

Judith Heidemann

Michaela, Leon, Barbara und Sandra besuchen gemeinsam den evangelischen Kindergarten in Wolfratshausen. Die Kindergartenwoche beginnt für sie mit einer Musiktherapiegruppe. Sie singen, tanzen, machen Musik mit Trommeln, Glockenspielen und anderen Instrumenten, die sie auch ohne Vorkenntnisse spielen können. Die Kinder probieren aus, zeigen, was sie können, schauen voneinander ab und helfen sich, wenn es notwendig ist, denn zwei dieser Kinder sind behindert.

Der Kindergarten besteht aus drei Gruppen, davon sind zwei Regelgruppen mit je 25 Kindern, die dritte ist eine Integrationsgruppe mit 15 Kindern. Die 15 Kinder, von denen fünf Kinder mit körperlichen, geistigen, seelischen oder Mehrfachbehinderungen sind – so genannte Integrationskinder – werden von einer Heilpädagogin, einer Erzieherin und einer Kinderpflegerin betreut. In den Regelgruppen arbeiten je eine Erzieherin und eine Kinderpflegerin. Die Integrationskinder kommen auf Anraten von Kinderärzten oder niedergelassenen Therapeuten, durch Überweisung aus Kinderkliniken oder Einrichtungen der Frühförderung in den Integrationskindergarten. Auch Regelkindergärten, in denen Kinder mit Behinderungen und Entwicklungsverzögerungen aufgrund der Gruppengröße nicht angemessen betreut werden können, empfehlen den Wechsel in den Integrationskindergarten. Für die Anerkennung als Integrationskind ist ein ärztliches Attest erforderlich. Grundsätzlich können alle behinderten Kinder aufgenommen werden, die im Rahmen der Möglichkeiten des Kindergartens in ihrer Entwicklung gefördert werden können. Dabei sind die Bedürfnisse des einzelnen Kindes genauso zu beachten wie die Bedürfnisse der Gruppe. So können etwa schwerstbehinderte Kinder mit hohem pflegerisch-medizinischen Bedarf oder Kinder, die durch ihr Verhalten andere gefährden, nicht aufgenommen werden (Schmidt, 2002; Becker-Textor & Textor, 1998).

Integration ist Maßgabe für den gesamten Kindergarten. Im Konzept heißt es dazu: «Grundsätzlich arbeiten alle Gruppen unseres Hauses integrativ, weil wir unterschiedlichste Kinder im Alter von drei bis sechs Jahren betreuen und fördern, weil wir alle Kinder ohne Ansehen ihrer Nationalität, Religion, Leistungsfähigkeit willkommen heißen» (Kindergarten Kräuterstrasse, 2000).

Dies wird im Alltag unter anderem durch wöchentlich stattfindende und gruppenübergreifende Projekte umgesetzt, die den Handlungs-, Kontakt-, und Erlebnisspielraum der Kinder durch vielfältige Gestaltungsangebote erweitern. Ausgangspunkt für das pädagogische Handeln ist stets das Kind mit seinen Bedürfnissen. Es steht nicht die Behinderung im Vordergrund, sondern die Suche aller

Kinder nach ihrem Platz in der Gruppe. Daher wird in der Integrationsgruppe auf die Bedürfnisse der behinderten Kinder sehr individuell eingegangen.

Musiktherapie im Integrationskindergarten

In der Integrationsgruppe werden auf Grundlage der Eingliederungshilfe für Behinderte nach dem Bundessozialhilfe-Gesetz (§ 39 in Verbindung mit § 55 Abs. 2 Nr. 2 SGB IX) heilpädagogische Maßnahmen durch so genannte Fachdienste angeboten. Es liegt im Entscheidungsbereich des Kindergartens, welche Therapien als heilpädagogische Maßnahmen angeboten werden. Da die Integrationskinder die klassischen funktionalen Therapien, vor allem Krankengymnastik, Logopädie und Ergotherapie, außerhalb des Kindergartens fast immer als Einzeltherapie erhalten, liegt es nahe, den Schwerpunkt innerhalb der Einrichtung auf Therapieformen zu legen, die durch eine ganzheitliche Methode die Persönlichkeitsentfaltung und Entwicklungsförderung in der Gruppe unterstützen.

Musiktherapie nach Gertrud Orff (Orff, 1985, 1990) ist neben Psychomotorik eines der therapeutischen Angebote für die Kinder in der Integrationsgruppe. Beide Therapieformen sind geeignet, Kinder mit sehr unterschiedlichen Stärken und Schwächen in den verschiedenen Entwicklungsbereichen gemeinsam zu behandeln, so dass behinderte und nicht behinderte Kinder in Kleingruppen zusammengefasst werden können. Der Begriff «Psychomotorik» verweist dabei auf den engen Zusammenhang von psychischen (seelischen) und motorischen (Bewegungs-)Vorgängen in der menschlichen Tätigkeit. Die Psychomotorik nimmt dies zum Ausgangspunkt für die Förderung der Wahrnehmung, zur Verbesserung der Koordination, zur Kooperation und zur Angstüberwindung.

Ihren besonderen Wert hat die Orff-Musiktherapie in der Möglichkeit der sozialen Einübung: «In dem Phänomen Spiel und dem Phänomen akustisches Klima wird Selbstbestätigung, Verständnis für den Anderen und soziale Integration erfahren und in ihnen erprobt und gefestigt» (Orff, 1985, S. 9f). Orff-Musiktherapie ist eine aktive Therapieform, die sowohl mit musikalischen Aktivitäten als auch mit Spielmaterialien arbeitet und Instrumente einsetzt. Das Instrumentarium fordert zu musikalischer Betätigung auf. Es ermöglicht gleichzeitig Distanz und Nähe (räumlich und emotional). Die Einübung sozialer Fähigkeiten ebenso wie die verbale und nonverbale Begegnung mit Objekten und Personen ist ein wichtiges Ziel. Musik hat fast immer eine affektive, meist positive Wirkung auf den Menschen, die zum Mitmachen auffordert. Musikalische Aktivitäten fördern die Integration von verschiedenen Grundfertigkeiten in den akustischen, visuellen, motorischen, sprachlichen und sozialen Bereichen. Auffälligkeiten oder Entwicklungsstörungen in diesen Bereichen sind daher Indikationen zur Musiktherapie.

Gestaltung der Musiktherapiegruppen

Die Musiktherapie-Kleingruppen bestehen meist aus drei bis fünf Kindern. Ein oder maximal zwei dieser Kinder sind Integrationskinder. Die nicht behinderten Kinder wirken in der Regel stabilisierend auf die Gruppe. Es hat sich als günstig erwiesen, Kinder mit unterschiedlichen Behinderungen gemeinsam in einer solchen Kleingruppe zu fördern, um Fähigkeiten und Defizite auszugleichen. Weitere Aspekte für die Gruppenzusammensetzung, die in Abstimmung mit der Gruppenleitung erfolgt, sind Alter, Geschlecht, Temperament der Kinder und enge freundschaftliche Bindungen bei sehr kleinen Kindern. In der Regel bleiben diese Gruppen mindestens für ein halbes Jahr in ihrer Zusammensetzung konstant. In einzelnen Fällen, in denen ein Kind in einer Gruppe überfordert wäre, beispielsweise aufgrund extremer Verhaltensauffälligkeiten, erhält es Musiktherapie als Einzeltherapie. Das übergeordnete Ziel ist dann jedoch die Eingliederung in eine Kleingruppe. Grundsätzlich wird angestrebt, kein Kind langfristig einzeln zu therapieren, da dies als Widerspruch zum Integrationsgedanken empfunden wird.

Für die Kinder bietet die Musiktherapie ein für sie zugeschnittenes musisches Gemeinschaftserlebnis, das sie in vertrauter Umgebung mit den ihnen vertrauten Kindern aktiv mitgestalten. Musiktherapie wird also in dieser Einrichtung nicht verordnet, sondern als Teil des Integrationskonzeptes des Kindergartens angeboten. Die Indikationen leiten sich sowohl aus der ärztlichen Diagnose, als auch aus der Verhaltensbeobachtung in der Gruppe ab.

Musiktherapie kann – je nach Kind und Behinderung – als eine spezifische Therapieform Probleme oder Störungen, die sich aus der Behinderung ergeben, kompensieren. So hat beispielsweise ein Kind mit sprachlichen Problemen Einschränkungen in der verbalen Kommunikation. Es kann dadurch ins Abseits der Gruppe geraten. In der Musiktherapie kann es sich mit Hilfe der Instrumente verständigen und das verbale Defizit tritt in den Hintergrund. Die musiktherapeutische Zielsetzung ist es, durch die gemeinsame nonverbale Aktivität den Weg des Kindes in die Gruppengemeinschaft zu fördern (Orff, 1985). Eine spastische Behinderung bewirkt eine Bewegungsarmut. «Durch Motivation, ausgelöst durch Klang, Rhythmus und Spiel kann Bewegung ‹in Gang gebracht werden›, die sonst unterlassen würde» (Orff, 1985, S. 86). Zielsetzung der Musiktherapie ist hier die Motivation zur Bewegung, die mit Hilfe von Liedern oder von musikalischen Spielen, insbesondere in der Gruppe gelingen kann.

Austausch mit den Fachkräften und mit den Eltern

Während des Jahres finden Planungs- und Reflexionsgespräche mit dem pädagogischen Team statt, bei denen der Gruppenprozess im Vordergrund steht. Die Ergebnisse – Fortschritte und Veränderungen – aus der musiktherapeutischen Behandlung sind Bestandteil der Entwicklungsberichte, die im Kindergarten erstellt werden. Darüber hinaus ist ein Kurzaustausch über aktuelle Vorkommnisse, Schwierigkeiten, familiäre Veränderungen jederzeit möglich und für mich als Musiktherapeutin sehr wichtig, da ich die Kinder nur einmal wöchentlich erlebe.

Zu Beginn des Kindergartenjahres werden die Eltern aller beteiligten Kinder über Ziele, Inhalte und Arbeitsweise informiert. Im Laufe des Jahres gestaltet sich der Kontakt zu den Eltern zum einen in lockerer Art und Weise in Gesprächen und Begegnungen morgens, wenn die Kinder gebracht werden. Darüber hinaus biete ich einmal im Jahr eine Besuchsstunde an, die von den Eltern sehr gut angenommen wird. Die Eltern oder ein Elternteil nehmen an der Musiktherapie-Stunde teil und haben anschließend Gelegenheit, Fragen zu stellen und sich auszutauschen. Bei Bedarf stehe ich jederzeit für weitere Elterngespräche zur Verfügung.

Fallbeispiel: Gruppenmusiktherapie

Die Gruppenmusiktherapie findet wöchentlich statt. Es steht dafür eine Turnhalle zur Verfügung, die den Kindern viel Platz zur Bewegung bietet, ohne dass sie sich darin verlieren. Im Folgenden wird der Verlauf einer Gruppenmusiktherapie über insgesamt 29 Sitzungen – dies entspricht einem Kindergartenjahr – beschrieben. An dieser Gruppe nahmen Michaela, Leon, Sandra und Barbara teil.

Michaela (vier Jahre) besucht den Kindergarten im ersten Jahr zusammen mit ihrem Zwillingsbruder. Beide sind Integrationskinder und jedes benötigt für sich viel Aufmerksamkeit und Unterstützung. Daher sind sie jeweils in unterschiedliche Musiktherapie-Gruppen eingeteilt. Michaela hat eine spastische Diplegie aufgrund einer Frühgeburt in der 31. Schwangerschaftswoche. Die spastische Diplegie (G80.1, ICD-10) ist eine Unterform der Infantilen Cerebralparese (ICP), einer Störung der sensomotorischen Funktion als Folge einer Schädigung des Zentralnervensystems, die intrauterin, während der Geburt oder im Neugeborenenalter erworben wurde. Das unkoordinierte Zusammenarbeiten einzelner Muskelgruppen und die mangelhafte Regulation der Muskelspannung sind Ausdruck der motorischen Störung. Die Häufigkeit der ICP liegt bei zirka 0,2 bis 0,3 Prozent aller Kinder. Bei der spastischen Diplegie sind vor allem die Beine von der Störung betroffen (Deutsche Gesellschaft für Kinder- und Jugendmedizin, 2001).

Michaela ist ein für ihr Alter groß gewachsenes Mädchen mit auffallend großem Kopf. Sie wurde in der 31. Schwangerschaftswoche mit 1320 Gramm Geburtsgewicht geboren. Michaelas Muskulatur ist hypoton: Sie konnte beispielsweise bis zum Alter von einem Jahr ihren Kopf nicht selbst heben. Bereits kurz nach der Geburt hatte sie Krankengymnastik nach Bobath und Voijta erhalten. Mit zirka dreieinhalb Jahren hatte Michaela koordiniert krabbeln gelernt. Wenige Monate später hatte sie eine Operation, um eine drohende Hüftgelenksluxation zu verhindern. Durch die Operation wurde ihre Beinstellung verbessert und sie konnte durch die Sehnenverlängerung ihre Knie durchstrecken. Sie lernte, seitlich zu gehen und Treppen zu steigen, vom Stuhl aufzustehen und kurz frei zu stehen. Damit ist das große Ziel, frei zu laufen, in realistische Nähe gerückt.

Aktive Fortbewegung ist ihr mittels eines Rollbrettes am Boden möglich, indem sie sich mit den Armen vorwärts schiebt. Michaela kann die Hände verlangsamt, aber kontrolliert benutzen. Arme und Oberkörper sind ziemlich kraftlos, so dass es ihr beispielsweise schwer fällt, die Arme über ihren Kopf zu heben. Da Michaela zur Förderung ihrer motorischen Fähigkeiten viele Einzeltherapien bekommt (Krankengymnastik und Ergotherapie zusätzlich außerhalb des Kindergartens), ist es besonders wichtig, sie in eine Gruppe zu integrieren, in der sie möglichst keine Sonderstellung hat.

Michaela ist in der Kindergartengruppe eine beliebte Spielpartnerin. Sie nimmt jedoch meist eine passive Rolle ein, was nur zum Teil an ihrer motorischen Einschränkung liegt. Im sozialen Kontakt mit körperbehinderten Menschen tritt häufig das körperliche Defizit in den Vordergrund. Durch die Reaktionen der Umwelt wird die persönliche Identität stark durch die körperliche Behinderung geprägt und kann in der Folge durch eine Anpassung an die Rollenerwartung zu Passivität führen (Fengler & Jansen, 1999; Stadler, 1998). Daher sind auch die anderen Kinder der Musiktherapie-Gruppe gefordert, ihr spontanes Verhalten zu ändern. Sie springen Michaela zwar jederzeit sehr hilfsbereit zur Seite, nehmen ihr dadurch aber die Möglichkeit zur motorischen Selbstständigkeit und zur eigenen Aktivität.

Die musiktherapeutische Zielsetzung für Michaela ist neben der Förderung der motorischen Selbstständigkeit die Motivation zur Bewegung und die Förderung ihrer Bewegungsfreude sowie das Ausschöpfen und Ausweiten ihrer vorhandenen motorischen Fähigkeiten. Da Michaela sich sehr leicht ablenken lässt und zum Teil darüber die Fortsetzung ihrer Aktivität vergisst, ist ein weiteres Ziel die Verbesserung ihrer Aufmerksamkeit und Konzentration. Michaela ist geistig wach, nimmt die Sorgen, die sie und ihr Bruder den Eltern bereiten, deutlich wahr und verbalisiert dies auch oft. Mein Eindruck ist, dass sie bestrebt ist, anderen möglichst keine Sorgen zu bereiten und sich so daran hindert, sich in ihrer Persönlichkeit zu entfalten. Die Musiktherapie soll ihr Raum bieten, sich zu entfalten und ihre Emotionen zum Ausdruck zu bringen.

Leon (fünf Jahre) besucht bereits im zweiten Jahr den Kindergarten und hat bereits ein Jahr musiktherapeutische Behandlung erhalten. Er hat eine zentrale Sehstörung – eine okulomotorische Apraxie (H51.8, ICD-10) – und eine motorische Entwicklungsverzögerung. Bei dieser Sehstörung ist der Bewegungsapparat der Augen gestört, der horizontale Blick- und Führungsbewegungen ermöglicht. Die Augenbewegungen müssen daher durch entsprechende Kopfdrehungen ausgeglichen werden. Dies schränkt die visuelle Kontrolle seiner Bewegungen sowie seine räumliche Wahrnehmung stark ein (Roche, 1999). Da das Sehen eine wichtige Rolle beim motorischen Lernen und in der motorischen Entwicklung spielt, können sich Entwicklungsverzögerungen und Entwicklungsrückstände einstellen

(Fengler & Jansen, 1999), die sich bei Leon vor allem im Bereich Mobilität manifestiert haben. Ebenso hat er einen Sprachentwicklungsrückstand. Im Grunde ist Leon ein fröhliches und begeisterungsfähiges, allerdings labiles Kind mit sehr geringer Frustrationstoleranz. Zu Beginn seiner Kindergartenzeit war er sehr weinerlich und hatte eine lange Eingewöhnungs- und Ablösungsphase.

Im ersten Jahr der musiktherapeutischen Behandlung waren die Zielsetzungen der Arbeit mit ihm die Verbesserung seiner räumlichen Orientierung sowie die Verbesserung seines Selbstwertgefühles. Nachdem er in diesem ersten Jahr sehr viel Aufmerksamkeit gebraucht und erhalten hat, möchte ich ihn nun in eine Gruppe integrieren, in der er zunehmend selbstständiger agieren und seine erworbenen Fähigkeiten möglichst selbstverständlich einsetzen kann. Nach Therapiepausen bedingt durch Ferien sind immer wieder Rückschritte im sprachlichen und sozialen Bereich festzustellen, so dass ein weiteres Ziel die Festigung bereits erreichter Entwicklungsschritte ist. Im Laufe der Therapie zeigt Leon Verweigerungstendenzen, wenn er sich nicht genug beachtet fühlt. Er schiebt dann häufig Müdigkeit vor und wird körperlich schlaff. Steht er im Mittelpunkt, gibt er diese Haltung sofort auf und beteiligt sich intensiv am Geschehen. Zielsetzung bei Leon ist im zweiten Jahr entsprechend eine Steigerung seiner Frustrationstoleranz, die Einhaltung von Gruppenregeln sowie die Wahrnehmung der Bedürfnisse anderer Gruppenmitglieder. Leons Stärken liegen in seiner Bewegungsfreude und seinem ausdrucksstarken Instrumentalspiel.

Sandra (vier Jahre) besucht den Kindergarten im zweiten Jahr. Im ersten Jahr hatte sie bereits mit viel Spaß an einer Musiktherapie-Gruppe teilgenommen und dabei sehr an Selbstbewusstsein gewonnen. Sie ist ein sehr ehrgeiziges Kind ohne Entwicklungsstörungen. In ihren Handlungen ist sie stark leistungsorientiert. Sie spricht oft angespannt und im ersten Kindergartenjahr hatte sie zeitweise stark gestottert. Ihre besonderen Stärken liegen in ihrer großen Sozialkompetenz und ihrer schnellen Auffassungsgabe. Das zweite Jahr Musiktherapie soll ihr die Möglichkeit bieten, innerlich gelassener und psychisch stabiler zu werden.

Barbara (vier Jahre) ist neu im Kindergarten. Sie kennt sich aber bereits gut aus, da ihr älterer Bruder die Einrichtung ebenfalls besucht. Für sie ist es wichtig, sich auch ohne den Bruder in einer Kleingruppe zurechtzufinden. Barbaras Verhalten in der Gruppe schwankt zwischen kleinkindhafter Schüchternheit und fast grenzenloser Überschwänglichkeit. Die Musiktherapie soll ihr helfen, selbstbewusster zu werden. Auch die Verbesserung ihrer sozialen Wahrnehmung ist ein Ziel. Die gemeinsamen Aktivitäten in der Musiktherapiegruppe sollen es ihr ermöglichen, sich über das Medium Musik emotional zu öffnen und sich tiefer ins Geschehen einzulassen.

Therapieverlauf

Beginn der Musiktherapiegruppe. Zu Beginn der Therapie ist es notwendig, die gemeinsamen Aktivitäten stark zu strukturieren. Da die Musiktherapiegruppe am Montag früh stattfindet und die Kinder innerlich noch mit den Erlebnissen vom Wochenende beschäftigt sind, darf jedes Kind nach einem kurzen Begrüßungslied im Stuhlkreis kurz erzählen, was es am Wochenende erlebt hat. Daran schließt sich als erste gemeinsame musikalische Aktivität ein Sitztanz oder ein Gestenlied an – ein Lied, dessen Inhalt mit einfachen Bewegungen dargestellt wird. Dieses erste gemeinsame Lied können alle selbstständig mitgestalten, so dass ich die Verfassung der Kinder gut beobachten kann, insbesondere bei Michaela und Leon. Dieser Anfang ist ein festes Ritual, das das ganze Jahr über beibehalten wird. Der weitere Verlauf der Stunde ist inhaltlich sehr unterschiedlich. Im Folgenden werden daher einige Spiele dargestellt, die sich für diese Gruppe besonders eignen und die ihre wesentlichen Entwicklungen aufzeigen.

Musikalische Spiele. Der «Renner» in dieser Gruppe ist das Reifenspiel. Die Grundregel des Spiels ist sehr einfach: Solange Musik gespielt wird, bewegen sich die Kinder alleine im Raum umher, ohne ein anderes Kind zu berühren, wenn die Musik aufhört, suchen sie sich einen der Reifen, die in der Turnhalle bereits auf dem Boden verteilt sind. Dieses Spiel kommt dem Bewegungsdrang der Kinder vor allem nach dem Wochenende sehr entgegen und hat unbegrenzt viele Variationsmöglichkeiten, die es im Laufe der Zeit anspruchsvoller machen. Zudem können entsprechend der unterschiedlichen Zielsetzungen bei den einzelnen Kindern unterschiedliche Schwerpunkte gesetzt werden. Bei der Grundform des Reifenspiels spiele ich auf einem Instrument – einer Geige, einem Metallophon oder einem Xylophon – und höre wieder auf, so dass die Kinder sich einen freien Reifen suchen können. Die hierbei verfolgten Ziele liegen in der Förderung der akustischen Wahrnehmung, der Unterscheidung von Klang und Stille sowie in der Koordination des Wahrgenommenen mit der eigenen Bewegung. Die Motivation zur Bewegung ist insbesondere für Michaela, die sich auf dem Rollbrett fortbewegt, ein wichtiges Ziel. Für Leon liegt das Ziel in der räumlichen Orientierung und Flexibilisierung. Es fällt ihm schwer, den noch freien Reifen zu sehen und auf ihn zuzugehen, besonders, wenn noch ein anderer Reifen frei ist.

Sobald das Grundspiel von allen verstanden ist, können Variationen eingebaut werden, bei denen ich das Tempo, die Dynamik, die Dauer der Musik und den musikalischen Charakter meines Spieles verändere: Schnell oder langsam, laut oder leise, Bild gebend (Tiere, Wind, etc.) oder frei. Die Kinder sind jetzt herausgefordert, die musikalischen Variationen genauer wahrzunehmen und auf die Bewegung zu übertragen. Länger andauernde Musik bietet die Möglichkeit, sich im Raum auszubreiten, Bewegungen auszuprobieren und sich nur auf die Musik zu konzentrieren. Ein kurzes Musikstück dagegen steigert die Aufmerksamkeit.

Auch die Regeln für das Verhalten in den Pausen zwischen der Musik können variiert werden. Die Kinder sollen sich nicht nur allein, sondern zu mehreren im Reifen zusammenfinden: Zwei Mädchen, ein Mädchen mit einem Jungen oder alle vier in einem Reifen. Dies fördert die Offenheit gegenüber allen Gruppenmitgliedern, weil jedes Kind sich mit jedem trifft und Ausgrenzungen vermieden werden. Der Höhepunkt für die Kinder ist es, wenn sie selbst auf dem Xylophon oder Metallophon spielen können. Hier mache ich keine Vorgaben. Es ist zunächst Aufgabe genug, sich an die Grundregel zu halten und abzuwarten, bis jeder seinen Platz in einem Reifen gefunden hat, bevor wieder gespielt wird. Bei Leon und Michaela kann das recht lange dauern. Im eigenen Spiel gewinnen die Kinder an Selbstbewusstsein, sie entwickeln eigene Ideen, wie auf den Instrumenten gespielt wird und sie können ihre emotionale Befindlichkeit ausdrücken, ohne dass sie thematisiert wird. Die Kinder mögen dieses Spiel sehr gerne, so dass wir es in der ersten Jahreshälfte regelmäßig wiederholen.

Erste Veränderungen. Innerhalb dieses Zeitraumes vollziehen sich folgende Veränderungen und Entwicklungen: Die Bewegungen – vor allem bei Michaela und Leon – werden größer und freier. Aus dem bloßen Rennen oder Gehen beziehungsweise sich mit dem Rollbrett weiter schieben, entstehen lockere Bewegungen mit dem ganzen Körper, den Armen und dem Kopf. Der Raum wird vielfältiger ausgenutzt durch Bewegungen in Schlangenlinien sowie durch ein Ausloten aller Ecken und Winkel. Dies ist besonders für Leon ein großer Fortschritt. Die auditive Wahrnehmung verbessert sich und die motorische Umsetzung je nach Charakter der Musik differenziert sich wesentlich. Beim eigenen Spiel der Kinder auf den Instrumenten zeigt sich bald mehr Sicherheit, besonders bei Barbara. Während sie sich anfangs kaum traut, überhaupt zu spielen, wird ihr Spiel länger und ruhiger. Auch die anderen Kinder spielen zunehmend planvoller und bewusster. Es wird ihnen wichtig, dass die anderen Kinder sich nach ihrem Spiel richten und sie rebellieren entsprechend, wenn sie es nicht machen. Für Leon und Michaela, die auf Grund ihrer Behinderung langsamer zu einem Reifen kommen und anfangs darüber zunächst frustriert sind, wird dies ebenso selbstverständlich, wie für diejenigen Kinder, die eher in ihrer Geduld gefragt sind. Für sie gilt es, abzuwarten, bis alle Kinder ihren Platz gefunden haben, bevor sie wieder weiterspielen können. So gelingt es den beteiligten Kindern allmählich immer besser, sich gegenseitig zu akzeptieren und einen angemessenen Umgang mit der jeweiligen Behinderung zu finden.

Michaela wird von den anderen Kindern in der Ausnutzung des Raumes mitgerissen. Sie bleibt anfangs ganz nah an einem Reifen, um nicht «zu spät» anzukommen, wenn die Musik aufhört, bewegt aber Arme und Kopf im Charakter der Musik. Bei lebhafter Musik entfernt sie sich mehr und mehr vom Reifen, sie wird schneller und bahnt sich Wege durch den ganzen Raum. Bei ruhiger Musik ist es bis zum Schluss für Michaela notwendig, anzukündigen, wenn ein längeres

Musikstück kommt. Da sie nur schwer einschätzen kann, wann die Musik wieder aufhört, würde sich Michaela sonst nicht vom Reifen wegbewegen.

Instrumentenrunden mit Xylophonen, Metallophonen und Glockenspielen nehmen einen großen Raum in der Musiktherapiegruppe ein. Sie geben den Kindern viele Möglichkeiten zum eigenen Spiel und fördern gleichzeitig ihre sozialen Fähigkeiten. Nach der Explorationsphase führe ich feste Regeln und Zeichen ein für Beginn und Ende des gemeinsamen Spieles, für Solo- und Tutti-Spiele (Spiele, in denen anwechselnd ein Kind alleine oder alle zusammen musizieren) sowie für abwechselndes Spiel im Dialog. Die Kinder wünschen sich reihum, wie gespielt wird: Laut-leise, schnell-langsam oder später crescendo-decrescendo. Ziele bei diesen musikalischen Spielformen sind die Steigerung des Selbstbewusstseins, die Fähigkeit, sich in der Gruppe einzuordnen, aber auch die Fähigkeit und die Bereitschaft, die Bedürfnisse der anderen wahrzunehmen. Dies ist für Leon, der am liebsten nur alleine und sehr lange spielen will und sich dafür dann im Tutti-Spiel ausklinkt, eine große Herausforderung. Sein Verhalten ruft schnell den Widerstand der anderen hervor und so führe ich die Regel ein, dass die anderen Kinder das Ende eines Solo-Spieles herbeiführen können, wenn es zu lange dauert. Leon akzeptiert das nur ungern und fühlt sich benachteiligt. Der Grat zur Überforderung seiner Toleranz ist schmal. Im Laufe der Wiederholungen zeigen sich jedoch erste kleine Erfolge, so dass ich diese Regel nach einiger Zeit wieder aufheben kann. Leon hat offensichtlich ein wenig Gespür dafür entwickelt, wann er die Geduld der anderen Kinder überstrapaziert.

Michaela erzielt durch ihr eigenes Spiel erstaunliche Fortschritte. Sie spielt anfangs sehr kurze Sequenzen, leise, schüchtern, oft nur mit einer Hand und verwaschen im Ausdruck. Langsam jedoch entwickelt sie klare melodische Linien und beginnt, zwischen piano und forte zu differenzieren. Da ich weiß, dass sie sitzen kann, ohne sich mit einer Hand abzustützen, fordere ich sie auf, beide Hände zu benutzen. Dadurch wird ihr Spiel nochmals kraftvoller. Die selbst produzierten Klänge – bevorzugt am nachklingenden Metallophon – motivieren sie, die Kraft, die ihr zur Verfügung steht, in möglichst großem Umfang zu nutzen. Sie freut sich sehr über ihr Spiel, lacht laut und unbefangen. Ihre emotionale Sicherheit spiegelt sich auch darin, dass ihre Spieldauer immer mehr zunimmt. Sie erfüllt nicht nur pflichtbewusst eine Aufgabe, sondern hat offensichtlich ihren Spaß daran.

Für Barbara stellt das alleine spielen eine große Herausforderung dar, so dass sie sich anfänglich ganz weigert, dies zu tun. Daraufhin führe ich ein Spiel ein, bei dem alle so lange spielen, bis einer die Hände hebt. Derjenige darf dann ein Solo spielen. Wenn er aufhört mit seinem Solo, spielen wieder alle. Sandra und Leon heben oft ihre Hände, so dass Michaela sehr aufpassen und schnell reagieren muss, um selbst auch ein Solo spielen zu können. Das Spiel wird sehr lebhaft. Plötzlich reißt auch Barbara ihre Hände hoch. Sie spielt ein kurzes, ebenfalls lebhaftes Solo. Ab diesem Zeitpunkt hat sie weniger Hemmungen, bewusst in den

Mittelpunkt zu treten. Zum ersten Mal hat sie es geschafft, eine exponierte Position in der Gruppe einzunehmen und nicht nur, wie sonst, im Schutz der Gruppe wild und lebhaft zu sein oder übermütig zu stören.

Im Hinblick auf die motorische Entwicklung Michaelas gestalte ich mit der Gruppe immer mehr Spiellieder, die nicht nur im Sitzen oder mit dem Rollbrett durchführbar sind. Michaela ist ehrgeizig und will mir immer zeigen, was sie kann. Sie macht gute Fortschritte im Gehen – wenn auch noch mit zwei Händen gestützt – und ich will ihr Gelegenheit geben, ihre Fähigkeiten in der Kleingruppe einzubringen. Die anderen Kinder werden gebeten, Michaela zu unterstützen, falls es notwendig ist, sie aber nicht in ihrer Eigenständigkeit einzuengen. So steigern wir die Bewegungslieder von Sitztänzen über Lieder, in denen Körperbewusstsein, Körperwahrnehmung und Berührung im Vordergrund stehen, hin bis zum Aufstehen. Die letzte mögliche Stufe in diesem Jahr sind Tanzlieder, bei denen zwei Kinder zusammen tanzen. Anfangs stehe ich noch hinter Michaela, um ihr Sicherheit zu bieten und sie, wenn nötig, zu halten. Michaela wird allmählich immer sicherer auf den Beinen und sowohl Sandra als auch Barbara stützen sie so gut, dass die Kinder zu zweit tanzen können. Darauf sind die Kinder sehr stolz. Auffallend ist darüber hinaus, dass Michaela im Verlauf einer musiktherapeutischen Stunde körperlich aktiver wird und nicht etwa ermüdet.

Elternbesuch. Im März findet eine Elternbesuchsstunde statt, an der alle vier Mütter und ein Vater teilnehmen. Bei solchen Besuchsstunden sollen die Eltern nicht als Beobachter am Rande sitzen, sondern die Stunde mitgestalten. Die Kinder sind dann unbefangener und die Eltern können selbst nachvollziehen, was ihre Kinder erleben. Die Kinder dürfen sich die Lieder und Spiele in dieser Stunde wünschen und entscheiden sich für einen Frühlingstanz («Frühling ist's, es scheint die Sonne» von Gerda Bächli, 2002) sowie für den «Zauberwald»: Ein Kind ist der Wind und bringt die «Zauberbäume» zuerst durch Berührung, dann nur noch durch Deuten zum Klingen. Die anderen Kinder und in dieser Stunde auch die Eltern sind Bäume. Sie haben Glockenspiele, Xylophone, Schellen und ähnliche Instrumente, auf denen sie spielen, wenn der «Wind» zu ihnen kommt. Der Wind ist entweder ganz leicht oder entwickelt sich zum Sturm, entsprechend sanft oder heftig klingen die Zauberbäume. Jedes Kind nimmt auch die Rolle des Windes ein. Die Kinder sind zwar zurückhaltender als sonst, doch innerlich sind sie sehr intensiv bei der Sache und nur in den ersten zehn Minuten stark auf ihre Eltern fixiert. Im anschließenden gemeinsamen Gespräch werden Beobachtungen während der Stunde reflektiert, Fortschritte hervorgehoben und Fragen beantwortet. Michaelas Mutter freut sich sehr zu sehen, wie Michaela mit den anderen Kindern tanzt und auch sonst gut in die Gruppe eingebunden ist.

Immer wieder stelle ich fest, dass vor allem den Eltern der nicht behinderten Kinder der Unterschied zwischen Musiktherapie und musikalischer Früherziehung nicht klar ist. Während das Ziel der musikalischen Früherziehung die Vermittlung erster musikalischer Fähigkeiten ist, wird in der Musiktherapie Musik gezielt eingesetzt, um die seelische, körperliche und geistige Gesundheit zu verbessern. Die Bereiche überschneiden sich zwar im Hinblick auf die Art der musikalischen Aktivität, ihre Ziele jedoch sind sehr unterschiedlich.

Weitere Entwicklungen. Im Verlauf der restlichen Monate gestalten wir die Musiktherapiestunden immer mit Tänzen, an denen auch Michaela teilnehmen kann. Ebenso werden die Instrumentenrunden musikalisch immer ausgefeilter und münden gegen Ende des Jahres sogar in Improvisationen zu aktuellen Themen wie Gewitter oder Geisterstunde. Michaela zeigt bei den Tänzen große Ausdauer und Freude. Sie wird zusehends sicherer auf den Beinen. Dabei hilft ihr auch, dass sie sich inzwischen besser auf ihr eigenes Handeln konzentrieren kann. Noch gelingt es ihr aber nicht, frei zu stehen.

Am Ende des Kindergartenjahres wird Sandra verabschiedet. Barbara soll noch ein halbes Jahr in die Musiktherapie gehen. Sie kann sich inzwischen gut in die Gruppe einfügen und hat sehr an Selbstbewusstsein gewonnen. Ich möchte mit ihr für Michaela eine gewisse Kontinuität herstellen und ihr mehr Verantwortung für die Gruppe vermitteln. Zu Barbara und Michaela kommt ein vierjähriges, noch relativ unselbstständiges, türkisches Mädchen. Leon wird in eine Gruppe eingegliedert, in der er unter Jungen ist, da er sich zuletzt unter lauter Mädchen unwohl gefühlt hatte. Die Gruppenzusammensetzung erweist sich als sehr gut, da zwei motorisch langsame und zwei schnelle Kinder zusammentreffen, so dass kein Kind in dieser Hinsicht im Abseits ist. Auch die Bedürfnisse und Fähigkeiten der Kinder sind so unterschiedlich, dass jedes Kind von den Stärken der jeweils anderen profitieren und sich dadurch weiterentwickeln kann. Im folgenden November gelingt es Michaela schließlich, zeitlich unbegrenzt freistehend zu dirigieren und auch die ersten freien Schritte zu machen.

Behinderte wie nicht behinderte Kinder sprechen gleichermaßen auf Musik an. Dies ist eine der Grundlagen meiner musiktherapeutischen Arbeit im Integrationskindergarten. Sie eröffnet einen weiten Spielraum für die Entwicklung der Kinder, insbesondere im sozialen und emotionalen Bereich. In diesem Sinne ist sie ein kleiner Beitrag zum großen Ziel einer Gesellschaft, in der Integration eigentlich überflüssig wird, wenn Kinder mit Behinderung erst gar nicht ausgesondert werden.

5.6 «Nur keine Sorge – es geht auch ohne Worte» – Musiktherapie mit mutistischen Kindern

Dorothée von Moreau

«Guten Morgen, Martin!» Martin, fünf Jahre alt, schaut mich aus den Augenwinkeln an. Der Blick scheu, der Körper erstarrt. Kein Lächeln. Er schluckt umständlich. Ich setze die «Kommunikation» fort – bloß nicht die von ihm ängstlich erwartete Spannung, keinen Rededruck, kein lastendes Schweigen aufkommen lassen! «Nur keine Sorge, hier geht es auch ohne Worte – und wir werden trotzdem Spaß haben». Dies spreche ich nicht aus, ich versuche es in meiner Haltung zu vermitteln. Im Folgenden stelle ich ihm Fragen, die er mit Kopfnicken oder -schütteln beantworten kann, ich erzwinge keinen Blickkontakt. So kommen wir auf der verbalen Ebene soweit in Kontakt, um den Weg zum Musiktherapieraum zu überbrücken. Sobald wir aber im Raum angelangt sind, erstarrt Martin wieder: Die Arme an den Körper gepresst bewegt er sich kaum, meiner schützend gemeinten Berührung weicht er aus, der Blick verliert sich ins Leere.

Martin leidet seit drei Jahren an elektivem Mutismus. Im Unterschied zum selteneren totalen Mutismus wird darunter das Nicht-Sprechen in bestimmten Situationen bei vorhandenem Sprachvermögen verstanden. Zuhause bei Mutter und Großeltern spricht Martin flüssig und ungestört, im Kindergarten redet er zumindest mit einer Erzieherin, nicht aber mit den anderen Kindern. Er wird von der Mutter als «sehr bestimmend» beschrieben, im Kindergarten suche er sich die lebhaften Spielpartner.

In der musiktherapeutischen Erstbegegnung zeigt Martin – untypisch für Kinder seines Alters – keinerlei Initiative. Ich spüre seine Beklemmung, sie legt sich auch mir auf die Stimme. Ich versuche sie in Worte zu fassen («oh weh, so ein großer Raum – und so viele Instrumente») und mache ihn dann vertraut mit den Instrumenten und den «Regeln» unseres Zusammenseins: Information gibt vielleicht Sicherheit, Wissen schafft Kontrolle. Und schließlich spreche ich doch aus, was ich denke: «Nur keine Sorge, hier geht es auch ohne Worte – und wir werden trotzdem Spaß haben». Martin löst sich etwas, als er begreift, dass hier kein Sprachtraining gefordert ist, er bleibt jedoch weiter starr und wie angewurzelt stehen.

Stationäre kinder- und jugendpsychiatrische Aufnahme und Diagnostik

Mutistische Kinder haben meist einen langen Irrweg hinter sich, bevor sie in die Klinik kommen. Häufig wird der Mutismus erstmals beim Kindergarteneintritt deutlich. Nicht selten werden Kinder dann für geistig zurückgeblieben oder gar autistisch gehalten. Der Gang zur Kinderärztin, zum HNO-Arzt, zum Neurologen und irgendwann zur Logopädin/Sprachtherapeutin (häufig auch mit Umwegen über andere Alternativtherapeuten) ist für die betroffenen Angehörigen gepflastert mit Zweifeln, Ängsten, Selbstvorwürfen. Sie fühlen sich konfrontiert mit unterschiedlichen diagnostischen Vermutungen und bohrender Ursachenforschung. Wie bedrückend mag das betroffene Kind dies erleben? Die Familie erfährt nicht selten eine galoppierende Eigendynamik aus Sorge, Überbehütung, Verdeckung, Scham und stellvertretendem Sprechen, verdeckter Aggression, übermäßiger Strenge. Hilflosigkeit und Ratlosigkeit verstärken dann das wechselhafte Erziehungsverhalten gegenüber dem mutistischen Kind und seinen Geschwistern.

Die Zustimmung zu einer mehrwöchigen stationären oder teilstationären Therapie wird im Vorfeld häufig erwogen, wenn sie schließlich gegeben wird, ist sie nicht selten Ausdruck familiärer Resignation. Der Behandlungsauftrag ist unumstößlich: Sprechen lernen – und der Druck lastet groß. Wie gut, dass zunächst eine umfassende diagnostische Abklärung der Behandlung vorgeschoben ist. Bei Martin wurde neben einer HNO-ärztlichen und neurologischen Untersuchung zum Ausschluss organischer Ursachen eine ausführliche Störungs- und Familienanamnese erhoben. Dazu gehören Informationen zur bisherigen Entwicklung (Schwangerschaft, Geburt, frühkindliche Entwicklungsschritte bezüglich Bindung, Laufen, Sprechen, Sauberkeit, Kindergarteneintritt) und zur familiären Situation (Geschwisterstellung, familiäre Belastungsfaktoren, Erziehungsverhalten, Lebenssituation, Wendungen oder Umbrüche in der Biographie, Störungen, Auffälligkeiten oder Erkrankungen in der Familie), aber auch eine genaue Situationsanalyse der Störung und die bisherige Störungsgeschichte. Eine ausführliche psychologische Testung mit Intelligenzprofil (insbesondere Sprachverständnis, Sprachlogik) und einer Erhebung von Belastungsfaktoren und Persönlichkeit rundet das klinische Bild ab und hilft, andere psychiatrische Störungen wie Depression, Autismus oder Angststörung auszuschließen. Vorteil der stationären Diagnostik ist, dass psychometrische und klinische Befunde mit dem persönlichen Eindruck unterschiedlicher Fachpersonen im alltäglichen Umgang mit dem Kind zusammenfließen und umfassend bewertet werden können – und: Manch überraschende oder allmähliche Wendung im Therapieverlauf fließt wiederum ein in die abschließende diagnostische Bewertung.

Setting und Therapieansätze in der Kinder- und Jugendpsychiatrie

In der stationären kinder- und jugendpsychiatrischen Behandlung wirken immer verschiedene Ansätze zusammen: Einzeltherapie – beispielsweise in Form von Spieltherapie oder Verhaltenstherapie – und Familiengespräche finden bei der hauptverantwortlichen Ärztin oder Psychologin statt, die die Behandlung leitet, koordiniert und mit den Eltern und/oder anderen Institutionen abstimmt. Je nach Indikation erhält das Kind ein oder mehrere ergänzende kreativtherapeutische

Angebote wie Bewegungs-, Ergo- oder Musiktherapie. Im Stationsalltag sind ihm zwei «Bezugsbetreuer» quasi als «Eltern auf Zeit» zugewiesen, die sich besonders seiner Belange annehmen und mit dem es seine alltäglichen Probleme vertraulich besprechen kann. Der kleine Patient ist eingebunden in eine Gruppe aus zehn bis zwölf Kindern, mit denen er spielt, Ausflüge, Aktivitäten und den Alltag teilt. Darüber hinaus wird er durch Fachlehrerinnen in Absprache mit der Heimatschule beschult. Freilich ist die Therapiedauer im klinischen Setting begrenzt. Die Krankenkassen gewähren nur in Ausnahmefällen einen stationären Aufenthalt von länger als sechs Wochen. Auch dies verstärkt den Erfolgsdruck für die Therapie.

Wegen der vielen Berufsgruppen, die in der Kinder- und Jugendpsychiatrie tätig sind, ist der klinische Behandlungsansatz insgesamt ein eklektischer mit Schwerpunkt meist auf verhaltenstherapeutischen Maßnahmen mit pharmakologischer Unterstützung (vgl. Beck & Warnke, 2003; Rye & Ullmann, 1999). Mit einem mutistischen Kind wird erarbeitet, mit welchen Personen und in welchen Situationen das Sprechen am leichtesten fallen könnte. Darauf aufbauend wird zusammen mit ihm und dem Bezugsbetreuer ein so genannter «Stufenplan» erstellt, in dem gegebenenfalls Eltern, Geschwister oder Schulfreunde mit einbezogen sind. In aufeinander aufbauenden Schritten soll das Kind zunächst mit einem ausgewählten Personenkreis und/oder in bestimmten Situationen das Sprechen «üben». Der Personenkreis und die Situationen werden schrittweise erweitert. Wichtig ist dabei, dass das Kind von Woche zu Woche seine Fortschritte verbuchen und das «Sprechenlernen» als eigenen Erfolg werten kann. Indem der Stufenplan gemeinsam mit ihm gestaltet wird, behält es halbwegs die Kontrolle über die Therapie – ein wichtiger Aspekt gerade in der Mutismustherapie, wie Hartmann & Lange (2003) hervorheben. Die Verhaltenstherapie kann durch eine kurzfristige medikamentöse Behandlung unterstützt werden, um die Ängstlichkeit zu mildern und eine emotionale Auflockerung zu unterstützen.

Die Musiktherapie im Konzert mit anderen Therapieverfahren

Die Musiktherapie ist in der Struktur einer kinder- und jugendpsychiatrischen Klinik immer ein die Haupttherapie ergänzendes Verfahren. In diesem Rahmen jedoch vertritt sie eine eigene unabhängige Methode, die – je nach Ausbildung der Musiktherapeutin – häufig auf einem tiefenpsychologischen Hintergrund fußt. Auf diesem Hintergrund vermag der Einsatz der Musik als nonverbales therapeutisches Medium in spezifischer Weise Erlebnis- und Gefühlsbereiche des Kindes anzusprechen und kommunikative Prozesse im therapeutischen Spiel zu verdeutlichen und zu verdichten. Im Blickpunkt der tiefenpsychologisch orientierten Musiktherapie stehen also weniger das Verhalten beziehungsweise die Verhaltensstörung des Kindes, sondern sein Erleben, seine emotionale Befindlichkeit und seine emotionalen Bedürfnisse. Diese spiegeln sich u. a. im Beziehungsgeschehen der Therapie, insbesondere in Übertragungs- und Gegenübertragungsphänomenen, die hier besondere Beachtung finden. Indem ich mit dem Kind gemeinsam spiele, versuche ich seine Beziehungsmuster und Ausdrucksbedürfnisse, sein Erleben und Befinden zu erspüren. Darauf aufbauend biete ich ihm im Spiel Erlebnismöglichkeiten und Beziehungserfahrungen an, die seine psychische Entwicklung korrigieren und unterstützen. Dazu gehört, dass ich emotionale Resonanz und Antwort gebe und – angepasst an seinen psychischen Entwicklungsstand – sein Verhalten mal nur spiegele, mal unterstütze und ermuntere, mal Grenzen setze oder Raum für Auseinandersetzung biete. Wie später bei Martin beschrieben wird, werden so im spielerischen Miteinander Hemmungen der emotionalen Entfaltung aufgelöst und Selbstheilungspotenziale erschlossen, es werden über musikalische Spiele und «Übungen» Wahrnehmung und Ausdruck erweitert, Kontaktbereitschaft und Beziehungsfähigkeit entwickelt und neue Verhaltensmöglichkeiten erprobt.

Die Musiktherapie hält also einen spezifischen, auf Emotion, Resonanz und Beziehung bauenden Entwicklungsraum für das Kind bereit (vgl. Lenz & Moreau, 2003). Was sich hier in emotionaler Hinsicht zeigt und reifen mag, kann einfließen in das Gesamtverständnis der Befindlichkeit und Störung des Kindes. Voraussetzung dazu ist, dass trotz der Abgrenzung der Inhalte und Zuständigkeiten das Team eng miteinander verzahnt, konkurrenzfrei und sachlich zusammenwirken kann. Denn auch eine erfolgreiche Therapie verläuft nie in allen Aspekten parallel und selten ohne Rückschläge. So ist eine Lösung emotionaler Konflikte oft begleitet von vorübergehenden Verschlechterungen im Befinden und Verhalten oder in der Alltagskompetenz des Kindes. Deshalb ist das Ringen um ein gemeinsames Verständnis des Prozesses zwingend für ein Gelingen der Gesamttherapie. Mit ihrem Blick auf die emotionalen Hintergründe und spezifische Erlebnis- und Beziehungsmuster des Kindes kann die Musiktherapeutin ihren Beitrag leisten.

Indikationen für Musiktherapie im stationären Rahmen

In die Klinik für Kinder- und Jugendpsychiatrie kommen häufig Kinder mit sehr komplexen Krankheitsbildern, in denen die primäre Störung bereits überlagert ist von Begleit- oder Folgeproblemen wie emotionaler Unsicherheit, Ängstlichkeit, mangelndem Selbstwertgefühl, sozialem Rückzug oder sozialer Inkompetenz. Musiktherapie ist daher bei Patienten unterschiedlicher Störungsbilder indiziert, die mit Problemen im emotionalen Bereich sowie in der Ausdrucks- und Beziehungsfähigkeit assoziiert sind (vgl. Knölker, 2000; Nissen, 1999). Eine Kontraindikation besteht für Kinder mit einer nicht eingrenzbaren Impulskontrollstörung. Bei Kindern mit epileptischen Krankheiten ist besondere Sorgfalt im Umgang mit bestimmten Instrumenten und Klängen geboten.

Wegen ihrer nonverbalen Ausdrucksmöglichkeiten ist die Musiktherapie bei mutistischen Kindern grundsätzlich indiziert. Besonders zu Beginn der Behandlung ist ein sprachfreier Zugang manchmal der einzige Weg, um eine forderungsfreie, Entlastung gebende Atmosphäre zu gewährleisten. So gelingt vielleicht die Kontaktaufnahme und ein erster emotionaler Austausch. Das mutistische Kind kann sich auch ohne Sprache verstanden und angenommen fühlen, die ängstliche Anspannung kann sich lösen – und dies schafft eine gute Voraussetzung für weitere therapeutische Schritte. Während nun durch verhaltenstherapeutische Maßnahmen eine Sprachanbahnung geschieht, wird parallel dazu in der Musiktherapie die emotionale Ausdrucksfähigkeit, vor allem aber Ausdrucksfreude und Kommunikationsbereitschaft im ungezwungenen Miteinander gefördert und zum Beispiel über Blasinstrumente ein lustvoller Umgang mit Stimme und Sprache angebahnt. Darüber hinaus finden insbesondere im einzeltherapeutischen Setting die emotionalen Hintergründe der Störung Ausdruck, werden aufgefangen und bearbeitet.

Mutismus – ein rein emotionales Problem?

Mutismus wird oft missverstanden als eine besondere Form der Verweigerung. Hartmann und Lange (2003) betonen jedoch, dass bei der Form des elektiven Mutismus nicht das Kind selbst darüber bestimmt, wann es spricht oder nicht spricht, sondern die Situation dies diktiere. Der Mutismus geht in der Regel einher mit einem sozialen Rückzug. Die Kinder scheuen den Kontakt zu anderen Menschen, insbesondere in neuen, unbekannten Situationen, sie «scheinen die soziale Isolation als ‹kleineres Übel› der ‹Verpflichtung zur sozialen Integration› vorzuziehen» (Hartmann & Lange, 2003, S.14). Sozialangst, Rückzug, Empfindsamkeit, soziale Überempfindlichkeit, aber interessanterweise auch oppositionelle oder dominante Tendenzen werden als besondere Persönlichkeitszüge bei mutistischen Kindern beziehungsweise in deren Familiengeschichte berichtet, sind aber nicht symptomatisch für den Mutismus (vgl. Steinhausen & Adameck, 1997). Remschmidt/Poller et al. (2001) beschreiben bei manchen mutistischen Kindern in der Vorgeschichte Artikulationsprobleme oder eine Sprachentwicklungsverzögerung. Andersson und Thomsen (1998) fanden bei einem Drittel ihrer Stichprobe traumatische Erfahrungen während der Zeit der Sprachentwicklung. Darüber hinaus werden biologisch begründete Temperamentsfaktoren wie erhöhte Ängstlichkeit, Passivität und mangelnde Responsivität von unterschiedlichen Autoren diskutiert (Gray et al., 2002; Kumpulainen, 2002; Ford et al., 1998). Dennoch kann nach neueren Erkenntnissen nicht mehr davon ausgegangen werden, dass es sich beim Mutismus um eine ausschließlich psychogene, also allein durch psychische Faktoren ausgelöste Störung handelt (Remschmidt & Schmidt, 2000). Die heutige Hypothese lautet vielmehr, dass durch Entwicklungsverzögerungen, prämorbide Persönlichkeitsauffälligkeiten und die Familienpathologie die Voraussetzungen für mutistisches Verhalten geschaffen werden, welches ausgelöst wird, wenn äußere Belastungserlebnisse hinzutreten.

Auch bei Martin ist der Hintergrund der Störung ein vielschichtiger: Martin zeigte im EEG leichte hirnorganische Auffälligkeiten, später wird sich herausstellen, dass er einen leichten Sigmatismus hat, er zeigt in seinem Verhalten Stereotypien, leichte Gangauffälligkeiten, zwanghafte Züge und die Neigung zu Autostimulationen. Eine sprachfreie Intelligenztestung lässt auf das intellektuelle Niveau einer Lernbehinderung schließen. Ob all dies Ausdruck seiner Kontaktabwehr ist oder Anzeichen einer Deprivation, Folge einer evtl. mutismusbedingten, einer allgemeinen oder gar hirnorganisch bedingten Entwicklungsbeeinträchtigung, kann erst abschließend bewertet werden.

Die Diagnose Mutismus setzt nach den allgemein üblichen Diagnosekriterien des ICD-10 (F94.0) voraus (Remschmidt/Schmidt et al., 2001):

- ein normales oder nahezu normales Niveau des Sprachverständnisses
- eine Kompetenz im sprachlichen Ausdruck, die für eine soziale Kommunikation ausreicht
- einen Beleg dafür, dass die betroffene Person in einigen Situationen normal oder fast normal sprechen kann und spricht

Im Gegensatz dazu kann Mutismus Bestandteil einer anderen Störung sein. So etwa einer Trennungsangst bei kleinen Kindern, einer umschriebenen Entwicklungsstörung des Sprechens und der Sprache (Teilleistungsstörung), einer tiefgreifenden Entwicklungsstörung wie Autismus, einer Schizophrenie oder einer besonders schweren Form der Depression beziehungsweise seelischen Traumatisierung. Außerdem kann Mutismus Folge einer neurologischen Traumatisierung insbesondere des Kleinhirns sein (Gray et al., 2002).

Remschmidt und Schmidt (2000) gehen von einer Auftretensrate von acht auf 10 000 Kinder im typischen Alter zwischen fünf und neun Jahren aus. Die langfristige Prognose des Störungsbildes ist nach Remschmidt/Schmidt et al. (2001) mit einer kompletten Remission von 39 Prozent der betroffenen Kinder recht gut, selbst wenn die assoziierten Persönlichkeitszüge erhalten bleiben.

Therapieverlauf

Komm, wir spielen! Da Martin mir in seiner Initiativlosigkeit auch nach meiner kleinen «Einführung» keinerlei Ansatzpunkte für ein Miteinander zeigte, blieb mir zunächst nur mein Gegenübertragungsgefühl: Hilflosigkeit, Beklemmung, der Wunsch, die Situation schnell zu beenden, den Anforderungen zu entfliehen. Ich schlug ein Maulwurfspiel vor, ein Spiel, das diesem Gefühl vielleicht Ausdruck geben würde. Und da Martin auch auf den Vorschlag hin keine Initiative ergriff, begann ich selbst mit dem Spiel: Ich schlug mir eine Decke über und begann mich auf die Suche nach meiner Höhle zu machen, in der ich vor den Angriffen von Katzen und Raubvögeln sicher sei. In der Hoffnung, Martin mit einbeziehen zu können, suchte ich immer wieder neue Plätze auf, denn keine Höhle schien passend für den armen Maulwurf. «Meinst Du, hier könnte es dem Maulwurf gefallen?» – Verlegenes, unentschlossenes Zucken um die Mundwinkel. Martin stand immer noch auf seinem Platz und nestelte an seinem Pulli. Ich kam mir etwas merkwürdig vor, albern, fehl am Platz mit meiner komischen «Verkleidung». Die Stunde war bald zu Ende, ich verwandelte mich wieder zurück in meine Person und begleitete Martin zurück zur Station.

Wie würde Martin im Weiteren einen Einstieg finden? Ich hatte ihm ein Anfangsangebot gemacht, eine Brücke gebaut. Ich war für die nächste Stunde entschlossen, es dabei zu belassen und zu aller Not seine Initiativlosigkeit gemeinsam mit ihm auszuhalten. Vielleicht konnte dies gelingen, ohne in Beklemmung und ein Gefühl von Überforderung zu münden. Anknüpfend an die letzte Stunde stellte ich die Frage in den Raum, ob der Maulwurf denn wohl noch da sei. Vielleicht habe er sich ja versteckt. Um Martin Zeit zu geben, guckte ich in die ein oder andere Ecke, nach zwei bis drei Versuchen stellte ich meine Suche ein und setzte mich an meinen Schreibtisch. «Vielleicht schläft er ja.» Und vielleicht konnte Martin aktiv werden, wenn er sich unbeobachtet fühlte. Die nun aufkommende Stille war ein Wagnis für uns beide. Ich nahm mir vor, achtsam die Qualität dieser Stille zu behandeln. Dazu gehörte von meiner Seite, mich innerlich loszulösen von der Erwartung, dass Martin nun tatsächlich etwas tat. Deshalb fügte ich hinzu, dass er sich meinetwegen auch schlafen legen könne oder sich auf den Stuhl setzen, oder wie auch immer, ich würde inzwischen ein paar Sachen aufschreiben... wir würden schon sehen, ob der Maulwurf heute kommt. Während ich damit beschäftigt war, mir schreibend diese Haltung zu bewahren, hörte ich im Hintergrund zögerliche Bewegungen. Ab und zu kommentierte ich diese, um einen Anflug von Erwartung oder Beklemmung aufzufangen, und als es ruhig wurde, blickte ich auf. Martin war verschwunden, der Maulwurf in einem Maulwurfshügel verborgen. Ich näherte mich ihm: Einen so tollen Maulwurfshügel findet man ja schon interessant. Doch als keine Regung kam, verwandelte ich mich auch in einen Maulwurf und machte es mir, vertieft in meine Selbstgespräche, unter meinem Hügel bequem.

Martin hatte also den Einstieg geschafft und wir hatten eine gemeinsame Ebene im Spiel gefunden. In den folgenden Stunden begann zunächst tastend die Annäherung zwischen den beiden Maulwürfen, wobei der eine Maulwurf sich in «Selbstgesprächen» erging, also das Spiel kommentierte, Vermutungen über den anderen Maulwurf äußerte und eigenes Erleben benannte. Ich hatte darüber hinaus kleine Rasseln und Blasinstrumente in den Maulwurfshügeln bereitgelegt, worüber eine erste klangliche Verständigung zwischen den Maulwürfen klappen könnte. Außerdem waren in der Nähe kleine Trommeln platziert, die die Maulwürfe spielen konnten, wenn sie abwechselnd aus ihren Hügeln ins Freie traten. Mal ein leises Drippeln mit den Fingern oder ein kurzes Fiepen als Zeichen der Futter- oder auch Partnersuche, mal ein lautes Atmen oder Schnarchen oder ein heftiges Trommeln als Alarm, wenn Gefahr in Verzug war. Lange Zeit lebten die Maulwürfe «im Schichtdienst»: War der eine aktiv, schlief der andere. Doch die Spiele wurden lebendiger, die Annäherungen frecher, ja dreister, ebenso wurden die klanglichen Äußerungen mutiger – auch die stimmlichen. Denn im Spiel verschmelzen die Ebenen: Spiel und Handlung, Affekt und Ausdruck, Musik und Sprache gehen Hand in Hand und bringen das Spiel vorwärts.

Gefahr und Aggression! Martin begann nun die Rollen zu wechseln: Mal verwandelte er sich in einen Adler, der den Maulwurf jagte, später auch in einen Hund, der sogar nach ihm grub. Je aktiver er wurde, desto aggressiver, ja destruktiver wurde sein Verhalten. Als armer Maulwurf musste ich manchmal Todesangst durchleiden, dann wieder packte mich die Wut, dann wieder die Verzweiflung. Ich musste mir so einiges einfallen lassen, um mich aus ausweglosen Situationen zu retten. Parallel zu dieser Therapiephase wurde auch in den Elterngesprächen an der Aufarbeitung familiärer Belastungen gearbeitet: Die Mutter berichtete von den Hintergründen ihrer Trennung vom Ehemann. Dieser sei alkoholkrank gewesen und habe sie und den Sohn wiederholt geschlagen. Nach der Trennung wurde dem Sohn das Besuchsrecht des Vaters aufgezwungen. Martin habe dann begonnen, mit dem Vater nicht mehr zu sprechen und regelmäßig nach den Besuchen eingenässt. Schließlich wurde dem Vater das Besuchsrecht verweigert. Der Vater rief aber immer noch alkoholisiert an und beging teilweise kriminelle Handlungen gegen die Familie (er lockerte beispielsweise die Reifen am Auto der Mutter).

Nach der Trennung vom Ehemann sei die Mutter zu ihren Eltern gezogen. Diese waren sehr verwöhnend zu Martin, nahmen ihm viel ab und gewährten viel. Andererseits lebten sie sehr zurückgezogen, unternahmen Außenaktivitäten nur Martin zuliebe. Nachdem es zunehmend zu Erziehungsdivergenzen zwischen den Großeltern und der Mutter gekommen war, wollte die Mutter sich nun mit einem neuen Partner wieder selbstständiger machen. Der neue Partner der Mutter stieß allerdings bei Martin auf Ablehnung. Martins destruktives Verhalten wurde also verständlicher. Um seine eigene Hilflosigkeit abzuwehren, identifizierte er sich im Spiel mit dem Angreifer, dem leiblichen Vater. Vermutlich war er mit ihm auch noch auf anderen Ebenen verstrickt, eine emotionale Trennung noch nicht vollzogen. Gleichzeitig verhinderte diese Verstrickung und Identifizierung die Loslösung von ihm, die Aufarbeitung der traumatischen Erfahrungen und den Zugang zum neuen Partner der Mutter.

Trost und Miteinander. Um den Ausstieg aus den festgefahrenen Rollen und destruktiven Mustern zu ermöglichen, lenkte ich die heftigen Jagdspiele um und initiierte Gewitter- und Flutkatastrophen. Die Gefahr kam jetzt von außen, die Maulwürfe brauchten einander, sie halfen sich gegenseitig, sprachen sich Trost zu oder gewährten einander Schutz. Dadurch sollte Martins Identifikation mit sich selbst und der Ausstieg aus der Identifikation mit dem Vater möglich werden. Gleichzeitig waren positive Erfahrungen induziert: Das Finden von Hilfe und Trost, neue Verbundenheit mit anderen, die Abgrenzung von schlechten Einflüssen und traumatisierenden Erfahrungen. Indem die Maulwürfe sich nun intensiver verständigten, wurde die Kommunikation auch im Lautlichen zwischen ihnen dichter und direkter: Musikalischer Dialog, stimmliche Verständigung und Sprache flossen immer selbstverständlicher in die Therapie ein. Musik, Stimme und Sprache gingen ineinander über, ohne dass dem einen oder anderen Kommunikationsmittel mehr Beachtung und Bedeutung beigemessen wurde.

Gegen Ende dieser Phase schien mir ein Wechsel zum Setting einer Gruppe gegeben. Zunächst fand diese parallel zum Einzelsetting statt, später ersetzte sie diese. Die Therapie würde mit Martins geplanter Entlassung bald zu Ende gehen. Es sollten keine neuen Themen aufkommen, sondern stattdessen die Rückkehr in die alltägliche Spielsituation mit anderen Kindern vorbereitet und ausgebaut werden. Im Gruppensetting stand die Ausdrucksfreude im Vordergrund: Über Blasinstrumente wurde stimmlicher Ausdruck auf lustige, lustvolle Weise angebahnt, beispielsweise über Schlauchposaunen (Gartenschläuche mit einem Posaunenmundstück versehen), über Kazoos (kleinen stimmverfremdenden Tröten), Lotosflöten (Flöten ohne Grifflöcher mit einer Art Posaunenzug), Kammorgel (Frisierkamm mit Plastiküberzug) und anderen. Spielen, Blasen, Pusten, Prusten, Lachen gehen bei diesen Spielen ineinander über. Der stimmliche Ausdruck bleibt noch verfremdet, ist wirklich schräg und komisch anzuhören und macht Spaß! Später steigerten wir solche lautmalerischen Prust- und Singspiele mit Mikrophonen. Mit der Stimme zu experimentieren und sich selbst über Lautsprecher verstärkt zu hören, ist ein tolles Gefühl. In der ausgelassenen Atmosphäre einer Kindergruppe sind anfängliche Hemmungen schnell vergessen. Zunächst gab die Phantasiesprache Schutz. «gaga-bumbalala-oligoli-pautz!...» Es ließen sich die witzigsten Silbenkombinationen erfinden, es galt noch kein richtig oder falsch, Grammatik und Semantik blieben außen vor, alles geschah im spielerischen Miteinander und der Schritt zur gesprochenen Sprache schien noch so weit weg. Unweigerlich stellte sie sich irgendwann ein. Martins erstes Wort in der Musiktherapie war bezeichnenderweise ein klares «Nein!», das er laut schrie und dann: «ihr blöden kakablobilu» als Antwort auf mein gesungenes «die Stunde ist bald aus, wir gehen gleich nach Haus».

Üben oder Spielen – ein Ausblick auf musiktherapeutisches Arbeiten in der Kinder- und Jugendpsychiatrie

Martins stationärer Aufenthalt war nach acht Wochen beendet. 13 Stunden musiktherapeutische Einzel- und sieben Stunden Gruppentherapie ist keine lange Therapiezeit für die Behandlung von Kindern, die an Mutismus leiden, in diesem Setting aber durchaus eine durchschnittliche Zeitspanne, die in Martins Fall erfolgreich endete: Martin sprach im stationären Rahmen mit allen Personen, wenn auch teilweise zögerlich. Er war stolz auf seine Forschritte und schien motiviert, diese zuhause mit ambulanter Anbindung an die Klinik fortzusetzen.

Leider gibt es bislang in der Literatur nur Einzelfallbeschreibungen zur Musiktherapie mit mutistischen Kindern (u.a. Lutz-Hochreutener, 1998; Mahns, 1999; Meyberg, 1996, Meyberg & Bode, 1999; Müller-Golder 1988); eine systematische Übersicht und Bewertung oder gar eine wissenschaftliche Untersuchung zu Effekten der Musiktherapie bei Mutismus fehlen. Dennoch wird der Wert der Musiktherapie in der Mutismusbehandlung immer wieder herausgestellt; in vielen kinder- und jugendpsychiatrischen Einrichtungen ist die Musiktherapie fest verankert und hoch geschätzt. Durch die zeitliche Begrenztheit einer stationären Behandlung ist das musik-psychotherapeutische Vorgehen methodisch dringend zu modifizieren: Ein Beziehungsaufbau und ein Einstieg in die Therapie muss in den ersten Stunden gelingen, wenn auch, wie in Martins Fall, mit etwas Nachdruck durch die sanfte Provokation in der Stille und «Inaktivität» der Therapeutin. Sich entwickelnde Themen und Inhalte werden nicht selten durch aktives Eingreifen der Therapeutin geführt: Bei Martin wurden die aggressiven Auseinandersetzungen zwischen Maulwurf und Hund von der Therapeutin an einem bestimmten Punkt beendet («Heute darf der Hund nicht mitspielen. Der muss draußen bleiben.») und auf eine mögliche Lösung umgelenkt («Ich darf heute bestimmen, wie die Geschichte mit dem Maulwurf weitergeht.»). Ebenso wurde die Entwicklung weiterer Themen gegen Ende der Therapie gestoppt – ein dem analytischen Ansatz nicht unbedingt konformes, angesichts knapper Zeitressourcen aber notwendiges Vorgehen.

Methodisch bewährt sich bei Mutismus u. a. die Arbeit mit den beschriebenen Blasinstrumenten, mit stimmverfremdenden Mikrophonen, mit Lautsprache und Stimme als «Spielinstrument». Im gelösten Miteinander wird hier stimmlich-sprachliche Kommunikation «geübt», denn auch wenn Kind (und Therapeutin) dies als höchst vergnüglich erleben, ist dies die Arbeit unmittelbar an der Störung und an den inneren Blockaden des Kindes. Gleichzeitig dürfen aggressive Impulse im Spiel ihren Ausdruck erfahren. Aus diesem Grund betont Meyberg (1996) das rhythmische Element und die Verwendung von Trommeln in der Mutismusbehandlung. Dass «Üben» in einer sensibel abgestimmten therapeutischen Beziehung unter Berücksichtigung aller feiner Übertragungsschwingungen geschieht, dass dabei das emotionale Erleben des Kindes besondere Beachtung und Ausdruck erfährt, ist kein Widerspruch, sondern gehört zum Rüstzeug einer tiefenpsychologisch fundierten Musiktherapie im Rahmen der stationären kinder- und jugendpsychiatrischen Behandlung.

5.7 Lena bleibt willensstark – Musiktherapie für Kinder im Schlaf-Wach-Niveau

Mia Unterharnscheidt und Claudia Cortes

Lena, von der hier berichtet wird, war zum Zeitpunkt des Unfalls fünf Jahre alt. Während eines Schwimmbadbesuches der Familie hatte sich Lena unbemerkt von Mutter und Geschwistern entfernt, die sich noch in den Umkleideräumen aufhielten. Einige Zeit später wurde sie im Warmwasserbecken des Schwimmbades treibend aufgefunden. Ein anwesender Sanitäter reanimierte das bewusstlose Mädchen und durch den herbeigerufenen Notarzt fand eine Intubation statt. Bereits auf dem Weg ins Krankenhaus setzte die Eigenatmung wieder ein. 16 Tage nach dem Ereignis wurde Lena bei uns auf die Station für Frührehabilitation aufgenommen.

In der zum Behandlungszentrum Vogtareuth gehörenden Klinik für Neuropädiatrie und neurologische Rehabilitation, Epilepsiezentrum für Kinder und Jugendliche, werden Kinder und Jugendliche behandelt, die nach Verkehrs- und Ertrinkungsunfällen, Viruserkrankungen, nach Enzephalitis, durch Hirnblutungen oder Vergiftungen schwerste Hirnschädigungen davongetragen haben. Der Zustand dieser Patienten wird in der medizinischen Literatur unterschiedlich bezeichnet: Dem Begriff «Apallisches Syndrom» liegt eine rein anatomische Betrachtungsweise zugrunde, die sich auf die Blockierung der Verbindung vom Hirnstamm zum Großhirn bezieht (Gerard & Lipinski, 1996). Apallisch bedeutet wörtlich übersetzt «ohne Hirnmantel», suggeriert so das Fehlen eines Gehirnteils und ist daher rein defektpathologisch ausgerichtet (Zieger, 1998). Mit der Bezeichnung «Wachkoma» wird der Zustand des Wachseins, der aufgrund des erhaltenen Schlaf-Wach-Rhythmus als Merkmal dieser Krankheit gilt, hervorgehoben. Der im englischen Sprachraum geläufige Ausdruck «vegetative state» beziehungsweise «persistent vegetative state» bezieht sich ausschließlich auf das Funktionieren der vegetativen Vorgänge – Atmung, Herztätigkeit, Stoffwechsel – und lässt eine prozess- und beziehungsorientierte Sichtweise außer Acht. Der Begriff «minimally responsive state» erweitert die Beobachtung um wahrnehmbare Zeichen und Reaktionen des Kranken.

Nach einem in unserer Klinik entwickelten Remissions-Profil (Romein, 2002) wird die erste Krankheitsphase als Schlaf-Wach-Niveau (S-W-N) bezeichnet. Ausgerichtet auf die Fähigkeiten der Kinder wird die im Krankheitsverlauf ganz unterschiedliche Entwicklung sechs verschiedenen Niveaus zugeordnet (Cortes & Unterharnscheidt, 2003). Differenzierte Beobachtungs-Items ermöglichen allen beteiligten Mitarbeiterinnen strukturierte Beobachtungen bezüglich des kindlichen Erscheinungsbildes und des Ausdrucks, wobei eigene fachspezifische Items hinzugefügt werden können. In unserer Klinik wird der Begriff «Schlaf-Wach-

Niveau» favorisiert, den wir auch in dieser Arbeit verwenden. Im vorliegenden Text wird die weibliche Personalform gewählt, wobei männliche Personen gleichermaßen gemeint sind.

Musiktherapie in der Klinik für Neuropädiatrie und Neurologische Rehabilitation, Epilepsiezentrum für Kinder und Jugendliche

Das Aufgabengebiet unserer Klinik umfasst die Diagnostik und Therapie aller Erkrankungen des Gehirns, des Rückenmarks sowie der peripheren Nerven und der Muskulatur vom Säuglings- bis zum beginnenden Erwachsenenalter. Auf drei Stationen mit 70 Betten werden die Behandlungsschwerpunkte besonders auf die Frührehabilitation, die Spätrehabilitation, die allgemeine Neuropädiatrie sowie die präoperative Epilepsiediagnostik und die operative Epilepsietherapie gelegt. Die wichtigsten Aufgaben sind die Suche nach Ursachen und die Förderung bei Sprach-, Lern- und Gedächtnisstörungen, die Diagnostik und Behandlung von Epilepsien, einschließlich der präoperativen Diagnostik sowie die Therapie von Bewegungsstörungen, Schädel-Hirn-Verletzungen und Querschnittslähmungen. Dabei sind Prävention, Vermeidung von Folgeerkrankungen und Förderung der Kinder ein besonderes Anliegen, ebenso wie eine interdisziplinäre und Team orientierte Arbeitsweise.

In unserer Klinik wird Musiktherapie bei folgenden Störungsbildern mit unterschiedlicher Schwere und Ausprägung von den Ärztinnen verordnet: Antriebsstörungen, Aufmerksamkeits- und Konzentrationsstörungen, Bewusstseinsstörungen, Denk- und Sprachstörungen, Gedächtnisstörungen, Identitätsstörungen, Orientierungsstörungen, Störungen der Affektivität, Störungen der Motorik, Wahrnehmungsstörungen und Wesensveränderungen. Die für Lena relevanten Indikationen bei Aufnahme und im weiteren Verlauf sind im ICD-10 folgendermaßen klassifiziert: Bewusstseinsstörung (G97.8), Wahrnehmungsstörung (R44.8), Störung der Motorik (G82.4) und Unruhephasen mit gestörtem Schlaf-Wach-Rhythmus (G47.2).

Durch die von der Klinik geforderte Mitarbeit in den verschiedensten Gremien ist die Musiktherapie in diverse informelle und praktische Teambildungen eingebunden. Lena wurde daher in jeder einmal wöchentlich stattfindenden Visite der Frührehabilitationsstation von den behandelnden Therapeutinnen und Ärztinnen vorgestellt, Behandlungsziele wurden formuliert, vorliegende Störungen analysiert und das Behandlungskonzept vorgelegt. Wir haben in der Klinik die Möglichkeit, mit den Kolleginnen der verschiedensten Berufsgruppen interdisziplinär zusammen zu arbeiten, etwa mit Ergotherapeutinnen, Logopädinnen, Psychologinnen, Lehrerinnen, Pflegerinnen und Heilpädagoginnen. Bei dieser interdisziplinären Arbeit wird ein Kind von zwei Therapeutinnen unterschiedlicher Berufsgruppen zum gleichen Zeitpunkt behandelt. Bei Lena bot sich zur Förderung der Motorik in Verbindung mit musiktherapeutischen Angeboten als Co-Therapie die Zusammenarbeit mit der Physiotherapeutin an. In anderen Situationen kann die Lagerung des Kindes oder eine verbesserte Beobachtungsmöglichkeit Anlass einer Co-Therapie sein. Durch einen Stationswechsel der Kinder oder eine Neuaufteilung der vier Stationen unter uns zwei Musiktherapeutinnen kann es dazu kommen, dass ein Kind von beiden Therapeutinnen nacheinander musiktherapeutisch behandelt wird. Dies war bei Lena der Fall.

Zum Phänomen des Beinahe-Ertrinkens – Lenas Ausgangssituation

Über die Hälfte aller Opfer von Ertrinkungsunfällen sind Kinder und Jugendliche (Schön, 2002). Ertrinken gilt weltweit als zweithäufigste Ursache tödlicher Unfälle im Kindesalter (Jost, 2003). Ganz besonders gefährdet sind dabei Kinder unter fünf Jahren: Sie stellen 80% der kindlichen Ertrinkungsunfälle (Bauer, 1995). Pro Ertrinkungsunfall wird eine fünf- bis zehnfache Dunkelziffer von Beinahe-Ertrinkungsunfällen angenommen. Beinahe-Ertrinken bedeutet «unfreiwilliges Versinken im Wasser mit Rettung und erfolgreicher Wiederbelebung» (Schön, 2002, S. 2). Das Alter des Kindes, die Dauer des Untertauchens, die Menge des aspirierten Wassers, die Wassertemperatur, die Dauer des Kreislaufstillstandes sowie die Dauer der Reanimation sind wesentliche Faktoren für die weitere Prognose. Vom Ausmaß der durch den Sauerstoffmangel verursachten hypoxischen Hirnschädigung und der Schädigung anderer Organe hängen die Genesungschancen des Kindes ab. Nach einer in unserer Klinik entwickelten Langzeitstudie starb jedes vierte wiederbelebte Kind innerhalb des ersten Jahres nach dem Unfall, fast jedes fünfte Kind lag nach einem Jahr noch im Koma, etwa jedes dritte Kind behielt schwere, jedes achte Kind mäßige neurologische Schäden zurück. Bei jedem vierzehnten Kind gab es leichte bis gar keine Defizite, bei jedem zweiten Kind entwickelte sich eine Epilepsie (Heindl & Laub, 1996).

Lena hatte durch die Sauerstoffunterversorgung eine hypoxische Hirnschädigung erlitten. In der EEG-Diagnostik ergab sich das Bild einer schweren Hirnfunktionsstörung mit Hinweisen auf eine corticale und subcorticale Schädigung. Die Diagnosen nach ICD-10 bei Aufnahme und im späteren Verlauf lauteten: Zustand nach Beinahe-Ertrinken (T75.1), Schlaf-Wach-Niveau in Remission (G97.8), Tetraspastik (G82.4), Stuhl- und Harninkontinenz (R15, R32), Obstipation (K59.0), Unruhephasen mit gestörtem Schlaf-Wach-Rhythmus (G47.2), Hüftgelenksluxation rechts (S73.0), Verdacht auf symptomatisch-fokale Anfälle (G40.9).

Als ich Lena das erste Mal begegnete, lag sie stumm und bewegungslos in ihrem Bett. Sie reagierte scheinbar nicht auf Ansprache oder Berührung und zeigte kein Lächeln oder Drehen des Kopfes. Ihre Augen waren weit geöffnet, in ihnen spiegelte sich noch der Schreck, ihr Blick wirkte starr, angstvoll und schmerzerfüllt.

Auch bei anderen Kindern nach Beinahe-Ertrinken kann diese scheinbare Reaktionslosigkeit beobachtet werden. Ihr Blick kann auch in die Ferne gerichtet oder nach innen gehend sein, träumerisch und entspannt, als würden sie in eine eigene Welt blicken. Das Fehlen der kindlichen Äußerungen verstärkt die Stille im Zimmer, die nur von den Geräuschen technischer Geräte durchbrochen wird. Pfeiftöne und schriller Alarm signalisieren, wenn Grenzwerte über- oder unterschritten werden, Infusionen geleert sind sowie die Ernährung beendet ist. Lena atmete unregelmäßig, ihre Atembewegung stockte immer wieder für einige endlos erscheinende Sekunden, dann seufzte sie tief. Ihre Atemzüge klangen brodelnd oder rasselnd. Manchmal weinte sie laut und war durch nichts zu beruhigen.

Bei vielen Kindern treten schmerzhaft wirkende Muskelkrämpfe auf, die ihre Gliedmaßen steif werden lassen und zu Verdrehungen und Verrenkungen der Gelenke führen. Schweißperlen auf der Stirn und den Wangen sowie Hautrötungen zeugen von den ungeheuren inneren Kräften, denen diese Kinder ausgeliefert sind. Auch Lena lag mit verkrampft angezogenen Beinen und angespannten Armen in ihrem Buggy, ihre Mimik verriet extreme Anstrengung und ihre Haut war schweißnass. Lena konnte weder essen noch trinken, der Schluckreflex fehlte, sie wurde zunächst über eine Nasensonde später durch eine Magensonde ernährt. Sie konnte Urin und Stuhlgang nicht mehr kontrollieren und musste gewickelt werden.

Zielsetzungen und Inhalte der musiktherapeutischen Behandlung

Der Aufbau von Kontakt und das Anbahnen basaler Kommunikationsmöglichkeiten ist die übergeordnete Zielsetzung. Vorraussetzung dafür ist die Schaffung einer angstfreien und vertrauensvollen Atmosphäre, die Geborgenheit vermittelt und Entspannung ermöglicht. Bezug nehmend auf die intrauterinen und frühkindlichen musikalischen und rhythmischen Erfahrungen des Kindes knüpft die Musiktherapie dabei an den frühkindlichen Dialog mit der Mutter an. Melodisches Ansprechen und Ansingen, auch die stimmliche Begleitung der kindlichen Atemzüge wirken über die musikalischen Elemente wie Stimmklang, Intonation und Sprachmelodie angstlösend und entspannend. Es ist wichtig, das Kind im «Iso-Sinn» zu behandeln, dies meint: «dem Kind im gleichen Sinn, so wie es sich darstellt, sich verhält, [zu] begegnen» (Orff, 1990, S. 84). Die stimmlichen oder auch klanglichen Angebote sollen die Intensität und Dynamik des kindlichen Ausdrucks aufnehmen und wiedergeben. Innerhalb dieses Resonanzgeschehens finden erste Ansätze von Kontakt und Kommunikation statt. Zum Einsatz kommen auch instrumentale Klänge, um kindliche Bewegungsimpulse oder Lautäußerungen anzuregen und zu unterstützen. Die Klänge der Leier sind geeignet zur Atembegleitung und Beruhigung des Kindes, die der Trommel zur Begleitung von deutlich strukturierten stimmlichen Angeboten wie beispielsweise von Abzählreimen und zur Aktivierung des Kindes.

Durch die Stimulation der Körperwahrnehmung kann eine Lockerung der Körperspannung erreicht werden. Vibroakustische Angebote erleichtern dem Kind den Kontakt zur Umwelt: Das Berührt werden von klingenden und schwingenden Objekten fördert die Aufmerksamkeit und die sensorische Integration. Geeignet sind dafür vor allem Instrumente wie Klangwiege, Kinderleier, Schlitztrommel, Gitarre, Kalimba, Klangbausteine und Trommel. Auch das Geführt werden am Instrument fördert Eigenwahrnehmung und wirkt dadurch stabilisierend und entspannend. Rhythmisch-melodische Angebote wie Verse und Lieder unterstützen und strukturieren die gemeinsame Gestaltung. Wiegen-Schaukellieder und Kniereiter sowie Bewegungs- und Situationslieder sind elementare Spiele, die einerseits an frühe Sinneserfahrungen anknüpfen und andererseits durch Variation und Improvisation die Möglichkeit bieten, schnell und deutlich Stimmungen des Kindes aufzugreifen und zu spiegeln.

Kinder im S-W-N lassen ihr Gestimmt sein und ihr Bedürfnis, sich mitzuteilen durch fast unmerkliche Zeichen für uns sichtbar, spürbar und hörbar werden: Jeder Reflex und jeder kleinste Bewegungsimpuls wie etwa das Heben eines Fingers oder ein leichter Druck der Hand kann Zustimmung oder Ablehnung bedeuten. In jeder Lautäußerung, jedem Seufzer oder Stöhnen können Wohlbefinden oder Missstimmung anklingen. Jede winzige Veränderung der Mimik wie beispielsweise das Entstehen einer Stirnfalte oder ein Lidschlag kann Zeichen sein für ein inneres Beteiligt sein und den Wunsch des Kindes, sich auszudrücken. Mit solchen und ähnlichen Signalen bringt sich ein Kind im S-W-N in die Begegnung ein. Diese Äußerungen des Kindes können mit musikalischen Mitteln angeregt, unterstützt und erweitert werden. Sie sind eine grundlegende Voraussetzung für den Dialogaufbau.

Therapieverlauf

Meine Zeit mit Lena erstreckte sich über ein gutes halbes Jahr. Ich holte Lena zweimal in der Woche zur Musiktherapie. In der ersten Zeit wurde sie von ihrer Mutter begleitet. Lena wirkte sehr groß für ihr Alter und strahlte Eigenwilligkeit und Persönlichkeit aus. Ihre Eltern beschrieben Lena als heiteres, umtriebiges Mädchen mit großer Willensstärke. Als jüngstes von vier Geschwistern – ihre zwei Brüder waren zum Unfallzeitpunkt acht und elf Jahre alt, die Schwester 13 Jahre alt – eiferte Lena meist ihren größeren Brüdern nach. Sie spielte gerne Fußball und tobte im Freien herum. Dazu war auf dem elterlichen Bauernhof genügend Raum und Gelegenheit. Wenn Lena sich etwas in den Kopf gesetzt hatte, so versuchte sie, dies auch mit viel Energie zu verwirklichen.

Die ersten Musiktherapiestunden waren geprägt von Lenas Unruhephasen, ihrem Weinen und ihrer leichten Erregbarkeit. Lena war sehr schreckhaft, Berührungen und laute Geräusche ließen sie zusammenfahren. Lena ließ in ihrem Ausdruck und in ihren Reaktionen heftige Empfindungen erkennen, die es im therapeutischen Angebot aufzufangen galt. Da sie auf Körperkontakt und Berührung zunächst mit Schreck und Abwehr reagierte, schien mir eine rein stimmliche oder klangliche Annäherung angebracht. Ansingen, Liedangebote oder instrumentale Klänge verstärkten Lenas Unruhe allerdings noch. Nach Rücksprache mit der Mutter, die berichtete, dass Lena immer gern gesungen habe, dies aber nur für sich «im stillen Kämmerlein» getan habe, griff ich auf ein Medium zurück, das Lena zusammen mit ihren Geschwistern sehr genossen hatte: Das melodische Märchen erzählen. In Märchen sind reichhaltige emotionale Inhalte vertreten, die durch Stimmklang und Tonfall vermittelt werden können. Ich erzählte Lena die Märchen vom «Wolf und den sieben Geißlein», von «Schneewittchen» und von «Rotkäppchen». Lena beruhigte sich dabei meist, ihr Weinen wurde leiser oder hörte ganz auf. Manchmal schien sie konzentriert zu lauschen. Sie atmete regelmäßiger.

In den wöchentlichen Visiten stand Lenas zunehmende Spastik im Vordergrund, ebenso ihre wiederkehrenden vegetativen Krisen mit hohem Blutdruck und Atempausen.

Die Mutter versuchte gemeinsam mit mir, auf Lenas Zeichen zu achten und sie zu deuten. Sie widmete sich zu dieser Zeit ganz der Betreuung von Lena.

Um die beruhigende und angstlösende Wirkung zu verstärken, setzte ich zusätzlich zum stimmlichen Angebot auch instrumentale Klänge ein: Ich spielte auf Leier und Flöte, sang Situationslieder zur Gitarre, trommelte zu Versen, Gedichten und Reimen und variierte viel. Lenas Mimik veränderte sich allmählich, ihre Stirn glättete sich öfter. Ihr Blick wurde klarer und manchmal schien Lena zur Klangquelle zu schauen. Ihre stimmlichen Äußerungen klangen jetzt differenzierter und eindeutiger nach leidvollem Weinen, Jammern, Schmerz- oder sogar Zornesschreien.

Während die Mutter sich über Lenas Befinden zufrieden äußerte und sich durch ihr intensives Zusammensein mit Lena über kleinste positive Veränderungen freute, war für den Vater die Begegnung mit Lena noch problematisch. Er schien sich mit ihrer Erkrankung noch nicht abfinden zu können, hatte sich deutlichere und schnellere Fortschritte erhofft.

Der vorsichtige Kontakt mit Instrumenten lockerte Lenas Muskelspannung: Sie ließ sich eine Hand zum Spiel über die Trommel führen und bewegte mit mir, an beiden Händen geführt, die Ocean-Drum, wobei Arme und Beine locker wurden. Ihre Motivation zur Bewegung wurde sichtbar: Lena streckte ihre Finger etwas, als ihre Hand auf der von mir gespielten Leier lag. Sie zog ihren Fuß erst zurück, dann senkte sie ihn langsam in Richtung der angespielten Schlitztrommel. Lena suchte jetzt direkten Blickkontakt und wandte ihren Kopf deutlich zur Klangquelle. Auch ein Tönen, das sich wie ein Knurren anhörte, war nun von ihr zu vernehmen.

In der Visite wurde berichtet, dass Lena nur noch selten Sauerstoff benötigte und ruhiger wirkte. Sie tolerierte jetzt länger die sitzende Position. Manchmal schluckte sie einige Löffelchen Fruchtbrei.

Die erste Wochenendbeurlaubung verlief für die ganze Familie harmonisch. Lena weinte selten und war entspannt. Die Geschwister fanden jeweils einen eigenen Zugang zu Lena: Helfen bei der Pflege, kuscheln oder spazieren fahren. Auch für den Vater gestaltete sich die Beziehung zu Lena im Kreis der Familie einfacher.

Im letzten Therapiedrittel waren durch die jetzt möglich gewordene aufrechte Position Lenas auch therapeutisch-interdisziplinär mehr Möglichkeiten gegeben. Um die motorische Förderung zu unterstützen, gestaltete ich eine Co-Therapie-Einheit wöchentlich zusammen mit der Physiotherapeutin von Lena. In der Bewegung tolerierte Lena die Berührung ihrer Fußsohlen mit vibrierenden Trommeln. Während eines zu den Trommelrhythmen gesungenen Indianerliedes gelang es, Lenas Bein etwas zu strecken oder ihre Füße abwechselnd auf die Schellentrommel zu setzen. Lena ließ sich zu Kniereiter-Liedern schaukeln und wiegen, sie hielt die Rassel in der Hand und ließ ihren Arm rhythmisch zu Kinderliedern bewegen, die ich sang und auf der Gitarre begleitete. Lena konnte jetzt sogar eine angebotene Rassel festhalten. Sie tolerierte feste Reize und Körperkontakt, wenn sie dabei bewegt wurde. Ihre Ausdauer nahm zu. Manchmal traf mich ein erstaunter Blick. In seltenen Fällen schien Lena auf ein Angesprochenwerden mit einem aktiven Augenzwinkern zu reagieren.

In der Visite wurde Lenas zunehmende Stabilität festgestellt. Fragen nach Lenas Sprachverständnis, dem Aufbau eines Blinzel-Codes als Kommunikationsmittel sowie dem Übergang ins Wahrnehmungsniveau wurden aufgeworfen.

Die Eltern konnten sich gut vorstellen, Lena nach der Rehabilitationsphase bis zur Aufnahme in die Schule zuhause zu versorgen. In den letzten Wochen, die Lena in der Klinik bleiben sollte, wollte sich die Mutter eine Erholungspause gönnen. Aus arbeitstechnischen Gründen war zu diesem Zeitpunkt ein Therapeutinnenwechsel nötig. Im Folgenden schildert meine Kollegin Claudia Cortes den weiteren musiktherapeutischen Prozess aus ihrer Sicht, ebenfalls in Ich-Form.

Meine Zeit mit Lena erstreckte sich von Januar bis Mitte Februar 2001 mit insgesamt elf Behandlungseinheiten. Lenas Atmung – mit den unterschiedlich andauernden Phasen der Ein- und Ausatmung sowie einer teils langen Atempause – fiel mir als erstes auf. Daran wollte ich anknüpfen und versuchen, Kontakt zu ihr aufzubauen. Die musikalische Atembegleitung war mein Ansatz, Lena aus den Atempausen «herauszulocken» sowie ihr Unterstützung zu bieten bei der Entwicklung einer gleichmäßigeren Atmung. Ich erhoffte mir dadurch für Lena Beruhigung, körperliche Entspannung sowie eine Förderung ihrer Aufmerksamkeit. So spielte ich ihr oft auf einer pentatonisch gestimmten Flöte vor, wobei ich immer nur einzelne Phasen begleitete, indem ich etwa nur bei der Einatmung spielte, ein anderes Mal nur in den Pausen, dann wieder zur Ausatmung.

Die ersten Male hielt sie mit zunehmender Dauer der Begleitung in all ihren Bewegungen inne, die Augen blickten konzentriert – ohne mich dabei zu fixieren – die Atmung vertiefte sich manchmal, ihre Arme sanken zeitweise herab. Sie war in einer passiven Zuhörhaltung, einer Form der Wahrnehmung einer anderen

Person oder eines äußeren Reizes, in der sie noch nicht selbst aktiv in das Geschehen, den entstehenden Kontakt, eingreifen konnte, jedoch ihre Bereitschaft für Kontakt zu signalisieren schien. Ein anderes Mal teilte ich die Phasen so auf, dass ich Lenas Hand bei ihrer Einatmung über die Standtrommel führte, bei der Ausatmung selbst laut ausatmete. Nach einer Weile verkürzten sich die vorher endlos lang erlebten Atempausen. Einige Wiederholungen später erklang ein Ächz-Laut von ihr. Der Einatmung folgte eine Atempause mit einem abschließenden Ächz-Laut. Es schien, als ob Lena die verschiedenen Vorgänge beim Atmen deutlicher trennen und gleichzeitig aktiver im Miteinander werden konnte. Da Lena beim Ausatmen so viel Kraft und Stimme entwickelte, kam ich auf die Idee, ihr die Flöte an ihren Mund zu halten. Wie würde sie auf dieses sensorische Angebot reagieren? Sie tolerierte die Flöte an ihrem Mund und schloss sogar fast vollständig ihre Lippen um das Mundstück. Erste willkürliche Bewegungen wurden damit sichtbar. Ihre Atmung gewann an Deutlichkeit in Ein- und Ausatmung und einer anschließenden kürzeren Pause. Dieses Angebot konnte Lena auch die folgenden Stunden annehmen und in ihrer Reaktion verfeinern, ihre Lippen umschlossen nun vollständig das Mundstück, und ihr Atemrhythmus wurde gleichmäßiger.

Sensorische, vibratorische und vestibuläre Reize wurden von Lena inzwischen nicht mehr nur toleriert. Sie schien die Einbeziehung ihres Körpers in Verbindung mit musikalischen Angeboten sogar sehr zu genießen, etwa beim Berühren ihrer Hände und Füße zu wild inszenierten Liedern, beim Stampfen der Füße auf der Standtrommel oder beim Anlegen einzelner Finger an die Saiten der Leier. Lena begann immer häufiger und deutlicher bei solchen Anlässen zu lächeln. Sie zeigte zunehmend mehr Ausdauer in ihren eigenen Aktivitäten – tönen, ächzen, lächeln – und konnte länger körperlich locker bleiben.

In der Visite wurde Lenas Ausdrucksmöglichkeit des Lächelns hervorgehoben, ebenso ihre zunehmende Ausdauer. Ein Blinzeln als Kommunikationshilfe konnte allerdings noch nicht verlässlich aufgebaut werden.

Lenas Mutter zeigte sich sehr erfreut über das von Lena wieder gewonnene Lächeln als Ausdrucksmöglichkeit. Zudem war das Lächeln für sie ein weiterer Schritt «nach vorn». Die Geschwister nahmen diese Entwicklung gelassen hin. Vielleicht weil sie ihre Schwester mit oder ohne Lächeln akzeptierten oder weil sie «gewusst» hatten, das Lena irgendwann wieder zu ihrem Lächeln finden würde – eine Fähigkeit, die sie auch vor dem Unfall gerne zeigte.

Nach und nach wurden auch zartere Begegnungen möglich durch stimmliche oder instrumentale Angebote, mit oder ohne körperliche Bewegung. Durch deutliches Strukturieren meiner Liedangebote in Form von improvisierten, situationsbezogenen oder bekannten Liedern in Strophenform oder in überschaubaren Phrasen, durch rhythmisch angelegte Reime sowie durch das Spielen von Rhythmen auf der Trommel oder durch das Spielen von Melodiephrasen auf der Leier gab ich Lena nach einer Aktivität von mir immer wieder die Möglichkeit, sich mimisch, gestisch oder stimmlich zu äußern.

Das Riesenlied

Refrain:
Wenn sich die Riesen treffen, dann lachen sie ganz laut.
Und sind in einer Reihe der Größe nach aufgebaut.

1. Strophe: Abraham, so heißt der erste Riese, ah, ha, ha...
2. Strophe: Ebrehem, so heißt der zweite Riese, eh, he, he...
3. Strophe: Obrohom, so heißt der dritte Riese, oh, ho, ho...
4. Strophe: Ubruhum, so heißt der vierte Riese, uh, hu, hu...
5. Strophe: Ibrihim, so heißt der fünfte Riese, ih, hi, hi, was ist der klitzeklein.

Er holt noch einmal Luft und dann lacht er los. Und wenn der Riese lacht, dann lachen alle Zwerge, dann hallt es durch die Berge: Hihihi... Das Lachen in den Schlusszeilen kann frei gestaltet und vier Takte fortgesetzt werden.

(Aus: Kunterbunte Kinderlieder Nr. 4, «Das kleine Trampeltier», Franz Schneider Verlag, 1987, MC 5099).

Ich wollte ihr damit Raum geben für ein eigenes Aktiv-Werden, ohne diese Eigenaktivität von ihr zu fordern. In meine Pausen des «Riesen-Liedes» hinein produzierte Lena «Aah»-Laute. In diesen Momenten fixierte und verfolgte sie mich auch mit ihren Augen. Ihr Tönen wirkte auf mich wie eine Aufforderung weiterzumachen. Lena schien bewusst mit mir kommunizieren zu wollen.

Bei ihrer Entlassung Mitte Februar 2001 nach insgesamt neunmonatigem Aufenthalt befand sich Lena noch im S-W-N, da sie ihre wiedererlangten Fähigkeiten insgesamt noch nicht konstant genug zeigen konnte. Sie wirkte in ihren stimmlichen Ausdrucksmöglichkeiten aber zunehmend variabler, indem sie Tonhöhe und Tondauer sowie einen Laut verändern konnte. Ebenso war es ihr möglich, sich mit einem Lächeln, mit Lauten oder einem Blick vermehrt aktiv in eine Situation einzubringen und deutliche Zustimmung oder Ablehnung zu signalisieren. Feste körperliche Reize und rein musikalische Reize konnte sie inzwischen gleichermaßen gut annehmen. In den Bereichen ‹Spielen/Freizeit› sowie ‹Kommunikation/Fortbewegung› des Remissions-Profils (Romein, 2002) hatte sie bereits einen Entwicklungsschritt in die Phase des Wahrnehmungsniveaus vollzogen.

Zuhause gelingt es der Familie mehr und mehr, ihr Zusammenleben mit Lena neu zu organisieren und das Unfallereignis zu bewältigen. Die wiedergewonnene Lebensqualität und Zufriedenheit deckt sich mit dem Ergebnis einer Studie, die in unserer Klinik durchgeführt wurde (Kirsch et al., 2003). Unabhängig von der Schwere der Folgeerkrankung sowie der Frage nach der Aufsichtspflicht wurde von einem großen Teil der Eltern angegeben, sehr zufrieden beziehungsweise eher zufrieden zu sein. Für die Elternarbeit ergibt sich damit die Möglichkeit, betroffenen Eltern die Aussicht auf eine mögliche und sogar hohe Lebenszufriedenheit zu vermitteln.

Schlussbetrachtung

In der Arbeit mit Kindern im S-W-N gehören Verläufe wie der eben beschriebene zu denjenigen mit einer positiven kommunikativen Entwicklung. Kinder auf diesem Weg zu begleiten erfordert von uns Musiktherapeutinnen viel Kraft, Einfühlungsvermögen und Geduld. Oftmals stagnieren die Kinder in ihrer Entwicklung, über zermürbend viele Stunden scheint sich keine Veränderung im Verhalten anzudeuten. In diesen Situationen ist es besonders wichtig, auf elementarste kindliche Ausdrucksmöglichkeiten zu achten wie etwa auf die die Atmung. Gelegentlich ist es fraglich, ob unsere musiktherapeutischen Angebote vom Kind aufgenommen werden oder nicht. Auch hier gilt es, auf die basalen Formen von Kontakt und Kommunikation zu achten wie etwa auf das Gefühl, dass das Kind die Therapeutin wahrnimmt oder auf einen leisen Seufzer zu irgendeinem Zeitpunkt der Therapie.

Die Zielsetzung musiktherapeutischen Handelns in der Neuropädiatrie und Neurologischen Rehabilitation reicht vom Kontakt- und Kommunikationsaufbau und der weiteren Förderung bis hin zur Trauerarbeit, Krankheitsverarbeitung und dem Umgang mit Folgeerkrankungen. In wenigen Situationen lehnten Kinder bislang das musiktherapeutische Angebot ab, so dass die Therapie abgebrochen wurde. Eine Grenzerfahrung ist für uns die Begleitung von Kindern in ihrem Sterbeprozess. In unserer musiktherapeutischen Tätigkeit erleben wir beglückende und anstrengende Momente, die uns gleichermaßen wichtig sind und die uns immer wieder zu neuer Auseinandersetzung mit uns und mit den Kindern herausfordern.

5.8 Glissandi, die schwindlig machen – Musiktherapie für traumatisierte Kinder

Sabine Mitzlaff

Kemal stammt aus der Türkei, er war zu Beginn seiner Therapie sieben Jahre alt und wiederholte gerade die erste Grundschulklasse. Anlässlich einer Hospitation in seiner Klasse hatte ich den für sein Alter großen und dabei auffällig blassen Jungen als innerlich abwesend, wie in Trance, erlebt. In der musiktherapeutischen Erstbegegnung jedoch begann der Junge zu meiner Überraschung sofort, lebhaft auf dem Metallophon zu improvisieren. Ich wählte das Xylophon und spielte mit. Es ergab sich eine recht lange Improvisation mit vielen Glissandi. «Alles verwischt und ineinander» habe ich nach der Sitzung in meinen Aufzeichnungen notiert.

Im Anschluss an diese Improvisation nahm Kemal die Tierfiguren und stellte ein entsetzliches Gemetzel dar. Dabei blieb völlig unklar, wer eigentlich wen angreift und warum. Am Ende war alles Leben ausgelöscht, es gab auch keinen überlebenden Angreifer mehr. Kemal kümmerte sich nicht mehr um die Tierfiguren und zeichnete den Kopf und den Oberkörper eines Jungen. Er malte die Zeichnung mit einem roten Buntstift aus und sagt dazu: «Blut». Auf meine Frage, woher das Blut denn komme, antwortete er ebenfalls nur mit einem Wort: «Kampfhund».

Anlass für die Aufnahme meiner musiktherapeutischen Arbeit an Kemals Schule war ein schrecklicher Unglücksfall, der sich kurz zuvor dort abgespielt hatte: ein sechsjähriger Vorschüler war beim Spielen auf dem Schulhof von zwei Kampfhunden getötet worden. Mein Auftrag war, Schülerinnen und Schüler musiktherapeutisch zu behandeln, die durch diesen Vorfall traumatisiert worden waren. Insgesamt habe ich im Rahmen des Projekts mit 14 Kindern einzeln und in Kleingruppen gearbeitet. Im Mittelpunkt meines Berichts steht die Einzelmusiktherapie mit Kemal, einem siebenjährigen Jungen türkischer Abstammung. Über den Verlauf zweier Gruppentherapien des gleichen Projekts habe ich bereits an anderer Stelle berichtet (Mitzlaff, 2002).

Bei der betroffenen Schule handelt es sich um eine Grund- und Hauptschule mit Vorschulklassen in einem als sozialer Brennpunkt geltenden Hamburger Stadtteil mit sehr hohem Ausländeranteil. Für meine Arbeit in dem Projekt war ich eigens von der Staatlichen Jugendmusikschule Hamburg angestellt worden, die mit der betreffenden Schule bereits durch das Angebot der Fächer Rhythmik und Elementare Musikerziehung kooperierte. Die musiktherapeutischen Behandlungen sollten vormittags parallel zum Schulunterricht stattfinden. Zunächst war geplant, Musiktherapie für ein Schuljahr anzubieten, das Projekt wurde dann aber noch um ein weiteres Jahr verlängert.

Bei meinem ersten Besuch in der Schule stellte sich heraus, dass die Situation auch noch viele Wochen nach dem Unglücksfall sehr unübersichtlich und belastend war. Die tödliche Kampfhundattacke hatte während einer großen Pause stattgefunden und eine Massenpanik unter den Schülern ausgelöst. Nicht nur litten viele Schülerinnen und Schüler nach wie vor unter Ängsten, auch zahlreiche Eltern und die Lehrerinnen und Lehrer standen noch stark unter dem Eindruck des schrecklichen Vorfalls. Im Lehrerkollegium herrschte nach meinem Eindruck eine angespannte und von großer Unsicherheit geprägte Atmosphäre.

Zusammenarbeit mit der Sozialarbeiterin der Schule und den Lehrerinnen

Besonders in der Anfangsphase des Projekts war eine enge Zusammenarbeit mit den Lehrerinnen und der Sozialarbeiterin der Schule unverzichtbar. Ich verfasste ein Informationsblatt, in dem ich das musiktherapeutische Angebot vorstellte und mögliche Auffälligkeiten von Kindern auflistete, die als Hinweise auf besondere Schwierigkeiten mit der Verarbeitung des Kampfhundvorfalls verstanden werden könnten, wie etwa Angst, Unruhe, sozialer Rückzug oder aggressives Verhalten.

Manche Lehrerinnen begrüßten die Musiktherapie als Entlastungsangebot und schlugen sofort mehrere Kinder zur Therapie vor, wobei sie allerdings – verständlicherweise – dazu tendierten, diejenigen Schülerinnen und Schüler zu melden, die den Unterricht am meisten störten. Zunächst wurden fast ausschließlich Jungen bei mir angemeldet und ich musste nachfragen, ob es nicht auch Mädchen gäbe, die besondere Unterstützung benötigten. Manche Mitglieder des Lehrerkollegiums standen dem Therapieangebot zunächst ablehnend gegenüber, entweder aus einer grundsätzlichen Skepsis heraus, oder weil sie es für besser hielten, sich nicht mehr mit dem schrecklichen Unglück zu beschäftigen, sondern zum Alltag überzugehen.

Im Laufe der Durchführung des Projekts kam es wiederholt zu Konfliktsituationen, in denen typische Schwierigkeiten der Integration eines psychotherapeutischen Angebots in ein pädagogisch ausgerichtetes Umfeld auftauchten (Mahns, 1996b). Ein besonders heikles Problem war für mich der Umgang mit der Schweigepflicht. Ich entschied mich dafür, den Lehrerinnen nur mit vorherigem Einverständnis der Kinder und deren Eltern Auskünfte über den Therapieverlauf zu geben. Es ist jedoch grundsätzlich auch möglich, die Arbeit mit den Kindern als Teambehandlung zu verstehen und sich regelmäßig auszutauschen. Wichtig ist vor allem, dass eine klare Regelung getroffen wird, über die alle Beteiligten informiert sind.

Zu Spannungen kam es, wenn Kinder bisweilen aufgewühlt und unruhig von der Therapiestunde zurückkamen, anstatt die von den Lehrerinnen erhofften positiven Verhaltensänderungen zu zeigen. In meinen Gesprächen mit den Lehrerinnen versuchte ich, ein Verständnis dafür zu vermitteln, dass therapeutische Prozesse Zeit brauchen und auch nicht das Ziel haben, möglichst schnell für ein reibungsloses Funktionieren der Kinder im Unterricht zu sorgen. Es zeigte sich in diesen Gesprächen ein dringender Bedarf bei vielen Lehrerinnen, im Umgang mit schwierigen Kindern in ihrer Klasse beraten zu werden, ein Bedarf, den ich nur zu einem ganz geringen Teil abdecken konnte, weil diese Aufgabe in meinem Arbeitsauftrag nicht enthalten und keine Zeit dafür vorgesehen war.

Zusammenarbeit mit den Eltern

An die Eltern der zur Therapie ausgewählten Kinder wandte ich mich in einem Brief, in dem ich sie um eine schriftliche Einverständniserklärung zur Aufnahme der Therapie bat und gleichzeitig zu einem ersten Elterngespräch einlud. Es war nicht immer leicht, die Eltern zur Mitarbeit zu gewinnen, in vielen Fällen wurden die Kontaktaufnahme und die Durchführung der Elterngespräche noch zusätzlich dadurch erschwert, dass die überwiegend aus der Türkei stammenden Eltern kaum Deutsch sprachen. Trotz aller Bemühungen war ich gezwungen, große Abstriche von meinen bisherigen Vorstellungen von begleitender Elternarbeit vorzunehmen, sowohl was die Qualität als auch was die Frequenz der Gespräche anging.

Leider kam niemals ein persönliches Gespräch mit der Mutter oder dem Vater Kemals zustande, obwohl ich sie mehrfach schriftlich und telefonisch eingeladen hatte. Zu einem mit der Mutter vereinbarten Gesprächstermin kam ersatzweise ihre jüngere Schwester, von der ich nun glücklicherweise doch etwas über Kemals Lebensgeschichte und familiären Hintergrund erfahren konnte. Die Tante berichtete, Kemals Mutter sei mit ihren fünf Kindern völlig überfordert und könne ihnen keine Grenzen setzen, der Vater sei fast nie zu Hause. Um Kemal (das zweitjüngste Kind) habe sich die Mutter bis zur Geburt seiner fünf Jahre jüngeren Schwester besonders gekümmert, da er seit Geburt rheumakrank sei. Wegen seiner chronischen und oft schmerzhaften Erkrankung seien bei Kemal Krankenhausaufenthalte und häufige ärztliche Untersuchungen nötig gewesen. Nach der tödlichen Kampfhundattacke auf dem Schulhof habe Kemal außerordentlich verstört gewirkt.

Setting, Indikationsstellung und therapeutisches Konzept

Die Therapiesitzungen fanden einmal pro Woche im Spielzimmer oder im Bewegungsraum des Vorschulgebäudes statt und dauerten – dem Schulrhythmus angeglichen – 45 Minuten. Für die Therapien standen Musikinstrumente der Schule und der Jugendmusikschule zur Verfügung. Das Instrumentarium bestand im Wesentlichen aus Stabspielen, Blockflöten, einer Conga, einer Steeldrum, einem Streichpsalter, einer Gitarre und zahlreichen kleineren Perkussionsinstrumenten. Zur Ergänzung hatte ich noch ein Spielfigurenset (Tier- und Menschenfiguren), Malutensilien, ein Liederbuch und ein Märchenbuch angeschafft.

Da im Rahmen des Schulprojekts nur Musiktherapie angeboten wurde, stand bei der Indikationsstellung die Frage nach der Behandlungsbedürftigkeit der Kinder und nach dem Zusammenhang dieser Behandlungsbedürftigkeit mit dem

Kampfhundvorfall im Vordergrund, weniger die Frage nach einer speziellen Indikation für Musiktherapie. Es stellte sich jedoch schon im Laufe des Auswahlverfahrens heraus, dass das musiktherapeutische Angebot schon aufgrund der geringen Deutschkenntnisse der meisten Kinder besonders geeignet war. Die Kinder fühlten sich entlastet, weil sie nicht die ganze Zeit über in der für sie fremden Sprache sprechen mussten. Wie sich im Laufe der therapeutischen Arbeit zeigte, bot das Medium Musik jedoch nicht nur Entlastung, sondern konnte von den Kindern auch zur Inszenierung und symbolischen Darstellung traumatischen Materials genutzt werden.

Mit den von der Sozialarbeiterin oder von den Lehrerinnen zur Therapie vorgeschlagenen Kindern führte ich jeweils eine Probesitzung durch. In dieser Sitzung forderte ich die Kinder zu einem freien Spiel mit den Musikinstrumenten oder den Spielfiguren beziehungsweise zum freien Zeichnen auf. Anhand der musikalischen Interaktion, der Spielszenen und der Zeichnungen versuchte ich festzustellen, ob auf den Kampfhundvorfall verweisendes Material spontan auftauchte. Leider konnte ich nur diejenigen Kinder in Therapie nehmen, deren Schwierigkeiten und Auffälligkeiten einen deutlichen Zusammenhang mit dem Kampfhundvorfall aufwiesen. Für die anderen behandlungsbedürftigen Kinder suchte ich in Zusammenarbeit mit der Sozialarbeiterin der Schule nach alternativen Hilfsmöglichkeiten innerhalb und außerhalb des schulischen Rahmens.

Mein therapeutisches Konzept basiert auf dem Therapieverständnis der psychoanalytischen Musiktherapie (Metzner, 2001). Die freie musikalische Improvisation nimmt dabei den Platz der freien Assoziation in der klassischen Psychoanalyse ein. In der musiktherapeutischen Arbeit mit Kindern beziehe ich das Spielen im Sinne der Spieltechnik der analytischen Kindertherapie mit ein (Klein, 1955). Alle während der Sitzungen entstandenen Äußerungen der Kinder und sämtliche Interaktionen versuche ich nach dem Prinzip des «szenischen Verstehens» (Lorenzer, 1970) vor dem Hintergrund des Übertragungs- und Gegenübertragungsgeschehens zu erfassen. Die so gewonnenen Erkenntnisse fließen auf jeden Fall in den therapeutischen Prozess ein, ich versuche sie jedoch darüber hinaus auch sprachlich zu formulieren und dem Kind beziehungsweise der Gruppe zu einem geeigneten Zeitpunkt mitzuteilen.

Dieses Therapiekonzept kann meiner Überzeugung nach auch in der Arbeit mit traumatisierten Kindern angewendet werden. Auch in der Behandlung traumatisierter Kinder gebe ich keine Themen vor, leite also nicht von mir aus eine Auseinandersetzung mit der traumatischen Erfahrung ein, sondern greife das spontan auftauchende Material auf.

Im hier beschriebenen Schulprojekt erlebte ich aufgrund dieser Vorgehensweise manchmal Ungeduld und Zweifel an meinem Konzept, wenn das Thema Kampfhundvorfall lange ausgespart blieb. Am Ende stellte sich allerdings immer heraus, dass der Vorfall doch noch zum für sie richtigen Zeitpunkt von den Kindern selbst thematisiert worden war. Bei Re-Inszenierungen der traumatischen Erfahrungen in musikalischen und Spielszenen versuchte ich, durch entsprechende Interventionen – sprachliche Formulierung des Geschehens und der Affekte – eventuell sogar durch einen Abbruch des Spiels zu verhindern, dass sie einen re-traumatisierenden Charakter annahmen.

Zur Diagnose Posttraumatische Belastungsstörung und zum Traumabegriff

Die diagnostische Einheit Posttraumatische Belastungsstörung (F43.1) der ICD-10 entspricht in etwa der Diagnose Post-Traumatic-Stress-Disorder, die im Jahre 1980 erstmals in das nordamerikanische DSM aufgenommen wurde (Remschmidt, Schmidt & Poustka, 2001). Kriterien für das Vorliegen einer Posttraumatischen Belastungsstörung sind sich aufdrängende Gedanken und Erinnerungen, Vermeidungsverhalten und Übererregungssymptome, die innerhalb von sechs Monaten nach einem außergewöhnlich belastenden Ereignis auftreten. Posttraumatische Belastungsstörungen gehören heute zu den am häufigsten diagnostizierten psychischen Störungen (Lebensprävalenz 1 bis 7 %, Langkafel, 2000; May & Remus, 2002). Für Kinder kann es je nach Entwicklungsstand besonders schwierig sein, ein potenziell traumatisierendes Ereignis zu verkraften (Riedesser et al., 1998), insbesondere, wenn sie nur mangelhafte Unterstützung im familiären Umfeld erhalten.

Traumatische Erfahrungen als Ursache psychischer Störungen wurden schon vor mehr als einhundert Jahren von Sigmund Freud diskutiert (Freud, 1998), der diese Auffassung allerdings um ein Konfliktmodell ergänzte, nachdem er die Bedeutung von Phantasien als «psychischer Realität» entdeckt hatte (Bohleber, 2000). In einer aktuellen, an die Gedanken Freuds zum Traumakonzept anschließenden Definition bezeichnen Fischer und Riedesser die traumatische Erfahrung als «vitales Diskrepanzerlebnis zwischen bedrohlichen Situationsfaktoren und den individuellen Bewältigungsmöglichkeiten, das mit Gefühlen von Hilflosigkeit und schutzloser Preisgabe einhergeht und so eine dauerhafte Erschütterung von Selbst- und Weltverständnis bewirkt» (Fischer & Riedesser, 1998).

Bei psychischen Traumatisierungen kann zwischen der Traumatisierung durch ein einzelnes traumatisches Ereignis (dem Schocktrauma) und der Traumatisierung durch sich länger hinziehende traumatische Umstände unterschieden werden. Bei einer länger andauernden traumatischen Situation handelt es sich oft um ein komplexes Beziehungstrauma wie beispielsweise im Falle eines fortgesetzten sexuellen Missbrauchs. Wenn ein Kind schon sehr früh dauerhaft traumatischen Beziehungserfahrungen ausgesetzt ist, kann auch schon eine Abfolge von für sich betrachtet eher harmlos erscheinenden Ereignissen zu einer schweren Störung führen (kumulatives Trauma). Als paradigmatisch für ein Extremtrauma gilt die Erfahrung der Überlebenden von Vernichtungslagern (Grubrich-Simitis, 1979).

Kemal zeigte nach dem Kampfhundvorfall Symptome einer Posttraumatischen Belastungsstörung wie sich aufdrängende Erinnerungen, Schreckhaftigkeit, Konzentrationsstörungen und sozialen Rückzug. Die Erfahrung der Kampfhundattacke ist ein typisches Beispiel für ein durch ein einmaliges bedrohliches Ereignis bedingtes Schocktrauma. Kemals Reaktion auf das aktuelle traumatische Ereignis muss jedoch vor dem Hintergrund einer schon zuvor insbesondere durch die körperliche Erkrankung und die plötzliche Abwendung der Mutter nach der Geburt der kleinen Schwester beeinträchtigten Entwicklung verstanden werden. Nach der Schilderung der Tante sowie anhand des bei Kemal auftauchenden Materials ist bei der Mutter darüber hinaus eine Neigung zu depressiven Verstimmungen zu vermuten. Die Verarbeitung des Schocktraumas ist somit durch bereits bestehende frühkindliche Traumata erschwert.

Therapieverlauf

Der Beginn der musiktherapeutischen Arbeit mit Kemal. Die ersten Sitzungen begannen jeweils mit einer musikalischen Improvisation. Kemal spielte hauptsächlich Glissandi auf dem Metallophon, er wirkte dabei oft wie entrückt und es entstand eine Art Dauerklang, verbunden mit einem Gefühl der Zeitlosigkeit. In meinen Notizen finden sich dazu folgende Assoziationen: «Glissandi, die schwindlig machen. Es darf nicht abreißen. Ich muss immer etwas spielen». Im Anschluss an diesen musikalischen Teil kam es jeweils zu Spielszenen, die den Themenkomplex Tod und Zerstörung umkreisten. In der zweiten Sitzung zeichnete Kemal einen Vulkan, über dem Köpfe schweben. «Die werden gegrillt», war sein Kommentar dazu.

Die Zeichnung verweist in verdichteter Form sowohl auf Kemals «brodelnden» inneren Zustand, als auch in einer Anspielung auf den Namen des getöteten Jungen (Volkan) auf das Kampfhundtrauma. Besonders auffällig erscheint die Zweiteilung der Sitzungen. Offensichtlich versuchte Kemal, jeweils zu Beginn durch die Musik einen symbiotischen Kontakt zur Therapeutin herzustellen. Auf dieser Grundlage war es ihm dann im zweiten Teil der Sitzung möglich, traumatisches Material in Spielszenen oder mittels Zeichnungen zur Darstellung zu bringen. Als einmal durch eine Verkettung unglücklicher Umstände für eine Sitzung keine Musikinstrumente zur Verfügung standen, zeigte sich Kemal völlig blockiert.

Weiterer Verlauf der musiktherapeutischen Arbeit. In der 12. und 13. Sitzung lehnte Kemal jegliche musikalische Improvisation plötzlich vehement ab und verlangte stattdessen von mir, ihm ein Märchen (bevorzugt: «Hänsel und Gretel») vorzulesen. In der 14. Sitzung spielten wir zunächst Autoquartett, dann las ich «Der Wolf und die sieben Geißlein» vor. Zu meiner Überraschung wollte Kemal am Schluss der Stunde dann doch noch musikalisch improvisieren und wählte dazu ein neues Instrument, nämlich die Tenorblockflöte.

In der Ablehnung der musikalischen Improvisation zeigt sich einerseits ein progressiver Entwicklungsschritt von einem eher verschmelzenden Kontakt zu mehr Autonomie. Andererseits ist auffällig, dass hier keine kontinuierliche Entwicklung, sondern ein plötzlicher Bruch stattfindet. Die von Kemal ausgewählten Märchen verbinden beide das Motiv des Verlassen- beziehungsweise Ausgesetztwerdens mit dem Thema des Gefressenwerdens. Diese Verbindung veranschaulicht, wie der Bruch in der Mutter-Kind-Beziehung und die Kampfhundattacke sich in Kemals Vorstellung zu einer Verfolgungsphantasie verdichtet haben. Die Möglichkeit, sich ein glückliches Ende – wie im Märchen – vorzustellen, ist jedoch ein neues Element; vergleichbare Spielszenen Kemals hatten bisher immer mit dem Tod sämtlicher Beteiligter geendet. In der Wahl des Autoquartetts und im Spielen der Tenorblockflöte drückt sich Kemals Wunsch nach mehr Autonomie («Wegfahren») und Differenz aus (Betonung klanglicher Unterscheidbarkeit sowie des Geschlechtsunterschieds).

In der 17. Sitzung hörte Kemal während einer musikalischen Improvisation plötzlich auf zu spielen, ich spielte allein weiter und fühlte mich dabei verlassen. In der 19. Sitzung erwähnte Kemal zum ersten Mal seinen Vater. Dabei sprach er auch den ersten grammatikalisch korrekten und vollständigen Satz, den ich von ihm hörte: «Mein Vater kauft mir eine Gitarre». In dieser 19. Sitzung spielten wir zu Beginn und zum Schluss eine gemeinsame musikalische Improvisation. Die Instrumente hatten wir dazu auf zwei Tischen aufgebaut. Kemal und ich spielten jeweils an einem eigenen Tisch. In den folgenden Sitzungen improvisierte Kemal bevorzugt auf der Gitarre.

Inzwischen konnte auch innerhalb des musikalischen Mediums ein traumatisches Erlebnis inszeniert werden, nämlich der Beziehungsabbruch durch die Mutter. Dieser Beziehungsabbruch war zuvor nur als Befürchtung in meiner Phantasie in Form des Gedankens «Es darf nicht abreißen» aufgetaucht, nicht aber in der musikalischen Interaktion selbst. In der musikalischen Szene hatte Kemal nun in einer Rollenumkehr die aktive Rolle eingenommen. Durch das neue Arrangement der Musikinstrumente wurde die Möglichkeit unterstützt, auch innerhalb der Musik die von Kemal inzwischen angestrebte stärkere Abgrenzung zu erreichen. Mit seinem Satz «Mein Vater kauft mir eine Gitarre» und durch sein Gitarrenspiel in der musikalischen Improvisation bezieht sich Kemal auf die Möglichkeit, die Fixierung auf eine symbiotische Beziehung zu überwinden. Die Beibehaltung des Mediums Musik, das im bisherigen Therapieverlauf verschmelzenden Kontakt zur Therapeutin ermöglichte, gewährleistet jedoch gleichzeitig Kontinuität, so dass die Veränderung der Beziehungsform hier nicht als Bruch erscheint.

Abschluss-Sitzung und weitere Entwicklung. Zum Zeitpunkt der Abschluss-Sitzung stand bereits seit einigen Wochen fest, dass das Musiktherapieprojekt noch um ein zweites Jahr verlängert werden würde. Ich hatte Kemal für die Zeit nach den Sommerferien einen Platz in einer Jungengruppe angeboten, und er hatte begeistert zugestimmt. Die letzte der 28 Einzeltherapiestunden fand nicht, wie für Kemal gewohnt, im Spielzimmer, sondern im wesentlich größeren Bewegungsraum statt. Wir bauten für unsere musikalische Improvisation zwei getrennte Instrumenten-Inseln im Raum auf. Dann errichtete Kemal ein großes Haus aus Sitzkissen, setzte sich hinein und schnarchte laut. Anschließend phantasierte er, mit seinem Vater zu kämpfen und ihn zu besiegen. Gegen Ende der Sitzung fand Kemal hinter der Heizungsverkleidung eine CD und kündigte an, sie selbst und allein zum Hausmeister bringen zu wollen.

Diese Sitzung war zugleich Abschluss und Übergang. Das Thema des Kampfhundvorfalls tauchte nicht mehr auf, stattdessen kreisten Kemals Phantasien um grandiose Männlichkeit und ödipale Rivalität. Kemals Autonomiestreben und sein Abgrenzungsbedürfnis mir gegenüber zeigten sich unter anderem in seinem Wunsch, die CD selbstständig zum Hausmeister zu bringen.

Die gegen Ende der Einzeltherapie aufgetauchten Themen konnten in der Gruppentherapie weiter bearbeitet werden, indem Kemal – nach anfänglich heftiger Eifersucht – mit der Zeit immer mehr Nähe, auch Körperkontakt, zum männlichen Co-Therapeuten der Gruppe suchte und ihn intensiv als Identifikationsobjekt nutzte. Kemal spielte eine außerordentlich konstruktive Rolle im insgesamt sehr schwierigen Gruppenprozess. Nach destruktiven Vorfällen in der Gruppe kamen mehrfach Vorschläge von Kemal, wie der Schaden wieder gutgemacht werden könnte.

Zusammenfassung

In der Musiktherapie mit Kemal wurde nicht nur das aktuelle Schocktrauma des Kampfhundvorfalls bearbeitet, sondern auch das Erlebnis der plötzlichen Abwendung der Mutter nach der Geburt der jüngeren Schwester, das als Teilaspekt eines komplexen Beziehungstraumas zu verstehen ist. Besonders bemerkenswert bei Kemals Therapie erscheint mir die sich wandelnde Rolle der Musik im therapeutischen Prozess zu sein. In den ersten Therapiesitzungen wurden Aspekte des Kampfhundtraumas in Spielszenen und Zeichnungen dargestellt, in der Musik jedoch ausgespart. Dies heißt jedoch nicht, dass die Musik hier ausschließlich zur Abwehr eingesetzt wurde. In der Musik fand eine Regression auf frühe Beziehungsformen statt, die einerseits als Reaktion auf das aktuelle Trauma verständlich ist, aber andererseits als sichernde Basis die Darstellung von Aspekten des Traumas in anderen Medien anscheinend erst ermöglichte.

Nachdem das aktuelle Trauma auf diese Weise zum Ausdruck gebracht werden konnte, kam ein progressiver Entwicklungsprozess in Gang, in dessen Verlauf die Musik zum Medium der Bearbeitung des komplexen Beziehungstraumas werden konnte. Bei Kemal scheint das Schocktrauma des Kampfhundvorfalls seine ohnehin verlangsamten und erschwerten Entwicklungsprozesse noch zusätzlich blockiert zu haben. Durch die Therapie konnten sowohl das aktuelle Trauma wie das Beziehungstrauma soweit bearbeitet werden, dass der Entwicklungsprozess wieder in Fluss kam. Kemal begann sich aus seiner durch das Kampfhundtrauma noch verstärkten regressiven Fixierung auf symbiotisches Einheitserleben zu lösen. Durch die in der Therapie vollzogene Wendung ins Aktive und eine damit verbundene Auseinandersetzung mit eigenen aggressiven Impulsen gelang eine Überwindung der Position eines «verfolgten Opfers». Kemal war dadurch in die Lage versetzt, eine konstruktive Rolle in einem Gruppenprozess zu übernehmen.

Die musiktherapeutische Arbeit mit Kemal kann als Beispiel dafür dienen, dass ein Therapieangebot an Schulen – unter Umständen sogar ohne begleitende Elternarbeit – sinnvoll sein kann. Die Schwierigkeiten, die sich aus der Spannung zwischen pädagogischem Rahmen und psychotherapeutischem Arbeitsansatz ergeben wie beispielsweise die unterschiedlichen Zielvorstellungen und der Umgang mit der Schweigepflicht, sind lösbar, wenn die Zusammenarbeit zwischen der Therapeutin und der Schule durch beiderseitigen Respekt und klare Absprachen geprägt wird. Durch Musiktherapie an Schulen können Kinder erreicht werden, die sonst keinerlei Chance auf eine psychotherapeutische Behandlung hätten. Von den Kindern, mit denen ich im Rahmen des Schulprojekts zusammengearbeitet habe, wurde das Musiktherapieangebot sehr gut aufgenommen. Aufgrund der Not, die an der betreffenden Schule herrschte, kam es sogar immer wieder vor, dass sich mir völlig unbekannte Schülerinnen auf dem Schulhof an mich klammerten und darum baten, auch zur Musiktherapie kommen zu dürfen. Musiktherapie an der Schule kann jedoch nicht nur nach schrecklichen Unglücksfällen hilfreich sein, auch im Schulalltag könnten viele auffällige und bedürftige Kinder von einer Musiktherapie profitieren. Gerade im Hinblick auf die geplante Einführung von Ganztagsschulen wäre es zukunftsweisend, musiktherapeutische Angebote in den schulischen Rahmen zu integrieren.

5.9 «Untersteh dich!» – Musiktherapie bei Kindern mit autistischem Syndrom

Karin Schumacher und Claudine Calvet-Kruppa

Steven, ein achtjähriger Junge, kommt in den Musiktherapieraum. Er bemerkt weder die Instrumente noch die Therapeutin. Stattdessen hantiert er, von ihr abgewandt, mit Bauklötzen.

Die hier dargestellte Szene beschreibt die ersten Minuten einer musiktherapeutischen Behandlung eines Kindes mit Autismus. Sie findet in einem Schulhort statt, der auf die Arbeit mit Kindern mit tiefgreifender Entwicklungsstörung im Alter von 6 bis 13 Jahren spezialisiert ist. Die einzeltherapeutischen Sitzungen werden einmal pro Woche 30 bis 60 Minuten durchgeführt.

Im Folgenden wird die musiktherapeutische Vorgehensweise anhand einer dreijährigen Langzeittherapie mit dem achtjährigen Steven dargestellt. Die musiktherapeutischen Interventionstechniken richten sich nach dem Grad der Beziehungsfähigkeit des Kindes. Die hier dargestellte Skala ist ein Teil des neu entwickelten «EBQ-Instrumentes» (zur Einschätzung der Beziehungsqualität). Die ersten drei Skalen fokussieren die Beziehungsfähigkeit des Kindes im instrumentalen, vokalen und körperlich-emotionalen Ausdruck (Schumacher, 1999, 2004b; Schumacher & Calvet-Kruppa, 1999, 2001).

Unsere Arbeitsweise beruht auf Erkenntnissen der Säuglings- und Bindungsforschung und wird als «entwicklungspsychologisch fundiert» bezeichnet. Sie unterscheidet sich von einer entwicklungsorientierten musiktherapeutischen Arbeitsweise durch die besondere Berücksichtigung des präverbalen «Selbstempfindens als Organisationsprinzip der Entwicklung» (Stern, 1992, S.46). Das subjektive Erleben des Säuglings beziehungsweise Kindes «beim Empfinden des Selbst und des Anderen» steht hier im Zentrum. Nach dem Selbstentwicklungskonzept des Säuglingsforschers Daniel Stern (1985/1992) wird die zwischenmenschliche Beziehungsfähigkeit fokussiert. Diese ist eng mit der emotionalen Entwicklung des Kindes verbunden. Ziel einer entwicklungspsychologisch fundierten Musiktherapie ist daher die Entwicklung des auftauchenden Selbst (Stern, 1992, S. 61ff), des Kern-Selbst (ebd., S. 104ff), des subjektiven (ebd., S. 179ff) und des intersubjektiven Selbst (ebd., S. 191ff).

Praxisfeld und Stellenwert der Musiktherapie

Das Praxisfeld ist ein von Eltern ins Leben gerufener Schulhort des Vereins «Hilfe für das autistische Kind», der altersabhängig eine spezielle staatlich unterstützte Förderung für ihre Kinder tagsüber ermöglicht. Dieser Verein organisiert Einrichtungen, die Menschen mit Autismus vom Kleinkindalter bis ins Erwachsenenalter betreuen. In diesem Schulhort werden von 8 bis 15 Uhr bis zu neun Kinder von Erziehern und Lehrern betreut und unterrichtet. Musiktherapie wird in dieser Institution schon seit 25 Jahren angeboten und ist gut in das Gesamtkonzept der Einrichtung integriert. An den regelmäßig stattfindenden Teamsitzungen nehme ich als Musiktherapeutin (KS) alle zwei Monate teil. Neben dem Austausch der persönlichen Erfahrungen aller Beteiligten mit den Kindern wird über die spezifische Indikation Musiktherapie entschieden.

Elterngespräche mit der Musiktherapeutin sind nicht vorgesehen, werden aber ehrenamtlich durchgeführt. Fortbildungen für alle Mitarbeiter zur Musiktherapie werden regelmäßig angeboten und unterstützen die Teamarbeit.

Indikation zur Musiktherapie

«Musiktherapie ist dann indiziert, wenn die spezifische Eigenschaft des Mediums Musik einen wichtigen Beitrag in der Behandlung oder Entwicklung einer bestimmten Zielgruppe leisten kann» (Smeijsters, 1999, S.11). In dem von Frohne-Hagemann und Pleß-Adamczyk (2005) herausgegebenen Indikationskatalog werden die therapeutisch relevanten Funktionen des Mediums Musik bei psychischen Problemen im Kindes- und Jugendalter näher ausgeführt. Folgende Eigenschaften sind für das hier vorliegende Krankheitsbild Autismus wirksam: Der aktiv produzierte musikalische Ausdruck führt die Sinne zusammen. Trotz kognitiver Einschränkung kann eine zwischenmenschliche Beziehung hergestellt und somit die Regulation von Affekten unterstützt werden. Die besondere Eigenschaft des Mediums Musik, sich und den anderen zur gleichen Zeit emotional zu erleben, wirkt der schweren Kontakt- und Beziehungsstörung entgegen (Schumacher, 2001).

Verbindende Merkmale der «Tiefgreifenden Entwicklungsstörungen» (nach ICD-10, F84) wie unter anderem Frühkindlicher Autismus, Rett-Syndrom oder das Asperger-Syndrom sind

- die qualitative Beeinträchtigung der sozialen Interaktion und
- die qualitative Beeinträchtigung der Kommunikation sowie
- ein eingeschränktes, stereotypes, sich wiederholendes Repertoire von Interessen und Aktivitäten

Epidemiologische Studien zeigen, dass autistische Störungen in zwei bis fünf Fällen auf 10 000 Personen auftreten, wobei fünfmal häufiger Jungen als Mädchen betroffen sind. Mädchen haben in der Regel eine stärkere geistige Behinderung (Saß et al., 1996).

Da der Beginn der Symptomatik bereits vor dem vollendeten dritten Lebensjahr nachgewiesen wird, zeigen diese Kinder nicht die Merkmale, die für eine gesunde Selbstentwicklung typisch sind. Der von Stern (1985/1992) beschriebene Entwicklungsverlauf beginnt mit der Fähigkeit, die Sinnesreize ordnungsgebend zu verknüpfen, den Körper als Quelle der eigenen Bewegungen und Empfindungen zu erleben und Affekte durch die Beziehungserfahrungen selbst regulieren zu lernen. Er mündet in die Fähigkeiten, Gefühle mit anderen Menschen teilen beziehungsweise sich in andere hineinversetzen zu können. Schon diese basalen Fähigkeiten, die im ersten Lebensjahr normalerweise entwickelt werden, können hier gestört sein. Man spricht von einer Wahrnehmungsverarbeitungsstörung, die eine Reihe von Symptomen nach sich zieht. Der fehlende oder gestörte Blickkontakt, schwer lesbare Affekte in Mimik und Körpersprache, autoaggressives und stereotypes Verhalten haben zur Folge, dass das Entstehen einer zwischenmenschlichen Beziehung erschwert wird. Diese bildet jedoch die Basis für jegliche weitere kognitiv-emotionale Entwicklung. Auch eine damit verbundene Sprachstörung kann das Ergebnis früher emotionaler Defizite sein.

Musiktherapie muss daher zunächst eine möglicherweise gestörte Wahrnehmung berücksichtigen. Methodisch muss sie ganz vom «So-Zustand» des Kindes, das heißt von den Reizen, die das Kind sich selbst verschafft, ausgehen (Schumacher, 1994/2004). Musik kann trotz der typischen Symptome ein Beziehungsangebot darstellen. Musikhören und Musikempfinden sind nicht - wie bei vielen anderen therapeutische Maßnahmen - auf die Fähigkeit des Mit- und Nachmachens angewiesen. Musik kann auch ohne Blick- oder Körperkontakt eine zwischenmenschliche Beziehung herstellen helfen. Die damit verbundenen Erfahrungen, Gefühle wahrzunehmen und auszuhalten, sie sogar mit anderen teilen zu können, werden durch die sich anbahnende Fähigkeit, selbst musikalisch tätig zu werden, ermöglicht. Musik ist das Medium, das Gefühle des Menschen ausdrücken und gestalten helfen kann. Damit ist der Weg, nicht nur eigene Gefühle, sondern auch die des anderen kennen zu lernen, beschritten. Empathie und Vorstellungsvermögen können sich auf dieser Basis entwickeln und bilden das «Sprungbrett zur Sprache» (Stern, 1992, S. 229).

Fallbeispiel

Steven, ein achtjähriger Junge, zeigte von Anfang an eine ausgeprägte Unfähigkeit, Menschen wahrzunehmen und deren Bedürfnisse zu berücksichtigen. Sein Verhalten war von einer Reihe von Zwängen geprägt, mit denen er seine Umgebung in Schach hielt. So bestand er zum Beispiel darauf, dass alle Türen ständig geschlossen werden müssen und dass die von ihm mitgebrachten Gegenstände nicht entfernt werden durften. Konnte man seinen Bedürfnissen nicht sofort nachkommen, reagierte er mit aggressiven Handlungen, die sich vor allem auf Gegenstände bezogen. Seine eingeengte Welt drückte sich auch sprachlich aus. Er neigte zur Echolalie, der Tonfall seiner Stimme war monoton, der Rhythmus abgehackt. Seine Diagnose lautete: Wahrnehmungsstörung aus dem autistischen Formenkreis, kurz frühkindlicher Autismus (F 84.0).

Steven entwickelte sich nach Aussagen der Eltern zunächst völlig normal. Nach komplikationsloser Schwangerschaft und Geburt verlief auch die motorische Entwicklung zunächst altersgemäß. Im zweiten Lebensjahr fiel zunehmend auf, dass Steven Körperkontakt vermied, trotz guten Hörvermögens nicht auf Ansprache reagierte und stereotypes Spielverhalten zeigte. Im Rahmen der Vorsorgeuntersuchung U7 wurden schließlich Verzögerungen sowohl in der Sprachentwicklung als auch in der kognitiven Entwicklung festgestellt. Ein Sprachverständnis schien bis zum vierten Lebensjahr kaum vorhanden gewesen zu sein. Er lautierte mit unverständlichen Silben in Eigensprache vor sich hin. Mit vier Jahren wurde die Diagnose bestätigt und hatte die Aufnahme in einer spezialisierten Einrichtung zur Folge. Mit acht Jahren kam er in unseren Schulhort, in dem er musiktherapeutisch behandelt wurde.

Interventionstechniken

Im Folgenden werden die Interventionstechniken, die in der dreijährigen Arbeit mit Steven angewandt wurden, dargestellt. (Ein von den Autorinnen produzierter Videofilm: «Musiktherapeutische Interventionen» stellt das hier Beschriebene dar.) Diese Darstellung zeigt anhand ausgewählter Szenen die langsam wachsende Beziehungsfähigkeit, wie sie von uns mit Hilfe des Einschätzungsinstrumentes «EBQ» klassifiziert wurde.

Es werden acht musiktherapeutische Vorgehensweisen, so genannte «Modi» unterschieden, die in der Arbeit mit schwer beziehungsgestörten Kindern entwickelt wurden. Diese Interventionstechniken orientieren sich am Selbstentwicklungskonzept der frühen Kindheit, wie es der Säuglingsforscher Daniel Stern (1985/1992) entworfen hat. «Modus» beschreibt das «innere Arbeitsmodell» (Bowlby, 1969/1982) des Therapeuten. Dieser Begriff, aus der Bindungstheorie übernommen, bedeutet ursprünglich eine innere Repräsentation von Interaktionserfahrungen, um Ereignisse der realen Welt vorwegzunehmen und Verhalten vorausschauend planen zu können (Fremmer-Bombik, 1995). Wir haben hier diesen Begriff für die Arbeit des Musiktherapeuten übernommen und bezeichnen damit die Erwartungshaltung des Therapeuten, von der jede Intervention geprägt ist. Diese Erwartungshaltung bildet sich nicht nur auf Grund der allgemeinen Interaktionserfahrungen aus, sondern vor allem durch die Erfahrung mit der spezifischen Psychopathologie des Patienten. Erst das Wissen über ein Krankheitsbild ermöglicht die Entfaltung von Intuition und «feinfühligem» Umgang mit dem Patienten. Das innere Arbeitsmodell und die Fähigkeit zur Feinfühligkeit bilden die Grundlage für die jeweilige musiktherapeutische Intervention. Entscheidend ist, dass der Musiktherapeut sein «inneres Arbeitsmodell» und seine «Feinfühligkeit» in Bezug auf die oft unverhofft wechselnden Signale des Kindes mit Hilfe seines musikalischen Handwerkzeugs umsetzen kann, denn nur so können seine Interventionen wirksam werden.

Modus 0: Der musikalische Raum – einhüllen. Als Steven, ohne von mir (KS) oder von den Musikinstrumenten Notiz zu nehmen, beginnt mit Bauklötzen zu hantieren, setze ich mich auf eine Bank in seine Nähe, nehme eine Gitarre und improvisiere ein Lied ohne Text. Ich vermeide es, eines der typischen Begrüßungslieder zu singen, die immer einen Aufforderungscharakter haben. Ziel ist nämlich, Steven nur mit einer musikalischen Atmosphäre zu umgeben, die weder seine Bewegung, seine Affektlage noch sein Hantieren der Bauklötze ins Zentrum stellt. Diese Atmosphäre soll eine Akzeptanz des So-Zustandes des Kindes erzeugen und jegliche Stimulierung im Sinne einer Aktivierung vermeiden.

Das gewählte Instrumentarium und die Spielweise haben keinen auffordernden, sondern einen Resonanz schaffenden Charakter. Die Instrumente sind meist langklingend und resonanzreich. Die Melodien beinhalten keine aktivierenden Tonschritte, die Texte keinen zu Handlungen auffordernden Inhalt. Es wird im Raum eine Stimmung erzeugt, die die akzeptierende Haltung des Therapeuten verdeutlicht, den So-Zustand des Kindes musikalisch umgibt, sozusagen «einhüllt».

Aus entwicklungspsychologischer Sicht ist das Kind mit Autismus zunächst nicht in der Lage, angeborene Reaktionsmechanismen zu aktivieren (Schumacher 1999/2004). Daher ist diese Art zu intervenieren nicht nur zu Therapiebeginn, wenn das Kind noch keine Beziehungsfähigkeit zeigt, sondern auch dann anzuwenden, wenn es sich zurückzieht und so genannte «Pausen» (Als, 1986, S.12) braucht. Pausen werden nicht als Kontaktabbrüche, sondern als Zeiten der Verarbeitung von erlebten Ereignissen verstanden.

Modus 1: Wahrnehmung – verknüpfen. Stevens Lieblingsgegenstand ist ein feines blaues längliches Stofftuch, das er immer mit sich herumträgt und auch in die Musiktherapiestunde mitbringt. Er setzt sich unaufgefordert in eine im Raum befindliche Hängematte und versetzt sich selbst mit den Füßen in Schwung. Das Hantieren mit dem Tuch verhindert jeglichen Kontakt zu mir. Ich greife den Rhythmus seiner Bewegung auf, vokalisiere dazu und nehme die Intensität seines Körpertonus in das Timbre meiner Stimme und die Dynamik des Gesangs auf. Dadurch entsteht ein «koordiniertes Reizklima»(Schumacher, 1994), das spür-, hör- und sichtbare Reize in Übereinstimmung bringt. Steven sagt seinen Namen, schaut kurz zu mir und reagiert mit verschämter Freude. Darauf kehrt er zu seiner Beschäftigung mit dem Tuch zurück.

Diese Intervention zielt auf die Integration verschiedener Wahrnehmungsbereiche, wobei jegliche Stimulierung ganz vom Kind ausgehen muss. Entscheidend für diese «intermodale Übertragung» (Stern, 1992, S. 218) ist, dass Rhythmus und Intensitätskontur der Tätigkeit, hier der Bewegung des Kindes, musikalisch genau erfasst werden. Wird diese Übereinstimmung im Sinne einer Synchronizität positiv verarbeitet, führt dies zu einem Beziehung stiftenden Erlebnis. Das gewählte Instrument (eher kurz klingend oder entsprechend gespielt oder gesungen) ist geeignet, um vor allem motorische Äußerungen des Kindes rhythmisch, aber auch in seiner Intensität und Form exakt zu begleiten.

Aus entwicklungspsychologischer Sicht müssen, um die vielen Reize der Umwelt sinngebend verarbeiten und miteinander verknüpfen zu können, für das Kind mit Autismus bestimmte Bedingungen geschaffen werden. Gelingt diese sinngebende Verarbeitung, ist eine erste Form der Selbstwahrnehmung möglich. Diese ist die Basis einer zwischenmenschlichen Begegnung, die aber wegen der damit verbundenen «Vitalitätsaffekte» (Stern, 1992, S. 83 ff) nur kurzfristig ausgehalten wird.

Modus 2: Affektabstimmung – sich funktionalisieren lassen. Immer wieder kommt Steven mit dem dringenden Bedürfnis in die Stunde, hohe Gefahrenmomente zu reinszenieren. Dahinter steht eine Reihe realer Erfahrungen aus dem Alltag. Steven wirft, sobald er unbeobachtet ist, Gegenstände aus dem Fenster. Einmal hat er sogar ein jüngeres Kind, das aus dem Fenster sah, fast aus dem Fenster geworfen. So wirft Steven mitten im Spiel ein Xylophon oder eine Conga um oder packt die Gitarre oder eine mitgebrachte Plastikpuppe und wirft sie blitzschnell hinter meinem Rücken von einer höheren Ebene herunter. Da Aggression auf keinen Fall zur Zerstörung von Gegenständen oder gar zu körperlichen Angriffen führen darf, schütze ich mich zunächst durch körperlichen Abstand und bringe empfindliche Instrumente in Sicherheit. Aus dem Verständnis der Ausdrucksnot und Affektstörung heraus, die sich in diesen destruktiven Handlungen zeigt, muss ich mich aber ganz diesem Thema widmen. Entsprechend des hohen Affektes wähle ich eine große Doppelfelltrommel, ein Aggression «aushaltendes» Musikinstrument, das durch ein kraftvolles Spiel nicht beschädigt wird und biete es Steven als Ausdrucksmittel an. Die musikalische Improvisation (meine Stimme, unser instrumentales Spiel sowie auch ein die Situation beschreibender Text eines improvisierten Liedes) wird dynamisch und rhythmisch genau auf die affektiven Äußerungen des Kindes abgestimmt (Stern 1992, S.198 ff) und formal gestaltet.

Die Übertragung der hohen Affekte löst beim Therapeuten eine große Spannung aus. Wichtig ist, dass weder der Therapeut noch ein Gegenstand verletzt oder beschädigt werden. Der Therapeut bietet je nach Aggressionsgrad körperlichen Halt oder entsprechende Instrumente an. Diese Instrumente müssen ein weites dynamisches Ausdrucksspektrum ermöglichen. Sie sollen dem Affekt zum Ausdruck verhelfen und dem Therapeuten die entsprechende, den Affektzustand begleitende und regulierende Interventionsmöglichkeit geben. Situationslieder mit beschreibendem Text sind erst sinnvoll, wenn der Affekt seinen Höhepunkt noch nicht erreicht oder schon überschritten hat.

Aus entwicklungspsychologischer Sicht können unregulierte Affekte nur mit Hilfe einer anderen Person reguliert werden. Der Therapeut geht daher ganz in den Affekt des Kindes hinein und fühlt sich in diesem Sinne «funktionalisiert» (Schumacher, 1999/2004, S. 49). Ziel ist, dass das Kind seinen Affekten nicht ausgeliefert ist, sondern diese mit Hilfe des Erwachsenen integrieren und gestalten kann. Halt gebende Interventionen sollen Affekt und Körper in Verbindung bringen und dadurch das Selbstempfinden des Kindes stärken. Wichtig ist die Beobachtung, dass aggressives Verhalten auftritt, je mehr Vertrauen zum Therapeuten entstanden ist. Gerade bei dem hier beschriebenen Krankheitsbild wird diese Symptomatik lange und hartnäckig in Erscheinung treten. Nur eine wiederholte Erfahrung dieser musikalisch gestalteten Affektlage wird dem Kind die Regulation und Integration seiner aggressiven Affekte ermöglichen.

Modus 3: Selbsterleben – bewusst machen. Steven verharrt nicht nur in seinen Handlungen (s. Hantieren eines Tuches), sondern wiederholt auch seine stimmlich-sprachlichen Äußerungen in stereotyper Weise. So scheint er kein Bewusstsein seiner Vokalisationen zu haben und kann diese daher auch nicht explorieren und weiterentwickeln. Er lässt sich zunächst körperlich nicht anfassen und kann, wie oben beschrieben, auch Instrumente noch nicht für sich als Ausdrucksmittel nutzen. Im vokalen Bereich gilt es daher, ihn durch entsprechende Angebote den Zusammenhang Körper – Stimme erleben zu lassen. So konzentriere ich mich auf Stevens stimmliche Äußerungen und aktiviere seinen Brustkorb in rhythmisch geformter Weise. Ich berühre, begleitet von Kindertänzen, die Steven über einen langen Zeitraum immer wieder hören will, seinen Körper mit Klanggesten. Er verfolgt zunächst dieses Geschehen, reagiert dann vorsichtig und lässt schließlich doch die direkte Körperberührung zu. Um Stevens immer wiederkehrende Handlungen bewusst zu machen, besinge ich sein Tun im Raum.

Ein Beispiel: Stevens «Spiel» mit dem blauen Tuch nehme ich zum Anlass, seine stereotyp anmutende Handlung zu besingen. Ein ostinat begleiteter Sprechgesang bindet nicht nur Stevens Handlung in eine Geschichte ein, sondern gibt auch Fragen wieder, die ich mir in dieser Situation selbst stelle. Ich begleite mich mit dumpfklingenden Staccato-Rhythmen auf einem Bigbom. Diese große hölzerne Schlitztrommel bietet zwar keinen harmonisch festgelegten Rahmen, untermalt aber durch ihre Klangfarbe den Sprechgesang, der gelegentlich in eine kinderliedmäßige Moll-Melodik wechselt.

> «Es war einmal ein Vorhang, grün, rot, nein blau,
> der wehte im Winde hin und her,
> er hing aus einem Fenster, doch manchmal zog ihn jemand rein,
> sodass er kaum zu sehen war.
> Es war einmal ein Vorhang, rot, grün, nein blau,
> der gehörte einem Mann, der nicht sprechen kann.
> Es war einmal ein Vorhang, rot, grün, nein blau,
> er hing aus einem Fenster und war auf einmal weg.
> Es hat ihn jemand reingezogen, und war auf einmal weg, ganz weg.»

Die Beschreibung der Handlung des Kindes, spielerisch gestellte und provozierende Fragen («der nicht sprechen kann?») sollen das Kind mit seinem «So-Zustand» und seinen eigenen Handlungen in Kontakt bringen.

Die musiktherapeutische Intervention in diesem Modus zielt auf das Bewusstmachen der Bereiche Stimme, Körper, Handlung. Sobald das Kind auch Instrumente zu explorieren beginnt, steht diese instrumentale Äußerung im Mittelpunkt. Interventionen sind zunächst das Zuhören und ein die Exploration unterstützendes Begleiten, Spiegeln, Umspielen oder auch Verstärken und Übertreiben. Entdeckt es einen neuen Klang oder erfindet es ein Motiv, wird durch eine entsprechende instrumentale Begleitung diese Exploration unterstützt und verlängert. Soll das Kind seinen Körper und seine Stimme ins Gewahrsein bringen, werden direkte körperliche Berührungen sinnvoll. Handlungen des Kindes werden in Form von Situationsliedern, wie oben ausgeführt, beschreibend besungen. Ziel ist, die Erfahrung von Urheberschaft und Selbstwirksamkeit zu stärken, beziehungsweise dem Kind wichtige Themen bewusst zu machen. Meist interveniert der Therapeut mit der Ausdrucksform, die das Kind gewählt hat. Körperliche Äußerungen werden durch Klanggesten, Körperlieder und Körperspiele eingebunden und bewusst gemacht, stimmlichen Äußerungen wird durch vokale Spiele und instrumentalen Äußerungen mit einer ähnlichen Klangfarbe begegnet («modale Reaktion» = in derselben Sinnesqualität). Situationslieder werden erfunden und beschreiben die momentanen Handlungen des Kindes.

Aus entwicklungspsychologischer Sicht führt die Erfahrung, dass Affekte mit Hilfe des anderen und schließlich auch selbst reguliert werden können, zum Auftauchen eines «Kern-Selbst» (Stern, 1992, S. 25 ff), das durch die Erfahrung, der Urheber einer Handlung zu sein, gekennzeichnet ist. Erst die Integration von Affekten ermöglicht den für die Exploration nötigen Zustand der Ruhe (Sroufe, 1996 S. 73). Die Erfahrung von Urheberschaft im Bewusstsein, einen Körper, eine Stimme zu haben, zu handeln oder ein Instrument zu spielen, führt in die Wahrnehmung eines «subjektiven Selbst» hinein, das die Voraussetzung für die Wahrnehmung des «intersubjektiven Selbst» (Stern, 1992, S. 48) darstellt.

Modus 4: Intersubjektivität – als Person einbezogen werden. Steven spielt zum ersten Mal von sich aus mit einem Musikinstrument, hier einer Rührtrommel. Er spielt mit einem kleinen Holzschlägel einzelne Klangplatten rhythmisch gezielt an und erzeugt durch eine Rührbewegung im Inneren des Instrumentes Glissandi. Ich begleite ihn mit einem Xylophon und meiner Stimme und fokussiere zunächst den Rhythmus und den dynamischen Verlauf im Sinne einer Affektabstimmung (s. Modus 2). Auffallend ist, dass Steven beginnt, mich immer wieder während des Spiels anzuschauen. Dieses Gefühl, wahrgenommen zu werden, löst bei mir erstmalig eigene Spielideen aus. Steven ist im Stande, auch mein Spiel wahrzunehmen, ohne aber direkt Rhythmus oder melodische Motive zu übernehmen. Hier entsteht erstmalig ein gemeinsamer Fokus, aber noch kein Dialog, wie es im Folgenden beschrieben wird (s. Modus 5).

Der Therapeut ist aktiv ins Geschehen als bestätigende Person eingebunden. Dem Wunsch nach sozialer Rückversicherung eigener Wahrnehmungen kommt er durch deutliches Aufnehmen der Motive des Kindes entgegen. Seine Interventionen gehen nun über ein Bewusstmachen der kindlichen Äußerungen hinaus und enthalten erste eigene Ideen, die das Kind anregen sollen, aber auf kein dialogisches Spiel abzielen. Der Therapeut respektiert die vom Kind benötigten Pausen und ist sich sicher, dass es in die gemeinsame Tätigkeit zurückkehren wird. Improvisationen und Spielformen entstehen nun aus dem gemeinsamen Impuls (Inter-Intentionalität) und bleiben längerfristig für beide Spieler interessant (Inter-Attentionalität). Die Klangfarbe des vom Therapeuten gewählten Instrumentes kann sich nun deutlicher vom Kind unterscheiden. Eigene Motive lassen den Therapeuten als einen vom Kind getrennten Spielpartner in Erscheinung treten.

Aus entwicklungspsychologischer Sicht verweist diese Fähigkeit, einen gemeinsamen Fokus zu finden und ihn mit anderen Personen teilen zu können, auf den Beginn von Intersubjektivität. In der normalen Entwicklung des Kindes tritt diese Fähigkeit im 3. Trimester (mit ca. neun Monaten) in Erscheinung. Trevarthen/Hubley (1978) nennen diesen Entwicklungsschritt eine «sozial-kognitive» Revolution. Sobald Kinder mit Autismus die typischen Merkmale dieser Entwicklungsstufe: «Inter-Attentionalität» (Stern, 1992, S.187) und «Soziale Rückversicherung» (Stern 1992, S. 189) zeigen, ist die Voraussetzung für das «Dialogische» geschaffen.

Modus 5: Der musikalische Dialog – musikalisch antworten und fragen. Eine schon gut bekannte, über Monate gehörte Tanzmusik («Seven Jumps», Siebensprung) wird von Steven und mir mit Gesten und Klanggesten begleitet. In den nicht festgelegten Teilen handeln wir non-verbal aus, wie sich unsere Hände treffen werden. Der hier entstehende Freiraum wird von uns beiden im Sinne eines Gespräches genutzt. Steven und ich wechseln zwischen Reagieren, Mitvollziehen und Initiieren hin und her. Damit wird das dialogische Prinzip im Sinne des wechselseitig aufeinender Reagierens deutlich.

Dialogisieren entsteht aus Antworten und Fragen. Diese Intervention enthält eine Antwort erwartende Initiative der Therapeutin. Das Kind ist in der Lage, diese Erwartungshaltung der Therapeutin wahrzunehmen und ihr bewusst eigene Impulse entgegen zu setzen. Zur Fähigkeit des Mit- und Nachmachen-Könnens kommt die Fähigkeit, wechselseitig zu initiieren, hinzu. Typisch für den musikalischen Dialog ist das gegenseitige Übernehmen von Motiven, Rhythmen und anderen Ausdrucksphänomenen. Imitations- und Lückespiel werden durch ein sich ergänzendes Spiel fortgeführt. Eigenständige Motive, Rhythmen etc. werden aufeinander bezogen und ergeben das Gefühl, miteinander «zu sprechen».

Aus entwicklungspsychologischer Sicht ist das Besondere an der dialogischen Beziehungsqualität, dass das Kind eine Interaktion sowohl initiieren als auch beenden kann. Es nimmt Unterschiede zwischen sich und dem anderen wahr und kann dessen Handlungen aufnehmen und sogar imitieren. Der wechselseitige Austausch von Ideen wird deutlich. Hiermit verbunden ist der Beginn der Fähigkeit, Gefühlszustände mit dem anderen auszutauschen. Typisch für das Kind mit Autismus ist die Schwierigkeit, längerfristig dieses Teilen von Gefühlszuständen auszuhalten.

Modus 6: Der Spielraum – spielen/Spaß haben. Die zu Beginn der Therapie für Steven bedrohlichen und oft destruktiven Affekte werden nun im gemeinsamen Spiel immer wieder erleb- und regulierbar gemacht. Erstmalig findet ein Rollentausch statt: Steven fordert mich sprachlich auf, zu einem bestimmten Musikstück vom Band den «Bösen Mann» zu spielen. Seine Stimme zeigt den spielerischen Charakter und die lustvolle Erregung, die dieses Spiel mit sich bringt. Hier werden Lust und Angst verbunden. Durch eine entsprechende Körperhaltung und eine rhythmisierte Sprache unterstreiche ich den spielerischen Charakter.

Affekt und Handlung sollen verbunden werden. Aufkommende Bilder – und wie hier ein wichtiges Thema des Kindes – werden in ein musikalisch-szenisches Spiel eingebunden. Entsteht ein lustvoll erlebtes Spiel, achtet der Therapeut darauf, dass diese positive Atmosphäre affektiv für das Kind integrierbar bleibt und der weiteren Beziehungsstabilisierung dient (spielerische Affektregulation). Die Aufforderung zum Rollentausch wird möglich. Das Spielen mit allen Parametern der Musik, das gemeinsame Tanzen, das szenisch-musikalische Rollenspiel sind von persönlichem Ausdruck und einer flexiblen Dynamik geprägt, die von beiden Spielern bestimmt wird. Häufig tauchen Bilder beziehungsweise wichtige Themen des Kindes auf, die nun aber spielerisch behandelt werden können.

Aus entwicklungspsychologischer Sicht zeigt das Kind, dass es «zwischen dem eigenen innerlich erlebten Gefühlszustand und dem Gefühlszustand, den es «an» oder «in» einer anderen Person beobachtet», eine Entsprechung herstellen kann. Diese Fähigkeit zur «Inter-Affektivität» ist «die erste, einflussreichste und in ihrer Unmittelbarkeit wichtigste Form gemeinsamen subjektiven Erlebens» (Stern, 1992, S. 190). Affekte sind nicht nur Medium, sondern auch Thema der Kommunikation. Die Fähigkeit, empathisch zu empfinden, entwickelt sich. Das Rollenspiel und der Rollentausch verweisen auf die Fähigkeit, Themen symbolisch darzustellen. Da die Fähigkeit zur «Inter-Affektivität» als «Sprungbrett zur Sprache» bezeichnet wird, stellt sie deren Voraussetzung dar. Entscheidend ist die Freude, die durch das gemeinsame Spielen entdeckt und durch den symbolischen Ausdruck vertieft wird (Greenspan, 2001, S.107).

Modus 7: Sprache – verbalisieren/reflektieren. Steven erinnert sich an ein aufregendes Ereignis vergangener Stunden und sagt, dass er doch damals immer wieder eine Gitarre herunterschmeißen wollte. Ich nehme dieses Bedürfnis zu sprechen zum Anlass, mit ihm über dieses Thema zu reden. Die sonst zur Monotonie und Echolalie neigende Sprache wird durch die verbale Aufforderung, über diese Konfliktsituation zu sprechen, ausdrucksvoll. Mein Versuch, Steven zu einer gewissen Einsicht in sein Verhalten zu bringen, wird von ihm nicht angenommen.

Stattdessen wiederholt er immer wieder das mit adäquatem Affekt gefüllte Wort: «Untersteh Dich!»

Eine vergangene Handlung, die mit einem hohen Affekt verbunden war, wird vom Kind verbalisiert. Dadurch werden Affekt und Sprache miteinander verbunden. Ich versuche, die Einsichtsfähigkeit des Kindes durch Fragen nach dem Grund seines Verhaltens anzuregen. Steven jedoch kann genau diesen Schritt noch nicht mitvollziehen und verharrt auf dem Wort, das den Affekt, der mit der Handlung verbunden ist, ausdrückt.

Aus entwicklungspsychologischer Sicht ist die Fähigkeit, Gedanken, Erinnerungen, Meinungen und Vorstellungen zu teilen, die Voraussetzung eines kommunikativen verbalen Austausches. Das Erlebte wird in Sprache gefasst und damit auf eine symbolische Ebene gebracht. Kinder mit Autismus haben aber gerade hier ein Defizit: Sie können sich den inneren seelischen Zustand des anderen nur schwer vorstellen (Tomasello, 1993, S. 180). Trotzdem ist das Verbalisieren erlebter Inhalte wichtig, da das sprechende Kind mit Autismus seine Sprache im unmittelbaren Zusammenhang mit emotionalen Erfahrungen anwenden lernt.

Zusammenfassung der musiktherapeutischen Interventionen im Therapieverlauf

Steven, der die typischen Symptome eines Frühkindlichen Autismus zeigte, konnte in der hier dargestellten dreijährigen Behandlungszeit seine Ausdrucksmöglichkeiten erweitern und seine aggressiven Affekte besser regulieren lernen. In den ersten beiden Jahren wurde die Intervention «Affektabstimmen und sich funktionalisieren lassen» auf Grund der hier gegebenen Störung am häufigsten angewandt. Insbesondere durch das Sich-Funktionalisieren-Lassen der Therapeutin erfuhr Steven seine Selbstwirksamkeit, das heißt, er empfand sich als Urheber seiner Äußerungen und Handlungen. Im weiteren Therapieverlauf trat dieser Drang, die Therapeutin ganz für die eigenen Bedürfnisse zu verwenden, immer weniger und milder in Erscheinung. Die Integration seiner hohen Affekte wurde durch die dargestellten körperlich-musikalischen Angebote ermöglicht und bildete die Grundlage, sich und den anderen als getrennte Personen wahrzunehmen. Erst als Affekt, Handlung und Sprache integriert werden konnten, entfaltete Steven auf dieser Basis die Freude am zwischenmenschlichen Dialog. Damit wurde er zugänglicher und lernfähiger.

5.10 «Ach wie gut, dass niemand weiß...» – Musiktherapie für Kinder aus Migrationsfamilien bei Schulverweigerung

Claus Roeske

Trotz der zahlreichen Menschen aus anderen Kulturen, die zur Zeit in Deutschland leben, ist das Thema interkulturelle Psychotherapie/Musiktherapie nur sehr wenig bearbeitet worden. Es gibt zwar erste hoffnungsvolle Ansätze, aber noch liegen nur wenig wissenschaftlich gesicherte Erkenntnisse vor (Schlippe v. et al., 2003).

Mir ist es ein Anliegen, auf die Möglichkeiten hinzuweisen, die sich für die Musiktherapie mit ihrem nicht sprachgebundenen Medium Musik im interkulturellen Kontext bieten. Die Mitbehandlung des systemischen Kontextes wird in diesem Arbeitsfeld eine zwangsläufige Notwendigkeit. Für Musiktherapeuten ist es deshalb notwendig, auch hier Konzepte zu entwickeln. Dabei beziehe ich mich im Besonderen auf eine Integration systemischer und musiktherapeutischer Konzepte, wie sie zur Zeit in ersten Ansätzen formuliert werden (Zeuch et al., 2004).

Behandlungskontext

Im Rahmen meiner freiberuflichen Tätigkeit als Supervisor, Trainer und Kinder- und Jugendlichenpsychotherapeut übernehme ich auch Therapieanfragen von Trägern der freien Jugendhilfe, welche in der folgenden Falldarstellung der Auftraggeber war. Der damals neunjährige Goran kam durch Vermittlung eines Sozialarbeiters zu mir. Goran besuchte eine sozialpädagogische Nachmittagsbetreuung für Kinder von Asylbewerbern oder Flüchtlingen, die in den Räumen eines Wohnheimes durchgeführt wurde. Ein Therapieversuch bei einem niedergelassenen Kinder- und Jugendlichenpsychotherapeuten, der verhaltenstherapeutisch arbeitete, war erfolglos geblieben. Danach wurde Goran bei einem Kinder- und Jugendpsychiater vorgestellt. Dieser hatte Einzeltherapie und Familienberatung empfohlen. Im Jugendamt wurde intensiv über eine Fremdunterbringung Gorans diskutiert, außerdem wurde befürchtet, dass die Abschiebung drohe, falls Goran nicht zur Schule gehe. Der zuständige Sozialarbeiter des Jugendamtes sicherte eine Finanzierung der Therapie über das Jugendhilfegesetz zu.

> Die Eltern berichteten, dass sich Goran seit sieben Monaten weigere, zur Schule zu gehen. Er sei von vier Jugendlichen bedroht und um Geld erpresst worden. Im Anschluss daran sei er sehr ängstlich gewesen, er sei nachts aufgewacht, habe geweint und körperlich mit Appetitverlust, Erbrechen und starkem Schwitzen reagiert. Später habe Goran auch zu Hause Angst bekommen. Er wollte weglaufen, da er befürchtete, die Jugendlichen würden ihn zu

Hause aufsuchen. Bisherige Therapie- und Beratungsversuche hatten zwar zur Klärung der Situation in der Schule beigetragen, so dass die Eltern und der zuständige Sozialarbeiter überzeugt waren, dass Goran unbeschadet wieder zur Schule gehen könne und dort auch sicher sei. Die Eltern jedoch waren ratlos und verstanden die Symptomatik ihres Sohnes nicht. Die Familie war mit einer Therapie bei mir einverstanden. Goran selbst sagte spontan, dass er sich auf die Musiktherapie freue.

Familiärer Hintergrund

Die Familie, bestehend aus Vater, Mutter und Goran, stammte aus dem Kosovo. Die Eltern sprachen beide gebrochen Deutsch, eine Verständigung war aber gut möglich. Als Albaner waren sie im Kosovo politisch verfolgt worden und flüchteten deshalb nach Deutschland. Sie hatten den Status von geduldeten Flüchtlingen. Der Kosovokrieg war bereits zu Ende, es war jederzeit möglich, dass die Familie zurückkehren musste. In Albanien war der Vater Gemüsehändler in einem Familienbetrieb gewesen, hier war er arbeitslos. Die Familie lebte in einem Flüchtlingsheim. Der Vater litt nach einer Bandscheibenoperation an starken Rückenschmerzen. Die Mutter war schon immer hauptsächlich Hausfrau. Goran wurde zwar im Kosovo geboren, hat aber die meiste Zeit seines Lebens in Deutschland verbracht.

Diagnostische Einschätzung

In der Kinder- und Jugendpsychiatrischen Literatur wird von Schulphobie, Schulangst oder von Schulverweigerung gesprochen. Die Schulphobie wird der Trennungsangst und die Schulangst der Phobie zugeordnet (Steinhausen, 1996). Goodmann hingegen schlägt zusätzlich das Störungsbild Schulverweigerung vor und verzichtet damit auf die Differenzierung zwischen Schulangst und Schulphobie. Seiner Ansicht nach ist es wichtig, «... zu bedenken, dass Schulverweigerung keine psychiatrische Diagnose darstellt, vielmehr ist sie das Bild einer Klage, hinter der eine ganze Breite von Problemen stecken kann, die sowohl das Kind, die Familie oder das Schulsystem als Ganzes betreffen können» (Goodman et al., 2000, S. 108). Schulverweigerung muss auf der einen Seite von der Störung des Sozialverhaltens und dem Schulschwänzen und auf der anderen Seite von generalisierten Angststörungen, Phobien oder Trennungsängsten abgegrenzt werden. In diesem Artikel beziehe ich mich auf das Konstrukt von Goodman, da es stärker die systemische Komplexität einbezieht und weniger pathologisierende Zuschreibungen impliziert.

In der Diagnostik ist eine Einschätzung der Grundintelligenz, der allgemeinen Lern- und Konzentrationsfähigkeit sowie des Vorhandenseins von Teilleistungsstörungen unabdingbar. Außerdem ist abzuklären, ob eine reale Bedrohung durch Erpressung, Misshandlung, Diskriminierung oder Mobbing existiert. Vor einer weiteren Therapie muss gewährleistet sein, dass die Umstände, die zur Schulverweigerung geführt haben, nicht andauern. Die Kinder können auf der Verhaltensebene Trotz, Wut, Angst oder psychosomatische Reaktionen wie Bauchweh, Schwindel, Herzrasen und Schweißausbrüche zeigen. Der untersuchende Arzt muss deshalb immer mögliche somatische Erkrankungen ausschließen.

Der Kinder- und Jugendpsychiater hatte eine Schulverweigerung diagnostiziert und Leistungsdefizite und Lernstörungen ausgeschlossen. Seine Empfehlung lautete Einzel- und Familientherapie. Trotz der belastenden Lebensumstände der Familie schien eine ambulante Behandlung möglich, da die Eltern sehr engagiert wirkten, sich gut sozial vernetzt hatten und ein professionelles Unterstützungssystem vorhanden war.

Eine Indikation für Einzelmusiktherapie in Kombination mit Familiengesprächen war somit gegeben. Die prognostische Einschätzung war aufgrund der Faktoren, die im Therapieverlauf potenziell unterstützend sind, günstig (Roeske, 2001):

- der Sozial- und Überweisungskontext war ausreichend geklärt und wohlwollend
- die Kooperationsbereitschaft und die Motivation der Klienten waren günstig
- Ziele und Wünsche waren transparent formuliert und realisierbar
- die Diagnosestellung ließ auf eine günstige Prognose schließen
- die Art der musikalischen Kommunikation war zwar nach dem Erstgespräch noch ungeklärt, es bestanden allerdings keine ungünstigen Erwartungen (siehe im Folgenden: Musik im interkulturellen Kontext)
- ich selbst konnte mir eine Arbeit mit der Familie gut vorstellen.

Ausgehend von diesen Überlegungen wurden 20 Einzelmusiktherapiesitzungen und fünf begleitende Familiengespräche vereinbart. Die Einzelsitzungen fanden einmal wöchentlich statt. Außerdem wurde vereinbart, dass ich regelmäßig mit dem Sozialarbeiter (Herrn Z.) Kontakt haben würde und dass eventuell eine Begleitung zur Schule durch die Erzieherin der Nachmittagsbetreuung organisiert würde, sobald ein Schulbesuch wieder möglich sei.

Fallbeispiel

Beginn (1.–10. Sitzung). Goran zeigte sich in der ersten Sitzung auffallend freundlich und äußerst höflich. Er erzählte mir, dass er sich sehr auf die Musiktherapie gefreut habe, da er gerne Gitarre lernen wolle. Außerdem wolle er wieder zur Schule gehen und dort einen guten Abschluss machen. In einer ersten Improvisation wählte er das Xylophon. Er zeigte viel Spiel- und Improvisationsfreude, spielte aber sehr «ordentlich», das heißt er spielte rhythmisch im Takt, benutzte als Intervall oft die Terz und entwickelte kleine harmonische Melodiebögen, die die Anmutung von Kinderliedern hatten. Goran wirkte gut motiviert.

Auch im weiteren Verlauf der Einzeltherapie war Goran zunächst sehr vorsichtig im Kontakt, stets höflich und auffallend freundlich. Das Instrumentarium probierte er sehr vorsichtig und zurückhaltend aus. Er fragte mich immer wieder, ob ich ihm etwas beibringen könnte, ob er Gitarre oder Lieder von mir lernen könnte. Bei freien Improvisationen wartete Goran stets, bis ich angefangen hatte, und folgte dann meinem Spiel. Goran erzählte mir, dass er kein Albanisch sprechen könne, er sei in Deutschland aufgewachsen und zu Hause spreche er mit seinen Eltern nur Deutsch.

Trotz seiner Überangepasstheit kam Goran gerne zur Musiktherapie; er sagte, dass sie ihm Spaß mache und er sich wohl fühle. Ich ermunterte ihn deshalb zunehmend, seinen eigenen Interessen und Impulsen zu folgen. Ich forderte ihn auf, bei Improvisationen anzufangen und den eigenen musikalischen Impulsen zu folgen oder auch mal «Quatsch» zu spielen. Goran nahm diese Angebote vorsichtig an. Allmählich traute er sich zunehmend, seinen eigenen Interessen und Impulsen zu folgen und entwickelte eine gewisse Freude an «unartigem» Spiel.

Auf die Frage, ob er Musik aus dem Kosovo kenne, sagte er, dass er selbst wenig hierüber wisse. Seine Eltern würden manchmal «alte» Kassetten hören, er selbst interessiere sich nicht für diese Musik. Als ich ihn aufforderte, eine Kassette seiner Eltern zur Musiktherapie mitzubringen, sagte er höflich zu, tat dies aber zunächst nicht. Die Beziehung zu Goran wurde zunehmend besser, er spürte ernsthaftes Interesse meinerseits an seiner Person und an seiner «verborgenen» Kultur.

Wendepunkt (11. Sitzung). In der 11. Sitzung kam es zu einem Wendepunkt. Nach der Begrüßung fragte ich Goran, ob es irgendetwas zu erzählen gäbe. Er sagte zunächst, dass es nichts Neues gäbe und alles normal sei. Nach kurzem Zögern erzählte er mir, dass sein Vater ihn damit beauftragt habe, mit mir über die Schule zu reden. Seit dem Erstgespräch hatte Goran das Thema Schule nie mehr angeschnitten. Ich fragte Goran, was er sich denn wünschen würde. Er sagte, dass er gerne wieder zur Schule gehen möchte. Ich machte Goran den Vorschlag, ein Bild zu diesem Thema zu malen. Er solle sich vorstellen, dass ein Wunder geschehen wäre und alle seine Probleme gelöst wären, so dass er wieder zur Schule gehen könne. Ich forderte ihn auf, alles was ihm hierzu einfällt, auf einem Bild zu malen. Goran malte ein Bild, auf dem ein großes Schulgebäude zu sehen ist. Er selbst schaute aus einem Fenster des Schulgebäudes und winkte anderen Kindern auf dem Schulhof zu. In der Nachbesprechung erzählte er, dass die anderen Kinder sich freuen würden und nett wären. Ich schlug vor, das Bild als Improvisationsvorlage zu verwenden und stellte es auf einen Notenständer. Goran bekam die Aufgabe, für sich selbst und mich passende Instrumente auszuwählen. Er wählte das Xylophon, mir gab er die Gitarre. In der Improvisation spielte er «brav und angepasst» kleine Melodiebögen und orientierte sich an mir. Ich spielte rhythmisch passende Kadenzen. Dabei beschäftigte mich innerlich die Frage, ob er selbst tatsächlich gerne in die Schule möchte, oder ob er es gesagt hatte um es «den Erwachsenen» recht zu machen. Ich entschloss mich, Goran wohlwollend zu provozieren. Ich spielte dissonante Akkorde und verließ das Metrum. Goran blieb bei seinen Melodien. Ich spielte wieder «brav». Jetzt brach Goran aus, er verließ das Metrum, schlug sogar auf die Holzplatte des Xylophons. Ich blieb «brav», bis Goran ebenfalls wieder brav wurde. Jetzt war ich wieder dran mit dem «Chaos». Ohne dies mit Worten zu vereinbaren, war eine Spielregel entstanden: Einer spielte «brav» der andere «chaotisch». Diese Struktur wurde eine Weile eingehalten, bis sie in einem wilden und lauten Finale – einem chaotischen Crescendo – endete. Goran wirkte entspannt und gelöst. Seine Augen strahlten. Ich sagte, dass die Schule ihm offensichtlich richtig Spaß gemacht habe. Zunächst bestätigte er meine Ansicht, doch dann kippte die Stimmung. Goran wirkte bedrückt. Er erzählte, dass er Angst vor den anderen Kindern habe, er sei ein Lügner und die anderen wüssten das. Er habe den anderen Kindern erzählt, dass sein Vater als Ingenieur arbeite, die Familie in einem großen Haus mit Garten leben würde und sie einen Hund hätten. Er habe Angst gehabt, die Wahrheit zu erzählen, da er sich so sehr dafür geschämt habe, dass die Familie in einem Wohnheim lebe und der Vater arbeitslos sei. Am Ende der Sitzung vereinbarte ich mit Goran, dass ich im nächsten Elterngespräch seine geäußerten Befürchtungen ansprechen würde.

Abschluss (12.–20. Sitzung). Ab der 11. Sitzung hatte ich den Eindruck, dass der Knoten bei Goran geplatzt war. Er wurde zunehmend offener und brachte Kassetten mit Musik der Eltern mit. Im weiteren Therapieverlauf unterhielt ich mich oft mit Goran über seine albanischen Wurzeln. Wir hörten auch gemeinsam albanische Lieder. Er erzählte einzelne Worte in albanisch oder übersetzte mir Liedtexte. Goran wurde immer selbstbewusster. Dies zeigte sich besonders in seinem Improvisationsverhalten. Sein Spiel wurde sehr mitreißend, dynamisch-akzentuiert und sehr rhythmisch.

Lösungsorientierte Musiktherapie

Die hier in der 11. Sitzung vorgestellten Interventionen basieren auf der Grundannahme, «...dass jedes System bereits über alle Ressourcen verfügt, die es zur Lösung seiner Probleme benötigt – es nutzt sie derzeit nur nicht. Um die Ressourcen aufzufinden, braucht man sich nicht mit dem Problem zu beschäftigen, der Fokus liegt von vornherein auf der Konstruktion von Lösungen» (v. Schlippe & Schweitzer, 1996, S. 124). In der systemischen Therapie geschieht dies vor allem durch Stellen von lösungsorientierten Fragen (de Shazer, 1989). Systemisch lösungsorientiertes Vorgehen in Verbindung mit musiktherapeutischem Vorgehen eröffnet zudem eine erlebnisorientierte Ebene, die über die rein sprachliche Ebene hinausgeht (Rose & Bossinger, 2004; Roeske, 1998).

Der reinen musiktherapeutischen Variante ist in meiner Falldarstellung die Aufforderung vorangestellt, zunächst ein Bild zu malen. Diese Interventionsform hat sich bei Kindern als Zwischenschritt bewährt, um ein tieferes Eintauchen im musikalischen Beziehungserleben zu ermöglichen. Wird dieser Zwischenschritt übersprungen, ist die Anforderung an mehrdimensionale komplexe Wahrnehmung für ein Kind relativ hoch und kann von ihm nicht immer bewältigt werden.

Die **Rolle des Musiktherapeuten** bei der lösungsorientierten Musiktherapie besteht darin, dem Patienten eine musikalische Kommunikation zu ermöglichen und durch die Art des Mitspielens, des Verstehens und durch musikalische und gegebenenfalls außermusikalische Interventionen dem Patienten eine verändernde Beziehungserfahrung anzubieten. In der musikalischen Beziehung können sich fehlgeleitete und schwierige Beziehungserfahrungen und Muster niederschlagen. Nachdem sie hörbar geworden sind, können sie behandelt oder verändert werden. Dies kann unmittelbar auch dadurch geschehen, dass die Lösung des Problems in der Musik bereits zum Klingen kommt oder vom Therapeuten initiiert wird, bevor sie in anderen systemischen Bezügen des Klienten erfahr- oder beschreibbar ist. Die musikalische Beziehung oder Kommunikation geht dabei über rein sprachliche Möglichkeiten hinaus. Hypothese ist, dass die musikalische Kommunikation als Medium der Beziehung zwischen Klient und Therapeut bei der Konstruktion von Lösungen oder Problemen hilfreich ist.

Bei der beschriebenen Improvisation aus der 11. Sitzung konnte sich Goran auf die spielerische «Lösungskonstruktion» einlassen. Als Therapeut habe ich ihm aktiv ein neues Lösungsverhalten angeboten, indem ich «chaotisch» spielte. Dies bedeutete, dass ich seinem Muster der Überangepasstheit eine neue Lösungsidee gegenüberstellte. Goran folgte meinem Angebot. Nachdem er diese Lösung erlebt hatte, war er anschließend in der Lage, seinen Konflikt aus einer anderen Perspektive zu betrachten. Er erzählte von der Verstricktheit durch seine «Lügen». Diese neue Beschreibung des Konfliktes ließ wiederum eine weitere systemische Bearbeitung des Konfliktes zu.

Transkulturelle Therapie

Für Betroffene ist Migration oft mit großen äußeren und inneren Veränderungen verbunden, die auch schwerwiegende Konsequenzen für die psychische Gesundheit haben können (Hegemann & Salmann, 2001). Als Therapeut ist die Arbeit mit den Betroffenen keine leichte Aufgabe, da soziokulturelle Unterschiede zu Kommunikationsproblemen auf unterschiedlichen Ebenen führen können. Das Verständnis von Gesundheit und Krankheit, die Anliegen, die Umgangs- und Ausdrucksformen, die Vorstellungen von Heilung oder Therapie, Stellenwert von Ehe und Familie oder die Anforderungen der Eltern an Kinder können vielfach nicht adäquat eingeschätzt werden. Als professionell arbeitende Therapeuten stehen wir deshalb «...vor der Aufgabe, uns verstärkt zu bemühen, die soziale Distanz zu minimieren und mehr Verständnis für die Lebensweise, die Wertvorstellungen und das Gesundheitsverhalten aufzubringen» (Hegemann & Salmann, 2001, S. 15).

Die Erkenntnisse aus der Einzelmusiktherapie mit Goran haben geholfen, den Eltern die Verstrickung Gorans zu erklären. Mit dem Medium Musik ist Goran zunächst so umgegangen wie er es mit allem gemacht hat, was für ihn fremd war. Er hat versucht, die vermeintlichen Anforderungen und Erwartungen zu erspüren und sich möglichst exakt diesem Bild anzupassen. Seine Anpassungsleistung war vor dem Hintergrund der Familiengeschichte ein Überlebensmechanismus, um mit Diskriminierung und Verfolgung zurecht zu kommen. Sluzki (2001) spricht in diesem Zusammenhang von einem Spannungsfeld zwischen «Idealisierung und Abwertung» als phasische Reaktion von Familiensystemen in einem Akkulturations- und Migrationsprozess. Je nach Phase wird die Herkunftsgesellschaft beziehungsweise die Aufnahmegesellschaft verleugnet und abgewertet oder idealisiert. In der Familie Gorans wurde alles Kosovarisch/Albanische abgewertet und geleugnet und alles Deutsche idealisiert. In diesem Zusammenhang erstaunt es nicht, dass Goran anfangs vorgab, nicht albanisch sprechen zu können. Diese Anpassungsleistung war anfänglich für Goran und seine Familie erfolgreich. Goran hat sein Muster weiter betrieben und seinen Mitschülern eine perfekte «deutsche» Identität geliefert.

Musik im interkulturellen Kontext

Frei improvisierte Musik zwischen Klient und Therapeut kann in diesem Zusammenhang als Kultur übergreifendes Medium angesehen werden, das eine neue sinnstiftende Funktion haben kann. Frei improvisierte Musik ohne festen Bezug zu überlieferten Rhythmus-, Melodie- oder Harmoniestrukturen kommt in keiner musikalischen Kultur vor, die bestimmten ethnischen oder geographischen Gruppierungen zuzuordnen wäre. Freie Improvisation als Kunstform existiert nur im «Free Jazz» oder der neueren modernen Klassik. Deshalb kann man bei Musiktherapie mit Menschen aus anderen Kulturen davon ausgehen, dass die Spielform der freien Improvisation eine neue unbekannte Form ist, genauso wie für Menschen mit ähnlicher musikalischer Sozialisation. Trotzdem spielen die Kultur bedingten Hörgewohnheiten auch beim freien Improvisieren eine wesentliche Rolle. Beim empathischen Verstehen oder Interpretieren der freien Improvisationen sollte man als Therapeut besonders in der Arbeit mit Klienten aus fremden Kulturen deshalb sehr zurückhaltend sein. «Um fremde Musik angemessen zu verstehen, bedarf es eines jahrelangen Trainings zur Dekonditionierung eigener und Neukonditionierung fremder Hörweisen. Spontane Einfühlung und Selbsterfahrung führt ausnahmslos zu Missverständnissen und Fehlreaktionen» (Brandl & Rösing, 1997, S. 58). Als Musiktherapeut sollte man gegenüber den eigenen Konstruktionen zur Musik aus fremden Kulturen wohlwollend skeptisch und neugierig bleiben und sich immer erlauben, Fragen zu stellen. Erst als Goran mein Interesse an seiner Herkunftskultur spürte, konnte er sich öffnen und etwas hiervon zum Klingen bringen. Als nonverbales Medium kann Musik dabei helfen, die interkulturelle Sprachlosigkeit zu überwinden.

Familiengespräche

In der ersten Sitzung waren die Eltern sehr höflich und freundlich. In der zweiten Sitzung zeigte sich ein ganz anderes Bild. Der Vater war emotional sehr aufgebracht und sagte, dass sein Sohn nicht verrückt sei. Er forderte, die Therapie abzubrechen, da er eine «Gehirnwäsche» seines Sohnes befürchte. Die Mutter war für eine Weiterbehandlung, konnte sich aber nicht durchsetzen. Goran selbst wirkte in dieser Situation sehr verwirrt. Er war bereits dreimal bei mir gewesen und hatte mehrmals betont, dass ihm Musiktherapie gut gefalle. Offensichtlich war Goran in einem unauflösbaren Loyalitätskonflikt. Ich sagte der Familie, dass ich auf keinen Fall gegen den Willen des Vaters die Therapie fortsetzen würde. Es wurde vereinbart, dass beim nächsten Termin der Sozialarbeiter dabei sein würde, um gemeinsam zu überlegen, wie es weitergehen könnte. Der Sozialarbeiter befürchtete, dass die Familie ausgewiesen würde, wenn die Eltern einer notwendigen Behandlung nicht zustimmen würden. Dieses Argument überzeugte den Vater, so dass er unter Tränen der Fortsetzung der Behandlung zustimmte. Die Mutter hatte sich die ganze Zeit sehr für eine Behandlung eingesetzt und schien wie ihr Sohn Goran jetzt sehr erleichtert zu sein, dass der Vater zustimmte.

Nach diesem dramatischen Anfang zeigten sich die Eltern in den Familiengesprächen sehr angepasst und äußerst höflich. Sie bekundeten mehrmals, dass sie bereit wären «alles» für ihren Sohn zu tun, wenn es ihm nur besser ginge. Sie machten deutlich, dass ihr wichtigstes Anliegen sei, Goran von allem Schlechten in dieser Welt fern zuhalten. Deshalb seien sie aus dem Kosovo geflohen. Sie wollten, dass zumindest ihr Sohn eine angemessene Chance auf dieser Welt haben sollte. In Gegenwart des Sohnes sprachen die Eltern nie von der Zeit vor der Flucht.

Deshalb fanden zwei Gespräche mit den Eltern alleine statt. Hier waren sie bereit, über die traumatischen Umstände ihrer Flucht zu berichten. Die panische Reaktion des Vaters in der zweiten Familiensitzung konnte hier erklärt werden. Er war öfters von der serbischen Polizei verhaftet worden und für mehrere Nächte verschleppt worden. Vermutlich wurde er hier auch gefoltert. Er hatte deshalb latent und ständig Angst um seinen Sohn. Auch sein schweres Rückenleiden erklärte sich als Folge dieser Übergriffe. Die Mutter war nach der Geburt Gorans medizinisch falsch behandelt worden und deshalb seitdem unfruchtbar. Die Eltern schämten sich sehr für das, was sie erlebt hatten, und hatten deshalb Goran bisher nur von schönen Ereignissen aus dem Kosovo erzählt. Ich fragte die Eltern, ob es in ihrer Geschichte auch etwas geben könnte, worauf sie stolz sein könnten. Die Eltern begannen, sich intensiv mit dieser Frage zu beschäftigen. Sie sagten, dass sie stolz darauf sein könnten, dass sie Goran gerettet hätten, dass sie ihm eine gute Schulausbildung ermöglichen würden und schließlich, dass sie all dieses Leid gemeinsam überstanden hätten. Zu der Familie war mittlerweile eine intensive und tragfähige Beziehung entstanden. Sehr authentisch konnte ich Ihnen deshalb vermitteln, dass ich eine große Achtung und Anerkennung für ihre Geschichte verspürte. Statt sich zu schämen, könnten sie stolz auf ihre Geschichte sein, da es den Eltern offensichtlich gelungen war, ihren Sohn und sich selbst zu retten. Das Thema Flucht und Migration wurde allmählich in einen neuen Zusammenhang eingefügt. In der nächsten Sitzung war Goran wieder dabei und wurde von den Eltern mit den neu erarbeiteten Sichtweisen zur Familiengeschichte vertraut gemacht.

Aufgrund dieser neuen, veränderten Sichtweisen konnte Goran in der Einzeltherapie seine Verwicklungen bearbeiten (siehe 11. Sitzung). Wie mit Goran vereinbart, wurden die Eltern über die Inhalte der 11. Sitzung informiert. Sie zeigten viel Verständnis für Gorans Problem und waren bereit, ihn zu unterstützen. Sie sagten ihm, dass er auf seine Familie stolz sein könnte. Es war klar, dass die Wohnsituation in dem Heim für die Familie sehr schwierig war, trotzdem ermunterten die Eltern Goran, dies offen anderen Kindern zu erzählen.

Goran war nun wieder bereit, zur Schule zu gehen. Nachdem seine Verwicklung offen gelegt war und er von den Eltern Unterstützung erfahren hatte, gab es offensichtlich keine Notwendigkeit mehr für die Familie, an der Symptomatik festzuhalten. Die Eltern berichteten, dass sie Goran viel vom Kosovo erzählt hätten und dass er sehr neugierig sei.

Mit der Erzieherin der Nachmittagsbetreuung wurde der Schulbesuch intensiv vorbereitet. Goran gelang es tatsächlich, wieder zur Schule zu gehen. Die Einzeltherapie wurde abgeschlossen. Mit der Familie fand noch ein Abschlusstermin statt. Der Vater forderte in diesem Gespräch sehr vehement von mir eine Bescheinigung, dass die Umstände im Übergangswohnheim seinen Sohn krank gemacht hätten. Als er merkte, dass ich diese Bescheinigung nicht ausstellen würde, reagierte er sehr enttäuscht, blieb aber, nachdem er sich beruhigt hatte, kooperativ. Insgesamt waren die Eltern mit der Behandlung zufrieden. Goran war sehr stolz, da er bereits zwei Wochen alleine zur Schule ging.

Bei einer telefonischen Befragung nach zwei Jahren bekam ich die Auskunft, dass Goran weiter zur Schule gegangen sei und die Familie noch in Deutschland lebe.

Familiendynamik vor dem soziokulturellen Hintergrund

Schwierig bei dieser Therapie war, auszuhalten, dass die allgemeine Lebenssituation der Familie nicht verändert werden konnte, ohne den eigentlichen Therapieauftrag zu gefährden. Bei der Arbeit mit Migrationsfamilien wird man als Therapeut immer wieder mit schweren ethischen und moralischen Konflikten konfrontiert. Die soziale Lebenssituation der Familie war unwürdig. Den Eltern war es eine Herzensangelegenheit, ihrem Sohn eine gute Schulausbildung zu ermöglichen und ihn vor Unterdrückung und Diskriminierung zu schützen. Real hatte die Diskriminierung in Deutschland eine Fortsetzung erfahren, da sie hier nicht als politisch verfolgte Menschen Anerkennung gefunden hatten, sondern nur den

Status von geduldeten Flüchtlingen. Der Kosovokrieg war zu Ende, es bestand jederzeit die Möglichkeit, dass die Familie zurückgeschickt werden könnte.

Vor diesem gesellschaftlichen Hintergrund besteht die Gefahr, dass die Symptomatik funktionalisiert wird und der soziale und politische Kontext den eigentlichen Therapieauftrag überschattet. Als der Vater eine Bescheinigung einfordert, um die Wohnsituation der Familie verändern zu können, wird diese Dynamik sehr deutlich. Hätte ich der Familie diese Gefälligkeitsbescheinigung ausgestellt, hätte dies in der Familiendynamik schwerwiegende Folgen haben können. Die Symptomatik Gorans wäre mit dem Lebensschicksal der Familie verbunden gewesen, eventuell mit der langfristigen Folge, dass Goran weiterhin an seine Angstsymptomatik gebunden gewesen wäre.

Die Symptomatik von Goran kann als Auswirkung des Familientabus gesehen werden. Die Eltern wollten ihren Sohn vor allem Schlechten auf dieser Welt bewahren. Deshalb verschwiegen sie ihr eigenes Schicksal. Goran übernahm dieses Tabu perfekt und versuchte, eine Konfrontation mit der Realität zu verhindern. Als intelligenter Neunjähriger wusste er natürlich genau, was im Kosovo passiert war. Deshalb erzählte er anderen Kindern nichts, was seine Eltern hätte in Frage stellen können. Die entscheidende Veränderung fand statt, indem das zentrale Familienthema «Flucht» in einen neuen Bedeutungszusammenhang gesetzt werden konnte. Aus der Scham über die Flucht wurde der Stolz darüber, das Richtige zur Rettung der Familie getan zu haben. Danach war es in der Familie möglich, über die eigene Geschichte von Flucht und Verfolgung zu reden. Goran konnte in der Einzelmusiktherapie seine Verstrickung offen legen, und die Eltern konnten im Rahmen ihrer Möglichkeiten bei der Lösung helfen. Es war keinesfalls so, dass die Eltern ihm alle schrecklichen Erlebnisse, wie Folter und Verfolgung, erzählt haben. Die entscheidende Veränderung war, dass die Familie wieder über Themen, die mit dem Kosovo verknüpft waren, reden konnte. Dabei merkten sie, dass es auch viele Seiten gab, die sie Goran zur Verfügung stellen konnten, wie beispielsweise die Aufnahmen von Musik aus dem Kosovo, die Goran mit zur Therapie brachte. Goran kam offen mit den kulturellen Wurzeln seiner Eltern in Berührung. Sein «Lügengebäude» war danach nicht mehr notwendig. Auf dem Hintergrund dieser neuen Sichtweise, gab es keine Notwendigkeit mehr, den anderen Kindern etwas vorzumachen.

Musiktherapie im systemischen Kontext

Wenn Musiktherapie als psychotherapeutische Behandlungsmethode bei Kindern und Jugendlichen ernst genommen werden will, ist die Analyse und Bearbeitung des systemischen Kontextes unabdingbar. Bei Musiktherapie als eigenständigem Angebot in freier Praxis für Kinder und Jugendliche ist die Einbeziehung der Familie beziehungsweise der Eltern eine unverzichtbare Notwendigkeit (Koch-Temming, 2003). Die Dynamik der Phänomene «Schulverweigerung» und

«Migrationsfamilie» erfordert ein systemisches Vorgehen und lässt eine rein einzel(musik)therapeutische Behandlung als Kunstfehler erscheinen. In der freien Praxis heißt dies für Musiktherapeuten, dass es unabdingbar ist, sich Konzepte und Kompetenzen für die Arbeit mit den Familien und sozialen Systemen anzueignen.

Nach meinen langjährigen Erfahrungen hat sich Musiktherapie im Kontext interkultureller Arbeit sehr bewährt. Migrationsfamilien haben oft eine enge Verbundenheit mit ihrer eigenen musikalischen Sozialisation. Aktives Musizieren spielt in der Alltagkultur häufig eine größere Rolle, man ist gewohnt, in der Gemeinschaft zu singen, zu tanzen oder auf einem Instrument zu spielen. Die Hemmungen von Kindern und Jugendlichen beim freien Improvisieren sind oft wesentlich geringer als bei vergleichbaren deutschen Kindern.

Musiktherapie könnte in einer sich noch zu entwickelnden interkulturellen Psychotherapie eine tragende Rolle spielen, wenn man der fremden musikalischen Kultur respektvoll und neugierig begegnet. Im interkulturellen Dialog geht es vor allem darum, die «Zwischentöne» zu verstehen und zu hinterfragen. Hierin sind Musiktherapeuten in besonderer Weise geschult, es ist zentraler Gegenstand qualitativer musiktherapeutischer Betrachtung und Analyse.

5.11 «Ich habe kein Problem – nur alle anderen» – Musiktherapie für Kinder mit Aufmerksamkeitsdefizit/Hyperaktivitätsstörung im Rahmen einer ambulanten Behandlung

Christoph Salje

Jonas kommt in den Therapieraum und beginnt sofort zu musizieren. Er versucht zunächst bekannte Lieder nachzuspielen oder einen «fetten Groove» zu trommeln. Laute Instrumente müssen es sein, mit starker Resonanz! Bereits nach kurzer Zeit wechselt er achtlos die Instrumente, selten gerät er in einen Zustand des Lauschens. Mein Mitspielen scheint er gar nicht zu hören, und wenn doch ein musikalischer Kontakt zustande kommt, hört er stets auf zu spielen. Jonas leidet an einem Aufmerksamkeitsdefizit mit Hyperaktivität.

Die Einrichtung

In der Ambulanz des Instituts für ambulante Heilpädagogik und Psychotherapie behandelt unser multidisziplinäres Team die verschiedensten Symptomatiken und Behinderungen im Kindes- und Jugendalter, unter anderem Verhaltensauffälligkeiten unterschiedlichster Ausprägung. Therapien werden im Einzel- und Gruppensetting angeboten, die Elternarbeit erfolgt je nach Problematik in Form von Anleitungs-, Beratungs- oder Therapiegesprächen. Eltern stellen ihre Kinder meist auf Anraten von Lehrerinnen und Kindergärtnerinnen, auf Empfehlung des Amtsarztes oder auch anderer Behandler vor. Als Gründe werden meist Probleme im Verhalten genannt. Nach einer ausführlichen Diagnostik werden die Familien häufig an andere Fachtherapeutinnen wie etwa Ergotherapeutinnen, Krankengymnastinnen oder Psychotherapeutinnen verwiesen. Bei Kindern und Jugendlichen mit multimodalen Störungsbildern wird eine Therapie in unserem Haus angestrebt, dann als «heilpädagogische Maßnahme».

Für unsere Klientel hat es sich bewährt, verschiedene Behandlungsansätze in ein Therapiekonzept zu integrieren, jeweils ausgerichtet auf die Bedürfnisse des Kindes oder des Jugendlichen. Eine musiktherapeutische Behandlung im engeren Sinne findet daher in unserem Institut in der Regel nicht statt. Sie wird ergänzt durch Förderansätze aus der Sensorischen Integration, aus der Gesangstherapie und aus der Verhaltenstherapie.

Das Phänomen der unaufmerksamen Kinder

Viele Kinder, die in unsere Ambulanz kommen, werden von den Eltern als hyperaktiv beschrieben. Der weiten Verbreitung und Verwendung von Begriffen wie Aufmerksamkeitsdefizitsyndrom (ADS), Hyperkinetische Störung (HKS) oder

Hyperaktivität als äußerst populäre «Modediagnosen» steht allgemein ein oftmals völlig unzureichendes Faktenwissen gerade auf Seiten der Eltern gegenüber. Dieses ist aber nicht nur für ein besseres Verständnis ihrer Kinder notwendig, es ist auch Voraussetzung für gezielte therapeutische Interventionen.

Diagnose

Bei der Aufmerksamkeitsdefizit-/Hyperaktivitätsstörung handelt es sich um eine Entwicklungsstörung der Selbstkontrollprozesse und des Sozialverhaltens. Von verschiedenen deutschen und internationalen Fachgesellschaften und Arbeitsgruppen sind Leitlinien zur Diagnose und Behandlung hyperkinetischer Störungen erarbeitet worden (Döpfner et al., 2000). Im ICD-10 werden die Diagnosen einer «Störung von Aktivität und Aufmerksamkeit» (F 90.0) von der «Hyperkinetischen Störung des Sozialverhaltens» (F 90.1) abgegrenzt (Dilling et. al., 2005). Im Folgenden verwende ich den allgemein gebräuchlicheren Terminus der Aufmerksamkeitsdefizit/Hyperaktivitätsstörung (Saß et al., 1996).

Es werden grundsätzlich drei Kernsymptome unterschieden:

1. Unaufmerksamkeit (z. B. Flüchtigkeitsfehler bei den Schularbeiten, bei der Arbeit oder bei anderen Tätigkeiten; Schwierigkeiten, längere Zeit die Aufmerksamkeit bei Aufgaben oder Spielen aufrechtzuerhalten)
2. gegebenenfalls Hyperaktivität (z. B. häufiges Zappeln mit Händen oder Füßen oder Herumrutschen auf dem Stuhl; häufige Schwierigkeiten, ruhig zu spielen oder sich mit Freizeitaktivitäten ruhig zu beschäftigen). Nicht jedes Kind mit einer Aufmerksamkeitsstörung ist hyperaktiv!
3. Impulsivität (z. B. «Nicht-abwarten-können», häufiges Unterbrechen oder Stören Anderer)

Situationsspezifisch kann die Stärke der Symptome variieren. Daher sind nicht nur altersgemäße Verhaltensweisen bei mitunter sehr aktiven Kindern von Symptomen der Aufmerksamkeitsdefizit-/Hyperaktivitätsstörung zu unterscheiden. Nicht selten stehen die Symptome in einem Zusammenhang mit den psychosozialen Bedingungen wie der Gestaltung von Strukturen und Abläufen im häuslichen Alltag oder schulischer Überforderung wie auch Unterforderung. Differentialdiagnostisch müssen medizinische beziehungsweise medizinisch behandelbare Ursachen für die Symptomatik und – soweit im Vorfeld möglich – auch andere psychische Störungen durch Fachärzte und Therapeuten ausgeschlossen werden.

Verbreitung, Entstehung und Verlauf

Angaben über die Häufigkeit von Aufmerksamkeitsdefizit-/Hyperaktivitätsstörungen schwanken abhängig von den jeweiligen Kriterien der Studien (z.B. Altersstufe der Kinder, Erhebung durch Eltern, Lehrer oder Ärzte etc.) immens. In Deutschland ist bei 3 bis 8 Prozent aller Kinder eine Aufmerksamkeitsdefizit-/Hyperaktivitätsstörung feststellbar; hiervon ist ein Viertel Mädchen. Diese Zahlen entsprechen internationalem Durchschnitt (Döpfner et al., 1998, Döpfner et al., 2000; Hüther, 2002; Holowenko, 1999).

Die Frage nach Ursache und Folge der Erkrankung ist nicht einfach zu beantworten. Inzwischen überwiegt jedoch die Meinung, dass der Genese ein multifaktorielles Geschehen zugrunde liegt (siehe **Abb.12**).

Auch wenn Symptome bereits im Alter von drei Jahren erkannt werden können, weist die Anamnese des Störungsbildes häufig bis in das Säuglingsalter zurück. Diese Babys sind oft unruhig, reizbar, weinen viel und zeigen Schlafprobleme. Im Vorschulalter können diese Kinder durch erhöhte, ziellose Aktivität und Forschungsdrang auffallen, sie sind impulsiv und schwerer zu steuern. Der Schuleintritt verstärkt allgemein die Symptomatik, Schwierigkeiten in der Aufmerksamkeit und Konzentration treten zu Tage, meist gekoppelt mit Teilleistungsstörungen und Lernschwierigkeiten. Auf die negative Rückmeldung der Umwelt reagieren sie mit Selbstwertproblemen und mitunter auch aggressivem Verhalten. Während im Jugendalter die Hyperaktivität in der Regel zurückgeht, bleiben die Probleme in Bezug auf Aufmerksamkeitsausrichtung und Impulsivität bestehen. 30 Prozent aller Betroffenen weisen ein dissoziales Verhalten auf, viele zeigen emo-

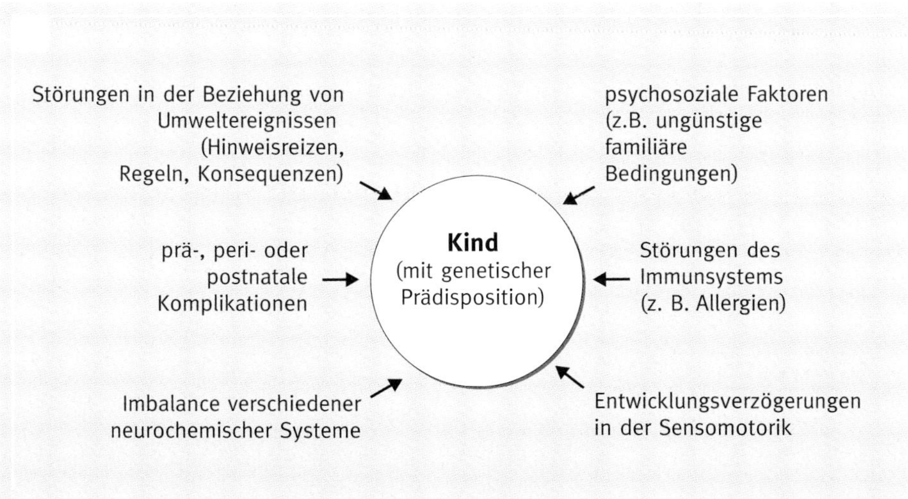

Abbildung 12: Beeinflussende Faktoren der Aufmerksamkeitsdefizit-/Hyperaktivitätsstörung

tionale Auffälligkeiten, Alkohol- und Drogenmißbrauch. Bei mehr als der Hälfte ist die Symptomatik noch im Erwachsenenalter vorhanden, dann häufig verbunden mit vergleichsweise geringer Schulbildung, Persönlichkeitsstörungen und Delinquenz. Eine Aufmerksamkeitsdefizit-/Hyperaktivitätsstörung verläuft meist chronisch und hat eine nur begrenzte Heilungschance (Döpfner et al., 2000).

Behandlungsansätze bei Aufmerksamkeitsdefizit-/ Hyperaktivitätsstörungen

Insgesamt liegt es nahe, von vornherein die verschiedenen von den Problemen des Kindes betroffenen Lebensbereiche in eine Behandlung mit einzubeziehen. Familienzentrierte und kindergarten- oder schulzentrierte Interventionen sollten nach heutigem Forschungsstand mit unterschiedlichen kindzentrierten Ansätzen kombiniert werden (Döpfner, et al., 1998; Döpfner, et al., 2000; Holowenko, 1999; Hüther, 2002). Hierzu zählt auch die medikamentöse Therapie mit Psychostimulanzien hauptsächlich mit Methylphenidat – bekannt unter seinem Handelsnamen Ritalin®. Diese wirken zentralnervös aktivierend und regen zu vermehrter Produktion der Neurotransmittersubstanzen an, die den Kindern mit Aufmerksamkeitsdefizit-/Hyperaktivitätsstörungen fehlen. Auf bestimmte Verhaltens- und Leistungsparameter bezogen, konnten ihnen gute Kurzzeiteffekte nachgewiesen werden, in Studien über Langzeiteffekte konnte für ausschließlich mit Psychostimulanzien behandelte Kinder keine durchgängig bessere Prognose nach Absetzen der Medikation festgestellt werden. Ausschlaggebend für die Entscheidung für oder gegen ein Medikament sollte der Schweregrad der Störung sein, gemessen an der Ausprägung aller Symptome (z. B. dissoziales oder aggressives Verhalten), dem Leidensdruck des auf liebevolle und einfühlsame Zuwendung angewiesenen Kindes und der Eltern sowie der Akzeptanz der Umwelt («Wieviel ist zu ertragen?»).

Die Behandlung in einer multimodalen Therapie besitzt nach dem aktuellen Forschungsstand eine nur geringfügig erhöhte unmittelbare Wirksamkeit im Vergleich zu ausschließlichen Stimulanzientherapien, mit Ausnahme des Aspektes der motorischen Unruhe. In der Langzeitwirksamkeit zeichnet sich dagegen eine Überlegenheit multimodaler Interventionen gegenüber einer Stimulanzientherapie ab (Döpfner et al., 1998).

Fallbeispiel

Der knapp zehnjährige Jonas wurde von seinen Eltern wegen massiver Verhaltensprobleme, Verweigerung und aggressiver Übergriffe gegenüber Mitschülern in unserem Institut vorgestellt. Für die Anamnese und Diagnostik wurde mit Eltern und Kind jeweils ein Termin vereinbart.

Es wurde zunächst in Abwesenheit der Eltern eine Diagnostikstunde mit Jonas durchgeführt, die üblicherweise mit einem kurzen Gespräch mit dem Kind beginnt. In dieser Untersuchungssituation begegnete mir Jonas freundlich-zugewandt, wenn auch mit grenzüberschreitenden Tendenzen. Ein nur schwaches Selbstwertempfinden von Jonas wurde erkennbar, das er mit introjizierten und aggressiv gefärbten Werten und Verhaltensweisen wie Stärke und Dominanz kompensierte. Nur zögerlich erzählte er von sich und seiner Familie. Es wurde deutlich, wie sehr sich Jonas Zuhause und in der Schule unwohl und unter Druck gesetzt fühlte, wie sehr ihn die zunehmende Isolation von Gleichaltrigen kränkte. Seine Freizeitgestaltung war ziellos bewegungs- oder konsumorientiert. Während des gesamten Gespräches saß Jonas nicht still und auf mein Nachfragen erwiderte Jonas, er wisse, dass er oft zappelig sei, aber das störe ihn nicht: «Ich habe kein Problem. Nur alle anderen.»

Erste Einschätzung. Nach dem Eingangsgespräch stellte ich Jonas verschiedene Bewegungs- und Wahrnehmungsaufgaben anhand derer ich mir ein Bild von seinen Kompetenzen und seinen Defiziten machen konnte. Durch den spielerisch gestalteten Charakter dieser Untersuchung arbeitete der Junge hochmotiviert und freudig mit.

Bei Jonas war eine umfassende Entwicklungsverzögerung festzustellen, die eine adäquate Körperwahrnehmung, Bewegungskoordination und Orientierung in der Umwelt massiv beeinträchtigte. Diese Unreifen der Sensomotorik versuchte Jonas durch ein erhöhtes Maß an Reizgebung zu kompensieren, was von der Umwelt als motorische Unruhe und Ungeschicklichkeit erlebt wurde. Probleme in der Verarbeitung visueller und auditiver Wahrnehmungsinformationen sahen wir zum einen in einem ursächlichen Zusammenhang mit den Einschränkungen in Jonas schulischer Leistungsfähigkeit. Zum anderen waren sie mitverantwortlich für seine Orientierungsschwierigkeiten in Gruppensituationen, in denen die Verhaltensauffälligkeiten von Jonas stets stärker ausgeprägt waren. Da der Junge hierdurch auch Schwierigkeiten im Erfassen des sozialen Geschehens hatte, waren Missverständnisse, grenzüberschreitendes Verhalten und Eskalationen die logische Folge. Dic Ablehnung der Anderen führte zu emotionaler Verunsicherung. Es entwickelte sich kein ausreichendes Selbstwertgefühl und eine nur unzureichende Frustrationstoleranz.

Zusammenarbeit mit den Eltern. Im Elterngespräch ergab sich insgesamt das Bild eines von den Problemen des Kindes hoch belasteten Familiensystems. Jonas war ein Wunschkind, das nach unauffälliger Schwangerschaft bereits als Baby erste Auffälligkeiten zeigte. Unruhe und Unaufmerksamkeit nahmen über die Jahre stetig zu. Nach der Einschulung wurden die Probleme mit Jonas massiv, seine Impulsivität steigerte sich, es war ihm nicht möglich, über einen längeren Zeitraum seine Aufmerksamkeit aufrechtzuerhalten. Seine Leistungen in der vierten Klasse waren mittelmäßig bis schwach. Nach der eindringlichen Bitte der Lehrer, sich um Hilfen zu bemühen, waren die Eltern mit ihm in einer neuropädiatrischen Praxis, in welcher die Diagnose Aufmerksamkeitsdefizit-/Hyperaktivitätsstörung gestellt wurde. Der Familie wurde eine Behandlung mit Ritalin® empfohlen. Die Eltern, insbesondere die Mutter von Jonas, lehnten eine solche Behandlung ab, da sie zum damaligen Zeitpunkt durch zahlreiche Negativschlagzeilen bezüglich des Medikamentes verunsichert worden waren. Darauf kam es zu der Kontaktaufnahme mit uns. Nach dem ausführlichen Beratungsgespräch entschieden sich die Eltern für eine Therapie in unserem Haus.

Therapieziele. Neben der Behandlung der sensomotorischen Defizite waren die Förderung der emotionalen Binnenwahrnehmung und die Affektdifferenzierung Ziele der musiktherapeutischen Behandlung. Jonas sollte in Bezug auf seine expressiven Fähigkeiten gefördert werden, damit ihm eine bessere Impulskontrolle und eine Abgrenzungsfähigkeit vor allem in sozialen Gruppensituationen gelang. Dies sollte bei Jonas zu einem Abbau der Aggressivität und des oppositionellen Verhaltens führen. Durch Erfolgserlebnisse und Nachreifung des sensomotorischen Entwicklungsstandes im Rahmen der Therapie und nach erfolgtem Transfer in den Alltag (z. B. bezüglich der schulischen Fertigkeiten) wurde eine Stärkung des Selbstbewußtseins erwartet.

Setting. Die Behandlungsdauer war bei einer Therapieeinheit pro Woche im Einzelsetting von vornherein langfristig angelegt und belief sich am Ende auf 90 Sitzungen sowie 20 Elternberatungen (inklusive Lehrergespräche), so dass ich Jonas schließlich über einen Zeitraum von zweieinhalb Jahren begleitete.

Vor jeder Sitzung mit Jonas brachte ich das erforderliche Therapiematerial wie etwa die Musikinstrumente in unseren Raum. Damit das Angebot nicht zu einer Überforderung des Jungen führte, war er ansonsten sparsam ausgestattet, aber insgesamt warm und freundlich eingerichtet.

Methoden. In der Eingangssitzung hatte sich bei Jonas beim gemeinsamen freien Improvisieren mit Musikinstrumenten der gesamte Umfang seiner Problematik in der Musik abgebildet: Sowohl auf der Symptomebene – beispielsweise angesichts seiner Mühe, maßvoll zu sein, zu dosieren und sich selbst zu strukturieren – als auch im Kommunikationsverhalten. Auch das innere Chaos und die Disharmonie von Jonas waren in der Musik als Ausdruck seelischen Erlebens und Handelns deutlich hörbar. In der musiktherapeutischen Behandlung berücksichtigte ich beide Ebenen:

Auf die Symptomebene bezogen gab ich für das gemeinsame Musizieren bestimmte Strukturen vor: Gegensätze wie laut-leise spielen, schnell-langsam und der Umfang des Tonraumes wurden so beispielsweise für Jonas erlebbar. Je mehr er sie auf musikalischer Ebene bewusst umsetzen konnte, desto besser gelang es ihm mit der Zeit auch im Alltag, nicht nur schnell und laut zu sein, sondern das Verhaltensrepertoire zu erweitern und auch (Spiel-) Regeln einzuhalten.

Auf der Kommunikationsebene ging es vor allem um das Zuhören und Verstehen, aber auch um den eigenen Ausdruck. «Frage-Antwort-Spiele» an verschiedenen Instrumenten förderten das Abwarten-können, das Lauschen und Erkennen. Wie in einem Gespräch machte auch hier «der Ton die Musik», und Jonas nahm sein Spiel manchmal anders wahr als ich. Spielte ich die Musik des Jungen aber nach, erkannte Jonas bald, wie missverständlich er sich ausdrückte. Veränderungen waren nun möglich.

Jonas nutzte die Musiktherapie anfangs als ein Ventil, indem sich seine Frustration in brachialer Lautstärke und kraftvollem Spiel entlud. Im Laufe der Zeit kamen jedoch immer mehr auch zarte, feine musikalische Abschnitte vor, die auf mich oft sehnsuchtsvoll oder traurig wirkten. Seine mit der Zeit gewachsene musikalische Ausdrucksmöglichkeit offenbarte zunehmend auch Seiten an Jonas, die ihm oftmals gar nicht bewusst waren und die er vor allem weder verbal, noch nonverbal angemessen zeigen konnte. In unseren Gesprächen erzählte ich Jonas, wie ich seine Musik jeweils empfand, was mir auffiel oder was sie in mir auslöste. Das Reflektieren auf dieser Ebene sensibilisierte Jonas für sein eigenes Gesprächsverhalten und für die Äußerungen anderer.

Ohne also reale Probleme anzusprechen, für die Jonas ein hohes Bewußtsein entwickelt hatte, konnten wir mit deren musikalischer Symbolisierung sehr konkret und dennoch emotional unbelastet arbeiten. Die Übertragung von Fortschritten in den Alltag erfolgte automatisch.

In Anbetracht der Schwere von Aufmerksamkeitsdefizit-/Hyperaktivitätsstörungen ist ein solcher musiktherapeutischer Ansatz allein nicht ausreichend. In Hinblick auf eine Verhaltensmodifikation von Jonas habe ich zusätzlich viele Bausteine aus dem «Trainingsprogramm für Kinder mit hyperkinetischem und oppositionellem Problemverhalten (THOP)» von Döpfner et al. (1998) eingesetzt. Auch in die Arbeit mit den Eltern und Lehrern flossen hieraus Elemente ein.

Die sensomotorische Förderung wurde nach Konzepten der Sensorischen Integration durchgeführt, also nicht durch das Trainieren einzelner defizitärer Sinnesmodalitäten, sondern durch die Verknüpfung verschiedener Wahrnehmungsinformationen in sinnvollen Zusammenhängen zu planvollen und adäquaten, zum Beispiel motorischen Reaktionen. Ziel dieses auf neurophysiologischen Erkenntnissen beruhenden Prinzips ist eine Nachreifung der noch unterentwickelten Bereiche (Ayres & Robbins, 2002).

Therapieverlauf: Von der Orientierungslosigkeit zur Sicherheit

Von Therapiebeginn an testete Jonas die Tragfähigkeit und Verläßlichkeit der therapeutischen Beziehung. Jonas gelang es zunehmend, die klaren Grenzen im Rahmen der Therapie sowie einzelne Spielregeln zu akzeptieren. Die Strukturierung der Stunde durch Rituale (z. B. Anfang- und Schlußlied) wie auch die klaren, konkreten Spielvorschläge durch den Therapeuten gaben Jonas zunehmend Sicherheit. Abläufe wurden für ihn dadurch vorhersehbar. Dadurch entstand für ihn ein überschaubarer Freiraum, den er für sich nutzen konnte. Es kam immer häufiger zu Variationen und Modifikationen von Inhalten und Abläufen, aber auch zu einer Vertiefung der Spielintensität, indem er seine Aktivitäten stärker plante, strukturierte und gestaltete.

Veränderungen im Umfeld. Bei den Eltern führten meine ausführlichen Erläuterungen der Zusammenhänge zwischen Jonas Beeinträchtigungen und den Schwierigkeiten, die dadurch im Zusammensein mit Anderen entstanden, zu einer deutlichen emotionalen Entlastung. Sie entwickelten nun ein Verständnis für die Verhaltensstörung ihres Sohnes und lernten, seine Grenzen und Möglichkeiten besser einzuschätzen.

Nach anfänglichen starken Bedenken waren die Lehrer bereit, das bisherige Unterrichtskonzept in Absprache mit mir zu modifizieren: Aufgaben wurden in kleineren, überschaubaren Schritten gestellt, Hausaufgaben von der gesamten Klasse konsequent schriftlich festgehalten, der Lärmpegel in der Klasse reduziert. Außerdem bemühten sich die Lehrer ebenso wie die Eltern um einen besseren Kontakt zu Jonas.

Im Zuge dieser ersten therapeutischen Maßnahmen wurden Jonas Ausbrüche weniger heftig und seltener. Dennoch schritt seine Entwicklung nur langsam voran und Jonas litt zunehmend unter seiner Außenseiterposition, die er weiterhin innehatte. In einem weiteren Gespräch mit den Eltern riet ich diesen daher zu einer begleitenden Ritalin®-Behandlung. Dadurch sollte eine kurzfristige und unmittelbare Verhaltensänderung bewirkt werden. Nach einer Bedenkzeit stimmten die Eltern der Maßnahme zu. Jonas erhielt eine geringe Dosis, die jeweils vormittags, wenn er die Schule besuchte, wirkte. Dadurch wurde er schnell motorisch ruhiger, reagierte weniger impulsiv und konnte sich besser konzentrieren. Die Familie wurde entlastet. Ein Therapiebedarf blieb aber weiterhin deutlich bestehen.

Vom Lautsein zum Lauschen. Nach einem dreiviertel Jahr Therapie veränderten sich meine Sitzungen mit Jonas strukturell und inhaltlich: Im Bereich der Sensomotorik gab es deutliche Fortschritte, nach außen sichtbar durch seine verbesserte Bewegungskoordination. Zunehmend wurde es leichter, Jonas zu therapierelevanten Spielen und Aufgaben zu motivieren. Bestimmte Regeln und Rituale forderte Jonas jetzt geradezu ein und korrigierte mich bei entsprechenden «Fehlern». Gleichzeitig wurden seine Freiräume größer, seine eigenen Impulse wurden den jeweiligen Situationen angemessener und von ihm auf adäquate Weise eingebracht und durchgesetzt. Über viele Stunden hinweg baute er für sich Höhlen nach seinen eigenen Vorstellungen und Wünschen, abgeschlossen und dunkel. Dort kuschelte er sich dann ein, während ich für ihn außerhalb der Höhle musizierte. Im Laufe der Zeit erweiterte sich die Aufmerksamkeitsspanne und er hörte bis zu 20 Minuten lang auf engem Raum der Musik zu, ohne ein Wort zu sagen. Dieses Innehalten und Lauschen bildete eine neue Ressource und war verbunden mit einem tiefen Gefühl der Wohligkeit.

Musik und Malen. Das Angebot, zur Musik zu malen, fand Jonas spannend, obwohl er in der Schule Malen weitgehend mied oder verweigerte. Wir bemalten gemeinsam ein großes Blatt zu rhythmischer und kontrastreicher Musik einer CD (siehe **Abb. 13**). Es waren zunächst die unmittelbaren musikalischen Elemente, die wir zu Papier brachten: metrisch-zackige Linien, verspielte Bögen, große Kleckse. Das Malen wurde für ihn weniger angstbesetzt und nun unabhängig von Musik häufig in der Therapie eingesetzt. Die Bilder wurden dabei differenzierter, Jonas gewann an graphomotorischen und gestalterischen Fähigkeiten.

Im Familienalltag hatte sich durch die Elternberatungsgespräche bereits vieles verändert, insbesondere die Mutter fühlte sich durch konkrete Ratschläge und Anleitungen unmittelbar entlastet. Der Kontakt zwischen Eltern und Lehrern hatte sich verbessert, es herrschte nun das Selbstverständnis eines «Helferteams» vor, dem ich ebenfalls angehörte.

Vom Ausbruch zum Ausdruck. Nach einem Jahr Therapie war Jonas durch die sensomotorische Förderung in seinem Körpergefühl und seiner Bewegungskoordination deutlich sicherer geworden. Einen Teil seiner motorischen Unruhe, mit der er zuvor seine eingeschränkte Körperwahrnehmung zu kompensieren versuchte, konnte er allmählich ablegen. Im musiktherapeutischen Zusammenhang probierte Jonas selbst ausgewählte Musikinstrumente in so genannten stützenden Improvisationen aus, einer gemeinsamen Musik, die frühen Formen lautlicher Kommunikation zwischen Mutter und Kind ähnelt. So wurden nonverbale Kontakte immer häufiger, Jonas entdeckte den Spaß am musikalischen Dialog. Meist handelte es sich zunächst um musikalisch ausgefochtene, lustvolle Kämpfe, in denen es am Ende keinen Konsens gab. Diese Spielformen änderten sich im Laufe der Zeit: Erst folgte dem Kampf ein Vertragen, dann wurde statt des Gegeneinanderspielens ein Miteinander möglich.

Die Eltern berichteten, Jonas sei verständiger geworden, motorisch ruhiger (sein Hobby sei jetzt das Angeln!) und kooperativer in der Erledigung seiner Pflichten, wie beispielsweise dem Aufräumen. Er habe mehr Selbstvertrauen und eine erheblich vergrößerte Frustrationstoleranz. Im Kontakt sei er fröhlicher, offener und kooperativer. Von seinen Eltern könne er Zuneigung und Aufmerksamkeit immer öfter wohldosiert verbal einfordern, während er Zärtlichkeiten zuvor eher ungestüm bis aggressiv ausgetauscht habe. Die schulischen Leistungen und sein Verhalten hatten sich mittlerweile stabilisiert. Dabei war die Ritalin®-Dosis von Jonas bereits seit geraumer Zeit konstant geblieben, während er andererseits

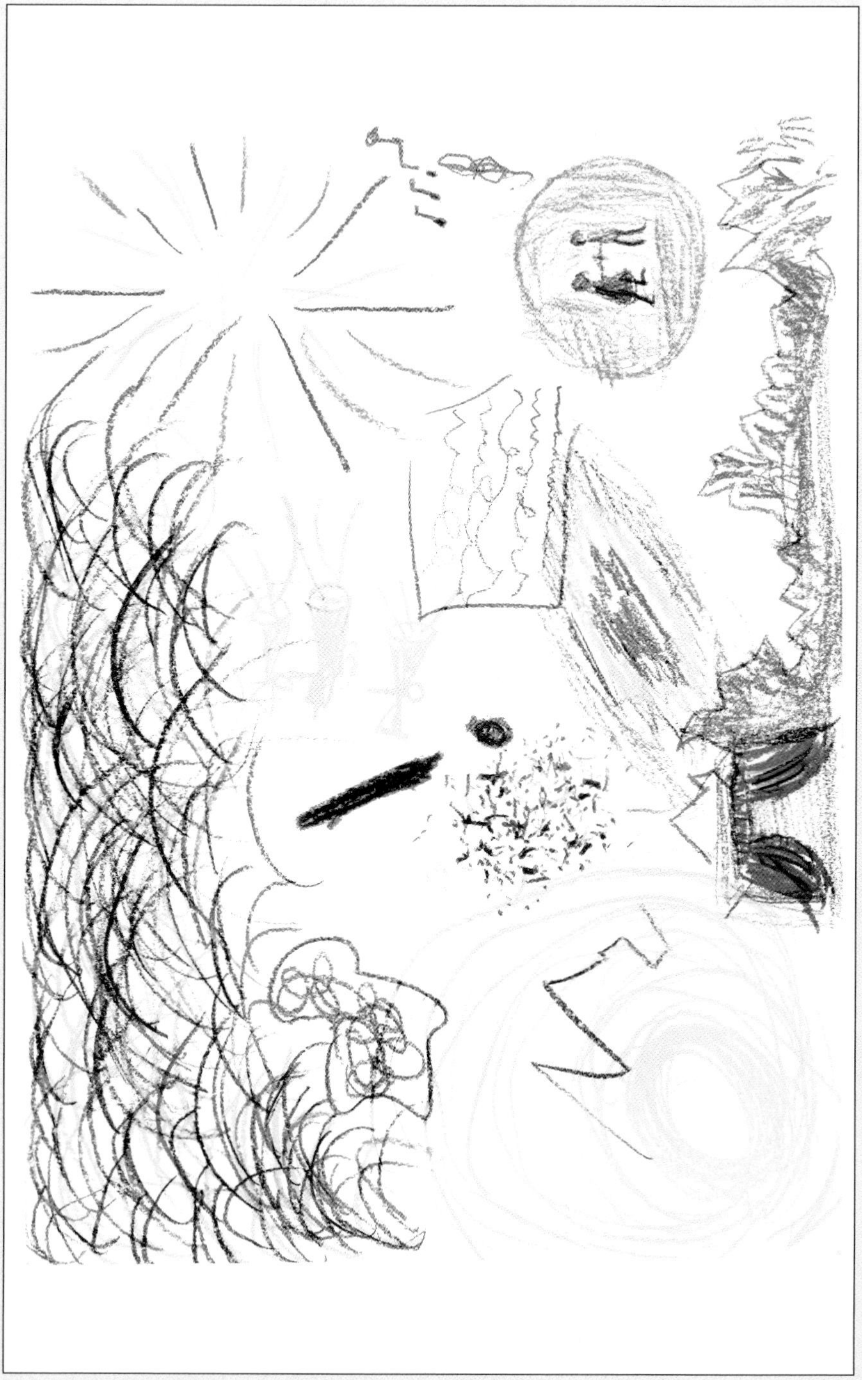

Abbildung 13: Malerei nach «Jupiter, Bringer of Joy» aus Gustav Holst: The Planets

einen Wachstumsschub hatte, das Medikament also im Verhältnis allmählich reduziert wurde.

Therapieende. Vor dem Hintergrund dieser Erfolge riet ich den Eltern zu einer Beendigung der Therapie bei uns. Für die Behandlung der sensomotorischen Restdefizite empfahl ich für Jonas die Vorstellung in einer krankengymnastischen Praxis. Den Eltern schlug ich vor, bei Bedarf die Hilfen einer Erziehungsberatungsstelle in Anspruch zu nehmen. Eingebettet in dieses Helfersystem konnte ich Jonas und seine Familie mit einer guten Prognose für die Zukunft entlassen.

Resümee

Wesentliches Ziel meiner Arbeit mit einem Kind mit Aufmerksamkeitsdefizit-/ Hyperaktivitätsstörung ist der Aufbau eines Expertenteams verschiedener Disziplinen. Die Zusammenarbeit mit Eltern, Lehrern und weiteren Therapeuten ist dabei unerlässlich. Erst wenn hierfür eine Basis geschaffen werden kann, kann die Aufklärung über das Störungsbild konkrete Entlastung und Unterstützung bringen. Der Vorteil der Musiktherapie liegt in der Möglichkeit, sowohl konkret auf der Verhaltensebene zu arbeiten und so die primären Symptome zu verändern, als auch die seelischen Aspekte des Störungsbildes auf kindgerechte Weise zu berücksichtigen.

Als Jonas sich am Ende seiner letzten Therapiestunde bei mir verabschiedete und ich ihn halb im Scherz fragte, ob er denn nun auch ohne mich zurechtkomme, antwortete er mir mit Tränen in den Augen und doch ehrlich lächelnd: «Na klar! Konnte ich vorher ja auch.»

5.12 «Ich will aus dem Netz herausfinden, in das ich mich verstrickt habe» – Systemische Musiktherapie für Kinder mit Störungen des Sozialverhaltens im stationären klinischen Setting

Thomas Becker, Claudia Jänicke und Edelhard Thoms

Olaf, zehn Jahre, blickt voller Erwartung in die Augen seines Gegenübers. Den Kopf leicht gesenkt und etwas schelmisch. Ein ungewöhnliches Verhalten für einen Zehnjährigen? Vielleicht ja, aber nicht für Olaf. Er mag Sprache und das Spielen mit Worten, Bedeutungen und ungewöhnlichen Zusammensetzungen. Er mag es ebenso wie das Schauspielen, das Experimentieren mit den verschiedensten Gesichtsausdrücken und das Erzählen von Geschichten. Koch will er werden und seine Familie und berühmte Gäste mit Speisen wie aus dem Schlaraffenland verwöhnen. Vielleicht eine «Kuh aus Schokolade» gefällig oder doch eher ein «Baum aus Limonade». Hauptsache Essen. Oder vielleicht wird er doch ein berühmter Schauspieler und wie ist das eigentlich als Sanitäter im Rettungshubschrauber, kann er da auch berühmt werden?

Die Diagnose

Olaf ein ganz normaler Junge? Nicht ganz: Olaf ist einer von 4 bis 8 Prozent der Zehn- bis Zwölfjährigen mit einer Störung des Sozialverhaltens. Diese Verhaltensstörung umfasst oppositionelles (Trotzverhalten) und aggressives Verhalten im Kindes- und Jugendalter sowie dissoziales und regelverletzendes Verhalten, das vor allem im Jugendalter auftritt. Jungen neigen eher zu körperlicher Aggression während Mädchen eher indirekte Aggressionsformen bevorzugen. Im Kindesalter findet diese Aggression ihren Ausdruck in ungewöhnlich häufigen oder schweren Wutausbrüchen, Trotzverhalten, Zündeln, Schuleschwänzen, Wegbleiben von zu Hause und Lügen. Mit der wachsenden körperlichen Kraft der Jugendlichen nimmt die Aggressivität nicht selten Formen massiver Gewalt an. Hinzu kommen dissoziale und delinquente Verhaltensweisen wie Betrug oder Diebstahl, Zerstören von Eigentum oder andere schwere Regelverstöße. Die Bedingungen für eine Diagnose nach ICD-10 sind gegeben, wenn dieses dissoziale, aggressive oder aufsässige Verhalten altersentsprechende soziale Erwartungen verletzt und länger als sechs Monate besteht. Oftmals sind emotionale Mangelversorgung, Gewalterfahrung und ein nicht ausreichend entwickeltes Selbstwertgefühl Grundlagen für die Entwicklung dissozialen Verhaltens. Angst und Traurigkeit werden hierdurch nicht mehr so schmerzlich empfunden. Die Folgen für den Betroffenen sind soziale Isolation und Ausgrenzung in Familie, Peergroup und Schule. Diese immer neuen Kränkungen halten den Teufelskreis aufrecht. Hier ist frühzeitige therapeutische Hilfe notwendig. Die Therapie dieses Störungsbildes erfolgt primär durch ambulante pädagogische und therapeutische Interventionen. Im stationären Setting kommt die Störung des Sozialverhaltens häufig als Einweisungsdiagnose vor. In den Fokus der Behandlung rücken oft tiefgreifende Entwicklungsdefizite wie etwa Störungen des Bindungssystems, der Affekt- und Selbstwertregulation.

Die Klinik

Die Klinik für Kinder- und Jugendpsychiatrie, Psychosomatik und Psychotherapie am Park-Krankenhaus in Leipzig versorgt eine Region mit zirka 750 000 Einwohnern und verfügt hierfür über 70 vollstationäre, 15 tagesklinische Behandlungsplätze und eine Institutsambulanz mit Spezialsprechstunden für Drogenprobleme und Frühe Interaktionsstörungen. Der Umzug aus den Mauern einer Psychiatrie, erbaut 1902, bot uns die Möglichkeit, einen modernen Zweckbau nach den Bedürfnissen unserer Patienten zu realisieren. Offenheit, Licht, mit ansprechenden Naturmaterialien ausgestattete Räumlichkeiten, die Sporthalle, das Schwimmbad und der Außenspielplatz mit Sportanlagen lassen die Klinik eher wie ein Jugendhotel erscheinen. Als Akademisches Lehrkrankenhaus der Universität Leipzig ist unsere Klinik an Aus- und Weiterbildung, Forschungsprojekten und innovativen Lösungen in der integrierten Versorgung beteiligt.

Behandlungskonzept: Unsere jüngsten Patienten sind acht Monate und unsere ältesten 21 Jahre alt. Ein psychodynamisches Krankheitsverständnis hilft uns, die in den Symptomen gebundenen Botschaften der Patienten an die Erwachsenen mithilfe familientherapeutischer Techniken für den gemeinsamen Prozess nutzbar zu machen. Kinder und Jugendliche sind Symptomträger und oftmals ist das gesamte System von Familie und Umwelt am Aufrechterhalten der Symptomatik beteiligt.

Vor der stationären Aufnahme werden mit dem Kind beziehungsweise mit dem Jugendlichen und mit den Erwachsenen vorbereitende Gespräche geführt. Damit soll eine Retraumatisierung durch die Trennung von der Familie verhindert werden. In diesem Gespräch wird mit dem Patienten ein gemeinsames Arbeitsbündnis erarbeitet. Der Patient wird über besondere Regeln und besondere Verantwortungen im stationären Setting informiert. Verantwortungsübernahme, verlässliche Beziehungen und Achtung gegenüber sich selbst und anderen sind wichtige Elemente stationärer Arbeit, besonders bei den zum Teil ungünstigen familiären Vorerfahrungen unserer Patienten.

Bei einer durchschnittlichen Behandlungsdauer von rund 60 Tagen (Streuung von einem Tag bis zu zwei Jahren) werden die verschiedenen Aspekte der psycho-somato-sozialen Ressourcen im therapeutischen Prozess berücksichtigt. Hilfreich dabei ist das multiaxionale Diagnosesystem (Remschmidt et. al, 2001). Unterschiedliche Ebenen der Erkrankung können unter Berücksichtigung der verschiedenen individuellen Ressourcen bearbeitet und genutzt werden. Entscheidend ist aber nicht nur die Vielzahl der zur Verfügung stehenden therapeutischen

Multiprofessionelle und multimodale Therapie

Methoden

- Psychodynamische Therapie
- Katathyme Imagination
- Systemische Therapie
- Kognitive Verhaltenstherapie
- Soziotherapie
- Mototherapie
- Ergotherapie
- Musiktherapie
- Logotherapie
- Kunsttherapie
- Kognitives Training, Psychoedukation
- Schule, erlebnistherapeutische Arbeit

Abbildung 14: Multimodales Konzept in der Klinik für Kinder- und Jugendpsychiatrie, Psychosomatik und Psychotherapie am Park-Krankenhaus Leipzig-Südost

Methoden, sondern das Zusammenfügen der verschiedenen diagnostischen und therapeutischen Prozesse in einem Team. Steht die Arbeit in Gruppen, besonders bei den zunehmenden Störungen im Beziehungs-, Kontakt- und Sozialbereich, an erster Stelle, so werden fachspezifische Anteile des therapeutischen Prozesses individuell, patienten- und krankheitszentriert, im Sinne eines multimodalen Konzeptes realisiert (siehe **Abb. 14**).

Die verschiedenen Professionen arbeiten als Team zusammen und tragen mit ihren Ausschnitten und Erfahrungen aus dem Prozess in Einzel- Gruppen-, Familien- und Elterngruppensitzungen innerhalb der wöchentlich stattfindenden Teamsitzungen ihre Bausteine für die ganzheitliche Sicht bei. Bei der Betrachtung der Stichtagserhebung (siehe **Abb. 15**) wird deutlich, dass in der Kinder- und Jugendpsychiatrie nicht nur mit dem einzelnen Kind und Jugendlichen zu arbeiten ist, sondern dass die Pathologie des gesamten Systems mit in den Fokus der Behandlung rücken muss.

Die **Musiktherapie** ist seit 1971 in unserer Klinik etabliert. Sie hat sich von einem eher pädagogischen Konzept hin zu einem wesentlichen Bestandteil der multiprofessionellen und multimodalen Arbeit mit seelisch kranken Kindern, Jugendlichen und ihren Familien unter Berücksichtigung psychodynamischer und systemischer Aspekte entwickelt. Kinder und Jugendliche haben Spaß an Musik. Sie regt an, mitzusingen, sich im Rhythmus zu bewegen oder sich an Instrumenten auszuprobieren. Die Musik fördert identifikatorische Prozesse Jugendlicher und ist Ausdruck der Zugehörigkeit zu einer Peergroup.

Kinder und Jugendliche brauchen ein Medium um sich auszudrücken, da ihnen die Sprache der Erwachsenenwelt häufig kein ausreichend differenziertes Aus-

Familienstruktur	
■ Ursprungsfamilie	38 %
■ Alleinerziehend	30 %
■ Patchwork	32 %
Seelische Krankheit der Eltern	
■ Bekannt	60 %
Sucht der Eltern	
■ Bekannt	34 %
Gewalt in der Familie	
■ Bekannt	58 %
Sexueller Missbrauch	
■ Bekannt/Verdacht	25 %
(N=92)	

Abbildung 15: Stichtagserhebung Frühjahr 2003 in der Klinik für Kinder- und Jugendpsychiatrie, Psychosomatik und Psychotherapie am Park-Krankenhaus Leibzig-Südost

drucksmittel bietet. Deswegen haben sich traditionell nonverbale Methoden in der Kinder- und Jugendpsychiatrie etabliert. Hierzu gehören die Spieltherapie sowie Bewegungs-, Ergo-, Kunst- und Musiktherapie. Im Rahmen unseres multimodalen Behandlungskonzeptes ist Musiktherapie ein Baustein. Grundsätzlich profitiert jedes Kind von der Musiktherapie, da keine musikalischen Vorkenntnisse und Fähigkeiten notwendig sind. Musikalische Kommunikation in der Gruppe dient der Entwicklung sozialer Kompetenzen. Die Indikation für eine Einzelmusiktherapie wird in gemeinsamen Therapiebesprechungen festgelegt. Dramatische Geschichten, die keinen sprachlichen Ausdruck finden, können hier bearbeitet werden. Die Dramatik des Mitgeteilten kann nicht überhört werden und fordert vom Zuhörer eine Reaktion. Das Unsagbare wird unüberhörbar.

Systemische Musiktherapie bietet sich an, wenn Reflektionen und Veränderungen im familiären System bewirkt werden sollen. Sie ermöglicht es der Familie, ihre gemeinsame Geschichte anders zu erzählen, die herkömmliche Erzählweise zu dekonstruieren, um Platz für kreative und effiziente Lösungen zu machen.

Therapieziele und therapeutisches Setting

Das Netz der Verstrickungen bedeutet für Olaf das «Mausen» und Lügen. Beschämt blickt er im Aufnahmegespräch nach unten, während er davon erzählt. Im fünften Lebensjahr hat er angefangen mit Zündeln. Das Lügen und Klauen kam hinzu als er acht Jahre alt war. Seitdem haben auch die familiären Probleme immer weiter zugenommen. Insbesondere mit dem Stiefvater, der seit Olafs erstem Lebensjahr in der Familie ist, gibt es ständig Auseinandersetzungen. Olaf ignoriert Wünsche und Anforderungen seiner Eltern, widerspricht und bekommt häufig Wutanfälle. In solchen Situationen wird er dann ganz rot, schreit herum und hat sich nicht mehr unter Kontrolle. Anschließend verletzt er sich oft selbst, indem er sich schlägt, kneift oder blutig kratzt. Das «gemauste» Geld nutzt er hauptsächlich, um sich Essen zu kaufen. Auch sonst dreht sich viel um das Thema Essen, so zum Beispiel, wenn er Essensreste in seinem Zimmer sammelt und unter dem Bett aufbewahrt. Weiterhin berichten die Eltern, dass Olaf im Straßenverkehr häufig träumt und sich so in gefährliche Situationen bringt.

Olaf ist das älteste von drei Kindern. Sein Vater sitzt derzeit im Gefängnis wegen Körperverletzung und Betrug. Olaf hat ihn im Alter von neun Jahren einmal gesehen. Die Mutter hat seit zehn Jahren einen neuen Lebensgefährten. Aus dieser Beziehung stammen seine beiden Halbgeschwister Daniel, sechs Jahre, und Lisa, fünf Jahre. Die Familie erwartet von der stationären Therapie, dass Olaf mit dem Stehlen und Lügen aufhört, sich die Beziehung zum Stiefvater verbessert, er sich weniger zurückzieht und über das, was ihn beschäftigt, mehr redet.

Olaf wird auf einer altersübergreifenden Station mit zwölf weiteren Kindern und Jugendlichen im Alter von sieben bis achtzehn Jahren aufgenommen. In das multiprofessionelle Behandlungssetting integrieren sich analytisch, verhaltenstherapeutisch und systemisch ausgerichtete Psychotherapierichtungen. Im Rahmen des multimodalen Behandlungskonzeptes und der stationären, pflegerisch-pädagogischen Alltagsbetreuung nimmt Olaf während der viermonatigen Therapie an Einzel-, Familien-, Gruppen-, Ergo-, Musik- und Bewegungstherapie teil.

Die Integration der verschiedenen Therapiebausteine erfolgt in wöchentlich stattfindenden Teambesprechungen, an denen Ärzte, Psychologen, Stationsmitarbeiter und Fachtherapeuten teilnehmen. Die Auswahl der Fachtherapien geschieht indikationsspezifisch. Bei Olaf wird die Musiktherapie als kreativ-therapeutische Methode ausgewählt, um ihm eine zusätzliche, nonverbale Ausdrucksmöglichkeit zu geben. Voraussetzung dafür ist eine enge Zusammenarbeit zwischen Olafs Einzeltherapeutin – der Psychologin und systemischen Familientherapeutin – und dem Musiktherapeuten – ebenfalls mit zusätzlicher Qualifikation als systemischer Familientherapeut. Die Inhalte der Einzel- und Familientherapien werden in der Musiktherapie aufgenommen und weiterbearbeitet. Der Informationsaustausch und die Abstimmung des Vorgehens erfolgt zusätzlich zu den Teambesprechungen im wöchentlichen Turnus. Die komplementäre Arbeit zwischen Einzeltherapeutin und Musiktherapeut wird auch in den Familiengesprächen fortgesetzt. Im Sinne einer systemischen Familienmusiktherapie werden die Fragetechniken und Grundhaltungen der systemischen Therapie mit musiktherapeutischen Elementen kombiniert. Diese besondere Form der Therapie wird von der Psychologin und dem Musiktherapeuten gemeinsam durchgeführt.

Systemische Familienmusiktherapie

Systemische Familienmusiktherapie ist eine Synthese aus den Grundhaltungen, Fragetechniken und Interventionen der Systemischen Therapie und dem Inventar der Musiktherapie. Sie eignet sich besonders für die Arbeit mit Kindern und Jugendlichen, da der nonverbale Anteil den Zugang zu Emotionen und Affekten erleichtert. Ausgangspunkt sind dabei die Grundannahmen der Systemischen Therapie. Symptome werden als Lösungsversuch gesehen, um Konflikte im familiären Beziehungssystem zu bewältigen. Entgegen einem linearen Ursache-Wirkungs-Denken wird die Familie als komplexes Kommunikationssystem verstanden, in dem sich die Familienmitglieder wechselseitig beeinflussen.

Die Grundhaltungen des Systemischen Therapeuten sind Wertschätzung, Kompetenz-, Ressourcen- und Lösungsorientierung, Neutralität und die Würdigung der konkreten Lebensbedingungen und Zugehörigkeitssysteme des Patienten. Systemische Therapeuten binden alle Familienmitglieder in die therapeutische Arbeit mit ein, weil nur hierdurch ein Verständnis der Familiendynamik für alle Beteiligten möglich wird. Musik bietet sich hier neben den sprachlichen Austauschprozessen, Interviewtechniken und Interventionen als ein zusätzliches Medium an. Die musiktherapeutische Improvisation macht affektive Prozesse hörbar und kommt damit auch typisch kindlichen Ausdrucksformen nahe.

Der Musiktherapeut sieht sich in dem Spannungsfeld, tiefenpsychologisch orientierte Musiktherapie mit der Systemischen Theorie und Praxis zu verbinden. Im Mittelpunkt des therapeutischen Wirkens steht das Spiel, welches eine wesentliche Ausdrucksform des kindlichen Erlebens und Verhaltens ist. Der musikalische Ausdruck vermittelt zwischen seelischer Befindlichkeit und sprachlichen Strukturen. Durch die gemeinsame Improvisation der Familienmitglieder wird die familiäre Kommunikation erlebbar; erstarrte und sich immer wiederholende Muster können aufgebrochen werden. Es entstehen neue Informationen und Perspektiven. Die Auswahl der Musikinstrumente kann wichtige Hinweise für eine Hypothesenbildung zum familiären System liefern: Anhand der Beobachtung, welche Instrumente von den Familienmitgliedern ausgewählt werden, können Rückschlüsse auf die Position einzelner Familienmitglieder und deren Beziehungen untereinander gezogen werden.

Die musikalische Improvisation ist eine Wirklichkeitskonstruktion die therapeutisch-spielerisch gestaltet und verändert werden kann. Neue Lösungsmöglichkeiten werden erarbeitet und können zunächst im geschützten, therapeutischen Rahmen musikalisch erprobt werden.

Beispiel eines Therapieverlaufs

Die folgende Falldarstellung stellt das musiktherapeutische Arbeiten in den Fokus. Die musiktherapeutischen Einzel- und Familiensitzungen werden ausführlich dargestellt. Inhalte aus der psychologischen Einzeltherapie, gemeinsame Therapieziele und die Erklärung von Techniken der Systemischen Therapie dienen als Ergänzung. Bei der Darstellung handelt es sich um einen Ausschnitt der viermonatigen multiprofessionellen Therapie von Olaf. Inhalte aus anderen Therapieformen und aus dem Stationsalltag konnten in diesem Beitrag nicht berücksichtigt werden.

Familienmusiktherapie, 1. Sitzung. Zielsetzung: Klangbild der Familie erstellen und Interaktionen der Familienmitglieder hörbar machen.

Die musikalische Improvisation teilt uns etwas über die Strukturen der familiären Kommunikation mit. Erste Hypothesen werden gebildet, verifiziert oder wieder verworfen. Die Familienmitglieder machen die oftmals verloren gegangene Erfahrung, sich im musikalischen Spiel auszudrücken, etwas gemeinsam zu gestalten und aufeinander zu hören.

Olaf wählt eine Gitarre, die er zuerst verstimmt; sein Bruder Daniel nimmt eine große Trommel. Lisa wählt für sich ein paar Zimbeln. Den Eltern fällt die Auswahl der Musikinstrumente schwerer. Der Stiefvater nimmt die Cabasa und die Mutter eine Blockflöte. Alle beginnen ihr Instrument spielerisch auszuprobieren, bis die Mutter deutlich ihre (Flöten-) Stimme mit der Melodie «Alle meine Entchen» erhebt. Der Stiefvater verstummt daraufhin, die Kinder beginnen aufeinander zu hören und spielen im rhythmischen Gleichklang.

Als reflektierendes Team teilen wir der Familie zwei als Fragen formulierte Hypothesen mit:

Nimmt die Mutter eine tonangebende und zentrale Rolle ein? Mutter und Olaf wählen ein Melodieinstrument, die anderen Rhythmusinstrumente. Besteht eine besondere Nähe zwischen Olaf und seiner Mutter? Die Mutter antwortet: «Alle spielen durcheinander. Meine Aufgabe ist es, sie zusammenzubringen. Gäbe es Zusammenklang, wäre ich womöglich überflüssig.»

Einzelmusiktherapie, 1. Sitzung. Zielsetzung: Aufbau einer Beziehung zwischen Olaf und dem Musiktherapeuten. Für die erste gemeinsame Improvisation wählt Olaf das Keyboard mit Klängen der Panflöte und der Kirchenorgel. Der Musiktherapeut begleitet ihn am Klavier. Olaf wirkt im musikalischen Kontakt unsicher und schüttelt den Therapeuten immer wieder durch häufigen Wechsel der Rhythmen ab. Sein Spiel wirkt getrieben und richtungslos. In der Nachbesprechung entwertet er sein Spiel, indem er der Unzufriedenheit mit seiner Leistung Ausdruck gibt. Zirkuläre Fragen, wie die Familienmitglieder sein Spiel beurteilen würden, beantwortet er mit «ganz gut für den Anfang». Da seine Mutter die Beschäftigung mit Musik positiv bewertet, möchte Olaf «in der Musik perfekt sein».

In der psychologischen Einzeltherapie beschreibt Olaf, dass er sein Verhalten oft nicht verstehe. Es geschehe so mit ihm, er habe keine Idee, wie er es beeinflussen kann und das mache ihn traurig. Wir entscheiden uns für die therapeutische

Technik der «Teilearbeit». Dabei geht es darum, die verschiedenen Anteile einer Persönlichkeit transparent zu machen und mit ihnen spielerisch zu experimentieren. Olaf wählt einen hellen und einen dunklen Anteil, wobei der dunkle Anteil für die verschiedensten negativen Symptome wie Stehlen, Lügen, Wutausbrüche und für das selbstverletzende Verhalten steht. Die Ressourcen, den hellen Anteil, kann er aktuell nicht wahrnehmen.

Einzelmusiktherapie, 2. Sitzung. Zielsetzung: Musikalische Darstellung der hellen Seite. Der therapeutische Prozess dient dazu, die Fähigkeiten und Ressourcen des Kindes herauszustellen und zu fördern. Die strikte Konfrontation mit Defiziten und negativ bewerteten Verhaltensauffälligkeiten wirkt entwicklungshemmend. Olaf ist zu diesem Zeitpunkt nicht in der Lage, sich selbst wertzuschätzen. In seinem musikalischen Spiel drückt sich aus, dass ein Gefühl der Trauer den Platz des positiven Selbstbildes eingenommen hat.

Olaf wählt die Gitarre und verstimmt sie. Verstimmen bedeutet für ihn, sich das Instrument zueigen machen.

Der Musiktherapeut teilt Olaf seine Eindrücke zum Spiel mit: Das Spiel klingt traurig, vermutlich stellt Olaf damit seine dunkle Seite dar. Olaf antwortet, dass er betrübt sei von den Erwachsenen nur akzeptiert zu werden, wenn er brav ist. Aber er wäre lieber laut und frech.

Familienmusiktherapie, 2. Sitzung. Zielsetzung: Skulpturarbeit mit anschließendem Ausdruck des emotionalen Erlebens durch eine gemeinsame Improvisation. Zu Beginn einer Familientherapie bietet es sich an, die Beziehungen der Familienmitglieder untereinander als Skulptur darzustellen. Die Familienskulptur liefert nicht nur eine Fülle von Informationen, sondern sie führt oft auch zu wesentlichen Themen der Familie. Zuerst stellt Olaf seine Familie auf, so wie er sie derzeit erlebt, und bestimmt auch seine Position darin. In einer zweiten Skulptur zeigt er seine Wunschfamilie, in der er glaubt, sich wohlfühlen zu können.

Olaf stellt die Eltern nach hinten, seine Geschwister davor. Sich selbst stellt er an die Spitze des Dreiecks. Für die Mutter symbolisiert die Skulptur die bestimmende Position Olafs innerhalb der Familie. Sie sagt unvermittelt: «Olaf wird die Familie bald verlassen».

In der Wunschskulptur positioniert Olaf alle Familienmitglieder in eine Reihe und sich selbst in die Mitte. Olafs leiblicher Vater (er wird durch eine Djembe dargestellt) bekommt eine Position am Rande des Bildes zugeordnet. Die Mutter lobt Olaf für dessen Positionierung des leiblichen Vaters. Anschließend improvisieren die Kinder, wobei Olafs melancholisches Spiel bei den Eltern Betroffenheit auslöst.

Einzelmusiktherapie, 3. Sitzung. Zielsetzung: Musikalische Darstellung der dunklen Seite. Es ist wichtig, affektive Anteile der dunklen Seite hörbar zu machen. Welche Grundaffekte stecken dahinter? Wie verarbeitet Olaf diese destruktiven

Symptome? Olaf sucht sich dazu ein Instrument aus, mit dem er die dunkle Seite auszudrücken vermag. Er stellt die Symptome Lügen und Stehlen dar. Das Lügen wird von der Gitarre repräsentiert. Das Stehlen von der Conga. Sein Spiel wirkt emotional distanziert und besitzt wenig Ausdruck. Olaf beschreibt seine Probleme als ein diffuses Gefühl.

Einzelmusiktherapie, 4. Sitzung. Zielsetzung: Emotionalen Zugang schaffen. Olaf wirkt in dieser Zeit noch sehr beherrscht. Er ist Erwachsenen gegenüber distanziert freundlich und stellt sich mit einer ausgewählt unverbindlichen Wortwahl dar. Seine Ängste, Trauer oder auch Freude bleiben für ihn selbst verschlossen. Die Aggressionen kehren sich nach innen und äußern sich in autoaggressivem Verhalten. Die dahinter liegenden Affekte sind oft schwer zugänglich. Olaf sucht sich ein Instrument aus, um seine emotionale Befindlichkeit auszudrücken. Auf ein stützendes Mitspielen des Musiktherapeuten verzichtet er.

Olaf improvisiert auf dem Klavier, sein Spiel wirkt beherrscht und durchstrukturiert. Er meint, er habe einen Familienstreit darstellen wollen. Er fühle sich schuldig, dass die Eltern streiten und befürchtet deren Trennung.

Familientherapie, 3. Sitzung. Zielsetzung: Genogrammarbeit. Das Genogramm wird gemeinsam von Familienmitgliedern und Therapeuten erarbeitet. Während des Erarbeitens bleibt Raum zum Erzählen von Familiengeschichten, Erziehungsidealen, Geheimnissen und Familienritualen.

Anwesend sind Olaf und die Mutter. Körperliche Gewalt und Alkoholmissbrauch finden sich sowohl in der Familie der Mutter, als auch in den Familien des Vaters und des Stiefvaters über mehrere Generationen hinweg. Die Mutter durchlebte Heimaufenthalt und Pflegefamilie und war wegen Bulimie bis zur Geburt von Olaf in psychotherapeutischer Behandlung. Über den Vater kann sie von keinerlei positiven Eigenschaften berichten. Olaf reagiert sehr betroffen und sagt mehrmals, dass er es nicht mehr aushalte. Das Angebot den Raum zu verlassen, lehnt er jedoch ab.

Nach der Genogrammstunde zeigt sich Olaf aufgebracht, verunsichert und wütend. Einerseits berichtet er, dass er viel über seinen leiblichen Vater nachdenkt, andererseits verweigert er jedoch jede weitere Annäherung an das Thema. Auch im familiären System kommt es zu einer Destabilisierung. Der Stiefvater entzieht sich den folgenden familientherapeutischen Sitzungen. In den Einzeltherapien teilt Olaf mit, dass es zwischen seinen Eltern zu körperlichen Auseinandersetzungen käme und dass auch er von den Eltern geschlagen werde. Die Mutter fühlt sich zunehmend von der familiären Situation überfordert und droht damit, die Familie zu verlassen.

Einzelmusiktherapie, 5. Sitzung. Zielsetzung: Einen Ausdruck für Aggression finden. Aggressiv geladene Situationen können im musiktherapeutischen Rollenspiel bearbeitet und reinszeniert werden. Olaf und der Musiktherapeut spielen an Trommeln und Big Bom einen elterlichen Streit nach. Olaf gibt vorher Anweisungen und eine kurze Charakterisierung der Eltern. Er findet ein Ventil für seine Wut und Aggressionen, die sich so heftig darstellen, dass der Streit mit Batakas (Schaumstoffschwerter) weitergeführt werden muss.

Familienmusiktherapie, 4. Sitzung. Zielsetzung: Stabilisierung der Mutter. Bei einer Destabilisierung des Familiensystems können durch musiktherapeutische Methoden einzelne Familienmitglieder gestützt werden. Die Mutter beschreibt, dass sie mit ihren Kräften am Ende sei und sie die Auseinandersetzung mit ihrer eigenen Geschichte in der Genogrammstunde, die Eifersüchteleien ihres Partners und die gesamte familiäre Situation überfordern. Die Kinder äußern ihre Angst, dass die Eltern sich trennen und die Mutter die Familie verlassen könnte. Olaf übernimmt die Rolle des nicht anwesenden Stiefvaters, indem er sich für die Stabilisierung der Mutter verantwortlich fühlt. Zur Stützung der Mutter bekommt jedes Kind den Auftrag sich zwei Instrumente herauszusuchen mit der Aufgabe, eines davon der Mutter zum Geschenk zu machen. Die Mutter fühlt sich getröstet und verspricht, die Familie nicht zu verlassen.

Einzelmusiktherapie, 6. Sitzung. Zielsetzung: Herausarbeiten von Ähnlichkeiten und Unterschieden zwischen Olaf und seinem Stiefvater. Mit der Methode der Skalierung lassen sich diffuse Wahrnehmungen differenzieren und bearbeiten. Das in der vierten Familientherapiesitzung gezeigte Verhalten lässt die Hypothese zu, dass Olaf innerhalb der Familie die Rolle des Stiefvaters für sich beansprucht. Eine Position, die einem Kind in einem familiären System nicht zukommt. Diese von Olaf als Konkurrenzkampf erlebte Auseinandersetzung mit dem Stiefvater lässt sich in der musiktherapeutischen Improvisation darstellen und spielend korrigieren. Um die negative Zuschreibung an den Stiefvater bearbeitbar zu machen, bietet sich eine Skalierung an. Olaf soll seinen Stiefvater und sich selbst hinsichtlich der vier Grundemotionen: Angst, Wut, Trauer und Freude auf einer Skala von 0 bis 10 einschätzen. Die anschließende musikalische Umsetzung an Keyboard und Klavier, bei der Olaf die Führung übernimmt, macht hörbar, dass Olaf seinen Stiefvater auf einer kindlich gleichberechtigten Ebene neckt und herausfordert und ihm die väterliche Rolle nicht zuerkennt. Olaf äußert den Wunsch, selbst die Rolle des Mannes im Hause einnehmen zu wollen, der die anderen versorgt, beschützt und Entscheidungen trifft.

Die Skalierung macht Ähnlichkeiten zwischen Olaf und seinem Stiefvater bei der Emotion Freude sichtbar. Olaf beschreibt sich und seinen Stiefvater als freudige, humorvolle Menschen. Den größten Unterschied zwischen sich und seinem Stiefvater sieht Olaf hinsichtlich der Emotion Wut. Während er sich selbst auf der

Stufe 5 skaliert, ordnet er dem Stiefvater mit 10 den höchsten Wert zu. Auf Nachfrage berichtet er von häufigen körperlichen Züchtigungen des Stiefvaters und dem Gefühl, dass der Stiefvater ihn loswerden wolle.

In der psychologischen Einzeltherapie rückt die Auseinandersetzung Olafs mit seinen beiden Vätern zunehmend in den Fokus. Hierdurch werden viele Fragen aufgeworfen und bearbeitet: Männliche Identität, Gefühl der Ablehnung durch den Stiefvater, Identifizierung mit dem Vater und die Angst, ebenso gewalttätig und kriminell zu werden wie er. In der Einzeltherapie malt er dazu ein Bild (s. **Abb. 16**).

Familienmusiktherapie, 5. Sitzung. Zielsetzung: Reflexion des bisherigen Therapieverlaufs. Die Reflexion dient zur aktuellen Standortbestimmung im therapeutischen Prozess. Sie kann sowohl während der Therapie als auch am Ende eingesetzt werden. Anwesend sind Olaf und seine Mutter. Die Mutter legt mittels eines Seiles den bisherigen Therapieverlauf nach und benennt für sie wichtige Therapiestationen und die Auswirkungen auf das Familiensystem. Auf die Frage, welche familientherapeutischen Sitzungen ihr noch in Erinnerung sind, gibt sie an, dass die erste musiktherapeutisch ausgerichtete Familientherapie sie verunsichert habe, da sie Angst hatte, zu viel von sich zu zeigen. Außerdem fürchtete sie sich vor einer Bewertung durch die Therapeuten. Ihr Bestreben, die Familie in Einklang zu bringen sei ihr gegenwärtig geblieben. Die autonomen Improvisationen der Kinder hätten ihr gezeigt, dass diese über genügend Ressourcen verfügen, gemeinsames Spiel selbstständig zu gestalten und sie selbst sich etwas zurücknehmen könne. Die Geschenke in Form der Instrumente hinterließen einen nachhaltigen Eindruck. Sie erlebte, dass die Kinder ihr auch etwas zurückgeben können.

Abschied

Am Ende einer viermonatigen stationären Behandlung entlassen wir Olaf nach Hause. Im Hinblick auf die Symptome kann festgestellt werden, dass Olaf nicht mehr «maust», sich das Lügen deutlich reduziert hat und auch das Verhältnis zum Stiefvater entspannter geworden ist. Das Familiensystem bleibt auch weiterhin als instabil einzuschätzen, wobei Ressourcen in der Beziehung zwischen den Kindern sichtbar werden. Über das Erproben im musiktherapeutischen Setting gelang es Olaf jedoch, für eigene Probleme, Befindlichkeiten, Ängste und Wünsche seine Sprache wiederzufinden. Die Musik gab ihm Sicherheit und die nötige Distanz, um Kontakt zu seinen impulsgesteuerten Affekten aufzunehmen. Die musikalische Bearbeitung seiner Konflikte geschah spielerisch und ließ das kreative Ausprobieren von verschiedenen Lösungsmöglichkeiten zu. In der musiktherapeutischen Behandlung ist es Olaf gelungen, die Abwertung seiner Handlungen zu überwinden und dadurch allmählich ein stabileres Selbstwertgefühl zu entwickeln.

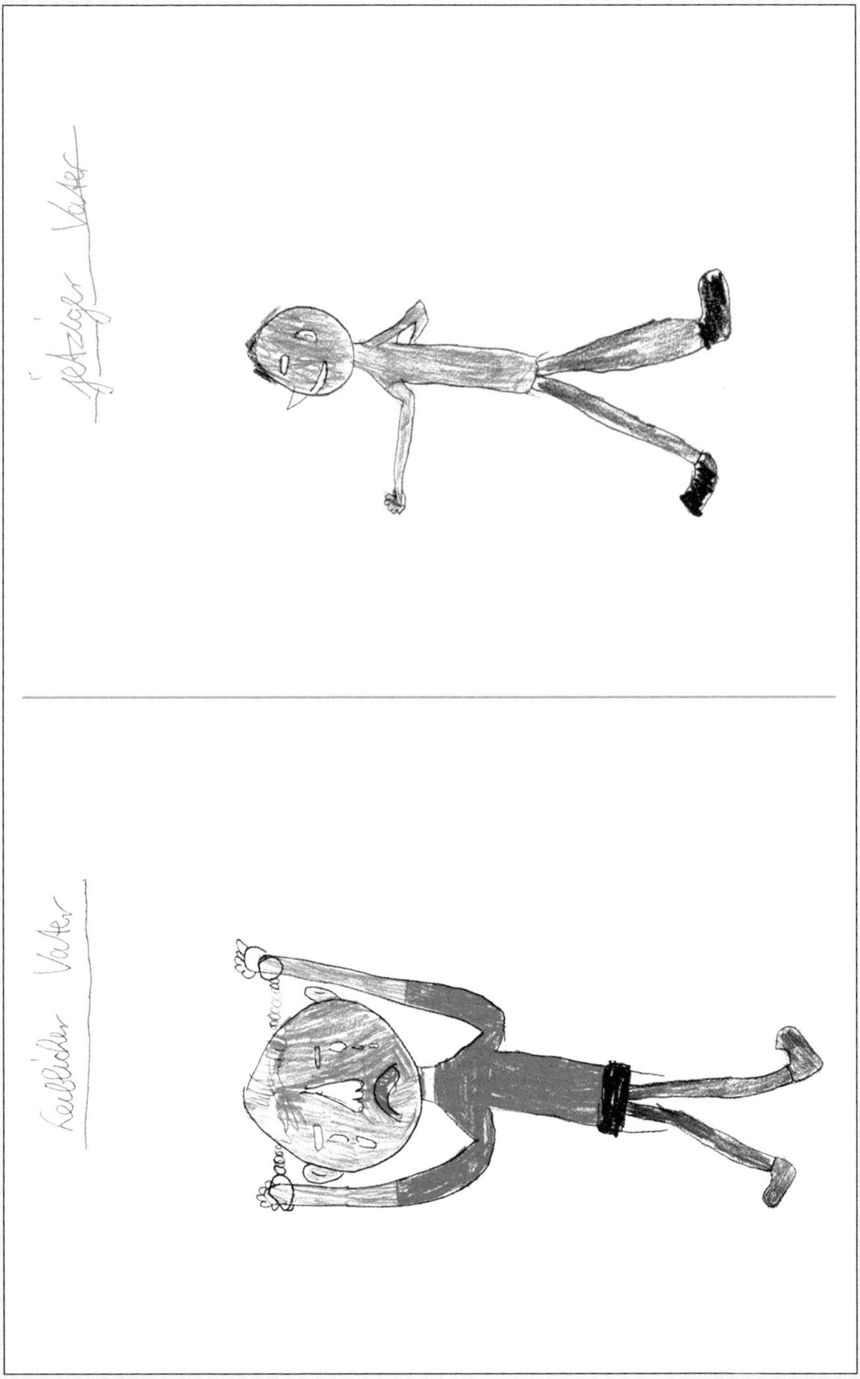

Abbildung 16: Olafs Bild

5.13 «Einmal so aussehen wie...» Musiktherapie bei Kindern mit Adipositas in einem ambulanten Programm

Robert Mayerle

Noch vor einigen Jahren wurde das Thema «Adipositas bei Kindern und Jugendlichen» nur in kinderärztlichen Praxen oder von Sportlehrern problematisiert, ansonsten gesellschaftlich eher bagatellisiert. Der dramatische Anstieg der Zahl dicker Kinder und Jugendlicher jedoch und die damit verbundenen medizinischen Folgeerkrankungen sowie die vielfältigen sozialen Probleme werden mittlerweile von vielen Berufsgruppen wahrgenommen. Und dies mit Recht, denn 10 bis 20 Prozent aller Schulkinder und Jugendlichen sind zu dick und viele werden wohl ihr Leben lang übergewichtig bleiben (www.adipositas-online.com). Die Weltgesundheitsorganisation (WHO) meldet eine Zahl von 17 Millionen übergewichtigen Kindern unter fünf Jahren weltweit.

In Deutschland hat sich seit 1985 die Anzahl der übergewichtigen Jungen mehr als verdoppelt (Barth et al., 1997). Heute sind etwa 26 Prozent aller Jungen sowie 30 Prozent aller Mädchen zu schwer. Anlass zur Sorge gibt eine weitere Entwicklung: Wurde früher ein Gewicht bis zu 160 kg erreicht, so sind es heute nicht selten sogar 180 kg. Die Weltgesundheitsbehörde bezeichnet die Krankheit Adipositas als eines der größten chronischen Gesundheitsprobleme, da in einigen westlichen Industrienationen mehr als 30 Prozent der Menschen übergewichtig sind. Je nach Nation macht dieses Krankheitsbild einschließlich der Folgererkrankungen zwischen 5 bis 10 Prozent der Gesamtausgaben des Gesundheitswesens aus. An verschiedenen Orten ist deshalb gesundheitspolitisches und wissenschaftliches Engagement und Interesse geweckt worden. In unterschiedlichen Einrichtungen wurden Behandlungsprogramme entwickelt, die sich jedoch in Methodik, Zielsetzung, Umfang und Inhalt zum Teil stark unterscheiden (Fokus, 2003). In der Folge wurde angestrebt, für die ambulante und stationäre Schulung von übergewichtigen Menschen ein einheitliches Rahmenkonzept zu finden. Für Kinder und Jugendliche bildete sich 1999 die «Konsensusgruppe Adipositasschulung» (KGAS), eine Arbeitsgruppe der «Arbeitsgemeinschaft Adipositas im Kindes- und Jugendalter» (AGA), die wiederum Teil der Deutschen Adipositas-Gesellschaft (DAG) ist (www.adipositas-gesellschaft.de). Diese Arbeitsgemeinschaften haben Leitlinien entworfen, die einer Schulung und langfristigen Betreuung der Patienten und deren Eltern Orientierung geben, Standards formulieren sowie Qualitätssicherung und Evaluation festlegen. Ebenso wird darin die interdisziplinäre Zusammenarbeit der Bereiche Medizin, Psychologie, Pädagogik, Ernährungswissenschaften und Sport gefordert.

Diese Ausführungen umreißen den gesundheits- und gesellschaftspolitischen Kontext, in welchem auch ich mich mit meiner musiktherapeutischen Arbeit mit adipösen Kindern und Jugendlichen bewege.

Zur Phänomenologie

Bei der Adipositas handelt es sich um eine übermäßige Vermehrung oder Bildung von Fettgewebe. Der Begriff «Fettsucht» ist nicht sinnvoll, da Adipositas in den meisten Fällen nichts mit Sucht zu tun hat. Adipositas wird nur dann als psychische Störung verstanden, wenn vorwiegend in belastenden Situationen mit übermäßigem Essen reagiert wird. Auslöser können vielfältige psychische Probleme sein wie Verlusterfahrungen, Versagenssituationen oder tiefer liegende, soziale und persönliche Störungen. Ursachen für eine Adipositas können Fehl- und Überernährung, Bewegungsmangel, genetische Faktoren (Vererbung, «familiäre Disposition»), Essstörung, Endokrine Erkrankungen wie etwa eine Schilddrüsenunterfunktion oder das Cushing-Syndrom sowie die Einnahme von Medikamenten sein. Hiermit sind zunächst nur die individuellen Ursachen aufgeführt.

Um das Maß der Adipositas zu bestimmen, wird ein so genannter «Body-Mass-Index» (BMI) errechnet (Zwiauer & Wabitsch, 1997). Der BMI errechnet sich nach der Formel: Gewicht durch das Quadrat der Körpergröße. Ein Kind, welches beispielsweise 50 Kilogramm wiegt und 1,20 Meter groß ist, erreicht so einen BMI von 34,7 (siehe **Tab. 9**). Der BMI berücksichtigt jedoch nicht die Körperzusammensetzung. Ein muskulöses Kind hat aufgrund seiner größeren Muskelpakete auch einen höheren BMI ohne übergewichtig zu sein. Erst weitere Untersuchungsmethoden liefern daher ein differenziertes Bild über den Anteil der Fettmasse. Die Bioelektrische Impedanzanalyse gibt beispielsweise Aufschluss über Muskel- und Organmasse, Fettgewebe und Wassergehalt. Bei der Hautfaltenmessung oder Kalipermetrie kann über die Messung verschiedener festgelegter Hautfalten ein Rückschluss auf den Körperfettanteil gezogen werden. Darüber hinaus existieren noch weitere medizinische Diagnoseverfahren, wie beispielsweise Infrarot-Reflexionsmessung, Computertomographie und Hydrostatisches Wiegen. Häufig wird auch zwischen Apfel- und Birnenform unterschieden. Während sich beim «Apfel-Typ» Fettanlagerungen vorwiegend im Bereich des Bauches finden, weist der «Birnen-Typ» sie vermehrt an der Hüfte und an den Oberschenkeln auf.

Tabelle 9: BMI-Normwerte (aus: www.GEO.de)

unter 18,5 kg/m^2	Untergewicht
18,5 bis 24,9 kg/m^2	Normalgewicht
25,0 bis 29,9 kg/m^2	Übergewicht
30,0 bis 34,9 kg/m^2	Adipositas Grad I
35,0 bis 39,9 kg/m^2	Adipositas Grad II
über 40 kg/m^2	Adipositas Grad III

Der «D-Club Castelmont» in Basel

Meine Erfahrungen in der musiktherapeutischen Behandlung von Kindern und Jugendlichen mit Adipositas haben ihren Ursprung in einem seit 20 Jahren bestehenden Projekt, dem «D-Club Castelmont» in Basel. Der Leiter des Schulärztlichen Dienstes der Stadt Basel, Dr. Andreas Bächlin, widmete sich dort seit langer Zeit diesem Klientel und begann, nach geeigneten Behandlungsformen zu suchen. Unsere Wege kreuzten sich in einer gruppenanalytischen Ausbildung in Heidelberg, bald darauf entstand die Idee zu einer Zusammenarbeit. Gemeinsam mit einem Team aus Arzt, Psychologen, Ernährungsberaterinnen und Sportpädagoginnen sowie weiteren, in kreativer Arbeit geschulten Mitarbeitern, entwickelte Dr. Bächlin über die Jahre hinweg ein Konzept, das mit den von der Konsensusgruppe Adipositasschulung entworfenen Leitlinien übereinstimmt:

In einem einjährigen ambulanten Kurs werden in möglichst homogenen Altersgruppen adipöse Kinder und Jugendliche aufgenommen. Voraussetzung ist, dass auch die Eltern oder Elternteile im Kursprogramm mitarbeiten. Der Jahreskurs muss von den Teilnehmern selbst finanziert werden, wobei die Krankenkassen einen Zuschuss geben. Wöchentlich finden Gesprächsgruppen getrennt für die Jungen und Mädchen statt. Diese werden geleitet von einem Psychologen beziehungsweise einer Psychologin. Für die Väter und Mütter finden ebenfalls Gesprächsgruppen unter der Leitung eines Gruppenleiters beziehungsweise einer Gruppenleiterin statt. Die Familien verpflichten sich, an mehreren Ernährungsberatungen teilzunehmen. Alle Kinder und Jugendlichen absolvieren ein wöchentliches Bewegungsprogramm unter sportpädagogischer Anleitung. Zweimal pro Jahr finden so genannte Intensivwochen statt, die als Winter- oder Sommerlager bezeichnet werden, in welchen sich sowohl die Kinder als auch die Eltern intensiv mit der Adipositasproblematik auseinandersetzen. Seit vier Jahren arbeite ich in den Sommerlagern als Musiktherapeut mit.

Ein Lageraufenthalt (ein für das deutsche Ohr etwas irritierender Begriff, jedoch in der Schweiz gebräuchlich und vergleichbar mit dem deutschen Landschulheim) erstreckt sich über elf Tage Kinder- und vier Tage Elternprogramm und ist stark strukturiert in den Tagesabläufen. Jeder Tag beinhaltet Bewegungseinheiten und Körperwahrnehmungsübungen, Gesprächsgruppen, Musiktherapiegruppen, Kochgruppen, gemeinsame Mahlzeiten, Freizeitaktivitäten und endet abends in einer Teamgruppe. Alle inhaltlichen, didaktischen und methodischen Strukturen der einzelnen Bereiche sind aufeinander bezogen. Hier ist ein gruppales Metakonzept, wie wir es aus der Gruppenanalyse kennen, sehr hilfreich für das Verständnis der sich entwickelnden Prozesse und der Dynamik in und zwischen den jeweiligen Gruppen sowie für die gesamte «Lagergruppe». Ebenso lassen sich dadurch familiendynamische Konstellationen und ihre spezifische Symptombildung in eine therapeutische Behandlungsstrategie und -perspektive integrieren.

Das Behandlungssetting

In diesem durch Dr. Bächlin gesetzten Rahmen nehmen alle einzelnen Einheiten – Gesprächsgruppen, Bewegungsgruppen, Ernährungsgruppen, Musiktherapiegruppen und Teamgruppe – eine gleichwertige Stellung ein, und alle bedeutsamen Ereignisse außerhalb der speziellen Therapiegruppen gelangen über die Teamgruppe wieder in den Behandlungskontext zurück. Um ein gemeinsames Verständnis der Arbeit zu erreichen, hospitieren alle Mitarbeiter in allen Programmteilen und sammeln dort ihre persönlichen Eindrücke.

Indikation zur Musiktherapie

Einerseits ist die Frage nach einer Indikation für Musiktherapie durch die vorgegebene Konzeption bereits pragmatisch beantwortet: Alle Kinder und Jugendlichen nehmen an den Gruppen teil. In der Literatur gibt es zwar für Erwachsene differenzielle Indikationen zur ambulanten Gruppentherapie der Adipositas (Zuber et al., 1992). Dabei betrifft die Differenzierung aber vor allem die Therapiemotivation, das Ausmaß der Adipositas und der psychischen Belastung und führt darüber zu einer Empfehlung eines modifizierten Therapieprogrammes in Form von drei unterschiedlichen Behandlungsangeboten. Andererseits entscheiden sich die Kinder und Jugendlichen in der Regel nicht von sich aus zur Teilnahme an einem solchen Programm, sondern werden von den Eltern angemeldet. Gleichwohl können sie über die Vorgespräche und ihren persönlichen Leidensdruck bezüglich des Übergewichtes eine eigenständige Therapiemotivation aufbringen. Dennoch, ein Einstieg in eine therapeutische Unternehmung bedeutet häufig eine Verunsicherung des Kindes und «eine Anfrage an seine Identität» (Rahm, 1997). Da aber in diesem Falle auch die Eltern denselben Weg gehen, mindern sich doch für die Kinder die Bedrohungsgefühle. Die spezielle Indikation für die Integration von Musiktherapiegruppen in das Behandlungskonzept liegt in den spielerisch-kreativen und handlungsoffenen Möglichkeiten dieser Methode. Sie erlaubt den Kindern neben dem Umgang mit ihren Defiziten, sich ihrer kreativen Ressourcen bewusst zu werden, sich darin ausdrücken zu lernen und in einer gegenseitigen Spiegelung ihren Selbstwert über positive Erfahrungen und wieder neu entdeckte Kompetenzen zu stärken.

In meinen bisher durchgeführten musiktherapeutischen Gruppen mit adipösen Kindern und Jugendlichen war der Zugang über die eigene Körperlichkeit in der Auseinandersetzung in ihren Therapiegruppen und mit den musikalisch-spielerischen Elementen oft der erste Anstoß zu einer Weiterentwicklung in ihrer Persönlichkeitsreifung. Häufig aber auch nicht der einzige, da manche Kinder auch parallel in ambulanten Einzeltherapien behandelt wurden. Nicht selten, so zeigen katamnestische Nachuntersuchungen durch Dr. Bächlin, werden die Kinder darüber ermuntert, sich neuen Interessengruppen anzuschließen oder auch therapeutische Hilfen anzunehmen.

Um die Hauptziele jeder Adipositasbehandlung zu erreichen – ein verändertes Ess-, Ernährungs- und Bewegungsverhalten zu entwickeln – sind neue und korrigierende Erfahrungen und Förderungen in den Dimensionen der Selbstwahrnehmung, der Selbstwirksamkeit und der Selbstkontrolle mit ihren Auswirkungen auf den Selbstwert und letztlich auf die individuelle Identität wesentlich. Sie bilden auch für mich die Orientierung für mein musiktherapeutisches Angebot.

Die musiktherapeutische Gruppe

In diesem hier beschriebenen musiktherapeutischen Gruppensetting sind wie immer in Gruppen mindestens zwei Ebenen miteinander verbunden. Die Kinder und Jugendlichen erhalten über das musikalisch-spielerische Medium neue und oft fremde Zugänge zu sich selbst und profitieren damit auf individueller Ebene. Gleichzeitig finden diese Erfahrungen im Gruppenkontext statt, wodurch alle Erlebnisse gleichsam auch eine soziale Bedeutsamkeit erlangen, zumal dicke Kinder und Jugendliche durch ihr Aussehen starken sozialen Entwertungen und Beschämungen ausgesetzt sind und unter entsprechenden Ängsten leiden. Nach meiner Erfahrung kann die musikalisch-kreative Betätigung, das gemeinsame Produzieren von Musik über die sinnlich erfahrbaren Instrumente in einem sich konstruktiv entwickelnden Gruppenprozess zu einem «Übergangsraum» im Sinne von Winnicotts Übergangsphänomenen (Winnicott, 1985) werden. Ich verstehe darunter die Entfaltung eines Gruppenprozesses, in welchem die Kinder und Jugendlichen sich von ihren jeweiligen Ängsten allmählich befreien und mit neu geweckter Neugier und Interesse das musikalisch-spielerische Angebot aufnehmen und selbst gestalterisch tätig werden. Dabei entdecken sie häufig unter Scham- und Versagensängsten oder falsch verstandenen Rollenbildern verschüttete Ressourcen, die sie lustvoll beginnen auszugestalten. Ihre Beiträge werden in der Gruppe erkannt und wahrgenommen, so dass sie auf der sozialen Ebene Wertschätzung und Anerkennung erfahren und ihr Selbstwert wieder wächst. Dies findet in einem Wechselspiel der sozialen Interaktionen statt, wodurch der Selbstwahrnehmungsprozess intrapsychisch und interindividuell vorangetrieben wird. Gleichzeitig aber erwerben sie durch ihren Wunsch nach einem «guten Beitrag zur guten Musik» verstärkt Selbstkontrolle in der musikalischen Interaktion, auch im weiteren Sinne einer vermehrten Triebkontrolle. Häufig münden solche Entwicklungsanreize in eine narzisstische Größenphantasie, «mit unserer Musik kommen wir noch in die Charts». Solche Phantasien sind nach Resch et al. (1999) von schützender Funktion für den Selbstwert. Es kommt aber auch vor, dass destruktive Kräfte wirksam werden in Gestalt dissozialer Kinder und Jugendlicher. Hier war aber bisher die Verbindlichkeit des therapeutischen Gruppensettings als Grenze und Schutz für die anderen ausreichend.

Die phasenhaft verlaufenden Prozesse in Kindergruppen sind nach meiner Erfahrung je nach Alter und Geschlecht auch unterschiedlich im Tempo. Ich erlebe bei den Mädchen im Alter zwischen neun bis zwölf Jahren einen raschen Zugang zum Medium und zu sich selbst, allerdings mit starken Wechseln in Nähe und Distanz. Die Jungen in dieser Altersgruppe benötigen mehr Aktivität und Strukturierung im Umgang mit den Instrumenten und stärker handlungsorientierte Angebote.

Fallbeispiel

In meinem musiktherapeutischen Ansatz versuche ich, mein musiktherapeutisches Therapieverständnis mit der gruppenanalytischen Theoriebildung nach S.H. Foulkes (1992) zu verbinden. Zentrales Verbindungsglied ist die Kommunikation. In beiden Schulen kann die Störung der Kommunikation sowohl im Kontext der individuellen Symptombildung als auch als zu behandelnder Fokus in der therapeutischen Zielsetzung verstanden werden. Diese «Integration» schafft für mich den Rahmen, um mit Gruppenprozessen in Musiktherapiegruppen therapeutisch zu arbeiten. Für das musiktherapeutische Vorgehen in diesem Rahmen orientiere ich mich am Entwicklungsalter der Kinder und an den Bedingungen des Gesamtbehandlungskontextes in diesem Sommerlager. Dabei arbeite ich mit Improvisationsangeboten, die zur weiteren kreativen Ausgestaltung einladen, die Selbstwahrnehmung ansprechen und der Gruppe noch ausreichend Raum für die Mitgestaltung der Stunde offen lassen.

Wir treffen uns jeden Vormittag in einem Gruppenraum, in welchem die Instrumente bereits zur Verfügung stehen. Jede Sitzung dauert 70 Minuten, was ich aufgrund des hohen Therapieangebotes pro Tag für angemessen erachte. Es gilt das Schweigepflichtgebot und die Verbindlichkeit und Regelmäßigkeit der Teilnahme.

Bei der nun zu beschreibenden Gruppe handelt es sich um eine Mädchengruppe, die ihr Sommerlager im Rahmen eines Jahreskurses im «D-Club Castelmont» in Kloster (in der Nähe von Davos) absolvierte und bereits ein halbes Jahr im Kursprogramm hinter sich hatte. Das Altersspektrum reichte von 9 bis 13 Jahren und der BMI in der Gruppe schwankte zwischen Adipositas Grad I und II. In der Gruppe waren neun Mädchen aus unterschiedlichen gesellschaftlichen Schichten, mit unterschiedlichen Bildungslaufbahnen und in unterschiedlichen familiären Kontexten.

1. Sitzung: «Blitzstart». Die Teilnehmerinnen: Eva (12), Karin (12), Andrea (13), Lilo (12), Maria (10) Lydia (11), Michaela (12) Elena (9), Valery (13). Alle Namen sind geändert.

Alle Mädchen kommen pünktlich in den Gruppenraum, in welchem ich die Instrumente in der Mitte verteilt habe, so dass wir uns im Kreis darum setzen können. Ich lade sie ein, die fremden Instrumente auszuprobieren und nach einer Weile hat jedes Mädchen ihr Instrument gefunden. Daraufhin bitte ich sie, den anderen von ihrem Instrument zu erzählen, wie es sich anfühlt und wie es klingt. Mit ein wenig schamhaftem Lachen gelingt dies, und ich lade sie ein, gemeinsam in einen Rhythmus zu kommen. Ich bin erstaunt, wie leicht es den Mädchen fällt, denn nach einiger Zeit etabliert sich ein stabiles Metrum und die Musik wird zunehmend kommunikativ und bezogen. Die Unsicherheit über das Neue und Fremde in der Situation wird in immer wiederkehrendem Lachen ausgedrückt, aber alle bleiben aktiv dabei. Dennoch und trotz der neuen Situation wirkt die Musik auf mich entspannt. Mir kommt es vor, als säße ich mit einer erfahrenen Therapiegruppe zusammen. Nach der etwa 10minütigen Improvisation wundern sich die Mädchen darüber, dass sie mit den Instrumenten auf diese Art und Weise umgehen können und sprechen ihre Schwierigkeiten an, diese «Dinger richtig bedienen zu können». Die Mädchen finden es erstaunlich, wie sie auch über die Instrumente miteinander in Kontakt sind. Kurze Zeit später intensiviert sich das Gespräch und Eva berichtet ganz offen von ihren Schwierigkeiten in ihrer Familie, miteinander ins Gespräch zu kommen. Lilo berichtet, dass auch sie sich in ihrer Familie einsam vorkommt, da dort nicht wirklich über die wichtigen Dinge gesprochen würde. Lydia lässt in ihren Äußerungen erkennen, dass sie die Trennung der Eltern befürchtet, wenn diese sich mitteilen würden, was sie voneinander denken. Elena, das jüngste Mädchen, beteiligt sich wenig am Gespräch, ist aber sehr aufmerksam. Mit dem Austausch über die unterschiedlichen Erfahrungen in den Familien geht die erste Sitzung zu Ende.

2. Sitzung: «Nichts geht mehr». Ich habe die Instrumente so vorbereitet, dass Trommeln, Saiteninstrumente und Blasinstrumente jeweils eine eigene Gruppe bilden und will mit den Mädchen ausprobieren, wie sich die Unterschiede anhören und anfühlen und was trotz Unterschiedlichkeit an Gemeinsamkeit möglich oder unmöglich ist.

Alle Mädchen kommen unpünktlich, manche müssen geholt werden. Es wird laut gelacht und gekichert, alle schwätzen durcheinander und sind permanent in Bewegung. Es entsteht kaum soviel Konzentration, dass ich mein Vorhaben verständlich machen kann. Zwar nehmen sie an den Instrumenten Platz, doch nichts funktioniert. Nach einer Weile unverzagten aber erfolglosen Versuchens meinerseits lehne ich mich letztlich «geschlagen» zurück und betrachte das Schauspiel. Immer wieder überlege ich, ob ich die Stunde beenden soll, halte aber an meinem Setting fest. Auch die restliche Zeit läuft wie der Anfang ab. Beim Hinausgehen sagt Andrea zu mir, dass ich tapfer durchgehalten habe.

Dieser krasse Gegensatz will verstanden werden. Im Sinne der Therapieziele, insbesondere der Selbstwahrnehmung, interpretieren wir im Team die Sitzung so: Wurde in der ersten Stunde die Wahrnehmung der Fremdheiten der Instrumente und der Fremdheit mir gegenüber völlig missachtet und so verfahren, als würde die Gruppe wie im Kursprogramm weiterlaufen, entstand durch die übergroße Offenheit ein Maß an Nähe, das beängstigend war. Die zweite Stunde brachte dann den nötigen Ausgleich durch eine starke Distanzierung. Gleichzeitig erfuhren sie meine Toleranz ihren Dosierungsbemühungen gegenüber und erlebten sich selbst als sehr wirksam.

3. Sitzung: «Fremd sein und vertraut werden». In dieser Stunde will ich mein Vorhaben aus der letzten Sitzung wiederholen. Die Mädchen kommen fast alle pünktlich. Sie lassen sich auch auf meinen Vorschlag ein und probieren die Instrumentengruppen etwas lustlos aus. Als ich darüber sprechen möchte, geht wieder nichts mehr. Es wäre nicht viel dazu zu sagen, bekomme ich zu hören. Eva meint, «vielleicht will man ja auch nicht über alles reden, dazu fehlt das Vertrauen», was den Nagel auf den Kopf trifft. Zögerlich stimmen andere damit überein und benennen ihre Irritation mir gegenüber. Da aus der Gruppe nur spärliche Kommentare kommen, spreche ich aus, wie es mir an ihrer Stelle ergehen würde und benenne mein Fremdsein in ihrer Runde auf den unterschiedlichen Ebenen: Fremd als Person, fremd als männlicher Gruppenleiter mit fremden Instrumenten und noch aus einem anderen Land. Michaela wirft nach einer Schweigepause ein, dass sie immer, wenn sie sich mies fühle, die anderen Mädchen oder bestimmte Attribute an ihnen idealisiere. Michaela drückt damit Schuld- und Minderwertigkeitsgefühle aus, gleichzeitig appelliert sie aber an die therapeutische Zielsetzung, indem sie über «schwierige» Gefühle spricht und damit mir einen Vertrauensvorschuss gewährt. Mit einigen Schweigepausen geht die Stunde zu Ende.

4. Sitzung: «Einmal so aussehen wie...». Ich habe die Mädchen gebeten, ihre Lieblingsmusik für diese Stunde mitzubringen, da alle ihren Walkman in der Freizeit auf den Ohren haben. Tatsächlich kommen alle mit Kassetten oder CDs, sind aber zurückhaltend und reden viel untereinander. Wir hören uns mehrere Stücke an. Darüber kommen die Mädchen ins Gespräch. Zuerst wird gefachsimpelt über die vorgestellte Musik, ob «out» oder «in». Auch Elena bringt sich mutig ein. Nach und nach geht es dann zu den Interpreten über. Und ich bin sehr beeindruckt, welche Sehnsüchte und Wünsche die Mädchen mit ihren Idolen verknüpfen. Einerseits werden die Körperidealbilder angesprochen, der innige Wunsch, so auszusehen wie die Künstlerin. Andererseits können unter großem Lachen die Beziehungswünsche zu den einzelnen Mitgliedern in bestimmten Boygroups angesprochen werden. Diese Themen beleben und bringen Schwung und Lust in die Gruppe. Am Ende der Stunde werde ich gefragt, ob ich nicht auch ein Keyboard dabei hätte und solche Musik mit ihnen machen könnte!

5. Sitzung: «Trio infernale». Wir improvisieren auf den Instrumenten in kleineren Gruppen (Dreier- oder Fünfer- Gruppen), probieren wieder eine gemeinsame Improvisation aus und sprechen darüber. Die Mädchen nehmen die Angebote an, sind interessiert und aktiv. Gleichzeitig werden sie spielerischer, manchmal auch sehr kindlich. Aber vieles hat mittlerweile in der Gruppe Platz, wird lachend angenommen oder aber auch gegenseitig kritisch vermerkt. Da sie experimentierfreudiger werden, entstehen oft kuriose musikalische Situationen. So spielen etwa die Bassschlitztrommel, die Blockflöte und die Lure ein «Trio infernale».

6. Sitzung: «Neugier und Berührung». Da einige Mädchen das Monochord im Schrank entdecken und es kennen lernen wollen, biete ich nach Rückfrage und Klärung in der Gruppe eine rezeptive Stunde mit Monochord-Klängen an. Obwohl alle die Form meines Angebotes interessiert, bin ich gleichwohl etwas unsicher, denn in mir melden sich gewisse Bedenken. Einige Mädchen haben durch familiäre Übergriffe Gefühle von tiefer Hilflosigkeit und Ohnmacht erlebt, was nach meiner Erfahrung bei rezeptiven Klangreisen durchaus wiederbelebt werden kann. Dennoch leite ich sie über eine leichte Entspannungsübung zur Wahrnehmung ihrer Atmung und der Beachtung ihrer Körpergefühle an und gebe «Ausstiegsmöglichkeiten» bei zu großem Missempfinden. Die Reaktionen sind sehr unterschiedlich. Alle halten die 15 Minuten Monochord-Klänge aus, nur ein Mädchen schläft ein, was auch ein gelungener Ausstieg sein kann. Mehrere Mädchen berichten, wo und wie sie die Klänge wahrgenommen haben oder wo sie blockiert wurden. Dabei schimmern tief liegende Ängste und Blockaden durch, die aber in Anbetracht der begrenzten therapeutischen Situation unangesprochen bleiben.

7.–9. Sitzung: «In die Charts…». Auf Wunsch einiger Mädchen improvisieren wir in der 7. und 8. Stunde wieder in kleineren Gruppen und lassen den Stundenverlauf offen. Die Improvisationen hören sich sehr verschieden an. Schwieriges wechselt mit Feinfühligem, Temperamentvolles mit Zartem, manche Improvisation «gelingt», manche «scheitert». Insgesamt erleben sich die Mädchen kompetent, sind überrascht von der Eindrücklichkeit einzelner Stücke, sind stolz und phantasieren sich humorvoll mit ihrer Musik in die Charts. Trotz verschiedener Spannungen innerhalb der Mädchengruppe im außertherapeutischen Raum finden sie während der Sitzungen eine kooperative Haltung, stützen die Jüngste in ihrer Runde oder missbilligen das infantile Verhalten einiger anderer. Wie schon in der fünften Gruppenstunde nutzen sie ihre Ressourcen, sind in einem kreativen Fluss, je nach ihren persönlichen Möglichkeiten. Auch zurückhaltendes Verhalten wird angenommen und integriert. In der Mitte der achten Sitzung zeichnet sich aber schon das Ende des Lagers ab. Das Engagement wird wieder zurückgenommen und die weiteren Ferienpläne gewinnen an Bedeutung.

Alle Mädchen haben während des Sommerlagers in unterschiedlichem Maß abgenommen und waren damit für sich sehr erfolgreich. Deshalb wird in der neunten Sitzung über die Lagerzeit, die guten und die schlechten Erfahrungen gesprochen und unsere Abschiedsimprovisation klingt respektvoll mit gewonnener Sicherheit und adäquater Distanz aus. Den Instrumenten (auch als Stellvertreter von mir) und der Musik wird Lob und Anerkennung gezollt, die sie als Produkt ihrer eigenen Entwicklung, verbunden mit den Erfahrungen der Akzeptanz, Anerkennung und Selbstwirksamkeit, aus dem Kurs mit nach Hause nehmen.

Ausblick

Aus gemeinsamen Nachbesprechungen des Sommerlagers wurde deutlich, wie in den Musiktherapiegruppen die emotionalen Themen der Mädchen angerührt und kreativ weiterverarbeitet wurden. Dabei scheint von großem Vorteil zu sein, dass durch das «Material Musik» die emotionale Ebene berührbar wird und das Problem «dick sein» nicht im Vordergrund steht. Gleichzeitig greift die Musik auf alltägliche Erfahrungs- und Erlebnisbereiche der Kinder und Jugendlichen zurück, die für ihre persönliche Identitätsentwicklung von großer Bedeutung sind. Der Erfolg, nämlich die Gewichtsabnahme, kann aber nur in der Zusammenschau des gesamten Programms und der erfolgreichen Zusammenarbeit der Mitarbeiter gewertet werden.

Solche Programme sind allerdings noch sehr vereinzelt und die Arbeit des Musiktherapeuten eine Pionierarbeit. Daher erachte ich eine umfassende Information für alle Kollegen und Kolleginnen, die mit Kindern und Jugendlichen arbeiten, für besonders hilfreich. Nur über ein vertieftes Verständnis dieser heranrückenden Problematik können geeignete Strategien auf institutioneller, gesellschaftlicher und therapeutischer Ebene entwickelt werden. Da die Musiktherapie gerade bei Kindern und Jugendlichen vermehrt zum Einsatz kommt, kann sie auch durch die Entwicklung entsprechender Behandlungsansätze ihren Beitrag in diesem Felde leisten.

6. Gesundheitspolitische Aspekte und Forschung in der Musiktherapie mit Kindern

Die Frage nach der therapeutischen Wirksamkeit von Musik wurde lange Zeit mit Hinweisen auf überlieferte Beispiele erfolgreicher Heilungen beantwortet und durch verborgene Verbindungen der Musik mit der Seele erklärt. Erst im Zeitalter des Barock lenkte die Affektenlehre die Aufmerksamkeit stärker auf die Frage, wie die Wirkungen der Musik auf Seele und Körper genau zu erklären seien, und es entwickelte sich ein naturwissenschaftliches Interesse an den damit verbundenen physiologischen Vorgängen. Exakte experimentelle Forschungsstudien über den Einfluss der Musik auf Atmung, Pulsfrequenz, Muskeltonus und Blutdruck begannen im späten 19. Jahrhundert mit der Studie von Johannes Dogiel (1880) «Über den Einfluß der Musik auf den Blutkreislauf» und wurden ab der zweiten Hälfte des 20. Jahrhunderts ergänzt durch Studien zu psychologischen und soziologischen Wirkungen von Musik (Strobel & Huppmann, 1997, S. 28 ff).

Die ersten systematischen Untersuchungen zur Wirkung von Musik führte der französische Psychiater Etienne Esquirol (1772–1840) in den Jahren 1824/1825 bei Einzelpatienten und Patientengruppen mit Geisteskrankheiten durch. Er experimentierte dabei mit verschiedenen Instrumenten wie Harfe, Klavier und Violine, mit Sänger- und Bläserensembles sowie mit Kompositionen in allen Tonarten, Rhythmen und Zeitmaßen. Als Ergebnis seiner Studien stellte er fest: «... wenn die Musik auch nicht heilen kann, so zerstreut sie doch und bringt dadurch Erleichterung; sie schafft eine gewisse Linderung des physischen und des seelischen Schmerzes; sie ist eindeutig von Nutzen für die Genesenden. ... Sie darf nicht vernachlässigt werden, so unbestimmt die Prinzipien ihrer Anwendung und so ungewiß ihre Wirksamkeit ist» (Esquirol, 1838; zitiert nach Kümmel, 1977, S. 409). Aus den Untersuchungsergebnissen leitete er folgende Richtlinien ab: Man solle eine kleine Zahl von Instrumenten nehmen, die Musiker für die Patienten unsichtbar aufstellen, keine Fremden dabei zulassen und die Musik sorgfältig auswählen, das heißt Stücke spielen lassen, die dem Kranken von Kindheit an vertraut oder schon während seiner Krankheit angenehm waren und seinem Zustand angemessen scheinen.

Heute wird von der Musiktherapie erwartet, dass sie ihr therapeutisches Vorgehen wissenschaftlich evaluiert und mit Hilfe empirischer Studien ihre Wirksamkeit belegt. Musiktherapeutisches Handeln sollte nicht nur durch klinische Erfahrung und Intuition geprägt sein, sondern möglichst durch die Evidenz empirischer Forschung gestützt werden und als evidenzbasierte Praxis eine wirksame, effiziente und in ihrer Qualität gesicherte Behandlung darstellen.

6.1 Evaluation und Qualitätssicherung in der Kindermusiktherapie

Evaluation ist ein Vorgang, bei dem der Wert eines Produktes, eines Prozesses oder eines Programms beurteilt wird. Dies kann sich als so genannte Selbstevaluation auch auf das eigene Handeln beziehen. Bei einer wissenschaftlichen Evaluation werden zur Beurteilung und Bewertung systematisch empirische Daten erhoben und ausgewertet (Westermann, 2002). In der musiktherapeutischen Praxis existieren seit langem Formen der Evaluation und der Selbstevaluation, wenngleich sie nicht immer explizit als solche benannt werden: So gehört es zum berufsethischen Standard, dass die eigene therapeutische Arbeit regelmäßig in kollegialer oder externer Supervision kritisch reflektiert wird. Auch die sorgfältige Dokumentation der musiktherapeutischen Behandlung ermöglicht eine systematische Selbstevaluation des eigenen therapeutischen Handelns und macht es gleichzeitig für Außenstehende transparent und nachvollziehbar (siehe Kap. 4.1, Diagnostik in der Kindermusiktherapie).

6.1.1 Supervision

Supervision hat sich mittlerweile in vielen Praxisfeldern der Musiktherapie etabliert und gilt als wichtiger Bestandteil der Qualitätssicherung (Frohne-Hagemann, 1996b; Rüegg, 1997; Weymann, 1996b). In der Supervision findet ein gemeinsames Reflektieren der musiktherapeutischen Tätigkeit in Form einer Einzel-, Team- oder Gruppensupervision statt. Dabei wird von den beteiligten Personen im gemeinsamen Dialog versucht, Klarheit über Arbeitsabläufe zu gewinnen und Lösungsmöglichkeiten für belastende Therapiesituationen oder Konfliktsituationen im Team zu finden. Die dabei verwendeten Interventionstechniken sind vielfältig (Schreyögg, 1992) und reichen von musiktherapeutischen Methoden über lösungsorientierte Beratung (Bamberger, 2001) bis hin zum so genannten reflecting team (Andersen, 1990), bei dem eine kleine Untergruppe immer wieder die aktuell ablaufenden Gruppenprozesse kritisch reflektiert.

Findet die Supervision intern als Fallbesprechung der Teammitglieder einer Einrichtung statt, so wird von kollegialer Supervision, Intervision oder auch von Intertherapie gesprochen (Priestley, 1996; Seidel, 1996). Bei einer externen Supervision kommt eine außen stehende Supervisorin ins Team, um die Fallbesprechungen durch eine möglichst neutral distanzierte Perspektive zu ergänzen. Auch Themen, bei denen das Team alleine an seine Grenzen stoßen würde, wie etwa das Erkennen von Stärken, Schwächen und blinden Flecken, können so gezielt behandelt werden. Supervisionen können ohne die jeweiligen Leitungspersonen stattfinden, können aber auch von der Teamleiterin für die Teammitglieder angeboten werden. Schreyögg (1998) plädiert für eine Veränderung der Teamsupervision in eine Supervision der Leitung und schlägt dafür ein so genanntes Leitungscoaching vor. Je klarer auf lange Sicht die Form der Supervision ist und je transparenter die verfolgten Ziele für alle Beteiligten sind, desto wirkungsvoller kann sie zur Qualitätssicherung wie auch zur Personal- und Organisationsentwicklung beitragen (Schlirf, 2001).

6.1.2 Quantitative und qualitative Evaluation

In der Evaluation von Musiktherapie lassen sich quantitative und qualitative Orientierungen in der methodologischen Vorgehensweise und bei den Forschungsmethoden unterscheiden (Wheeler, 1995). Evaluationen mit einer quantitativen Orientierung beziehen sich meist auf eine hypothetisch-deduktive Methodologie: Sie basieren auf Theorien und überprüfen die von den Theorien abgeleiteten Hypothesen mit explizit festgelegten Erfolgskriterien in Form so genannter Operationalisierungen an empirisch erhobenen Daten, die statistisch ausgewertet werden (siehe auch Erfolgskriterien der Wirksamkeitsbeurteilung in diesem Kapitel). Dabei werden die in Zahlen quantitativ zu erfassenden Eigenschaften des Forschungsgegenstands wie Häufigkeiten, prozentuale Anteile oder Dauer gemessen. Die dafür verwendeten Methoden sind standardisierte Tests, Fragebögen, Schätzskalen, systematische Verhaltensbeobachtungen oder strukturierte Interviews. In der Kindermusiktherapie finden sich Beispiele für Schätzskalen und Ratings in Form der Nordoff/Robbins-Skalen (Nordoff & Robbins, 1986), der Musiktherapeutischen Ausdrucks- und Kommunikationsskalen MAKS von Moreau (2003), dem Musiktherapie-Profil von Plahl (2000) sowie der Skala zur Einschätzung der Beziehungsqualität EBQ von Schumacher (1999) und der Skala der Körperlich-Emotionalen Beziehungsqualität KEBQ von Schumacher und Calvet-Kruppa (2001). Eine Übersicht über verschiedene Formen von Videomikroanalysen in der Musiktherapie geben Wosch und Wigram (2007). Vorteile der quantitativen Orientierung sind Übersichtlichkeit, Eindeutigkeit, Objektivität, Kontrollierbarkeit, Vergleichbarkeit und leichte Nachprüfbarkeit durch eine genaue Operationalisierung. Nachteile liegen darin, dass komplexe Phänomene durch eine Operationalisierung auf ihre messbaren Aspekte reduziert werden und subjektive Aspekte nicht erfasst werden können.

Evaluationen mit einer qualitativen Orientierung beziehen sich meist auf eine induktive Methodologie: Sie sammeln zunächst Daten – ohne theoretischen Bezug und ohne Hypothesen zu generieren – und versuchen dann, in den erhobenen Daten Zusammenhänge zu finden oder daraus Verallgemeinerungen abzuleiten und Hypothesen zu formulieren. Kriterien und Kategorien werden erst im Prozess der Datenanalyse gebildet wie etwa in der so genannten Grounded Theory (Strauss & Corbin, 1996). Die dafür verwendeten Methoden sind projektive Tests, unsystematische Verhaltensbeobachtungen, narrative Interviews und freie Assoziationen. Dabei werden durch verstehendes Nachvollziehen in Inhaltsanalysen, Rekonstruktionen und Bedeutungszuschreibungen qualitative Eigenschaften des Forschungsgegenstands wie Sinn- und Bedeutungsmuster freier musikalischer Improvisationen beschrieben (Weymann, 1996c). So bezeichnet etwa Langenberg (1988) das emotionale Mitschwingen beim Hören improvisierter Musik als «Resonanzkörperfunktion» und verwendet es als Forschungsinstrument (Langenberg et al., 1992). Beispiele eher qualitativ orientierter musiktherapeutischer Forschungsinstrumente sind die Improvisation Assessment Profiles IAP von Bruscia (1987) oder das Beobachtungsschema für die Beschreibung von Ebenen des Kontakts von Steen Møller (2002). Viele Vertreterinnen musiktherapeutischer Forschung bevorzugen eine qualitative Orientierung, da sie so die Komplexität der therapeutischen Situation im Forschungsprozess eher erhalten sehen. Vorteile liegen in der Offenheit, Subjektivität, Vieldeutigkeit und der ausgeprägten Interpretationsfähigkeit. Nachteile liegen vor allem in der Mehrdeutigkeit und in der schwer herzustellenden oder völlig fehlenden Nachprüfbarkeit und Generalisierbarkeit. Langenberg et al. (1996) geben einen Überblick zur qualitativen Forschung in der Musiktherapie.

Je nach Fragestellung können die Stärken und Schwächen sowohl quantitativer wie qualitativer Vorgehensweisen am besten durch eine Kombination ausgeglichen werden. Es gibt nicht die eine Forschungsmethode, die sich zur Evaluation aller musiktherapeutischen Situationen gleich gut eignet. Entscheidend ist, dass die gewählte Methodologie tatsächlich eine Antwort geben kann auf die Forschungsfrage und dass die verwendeten Methoden streng und nachvollziehbar angewandt werden. Eine sehr differenzierte Übersicht zu qualitativen und quantitativen musiktherapeutischen Verfahren für die Untersuchung von musikalischen Improvisationen – einschließlich einer kritischen Betrachtung der jeweiligen Gütekriterien Objektivität, Reliabilität und Validität – gibt Phan Quoc (2002).

Wie jedes berufliche Handeln orientiert sich auch das Handeln in der Musiktherapie an bestimmten Maßstäben und überprüft, ob die Ergebnisse diesen Erwartungen genügen. Eine solche implizite Evaluation soll durch Qualitätssicherung systematisiert und kontrolliert werden, um die Qualität der Versorgungsleistung in allen Bereichen der Gesundheitsversorgung auf möglichst hohem Niveau zu halten. Dazu werden zunächst Qualitätsziele und Qualitätsmaßstäbe für die verschiedenen Bereiche festgelegt, deren Erreichen anschließend routinemäßig überprüft wird. Die erreichte Qualität wird schließlich gegenüber den Auftraggebern, den Kostenträgern und den Patienten dokumentiert (Härter et al., 2003). So sind Musiktherapeuten, die im Rahmen der vertragsärztlichen Versorgung arbeiten, verpflichtet, qualitätssichernde Maßnahmen durchzuführen und sich an den Kriterien der Wirksamkeit, Notwendigkeit, Zweckmäßigkeit und Wirtschaftlichkeit des Sozialgesetzbuches V (SGB V) zu orientieren.

6.1.3 Qualität und Qualitätssicherung

«Qualität ist die Gesamtheit von Eigenschaften und Merkmalen eines Produkts oder einer Dienstleistung, die sich auf ihre Eignung zur Erfüllung festgelegter oder vorausgesetzter Erfordernisse beziehen» (DIN EN ISO 9004, Teil 2, 1992). Qualität in diesem Sinn ist nicht gleichzusetzen mit guter Qualität im alltäglichen Sprachgebrauch, sondern meint das Verhältnis eines Ist-Wertes zum Soll-Wert. Qualität wird meist unterteilt in Aspekte der Strukturqualität, der Prozessqualität und der Ergebnisqualität. Strukturqualität bezieht sich in der Therapie auf die Rahmenbedingungen der Behandlung: Die Ausstattung der Behandlungsräume, die Qualifikation der Therapeutin, die Ausgestaltung der Behandlung, die Stundenzahl oder die Sitzungsfrequenz. Prozessqualität umfasst die einzelnen Bestandteile der Behandlung im Verlauf: Die sachgemäße Diagnose- und Indikationsstellung, Therapieplanung und Durchführung der therapeutischen Behandlung. Ergebnisqualität bezieht sich auf das Erreichen des therapeutischen Behandlungsziels: Dies wird kontrolliert, indem Behandlungsziele explizit formuliert werden und deren Erreichen oder Nichterreichen dokumentiert wird. Das Therapieergebnis ist stets aus der Sicht der Therapeutin und aus der Sicht der Patientin beziehungsweise der Eltern oder Erziehungsberechtigten von Kindern zu bewerten. Offensichtlich stehen die drei Dimensionen von Qualität in einer Wechselwirkung: Sowohl die Rahmenbedingungen wie auch der Prozess der therapeutischen Behandlung beeinflussen das Therapieergebnis.

Qualitätssicherung (QS) beschreibt die Bestrebung, eine hohe oder gute Qualität zu erreichen, indem die Rahmenbedingungen und die Handlungsabläufe kontinuierlich verbessert werden. Dazu werden Qualitätskriterien formuliert, die in der Regel pragmatisch ohne wissenschaftliche Fundierung überprüft werden. Interne Qualitätssicherung, auch Qualitätsmanagement (QM) genannt, umfasst die Ansätze und Bemühungen um Qualitätsverbesserungen innerhalb einer Einrichtung, während externe Qualitätssicherung eine Qualitätskontrolle des Auftraggebers, des Kunden oder Nutzers, darstellt (Vogel, 2004).

Um sich im Wettbewerb des Gesundheitsmarktes zu behaupten und um ihre Stellung als Behandlungsverfahren langfristig zu sichern, wird auch die Musiktherapie mit Kindern künftig mit geeigneten Konzepten eine Qualitätssicherung durchführen müssen. Wesentlicher Bestandteil ist dabei eine so genannte Basisdokumentation, bei der kontinuierlich während der gesamten Behandlung auf strukturierte Weise und in standardisierter Form Daten von Kind und Therapeutin zur Struktur-, Prozess und Ergebnisqualität erfasst werden (Luth et al., 1996). Im Rahmen eines Basisdokumentationssystems für die ambulante Musiktherapie schlagen Wormit et al. (2002) zur Eingangs-, Verlaufs- und Ergebnisdiagnostik für die Therapie mit Kindern den Hertlinghauser Zufriedenheitsfragebogen (Bolay & Hillecke, 2001) vor. Auch wenn die Kundenzufriedenheit im Qualitätsmanagement zentrale Bedeutung hat, kann die Therapiezufriedenheit allein kein ausreichendes Kriterium für den Therapieerfolg sein; die Autoren räumen entsprechend ein, dass die Eltern auch bei weniger guten Behandlungsergebnissen zufrieden sein könnten.

6.2 Wirksamkeitsforschung in der Kindermusiktherapie

Schon früh wurden die Wirkungen von Musiktherapie und die musiktherapeutischen Vorgehensweisen in anekdotischen Beschreibungen dokumentiert. Zahlreiche Falldarstellungen, die seit dem Beginn der modernen Musiktherapie in der zweiten Hälfte des 20. Jahrhunderts entstanden sind, bilden die Grundlage der musiktherapeutischen Wirksamkeitsforschung: Wie in allen neuen Disziplinen wurden auch in der Musiktherapie zunächst mehr oder weniger systematisch das therapeutische Handeln und die erzielten therapeutischen Wirkungen beschrieben. Dies ist noch heute eine wesentliche Voraussetzung für das Erforschen von Wirksamkeit, denn nur was beschrieben werden kann, kann auch auf seine Wirkung hin überprüft werden.

Als Anwendungswissenschaft geht in der Musiktherapie die Praxis stets der Forschung voraus. Entsprechend wurden und werden von einigen praktizierenden Musiktherapeutinnen Befürchtungen darüber geäußert, dass eine empirische Erforschung der Musiktherapie den musiktherapeutischen Prozess zerstören würde und das Wesen der Musiktherapie nicht erfassen und abbilden könne (Tischler, 1983a). Auch werden grundsätzliche Fragen nach der angemessenen Form musiktherapeutischer Forschung diskutiert (Tüpker, 1990, 2002). Die von einigen Vertretern der Musiktherapie betonte Spannung zwischen künstlerisch-therapeutischem Tun auf der einen Seite und der wissenschaftlichen Erforschung dieses Tuns auf der anderen Seite kann auch als besondere Herausforderung aufgefasst werden: Die beiden Musiktherapie-Pioniere Paul Nordoff und Clive Robbins haben bereits in den Jahren 1964 und 1965 versucht, die Wirkung musiktherapeutischen Handelns mit Kindern im Rahmen eines Forschungsprojektes zu beschreiben und wissenschaftlich-rational zu bewerten (Nordoff & Robbins, 1977, 1986).

6.2.1 Wirksamkeit

Wirksamkeit kann in der Musiktherapie aus unterschiedlichen Perspektiven betrachtet werden: Es kann evaluiert werden, ob eine musiktherapeutische Behandlung unter idealen, kontrollierten und standardisierten Bedingungen erfolgreich ist, ob sie unter alltäglichen klinischen Bedingungen erfolgreich ist und in welchem Verhältnis die Aufwendungen zum Ertrag stehen, das heißt, wie effizient die Behandlung ist. Alle Aspekte von Wirksamkeit können sowohl in Gruppen als auch an Einzelfällen untersucht werden (Petermann, 1989).

Für Wirksamkeit im Sinne wissenschaftlicher Wirkung (efficacy) werden abgrenzbare Einzelfaktoren unter kontrollierten Bedingungen untersucht. Dazu sollte die untersuchte Gruppe möglichst einheitlich (homogen) zusammengesetzt sein, die untersuchten Personen sollten nach dem Zufallsprinzip (randomisiert) der Behandlungs- und Kontrollgruppe zugeordnet werden und nach Möglichkeit sollte die Behandlung standardisiert werden mit operationalisierten Zielvorgaben und standardisierten Messinstrumenten (Fragebögen, Testbatterien). Auf diese Weise wird die internale Validität des Ergebnisses sehr hoch, das heißt, dass die gefundene Wirkung mit hoher Wahrscheinlichkeit auf die Besonderheit der musiktherapeutischen Behandlung zurückgeführt werden kann.

Um die Wirksamkeit im Sinne einer klinischen Wirkung (effectiveness) zu untersuchen, wird ohne kontrollierte und standardisierte Vorgehensweisen die therapeutische Behandlung im klinischen Alltag analysiert. Dabei wird das normale musiktherapeutische Vorgehen beibehalten und so die externale oder ökologische Validität der Ergebnisse erhöht. Dies bedeutet, dass die gefundene Wirkung auch auf andere musiktherapeutische Behandlungen in einem solchen klinischen Kontext übertragen (generalisiert) werden kann. Inzwischen wird diese Form der Evaluation von vielen Vertretern der Psychotherapie als die bessere Form der Wirksamkeitsforschung betrachtet, weil die dadurch gewonnenen Ergebnisse einer wissenschaftlichen Studie besser in der Alltagspraxis genutzt werden können (Seligman, 1995,1998).

Schließlich kann die Wirksamkeit auch unter dem Aspekt der Effizienz (efficiency) untersucht werden. Hierzu wird mit unterschiedlichen Kosten-Nutzen-Analysen die Wirtschaftlichkeit beziehungsweise das Verhältnis von Aufwand und Ertrag bewertet. Dabei können die Kosten, die eine Maßnahme verursacht – wie auch ihr Nutzen – hinsichtlich verschiedener subjektiver (Beispiel: Lebensqualität) und objektiver (Beispiel: Krankheitstage) Kriterien quantifiziert und verglichen werden.

In der Erforschung der Wirksamkeit von Musiktherapie lassen sich drei Fragestellungen unterscheiden: Die grundlegende Frage, ob Musiktherapie therapeutisch erfolgreich wirkt, lässt sich durch Ergebnisstudien beantworten. Die Frage, wie Musiktherapie jeweils therapeutisch wirkt, kann durch Prozessstudien beantwortet werden. Auf die Frage schließlich nach der Erklärung, warum Musiktherapie therapeutisch wirkt, können Grundlagenstudien Antworten geben, deren Ergebnisse darüber hinaus auch für die Musikpsychologie, für die Entwicklungspsychologie oder für die Klinische Psychologie relevant sein können.

Die meisten der bislang in der Kindermusiktherapie durchgeführten Wirksamkeitsstudien sind Ergebnisstudien (outcome studies). Dabei zeigt sich, dass Musiktherapie insbesondere bei Kindern mit autistischen Störungen (Edgerton, 1994; Schumacher & Calvet-Kruppa, 1999, 2000) und bei Kindern mit Entwicklungsstörungen (Aldridge et al., 1994; Bunt, 1994; Plahl, 2000) wirksam ist. Gold und Wigram (2003) geben eine systematische Übersicht zu wissenschaftlichen Wirksamkeitshinweisen für die Musiktherapie bei autistischen Störungen. Weitere Wirksamkeitsstudien liegen beispielsweise zur Behandlung von Migränekopfschmerzen bei Kindern (Nickel et al., 2002; Leins, 2006), zur auditiven Stimulation Frühgeborener (Nöcker-Ribaupierre, 1995), zur Musiktherapie bei Hörschädigungen (Darrow, 1995) sowie bei psychisch kranken Kindern und Jugendlichen (Gold, 2005) und zur Anwendung von Musik in der Medizin (Standley, 1995) vor.

In Studien zum musiktherapeutischen Prozess (process studies) wird untersucht, wie Musiktherapie wirkt. Ziel ist es, die wesentlichen Bedingungen für einen erfolgreichen therapeutischen Behandlungsverlauf zu finden. Dazu wird der Einfluss einzelner therapeutischer Faktoren wie etwa die therapeutische Beziehungsgestaltung, die verwendete Musik oder verschiedene Arten von Improvisation auf den Verlauf der Behandlung untersucht. Aus den daraus gewonnenen Erkenntnissen lassen sich dann Aussagen ableiten zur differenziellen Indikation für die musiktherapeutische Behandlung je nach Persönlichkeit, Umfeld und Störungsbild des Kindes. So beschreiben van Colle und Williams (1995) die musiktherapeutischen Strategien in der Behandlung eines Kindes mit Cerebralparese. Schumacher (2004) und Plahl (2000) zeigen, auf welche Weise in der Kindermusiktherapie Rahmenbedingungen hergestellt werden, die gezielt die Entwicklung von Kindern mit autistischen Störungen beziehungsweise mit Entwicklungsstörungen unterstützen. Beispiele für Mikroanalysen von Interaktion und Kommunikation in der Kindermusiktherapie finden sich bei Scholz, Voigt und Wosch (2007) sowie bei Plahl (2007).

In Studien zu den Grundlagen der Musiktherapie werden implizite und explizite Annahmen zu musiktherapeutischen Wirkungen untersucht. So sollten beispielsweise in einer kindermusiktherapeutischen Grundlagenforschung sowohl die Bedeutung von Musik im Leben von Kindern als auch die verändernden Einflüsse von Musik auf Entwicklungs- und Gesundheitsprozesse bei Kindern thematisiert werden. Aus entsprechend formulierten theoretischen Grundlagen der Kindermusiktherapie werden daraufhin therapeutische Handlungskonzepte abgeleitet. Beispiele dafür finden sich bei Bunt et al. (1988), Plahl (2004, 2006) und bei Schumacher (2004).

6.2.2 Erfolgskriterien der Wirksamkeitsbeurteilung

Entscheidend für die Beurteilung eines therapeutischen Erfolgs sind die Kriterien, mit denen die Wirksamkeit erfasst wird. Diese Erfolgskriterien werden in der Regel aus theoretischen Annahmen oder aus klinischen Erfahrungswerten abgeleitet und als beobachtbares Verhalten oder als erfassbare physiologische und psychologische Werte in Form einer Operationalisierung messbar gemacht. Als Erfolgskriterien zur Bestimmung der Wirksamkeit von Musiktherapie können zum einen therapienahe Verhaltensmaße verwendet werden wie etwa die Blickausrichtung als Maß für Aufmerksamkeit und als typisches Kennzeichen für zwischenmenschliche Beziehungen. Zum anderen können therapieferne Leistungsmaße verwendet werden, wie etwa die Verbesserung kommunikativer Kompetenzen im Alltag oder die Verbesserung des Selbstbewusstseins.

Therapienahe Erfolgskriterien von Musiktherapie für Kinder mit Entwicklungsstörungen können sein: Vokalisationen und Verbalisationen, Blickverhalten und Aufmerksamkeitsausrichtung, Imitationsverhalten und Initiative, Emotions- und Verhaltensregulierung, musikalische Aktivität und abwechselndes Spiel (turn taking) sowie mimischer, gestischer und musikalischer Ausdruck. Therapieferne Erfolgskriterien können sein: Selbstbewusstsein, soziale Interaktions- und Kommunikationsfähigkeit, positive allgemeine Grundstimmung, Motivationsfähigkeit, Umgang mit Belastungen, Bewältigung von Schmerzen. Dabei ist zu berücksichtigen, dass der Erfolg nicht nur an Veränderungen und Verbesserungen dieser Kriterien gemessen werden kann, sondern – vor allem bei Kindern mit schweren Behinderungen und degenerativen Erkrankungen – auch am Erhalten von Lebensqualität und Lebensfreude, an ihrer Motivation für therapeutische Maßnahmen und an ihrem Interesse für die Umwelt.

Qualitativ hochwertige Wirksamkeitsuntersuchungen sind nicht immer gleichbedeutend mit randomisiert-kontrollierten klinischen Studien RCT (Randomized Controlled Trials), die vor allem in der Erforschung neuer Medikamente angewandt wurden: Bei einer RCT-Studie werden die untersuchten Kinder zufällig (randomisiert) entweder einer Therapiegruppe zugewiesen, in der sie musiktherapeutisch behandelt werden, oder einer Kontrollgruppe, in der sie entweder keine Behandlung erhalten (reine Kontrollgruppe), eine andere Behandlung erhalten (Alternativ-Kontrollgruppe) oder erst nach einer bestimmten Wartezeit musiktherapeutisch behandelt werden (Warte-Kontrollgruppe). Zu Beginn der Studie werden von allen teilnehmenden Kindern der Therapiegruppe und der Kontrollgruppe die Werte der Erfolgskriterien erhoben und mit den Werten, die am Ende der Studie in beiden Gruppen gemessen werden, verglichen. Finden sich nun statistisch signifikant – also nicht nur zufällig – verbesserte Werte nur in der Therapiegruppe und nicht in der Kontrollgruppe, so wird davon ausgegangen, dass das untersuchte Therapieverfahren für die behandelte Gruppe mit hoher Wahrscheinlichkeit wirksam ist.

Abgesehen davon, dass das Vorenthalten oder das zeitliche Hinausschieben einer geeigneten Behandlung vor allem für Kinder mit Entwicklungsstörungen die Forscherin vor bedenkliche ethische Probleme stellt, ist ein sinnvoller Vergleich zwischen Therapie- und Kontrollgruppe nur möglich, wenn die Kinder in beiden Gruppen auch vergleichbar sind hinsichtlich ihrer Fähigkeiten und Einschränkungen. Nicht nur bei Kindern mit tief greifenden Entwicklungsstörungen und mehrfachen Behinderungen dürften diese Ansprüche kaum einzulösen sein. Entsprechend ist auch die Forderung nach einer möglichst homogenen Zusammensetzung der Behandlungsgruppe ohne störende zusätzliche Erkrankungen und Behinderungen vor allem bei Kindern, die sich auf verschiedene Weisen weiter entwickeln, schwer zu verwirklichen. Da in der Kindermusiktherapie bislang nur selten mit Therapiemanualen gearbeitet wird (Nickel et al., 2003) und zudem in der musiktherapeutischen Praxis häufig auch noch andere Familienmitglieder in die Behandlung einbezogen werden, ist die klinische Aussagekraft von RCT-Studien deutlich eingeschränkt: Statistisch signifikante Ergebnisse sind nicht gleichbedeutend mit klinisch relevanten Ergebnissen. Hier gilt es, spezifische Kriterien für die klinische Bedeutsamkeit musiktherapeutischer Behandlungen zu formulieren.

6.3 Evidenzbasierte Praxis in der Kindermusiktherapie

Musiktherapie für Kinder hat sich aus einer langjährigen praktischen Anwendung von Musik in verschiedenen Praxisfeldern entwickelt. Das musiktherapeutische Vorgehen wurde dabei meist von den in der Praxis gewonnenen Erfahrungen der Musiktherapie-Pionierinnen geprägt. Viele von ihnen waren ursprünglich Musikerinnen, die neue Methoden für die therapeutische Anwendung von Musik entwickelt haben. Aus einem anfänglich eher implizit-intuitiven Behandlungswissen wurde im Laufe langjähriger musiktherapeutischer Praxis immer mehr ein explizit-rationales Therapiekonzept, das auch an Schülerinnen weitergegeben werden konnte. Mittlerweile wird auch an die Musiktherapie die Forderung gestellt, die musiktherapeutischen Behandlungen im Sinne einer evidenzbasierten Praxis (Chambless & Hollon, 1998; Kazdin & Weisz, 1998) möglichst gut durch empirische Forschung zu begründen. Grundlage für alle diagnostischen und therapeutischen Entscheidungen in der Musiktherapie sind dabei Wirksamkeitsnachweise im Sinne einer evidenzbasierten Medizin, die von Sackett (1996) wie folgt definiert wird: Evidenzbasierte Medizin (EbM) «...ist der gewissenhafte, ausdrückliche und vernünftige Gebrauch der gegenwärtig besten externen, wissenschaftlichen Evidenz für Entscheidungen in der medizinischen Versorgung individueller Patienten. Die Praxis der EbM bedeutet die Integration individueller klinischer Expertise mit der bestmöglichen externen Evidenz aus systematischer Forschung» (Sackett, 1996, S.1).

6.3.1 Musiktherapeutische Behandlung als «Wirkstoff»

Das Etablieren einer evidenzbasierten therapeutischen Praxis stellt die Musiktherapie und die Musiktherapieforschung vor eine große Herausforderung, da dafür nach Möglichkeit Wirksamkeitsnachweise durch randomisiert-kontrollierte klinische Studien (RCT) durchgeführt werden sollten. Anders als in den RCT-Studien der pharmakologischen Forschung, bei der der Wirkstoff eines Medikamentes gegen ein Placebo getestet wird, oder Medikamente mit unterschiedlichen Wirkstoffen verglichen werden, lässt sich in der Musiktherapie kein ‹Wirkstoff› in diesem Sinn isolieren. In der Regel werden in der Musiktherapie keine standardisierten Behandlungsprotokolle verwendet: Improvisationen mit Musik sind grundsätzlich nicht wiederholbar. Darüber hinaus entsteht in der therapeutischen Beziehung zwischen Musiktherapeutin und Patientin eine jeweils individuell geprägte musikalische, verbale und nonverbale Kommunikation, die wesentlichen Anteil an der therapeutischen Veränderung hat. Entsprechend ist die musiktherapeutische Praxis von Patient zu Patient unterschiedlich und erschwert es damit, einzelne Wirkfaktoren – wie etwa die spezifische Wirkung musikalischer Parameter (Klänge, Rhythmen, Melodien, Harmonien) oder die Wirkung bestimmter musiktherapeutischer Methoden und Techniken – zu isolieren und zu evaluieren. So stellt sich die Frage, ob und wie ein sinnvoller Placebo-Vergleich mit dem Wirkstoff ‹musiktherapeutische Behandlung› gemacht werden kann?

Aus diesen und anderen Gründen wird eine einseitig an RCT-Studien orientierte evidenzbasierte Praxis kontrovers diskutiert. Während beispielsweise Tüpker (2002) grundsätzliche wissenschaftliche und berufspolitische Bedenken hat, befürchtet Kriz (2002) eine Rechtfertigungsforschung, die auf lange Sicht die therapeutische Vielfalt beschränken könne. Ergänzend wird daher von Greenhalgh (1999) eine ‹narrative based medicine› vorgeschlagen, bei der alle bedeutsamen Aspekte einer Evidenz interpretierend verbunden werden: Die klinische Erfahrung der Musiktherapeutin mit der jeweiligen spezifischen Behandlung, die individuellen und kulturellen Erfahrungen der Patientin (Narrationen) mit der therapeutischen Behandlung und den Ergebnissen klinischer Forschungsstudien.

Trotz vieler Bedenken hat die evidenzbasierte Medizin große wissenschaftspolitische, gesundheitspolitische und gesellschaftspolitische Bedeutung, und die Musiktherapeutinnen können und wollen sich – zumindest überwiegend – auch nicht einer solchen Rechtfertigung entziehen. Wormit und Bolay (2004) prognostizieren einen Paradigmenwechsel in der deutschen Musiktherapie in Form einer systematischen Hinwendung zur evidenzbasierten Musiktherapie, bei der Ergebnisse der Wirksamkeitsforschung in die musiktherapeutische Praxis integriert werden. Dadurch wird nicht nur die Wirksamkeit musiktherapeutischer Behandlungen verbessert und die Position der Musiktherapie im Gesundheitswesen unterstützt, es kann in der Folge auch einfacher mit anderen Berufsgruppen und Einrichtungen der Forschungsförderung kommuniziert werden (Edwards, 2004).

6.3.2 Beispiele evidenzbasierter Praxis in der Musiktherapie mit Kindern

In der Musiktherapie hat die Orientierung an einzelnen charismatischen Gründerpersönlichkeiten lange eine wichtige Rolle gespielt und erst allmählich wandelt sich die Konfession zur Profession (Grawe et al., 1994). Doch auch ärztliches und psychotherapeutisches Handeln war lange «Eminenzbasiert» und hat sich einseitig auf «klinische Erfahrung» und anekdotenhafte Verweise autoritärer Medizin-Päpste gestützt (Zurhorst, 2003). Die folgenden zwei Beispiele zeigen, wie evidenzbasierte Praxis in der Musiktherapie für Kinder aussehen kann.

Gold, Wigram und Elefant (2006) zeigen am Beispiel der Musiktherapie für Kinder mit tiefgreifenden Entwicklungsstörungen, wie die musiktherapeutische Behandlung von Kindern mit autistischen Störungen durch verschiedene Arten von empirischer Evidenz untermauert werden kann: Angefangen von der höchsten Stufe der Evidenz, einem systematischen Forschungsüberblick (Metaanalyse), über einzelne randomisiert-kontrollierte klinische Studien (RCT) und Falldarstellungen bis hin zu qualitativen Studien und Expertenmeinungen.

Jane Standley (1995) hat in einer Metaanalyse die Wirkung von Musik in medizinischen und zahnmedizinischen Studien untersucht und konnte in 125 der untersuchten 129 abhängigen Variablen einen positiven Effekt der Musik feststellen. Zusammenfassend kommt sie zu dem Ergebnis, dass Kinder und Jugendliche stärker von Musik profitieren als Erwachsene und Kleinkinder, und dass Frauen stärker von Musik profitieren als Männer. Außerdem stellt sie fest, dass Verhaltensbeobachtungen und physiologische Messungen deutlicher einen Effekt der Musik zeigen als Selbstbeobachtungen der Patienten. Und schließlich zeigte sich, dass konservierte Musik auf CD weniger wirksam ist als Musik, die live von einer Musiktherapeutin gespielt und an die Bedürfnisse der Patientin angepasst wird. Die stärksten Effekte der musiktherapeutischen Behandlung fanden sich bei Patientinnen mit chronischen Schmerzen (z.B. Migränekopfschmerz) und bei Zahnarztpatientinnen.

Kindermusiktherapie ist mittlerweile den Kinderschuhen entwachsen und es gilt für sie jetzt, große Schritte zu tun von systematischen musiktherapeutischen Falldarstellungen und Beobachtungen hin zu kontrollierten klinischen Studien. Grundlegende Voraussetzung für eine langfristig etablierte Position der Kindermusiktherapie im Gesundheitssystem sind Wirkungsforschungen wie sie zurzeit vom Deutschen Zentrum für Musiktherapieforschung in Heidelberg (Bolay et al., 1997) oder vom Institut für Musiktherapie der Universität Witten/Herdecke (Aldridge, 1999) geleistet werden. Entsprechend fordern Hillecke et al. (2004) von einer künftigen evidenzbasierten Musiktherapie, ihr wissenschaftliches Selbstverständnis zu vertiefen, Studierende wissenschaftlich zu qualifizieren sowie stärker mit Vertreterinnen anderer Disziplinen und anderen Institutionen zu kooperieren. Als Gegengewicht zu einer evidenzbasierten Praxis hält es Aldridge (2004) allerdings für erforderlich, in der Erforschung der Musiktherapie auch ästhetische Aspekte zu berücksichtigen und Möglichkeiten zu entwickeln, das musikalische Kunstwerk selbst im Therapiekontext darzustellen.

Eine evidenzbasierte therapeutische Praxis, die den besonderen Bedingungen in der Musiktherapie gerecht wird, sollte vor allem die spezifische Vorgehensweise von Musiktherapeutinnen regelhaft erfassen. Dadurch entsteht nicht nur ein klares Profil der methodischen Besonderheiten von Musiktherapie im Vergleich zu anderen sprachlichen und künstlerischen Therapieformen, auch Fragen zur empirischen Indikation können so auf fundierte Weise beantwortet werden. Ziel sollte es sein, ein Gleichgewicht herzustellen zwischen wissenschaftlicher Evidenz, klinischer Erfahrung und künstlerisch-kreativem Handeln: Nur so kann langfristig die Vielfalt musiktherapeutischer Ansätze erhalten bleiben und die notwendige Weiterentwicklung musiktherapeutischer Konzepte gewährleistet werden.

7. Ausblick auf künftige Entwicklungen in der Kindermusiktherapie

Kindermusiktherapie hat sich mittlerweile zu einem eigenständigen Berufsbild entwickelt und erfährt zunehmend mehr gesellschaftliche Anerkennung. Gegenwärtig steht sie – nicht zuletzt bedingt durch die aktuelle gesundheitspolitische Situation – vor der großen Herausforderung, ein tragfähiges theoretisches Fundament zu entwickeln und ihre Wirksamkeit wissenschaftlich zu belegen. Wenngleich sich im internationalen Vergleich erhebliche Unterschiede in der Integration von Musiktherapie in die jeweiligen Gesundheitssysteme zeigen, finden sich Länder übergreifend noch immer nur vereinzelt spezifisch musiktherapeutische Theorien. Die bestehenden theoretischen Modelle greifen in der Mehrzahl auf Konstruktionen anderer Disziplinen zurück (siehe Kap. 2.3, Ansätze der Kindermusiktherapie; Stiff & Tüpher, 2007). Thaut (1997) vermutet, dass viele Musiktherapeuten die Wirkungsweise der Musiktherapie deswegen hauptsächlich durch die therapeutische Beziehung zu erklären versuchen, weil es keine umfassende musiktherapeutische Theorie gibt. Die therapeutische Beziehung ist zwar ein wesentlicher Bestandteil aller Therapieverfahren (Grawe, 1998), erklärt aber nicht, warum und wie die therapeutische Behandlung mit Musik wirkt.

Um sich auch langfristig als gesellschaftlich anerkanntes Behandlungsverfahren zu etablieren, muss die Kindermusiktherapie theoretisch erklären, wie durch die entwicklungsorientierte Anwendung von Musik im Rahmen einer therapeutischen Beziehung erfolgreich Entwicklungsstörungen, psychische Störungen sowie Behinderungen und Belastungen von Kindern behandelt werden können. Ausgehend von solchen empirisch und theoretisch begründeten Erklärungsmodellen lassen sich theoriegeleitet musiktherapeutische Methoden weiter entwickeln und überprüfbare Aussagen zur differenziellen Indikation von Kindermusiktherapie formulieren. Durch eine wachsende Beteiligung am wissenschaftlichen Diskurs können Kindermusiktherapeutinnen ihren einzigartigen Beitrag im Gesundheits-Schul- und Sozialsystem aufzeigen und ihre Akzeptanz bei Vertretern anderer therapeutischer und wissenschaftlicher Disziplinen festigen. Ein transparentes theoretisches Modell der Kindermusiktherapie wird für Therapeuten und Forscherinnen aus anderen Berufsfeldern verständlich und nachvollziehbar und regt so zur aktiven Kooperation an.

Kinder und Jugendliche werden in der Gesundheitspolitik als eigenständige Klientel mit ihren spezifischen Bedürfnissen noch immer kaum wahrgenommen. Diese Vernachlässigung ist umso erstaunlicher, als Studien deutlich gezeigt haben, dass eine Kontinuität psychischer Störungen über die gesamte Lebensspanne hinweg besteht und eine frühe therapeutische Behandlung von Kindern und Jugendlichen daher von hoher Relevanz ist (Ihle & Esser, 2002). Frühzeitige therapeutische und entwicklungsfördernde Maßnahmen sind in zweifacher Hinsicht bedeutsam: Zum einen verbessern sie die Situation des Kindes und weiterer betroffener Familienmitglieder, zum anderen beugen sie gleichzeitig Folgestörungen beziehungsweise einer fortschreitenden Chronifizierung und Verstärkung der psychischen Störung im Erwachsenenalter vor. Da die so genannte neuronale Plastizität des Gehirns vor allem in der Kindheit noch stark ausgeprägt ist, können durch frühzeitige angemessene Behandlungen Schädigungen wirkungsvoll kompensiert und positive Entwicklungen gezielt unterstützt werden. Kinder sind für Umgebungseinflüsse in Form von Risiko- und Schutzfaktoren besonders empfänglich und haben dadurch auch besonders gute Voraussetzungen dafür, neue Fähigkeiten zu erwerben.

Die wichtigsten Impulse für die Kindermusiktherapie werden in den nächsten Jahren von den Neurowissenschaften und von gesellschaftlichen Veränderungen in den kindlichen Lebenswelten ausgehen. Neurowissenschaftliche Erkenntnisse zu Hirnaktivitäten bei psychischen Störungen und Entwicklungsstörungen werden künftig zum selbstverständlichen Wissen über kindliche Störungsbilder gehören: Durch das Einwirken schädigender Einflüsse entwickeln Kinder Störungen, die sich auch in strukturellen und funktionellen Veränderungen im Gehirn zeigen. Förderliche musiktherapeutische Erfahrungen sind Lebenserfahrungen des Kindes, die seine Hirnfunktionen und -strukturen erneut verändern, und auf diese Weise zu einer Gesundung beitragen. In seinen Ausführungen zur Neuropsychotherapie betont Grawe (2004), dass der Befriedigung von Bedürfnissen grundlegende Bedeutung für eine umfassende psycho-physische Gesundheit zukommt: «Die beste Art, das Gehirn gesünder zu machen, ist eine bessere Bedürfnisbefriedigung» (Grawe, 2004, S. 448). Da Musik und musikalisches Verhalten zahlreiche menschliche Bedürfnisse befriedigt und Musik in vielen Bereichen der kindlichen Entwicklung eine wichtige Rolle spielt (siehe Kap. 2.1, Musik im Leben des Menschen), kann eine musiktherapeutische Behandlung Funktionen und Strukturen im Gehirn von Kindern wirkungsvoll verändern. Nur durch eine Verbindung musikalischer, entwicklungspsychologischer und neurowissenschaftlicher Wirkmodelle (Kölsch, 2005) können musiktherapeutische Methoden gezielt weiterentwickelt werden. Und nur durch eine Integration dieser unterschiedlichen theoretischen Ansätze wird sich die Wirkungsweise von Musik in der therapeutischen Behandlung von Kindern umfassend erklären lassen.

Gesellschaftliche Veränderungen in den kindlichen Lebenswelten beeinflussen immer stärker die Anforderungen und Erwartungen, die an Kinder gestellt werden. So lassen sich heute zunehmende Überlagerungen von Realität und Virtualität sowie Tendenzen zur Parallelisierung von Ereignissen feststellen, wie etwa in Form musikalischer Sample-Techniken oder dichter Schnitt-Folgen bei Musikvideos, die entsprechende Anpassungen der kindlichen Aufmerksamkeit und Wahrnehmung erfordern. Es gibt eine neue Ebene der Gleichzeitigkeit, die sich im Phänomen des «Zappens» oder in der Allgegenwärtigkeit des Internets widerspiegelt. Über die dadurch veränderte Wahrnehmung führt ein solches Erleben von Gleichzeitigkeit auch zu einer Veränderung des inneren Zeitbegriffs. Das damit verbundene gesellschaftliche Phänomen der Beschleunigung beschreibt nicht nur eine Zunahme des Tempos und eine beschleunigte Abfolge von Ereignissen, es verdichtet die Ereignisse in allen Lebensbereichen bis hin zur Selbstauflösung (Rohrmeier, 2004). Die Musik, die uns umgibt, wird immer lauter und penetranter, während unsere eigene selbst gesungene und gespielte Musik immer leiser und immer weniger wird.

Diese und andere gesellschaftliche Veränderungen fordern Kinder dazu heraus, nach Wegen zu suchen, wie sie ihre kindlichen Bedürfnisse unter den gegebenen Rahmenbedingungen befriedigen können. Dabei werden sie von vielen Seiten mit einer Anspruchshaltung konfrontiert, die hohe Erwartungen an die von ihnen zu erbringenden Leistungen stellt. Gleichzeitig nimmt insgesamt die Bereitschaft ab, ein individuelles Entwicklungs- und Lerntempo sowie Störungen und Behinderungen bei Kindern zu akzeptieren. Angesichts zunehmender kindlicher Entwicklungs- und Verhaltensstörungen kann die Kindermusiktherapie einen spezifischen Beitrag leisten, um Kinder in ihrer Selbstbestimmung zu stärken und ihnen und ihren Familien dazu angemessene Hilfestellungen geben. Auch die Integrationsbemühungen ausländischer Familien und ihrer Kinder fordern die Musiktherapie heraus, Lösungen für die damit verbundenen sozialen Probleme und Sprachschwierigkeiten sowie für den erhöhten Bedarf an Elternberatung zu entwickeln (Richter, 1999). Hier kann es sinnvoll sein, stärker interdisziplinär vorzugehen und die sozial integrierende Wirkung musikalischer Aktivitäten beispielsweise durch ambulante Musiktherapie an Musikschulen und Schulen zu verstärken (Reiner & Schafft, 2003; Tüpker et al., 2006). Die in der musiktherapeutischen Praxis und Forschung gewonnenen Erkenntnisse über die Wirkungen von Musik und den Umgang von Menschen mit Musik können auch im musikpädagogischen oder im sozialarbeiterischen Kontext (Hartogh & Wickel, 2004) Gewinn bringend genutzt werden.

Im Gesundheitssystem lässt sich derzeit eine Bewegung weg von der hoch technologisierten Medizin hin zu präventiven und rehabilitativen Maßnahmen beobachten, bei der Lebensqualität und Wohlbefinden als neue Maßstäbe für eine umfassende Gesundheit dienen und gesundheitsfördernde Verfahren zunehmende Bedeutung erlangen. Neben einer eher funktional an der Gesundheit orientierten

Sicht von Musik und musikalischen Aktivitäten rückt dadurch auch das künstlerisch-kreative Vorgehen in der Musiktherapie mehr in den Mittelpunkt. Musik gewinnt über den ästhetischen Genuss hinaus ihre grundlegende Bedeutung für das menschliche Leben zurück. Die musischen Dimensionen des Menschen und seine schöpferischen Ausdrucksmöglichkeiten werden Teil einer neu verstandenen Gesundheitsfürsorge, die der Selbstentwicklung des Kindes sowie der kreativen Betätigung und dem Spiel als Grundform selbst bestimmten emotionalen Lernens eine wesentliche Bedeutung zuschreibt. Dabei wird die Person des Kindes im umfassenden Sinn wahrgenommen und in ihrer Entfaltung unterstützt. Künstlerisch-kreative Therapien fördern das Entfalten imaginativer und gestaltender Kräfte und setzen damit einen klaren Akzent gegen das passive Aufnehmen visueller und auditiver Reize im wahllosen Medienkonsum vieler Kinder. Musikalischer Ausdruck stimuliert die Vorstellungskraft des Kindes, das in der musiktherapeutischen Situation gemeinsam mit der Therapeutin oder anderen Kindern selbst eine neue Wirklichkeit, eine «poetische Realität» (Orff, 1998) schafft, und verstärkt so sein Gefühl lebendiger Präsenz. In der Musiktherapie wird ein anregendes Klima hergestellt, das Entwicklung und Veränderung auf kreative Weise fördert (Plahl, 1997).

Musik und Gesellschaft stehen in einem engen Zusammenhang: Ebenso wie sich mit jeder neuen Generation auch die Form der Familien, der Alltag in den Familien, die Rolle der Kinder und die Erziehung der Kinder ändern, ändert sich die Art der Musik und die Verwendung von Musik in unterschiedlichen Lebenszeiten und Lebensbereichen. Sowohl in der Gestaltung der musiktherapeutischen Behandlung wie auch in der Erforschung der musiktherapeutischen Wirkung sollte daher versucht werden, die komplexen Wechselwirkungen zwischen gesellschaftlichen und musikalischen Phänomenen zu berücksichtigen. Erst wenn die Verschiedenheit von Lebenszusammenhängen sowohl der behandelten Kinder und ihrer Familien wie auch der behandelnden Therapeutinnen und ihrer «therapeutischen Heimat» berücksichtigt werden, kann gezielt eine Generalisierung der musiktherapeutischen Situation auf den jeweiligen Alltagskontext des Kindes erfolgen (Koch-Temming & Findeisen, 2006). Eine solche gleichermaßen individuums- und systemorientierte Intervention thematisiert bewusst das Zusammenwirken von sozialen und musikalischen Prozessen, bei dem vor allem familiäre Einflüsse im Umfeld des Kindes bestimmend sind. Musiktherapie findet immer in spezifischen sozialen, kulturellen und politischen Kontexten statt und ihre Wirkung hängt neben individuellen musikalischen Erfahrungen und Vorlieben, der aktuellen Stimmung und der Einstellung zur Musik insbesondere vom sozialen und kulturellen Rahmen ab. Eine gemeindeorientierte musiktherapeutische Vorgehensweise (community music therapy) (Pavlicevic & Ansdell, 2004; Ansdell, 2006) beziehungsweise eine kulturzentrierte Musiktherapie (culture-centered music therapy) (Stige, 2002) verlagern musiktherapeutische Erfahrungen daher bewusst in das alltägliche soziale und kulturelle Umfeld des Kindes.

Um Musiktherapie langfristig als anerkanntes Verfahren in der therapeutischen Behandlung von Kindern zu etablieren, bedarf es künftig vor allem störungs- und wirkungsspezifischer Behandlungskonzepte, die auf aktuellen entwicklungspsychologischen Erkenntnissen basieren (Plahl, 2008). Für das therapeutische Vorgehen ist es wichtig, den Kontext der jeweiligen kindlichen Lebenswelt mit einzubeziehen und die therapeutische Wirksamkeit unter realen Praxisbedingungen zu untersuchen. Dafür sollten gezielt Methoden der Kindermusiktherapie ausgewählt und angewendet werden, die auf die Bedürfnisse und Entwicklungsaufgaben des Kindes während bestimmter Entwicklungsperioden zugeschnitten sind. Eine entwicklungsorientierte Behandlung wird beispielsweise während der ersten drei Lebensjahre vor allem gut abgestimmte Eltern-Kind-Interaktionen als übergeordnete Zielsetzung mit einbeziehen. Im Vorschulalter gewinnen die Gleichaltrigenbeziehungen zusätzlich an Bedeutung und in den darauf folgenden Jahren spielt die Selbstständigkeit des Kindes eine zunehmend wichtige Rolle. Weiter sollten jeweils solche musiktherapeutischen Behandlungsansätze ausgewählt und entwickelt werden, die auf die Ressourcen des Kindes und seines Umfelds bezogen sind. Eine störungsspezifische Therapie orientiert sich an der beobachtbaren Symptomatik eines Kindes und verlässt sich nicht allein auf eine diagnostische Kategorie als Behandlungsgrundlage. Damit wird beispielsweise den grundlegenden kindlichen Fähigkeiten zur Imitation, zur Aufmerksamkeitsausrichtung oder zur intentionalen Kommunikation mehr Bedeutung beigemessen als der Förderung einzelner Fertigkeiten der Sprache, Wahrnehmung oder Motorik. Schließlich sollte das Störungsbild stets unter denjenigen biopsychosozialen Kontextbedingungen behandelt werden, unter denen es tatsächlich beobachtbar ist. Eine kontextbezogene Therapie versucht, im therapeutischen Setting «natürliche» Situationen zu konstruieren oder verlagert das therapeutische Setting aus dem Therapieraum in den Alltag des Kindes und seiner Familie hinein, wie etwa im Konzept der Inklusion (Kern, 2005).

Zu Zeiten, in denen Kostensparmaßnahmen in den Gesundheits- und Fürsorgesystemen im Vordergrund stehen, kann durch den Nachweis von Wirksamkeit und entsprechende Qualitätssicherung ein verantwortlicher Umgang mit den Ressourcen der Kostenträger gewährleistet werden. Empirische Wirksamkeitsnachweise und Maßnahmen zur Qualitätssicherung sollten allerdings den Besonderheiten musiktherapeutisch Handelns gerecht werden und dem dialogischen Charakter der Musiktherapie entsprechen. Die notwendige beständige Modernisierung der Musiktherapie wird nur gelingen, wenn Forschungsmethoden und Qualitätsstandards entwickelt und durchgesetzt werden, die gleichermaßen ökologisch valide und praxisrelevant sind. Es würde eine Verarmung bedeuten, sollten sich nur manualisierte Systeme als wissenschaftlich anerkannte Therapieverfahren durchsetzen. Für die künftige Entwicklung der Kindermusiktherapie gilt es daher, eine umfassende musiktherapeutische Theorie zu formulieren, ihre empirische Wirkung wissenschaftlich fundiert zu erforschen und das Berufsfeld sowie die

Vorgehensweise beständig entsprechend der gesellschaftlichen Anforderungen zu modifizieren und zu erweitern.

Literatur

Aasgaard, T. (2002). Eine verdächtig heitere Lady. Die Geschichte eines Liedes gestaltet von einem an Akuter Myeloischer Leukämie erkrankten Mädchen. In: Aldridge, D., Dembski, M. (Hrsg.). *Music Therapy World. Musiktherapie Diagnostik und Wahrnehmung* (23–47). Private Universität Witten/Herdecke.

Achenbach, T. M. & Edelbrock, C. S. (1983). *Manual for the Child Behavior Checklist and Revised Child Behavior Profile.* Burlington, VT: University of Vermont, Department of Psychiatry.

Achenbach, T. M., Howell, M. S., Aoki, M. F. & Rauh, V. A. (1993). Nine-Year Outcome of the Vermont Intervention Program for Low Birth Weight Infants. *Pediatrics, 91,* 45–55.

Achilles, I. (2005). *«... und um mich kümmert sich keiner.» Die Situation der Geschwister behinderter Kinder* (4. Aufl.). München: Reinhardt.

Ainsworth, M., Blehar, M. C., Waters, E. & Wall, S. (1978). *Patterns of attachment. A psychological study of the strange situation.* Hillsdale: Erlbaum.

Aldridge, D. (1999). *Musiktherapie in der Medizin. Forschungsstrategien und praktische Erfahrungen.* Bern: Hans Huber.

Aldridge, D. (Hrsg.) (2001). *Musiktherapie mit Kindern. Kairos V Beiträge zur Musiktherapie in der Medizin.* Bern: Hans Huber.

Aldridge. D. (2004). Nah an der Praxis bleiben: Welche Art von Evidenz – für wen, durch wen? *Musiktherapeutische Umschau,* 25, 233–240.

Aldridge, D., Gustorff, D. & Neugebauer, L. (1997). Musiktherapie mit entwicklungsverzögerten Kindern. In: D. Aldridge, (Hrsg.), *Kairos I Beiträge zur Musiktherapie in der Medizin* (14–20). Bern: Hans Huber.

Aldridge, D., Gustorff, D. & Neugebauer L. (1994). Musiktherapie mit entwicklungsverzögerten Kindern. *Musiktherapeutische Umschau, 15,* 309–334.

Als, H. (1986). A Synactive Model of Neonatal Behavioral Organization: Framework for the Assessment of Neurobehavioral Development in the Premature Infant and for Support of Infants and Parents in the Neonatal Intensive Care Environment. In: J. K. Sweeney, *The High-Risk Neonate: Developmental Therapy Perspectives* (3–54). New York: The Haworth Press.

Alvin, J. (1959). The response of several retarded children to music. *Journal of Mental Deficiency, 63,* 988–993.

Alvin, J. (1961). Music therapy and the cerebral palsied child. *Cerebral Palsy Bulletin, 3,* 255–262.

Alvin, J. (1983). *Musiktherapie. Ihre Geschichte und ihre moderne Anwendung in der Heilbehandlung.* München, Kassel: Deutscher Taschenbuch Verlag, Bärenreiter.

Alvin, J. (1988a). *Musik für das behinderte Kind.* Stuttgart, Kassel: Gustav Fischer, Bärenreiter.

Alvin, J. (1988b). *Musiktherapie für das autistische Kind.* Stuttgart, Kassel: Gustav Fischer, Bärenreiter.

Anders, J. (2002). Szenisches Spiel in der Musiktherapie. *Musik-, Tanz- und Kunsttherapie, 13,* 61–86.

Andersen, T. (1990). *Das reflektierende Team. Dialoge und Dialoge über Dialoge.* Dortmund: Modernes Lernen.

Andersson, C. B. & Thomsen, P. H. (1998). Electively mute children: An analysis of 37 Danish cases. *Nordic Journal of Psychiatry 52,* 231–238.

Angermaier, M. J. W. (1977). *Psycholinguistischer Entwicklungstest PET* (2. Aufl.). Göttingen: Hogrefe.

Ansdell, G. (2006). Community Music Therapy – Ein neuer alter Gedanke. *Musiktherapeutische Umschau, 27,* (3) 227–238.

Antonovsky, A. (1997). *Salutogenese. Zur Entmystifizierung der Gesundheit.* Tübingen: dgvt-Verlag.

Arbeitskreis OPD (Hrsg.) (2004). *Operationalisierte Psychodynamische Diagnostik. Grundlagen und Manual* (4. Auflage). Bern: Huber.

Arbeitskreis OPD-KJ (Hrsg.) (2003). *OPD-KJ – Operationalisierte Psychodynamische Diagnostik im Kindes- und Jugendalter. Grundlagen und Manual.* Bern: Huber.

Auditive Diagnosemittel (2003). *Auditive Diagnosemittel. Test-CD für die auditiven Funktionen* (3. Aufl.). Göttingen: Hogrefe.

Aufenanger, S. (2001). Wie die neuen Medien Kindheit verändern. *Medien praktisch, 2,* 4–7

Aufschläger, M. & Oerter, R. (1999). Spontanes Singen und Improvisieren bei Kindern, *Interdisziplinär, 7,* 176–187.

Aurora, E. (2003). Therapieabbruch. Diskurs über ein unangenehmes therapeutisches Phänomen. *Musiktherapeutische Umschau, 24,* 10–18.

Axline, V. (2003). *Kinder-Spieltherapie im nicht-direktiven Verfahren.* München: Reinhardt.

Ayres, A. J. & Robbins, J. (2002) (Hrsg.) *Bausteine der kindlichen Entwicklung.* Heidelberg: Springer.

Bächli, G. (2002). *Traumschiffchen.* Küssnacht: Music Vision.

Bahrick, L. E. & Lickliter, R. (2000). Intersensory redundancy guides attentional selectivity and perceptual learning in infancy. *Developmental Psychology, 36,* 190–201.

Bamberger, G. (2001). *Lösungsorientierte Beratung. Praxishandbuch.* Weinheim: Beltz.

Bandura, A. (1978). Reflections on self-efficacy. *Advances in Behavioral Research and Therapy, 1,* 237–269.

Bang, C. (1978). Ein Weg zum vollen Erlebnis und zur Selbstverwirklichung für gehörlose Kinder. In: Wolfgart, H. (Hrsg.). *Das Orff-Schulwerk im Dienste der Erziehung und Therapie behinderter Kinder* (2. Aufl.) (147–163). Berlin: Karl Marhold.

Bang, C. (1984). Eine Welt von Klang und Musik. *HÖRPÄD,* 3, 77–88.

Bang, C. (2006). Eine Welt von Klang und Musik – musikalische Sprachtherapie. In: Salmon, S. (Hrsg.). *Hören – Spüren – Spielen. Musik und Bewegung mit gehörlosen und schwerhörigen Kindern.* Wiesbaden: Reichert.

Barth, N., Ziegler, A., Himmelmann, GW., Coners, H., Wabitsch, M., Mayer, H., Remschmidt, H., Schäfer, H. & Hebebrand, J. (1997). Significant weight gains in a large clinical sample of extremely obese children and adolescents between 1985 an 1995. *International Journal of Obesity, 21,* 122–126.

Bastian, H. G. (2002). *Musik(erziehung) und ihre Wirkung. Eine Langzeitstudie an Berliner Grundschulen* (2. Aufl.). Mainz: Schott.

Batel, G. (1992). *Spiellieder und Bewegungsspiele in der Musiktherapie.* Stuttgart: Fischer.

Bauer (1995). Ertrinken. *Leitlinien Paed, 01,* 1–2.

Baumann, M. (2004). Wo steht die Musiktherapie in der Neurorehabilitation? *Musiktherapeutische Umschau, 25,* 45–56.

Baumgärtel, F. (1976). *Theorie und Praxis der Kinderpsychotherapie. Grundlagen, Konzepte, Vorschläge.* München: Reinhardt.

Baumgärtel, F. (1993). Die Möglichkeit von Evokations- und Handlungstests zur Systemdiagnose von Familien. In: F. Baumgärtel & F.-W. Wilker (Hrsg.), *Klinische Psychologie im Spiegel ihrer Praxis* (28–42). Bonn: Deutscher Psychologenverlag.

Beck, N. & Warnke, A. (2003). Tagesklinische Behandlung zweier Zwillinge mit elektivem Mutismus. *Zeitschrift für Kinder- und Jugendpsychiatrie und Psychotherapie, 31,* 59–68.

Becker, M. (2002). *Begegnung im Niemandsland – Musiktherapie mit schwermehrfachbehinderten Menschen.* Weinheim: Beltz.

Becker, T. (1998). «Hallo Jessica!» Elementare Musiktherapie mit mehrfach behinderten Kindern am Beispiel des Rettsyndroms. *Musiktherapeutische Umschau, 19,* 105–114.

Becker-Textor, I. & Textor, M. R. (1998). *Der offene Kindergarten.* Freiburg: Herder.

Beermann, M. (1992). *Musik und Tanz – Spielekartei: für Klingelgespenster und Hüpfflöhe* (3. Aufl.). Münster: Ökotopia.

Beimert, R. (1985). *Musiktherapie in der Erziehungsberatung. Eine Einführung in die Musische Sozialtherapie.* Frankfurt/Main: Fachbuchhandlung für Psychologie.

Bellack, L. & Bellack, S. S. (1955). *Kinder-Apperzeptions-Test CAT* (Deutsche Bearbeitung von W. Moog). Göttingen: Hogrefe.

Bender, D., & Lösel, F. (1998). Protektive Faktoren der psychisch gesunden Entwicklung junger Menschen: Ein Beitrag zur Kontroverse um saluto- versus pathogenetische Ansätze. In: J. Margraf, J. Siegrist & S. Neumer (Hrsg.), *Gesundheits- oder Krankheitstheorie? Saluto- versus pathogenetisches Ansätze im Gesundheitswesen* (117–145). Berlin: Springer.

Benenzon, R. O. (1983). *Einführung in die Musiktherapie.* München: Kösel.

Bengel, J., Strittmatter, R. & Willmann, H. (2001). *Was erhält Menschen gesund? Antonovskys Modell der Salutogenese – Diskussionsstand und Stellenwert.* Bundeszentrale für gesundheitliche Aufklärung. Köln.

Berger, U. (1998). *Spiel und Klang. Die musikalische Früherziehung mit dem Murmel. Lehrerband, Kinderbücher, Elternband, Liederbuch, Tonträger.* Kassel: Bosse.

Berk, H.-J. (1992). Gestaltende Testverfahren – Eine Skizze zur Problematik des Begriffes »Projektive Testverfahren". *Praxis der Forensischen Psychologie, 2,* 21–24.

Berliner Zeitung (2003). Kinder haben mehr Geld als je zuvor. (Erschienen am 10.7.2003).

Bertoncini, J. (1998). Initial capacities for speech processing: Infants' attention to prosodic cues to segmentation. In: F. Simion & G. Butterworth (Eds.), *The development of sensory, motor, and cognitive capacities in early infancy: From perception to cognition* (161–170). Hove, UK: Psychology Press.

Bertram, H. (1997). *Familien leben.* Gütersloh: Bertelsmann-Stiftung.

Berufsverband der Musiktherapeutinnen und Musiktherapeuten in Deutschland e.V. BVM (2004). *Empfehlungen zur Einrichtung eines Arbeitsplatzes für Musiktherapeuten im Angestelltenverhältnis.* http://www.musiktherapie-bvm.de/uploads/media/Empfehlungen_Angestellte_01.pdf (18.10.2004).

Berufsverband der Musiktherapeutinnen und Musiktherapeuten in Deutschland e.V. BVM (2004). *Empfehlungen zur Einrichtung einer musiktherapeutischen Praxis.* http://www.musiktherapie-bvm.de/uploads/media/Empfehlungen_Praxis_01.pdf (13.10.2004).

Bischof, S. (2001). Musiktherapie mit apallischen Kindern. In: D. Aldridge (Hrsg.), *Kairos V. Musiktherapie mit Kindern. Beiträge zur Musiktherapie in der Medizin* (58–65). Bern: Hans Huber.

Bissegger, M. (1995). Anthroposophische Musiktherapie am Beispiel der Inneren Medizin in der Filderklinik. *Musiktherapeutische Umschau, 16,* 289–298.

Bissegger, M. (2001a). Anthroposophische Musiktherapie. In: H.-H. Decker-Voigt (Hrsg.). *Schulen der Musiktherapie* (357–386). München, Basel: Ernst Reinhardt.

Bissegger, M. (2001b). Musiktherapie bei frühgeborenen Kindern und ihren Müttern. In: D. Aldridge (Hrsg.), *Kairos V. Musiktherapie mit Kindern. Beiträge zur Musiktherapie in der Medizin* (26–35). Bern: Hans Huber.

Bissegger, M. (2004). Die rezeptive Musiktherapie in der Anthroposophie. In: I. Frohne-Hagemann (Hrsg.), *Rezeptive Musiktherapie. Theorie und Praxis* (341–379). Wiesbaden: Reichert.

Bjørkvold, J.-R. (1988). Our musical mother tongue – world wide: Some communicative traits of the spontaneous singing of young children in Oslo, Leningrad and Southern California. In: R. Söderbergh (Ed.), *Children's Creative Communication* (111–127). Lund: Lund University Press.

Bjørkvold, J.-R. (1990). Canto – ergo sum. In: F. R. Wilson & F. L. Roehmann (Eds.), *Music and child development* (117–135). St. Louis, MO: MMB Music.

Blacking, J. (1995). Expressing human experience through music. In: R. Byron (Ed.), *Music, culture, and experience. Selected papers of John Blacking* (31–53). Chicago, IL: University of Chicago Press.

Bleidick, U. (1999). *Behinderung als pädagogische Aufgabe. Behinderungsbegriff und behindertenpädagogische Theorie*. Stuttgart: Kohlhammer.

Boeck-Singelmann, C., Ehlers, B., Hensel, T., Kemper, F. & Monden-Engelhardt, C. (Hrsg.) (1997). *Personzentrierte Psychotherapie mit Kindern und Jugendlichen, Band 2: Anwendung und Praxis*. Göttingen: Hogrefe.

Boeck-Singelmann, C., Ehlers, B., Hensel, T., Kemper, F. & Monden-Engelhardt, C. (Hrsg.) (2002). *Personzentrierte Psychotherapie mit Kindern und Jugendlichen, Band 1: Grundlagen und Konzepte*. Göttingen: Hogrefe.

Boeck-Singelmann, C., Hensel, T., Jürgens-Jahnert, S. & Monden-Engelhardt, C. (Hrsg.) (2003). *Personzentrierte Psychotherapie mit Kindern und Jugendlichen, Band 3: Störungsspezifische Falldarstellungen*. Göttingen: Hogrefe.

Bohleber, W. (2000). Die Entwicklung der Traumatheorie in der Psychoanalyse. *Psyche, 9/10*, 797–839.

Bolay, H. V. & Hillecke, T. (2001). Wenn Praxis und Forschung sich begegnen. Der HZFB als Messinstrument in der Musiktherapie mit Kindern, Jugendlichen und Erwachsenen. *Zeitschrift für Musik-, Tanz- und Kunsttherapie, 12*, 63–71.

Bolay, H. V. (1987). Zum gegenwärtigen Stand der Musiktherapie in der Bundesrepublik Deutschland in den Bereichen Hochschulrecht, Berufsrecht, Kassenrecht. *Musiktherapeutische Umschau, 8*, 15–21.

Bolay, H. V. (1991). Musiktherapie – eine Bestandsaufnahme. *Medizin – Mensch – Gesellschaft, 16*, 104–114.

Bolay, H. V., Boller, R., Czogalik, D. & Kächele, H. (1997). *Wissenschaftliche Annäherungen an ein weites Feld, 2. Forschungsforum Musiktherapie*. Stuttgart: Gustav Fischer.

Borg-Laufs, M. (Hrsg.) (1999). *Lehrbuch der Verhaltenstherapie mit Kindern und Jugendlichen. Band I. Grundlagen*. Tübingen: dgvt Verlag.

Borg-Laufs, M. (Hrsg.) (2001). *Lehrbuch der Verhaltenstherapie mit Kindern und Jugendlichen. Band II. Interventionsmethoden*. Tübingen: dgvt Verlag.

Bossinger, W. (2004). Zukunftsmusik. Hypnosystemische Ansätze in der Musiktherapie. In: M. Nöcker-Ribaupierre (Hrsg.), *Musik, System und Ritual – musiktherapeutische Ansätze und das Spiel psychischer Kräfte*. Wiesbaden: Reichert.

Bossinger, W., Hänsel, M., Raskopf, J. & Zeuch, A. (1999). Musiktherapeutische Lösungsvisionen – ein Vorstellungsgespräch. *Musiktherapeutische Umschau, 20*, 24–29.

Bowlby, J. (1969/1982). *Attachment and loss. Vol. 1: Attachment*. New York: Basic Books. [Dt. 1975]: *Bindung*. München: Kindler. Frankfurt am Main: Fischer.

Brack, U. (Hrsg.) (1999). *Frühdiagnostik und Frühtherapie. Psychologische Behandlung von entwicklungs- und verhaltensgestörten Kindern.* Weinheim: Beltz PVU.

Brandl, R.M. & Rösing, H. (1997). Musikkulturen im Vergleich. In: H. Bruhn, R. Oerter & H. Rösing (Hrsg.), *Musikpsychologie. Ein Handbuch* (57–74). Hamburg: Rowohlt.

Brehm-Gräser, L. (2001). *Familie in Tieren* (8. Aufl.). Göttingen: Hogrefe.

Brown, G. W., Harris, T. O., & Bifulco, A. (1986). Long term effects of early loss of parent. In: M. Rutter, C. E. Izard & P. B. Read (Eds.), *Depression in young people: Developmental and clinical perspectives* (251–296). New York: Guilford.

Brown, J. D. (1998). *The self.* New York: McGraw-Hill.

Brückner, J., Mederacke, I. & Ulbrich, C. (1991). *Musiktherapie für Kinder. Rezipieren – Improvisieren – Kommunizieren – Bewegen.* Berlin: Verlag Gesundheit.

Bruhn, H. (2000). *Musiktherapie. Geschichte – Theorien – Methoden.* Göttingen: Hogrefe.

Bruscia, K. (1987). *Improvisational Models of Music Therapy.* Springfield, Illinois: Charles C. Thomas Publications.

Bruscia, K. (1998). *Defining Music Therapy* (2nd Edition). Gilsum, NH: Barcelona Publishers.

Bruscia, K. (2004). Foreword. In: T. Wigram (Ed.), *Improvisation. Methods and Techniques for Music Therapy Clinicians, Educators and Students* (13–18). London: Jessica Kingsley Publishers.

Büchele, R. (1998). Impulskontrolle oder die Lust an Grenzen. Die Rhythmikgruppe als Therapieangebot für hyperaktive Kinder. *Musiktherapeutische Umschau, 19,* 190–194.

Bühler, C. (1928). *Kindheit und Jugend.* Leipzig: Hirzel.

Bundesanstalt für Arbeit (2004). *Musiktherapeut/in: Kurzbeschreibung.* http://berufenet.arbeitsamt.de/bnet2/M/kurz_B8528109.html. (9.9.2004).

Bundesministerium für Familie, Senioren, Frauen und Jugend (Hrsg.) (2002). *Bericht über die Lebenssituation junger Menschen und die Leistungen der Kinder- und Jugendhilfe in Deutschland.* Berlin.

Bundesverband Rhythmische Erziehung (Hrsg.) (1995). *Rhythmik mit behinderten Menschen – ein Modell. Dokumentation des Weiterbildungsmodells Rhythmik mit behinderten Menschen im Zeitraum von 1991*–1994. Remscheid: Eigenverlag

Bunt, L. (1994). Research in Music Therapy in Great Britain: Outcome Research with Handicapped Children. *Journal of British Music Therapy, 15,* 2–8.

Bunt, L. (1998). *Musiktherapie. Eine Einführung für psychosoziale und medizinische Berufe.* Deutsche Bearbeitung von Hartmut Kapteina. Weinheim: Beltz.

Bunt, L., Cross, I., Clarke, E. & Hoskyns, S. (1988). A discussion on the relationships between music therapy and the psychology of music. *Psychology of Music, 16,* 62–70.

Burkhardt-Zuhayra, C. (1999). Cochlear-Implant und Musik. Musikhören bei Cochlear-Implant-versorgten Gehörlosen. *Zeitschrift für Musik-, Tanz- und Kunsttherapie, 10,* 121–126.

Butollo, W., & Gavranidou, M. (1999). Intervention nach traumatischen Ereignissen. In: R. Oerter, C. von Hagen, G. Röper & G. Noam (Hrsg.), *Klinische Entwicklungspsychologie. Ein Lehrbuch* (459–477). Weinheim: Beltz PVU.

Carlson, E. A. (1998). A prospective longitudinal study of attachment disorganization/disorientation. *Child Development, 69,* 1107–1128.

Castarède, M.-F. (1987). *La voix et les sortilèges.* Paris: Les Belles Lettres.

Chambless, D. L. & Hollon, S. D. (1998). Defining empirically supported therapies. *Journal of Consulting and Clinical Psychology, 66,* 7–18.

Cicchetti, D. (1999). Entwicklungspsychopathologie: Historische Grundlagen, konzeptuelle und methodische Fragen, Implikationen für Prävention und Intervention. In: R. Oerter, C. v. Hagen, G. Röper & G. Noam (Hrsg.), *Klinische Entwicklungspychologie. Ein Lehrbuch* (11–44). Weinheim: Beltz, Psychologie Verlags Union.

Cierpka, M. (Hrsg.) (1999). *Kinder mit aggressivem Verhalten. Ein Praxismanual für Schulen, Kindergärten und Beratungsstellen.* Göttingen: Hogrefe Verlag.

Cloerkes, G. (2001). *Soziologie der Behinderten. Eine Einführung* (2.Aufl.). Heidelberg: Winter.

Cortes, C. & Unterharnscheidt, M. (2003). Musiktherapie mit Kindern im Schlaf-Wach-Niveau. In: Gesellschaft für Orff-Musik-Therapie e.V. (Hrsg.), *Symposium: Entwicklungsperspektiven* (55–73). Hamburg: Books on Demand.

Curic, L. (1981). *Musiktherapie bei Behinderten.* Salzburg: Müller.

Czogalik, D., Bozo, M., Birringer, S., Schauermann, H., Jungaberle, H.E. & Hänsel, M.F. (1995). Zum Verlauf bedeutsamer Episoden in einer Musiktherapie: Ein Beispiel aus dem Integrativen Musiktherapie-Dokumentationssystem IMDoS. *Musiktherapeutische Umschau, 16,* 270–288.

Darrow, A.-A. (1995). Music Therapy for Hearing Impaired Clients. In: T. Wigram, B. Saperston & R. West (Eds.), *The Art and Science of Music Therapy: A Handbook.* (363–384). Amsterdam: Harwood Academic Publishers.

Davis, W. B., Gfeller, K. E. & Thaut, M. H. (1999). *An Introduction to Music Therapy. Theory and Practice* (2nd ed.). Boston: McGraw-Hill.

Davison, G. C. & Neale, J. M. (2002). *Klinische Psychologie* (6. Aufl.). Weinheim: Beltz PVU.

deCasper, A. J. & Fifer, W. P. (1980). Of human bonding: Newborns prefer their mother's voice. *Science, 208,* 1174–1176.

Decker-Voigt, H.-H. (1983). Zur Ablösung der Musiktherapie von der Musikpädagogik – eine Zustandsbeschreibung. In: H.-H. Decker-Voigt (Hrsg.), *Handbuch der Musiktherapie. Funktionsfelder Verfahren und ihre interdisziplinäre Verflechtung* (21–32). Lilienthal/Bremen: Eres.

Decker-Voigt, H.-H. (1991) *Aus der Seele gespielt. Eine Einführung in die Musiktherapie.* München: Goldmann Verlag.

Deegener, G., Dietel, B., Hamster, W., Koch, C., Matthaei, R., Nödl, H., Rückert, N., Stephani, U. & Wolf, E. (1997). *Tübinger Luria-Christensen Neuropsychologische Untersuchungsreihe für Kinder TÜKI* (2. Aufl.). Göttingen: Hogrefe.

Der Musikgarten. (2004). http://www.musikgarten.info/musikgarten/index.html (8.11.2004).

Dettmer, B. (1999). Zum Verständnis und zur Einleitung der Veränderung innerer Strukturen. *Musiktherapeutische Umschau, 20,* 14–23.

Deutsche Gesellschaft für Kinder- und Jugendmedizin (2001). *Leitlinien Kinderheilkunde und Jugendmedizin.* München: Urban und Fischer.

Deutsche Gesellschaft für Musiktherapie e.V. DGMT (1990). Themenheft: Einsatz der Stimme in der Musiktherapie. *Musiktherapeutische Umschau, 11.*

Deutsche Gesellschaft für Musiktherapie e.V. DGMT (1992). Themenheft: Das Klavier im Blickpunkt der Musiktherapie. *Musiktherapeutische Umschau, 13.*

Deutsche Gesellschaft für Musiktherapie e.V. DGMT (1998). Themenheft: Musiktherapie mit Kindern. *Musiktherapeutische Umschau, 19.*

Deutsche Gesellschaft für Musiktherapie e.V. DGMT (Hrsg.) (2007). *Studienlandschaft Musiktherapie* (10. Aufl.). Berlin: Eigenverlag DGMT.

Deutsche Gesellschaft für Musiktherapie e.V. DGMT (Hrsg.) (2003a). *Ambulante Musiktherapie in Therapieeinrichtungen, Klinik und freier Praxis.* Berlin: Eigenverlag DGMT.

Deutsche Gesellschaft für Musiktherapie e.V. DGMT (Hrsg.) (2003b). *Praktikumsstellen in musiktherapeutischen Einrichtungen.* Berlin: Eigenverlag DGMT.

Deutsche Gesellschaft für Musiktherapie e.V. DGMT (2004a). *Definition Musiktherapie.* http://www.musiktherapie.de/musiktherapie/definition.htm (11. 9.2004).

Deutsche Gesellschaft für Musiktherapie. DGVT (2004b). *Ausstattung Musiktherapie. Einrichtung Einzel/Gruppentherapie mit Kindern.* http://www.musiktherapie.de/downloads/Ausstattung_Kinder.pdf (13.10.2004).

Dilling, H., Mombour, W., & Schmidt, M. H. (Hrsg.) (2005). *Weltgesundheitsorganisation Internationale Klassifikation psychischer Störungen. ICD-10, Kapitel V (F). Klinisch-diagnostische Leitlinien* (5. Aufl.). Bern: Huber.

DIMDI Deutsches Institut für medizinische Dokumentation und Information (Hrsg.) (2002). *ICF Internationalea Klassifikation der Funktionsfähigkeit, Behinderung und Gesundheit. Entwurf zu Korrekturzwecken.* http://www.dimdi.de/de/klassi/ICF/index.html (12.9.2004)

DIN EN ISO 9004-2. (1992). *Qualitätsmanagement und Qualitätsmanagementelemente – Leitfaden für Dienstleistungen.* Berlin: Beuth.

Dogiel, J. (1880). Über den Einfluß der Musik auf den Blutkreislauf. *Arch. Anat. Physiol. Abt. Psychol.* 416–428.

Döpfner, M., Berner, W., Fleischmann, T. & Schmidt, M. (1993). *Verhaltensbeurteilungsbogen für Vorschulkinder VBV 3-6.* Göttingen: Hogrefe.

Döpfner, M., Frölich, J. & Lehmkuhl, G. (2000). *Hyperkinetische Störungen. Leitfaden Kinder- und Jugendpsychotherapie.* Göttingen: Hogrefe Verlag.

Döpfner, M., Schürman, S. & Frölich, J., (1998).*Therapieprogramm für Kinder mit hyperkinetischem und oppositionellem Problemverhalten, THOP.* Weinheim: Beltz, Psychologie Verlags Union.

Dührssen, A. (1980) *Psychotherapie bei Kindern und Jugendlichen.* Göttingen: Vandenhoek & Ruprecht.

Dusolt, H. (1993). *Elternarbeit für Erzieher, Lehrer, Sozial- und Heilpädagogen.* München: Quintessenz.

Eckstein, B., & Fröhlig, B. (2000). *Praxishandbuch der Beratung und Psychotherapie.* Stuttgart: Pfeiffer bei Klett-Cotta.

Edgerton, C. L. (1994). The effect of improvisational music therapy on the communicative behaviors of autistic children. *Journal of Music therapy, 31,* 31–62.

Edleditsch, H. (2001). *Entdeckungsreise Rhythmik, Grundlagen, Modelle und Übungen für Ausbildung und Praxis.* München: Don Bosco.

Edwards, J. (2004). Kann die Verwendung des Modells der evidenzbasierten Medizin behilflich sein bei der Einrichtung von Musiktherapie-Stellen im Gesundheitswesen? *Musiktherapeutische Umschau, 25,* 221–232.

Eggers, C., Fegert, J. M. & Resch, F. (2004). *Psychiatrie und Psychotherapie des Kindes- und Jugendalters.* Berlin, Heidelberg: Springer.

Eggert, D. (1974). *Lincoln-Oseretzky-Skala Kurzform LOS KF 18* (2. Aufl.). Göttingen: Hogrefe.

Eisenwort, B. & Burian, K. (1991). Zur Evaluierung der Sprachperzeption bei Kindern mit Cochlear implantat: Ansätze zu einem neuen Testverfahren. *Folia Phoniatrica, 43,* 254 -260.

Ellrott, T. & Pudel, V. (1998). *Adipositastherapie.* Stuttgart: Thieme

Emmerich, K.-F. (1990). Die Leier. Ein neues Instrument mit Vergangenheit. *Musiktherapeutische Umschau, 11,* 57–64.

Ernährung im Fokus (2003). *Fokus,* 01/03.

Esch, A. (1993). Der süße Brei. In: H.-H. Decker-Voigt & W. Mahns (Hrsg.), *Kindermusiktherapie* (70–78). Lilienthal, Bremen: Eres.

Eschen, J. (1979). Zur Abgrenzung von therapeutisch orientierter Arbeit mit Musik in der Sozialpädagogik zur Musiktherapie. In: K. Finkel, (Hrsg.), *Handbuch Musik- und Sozialpädagogik* (513–514). Regensburg: Bosse.

Eschen, J. (1996). Assoziative Musiktherapie. In: H.-H. Decker-Voigt, P. J. Knill & E. Weymann (Hrsg.), *Lexikon Musiktherapie* (29–32). Göttingen: Hogrefe.

Evers, S. (1991). *Musiktherapie und Kinderheilkunde. Eine Analyse zur Geschichte, Situation, Indikation und Akzeptanz.* Stuttgart: Gustav Fischer.

Fassbender, C. (1998). Hören vor der Geburt. In: H. Bruhn, R. Oerter & H. Rösing (Hrsg.), *Musikpsychologie. Ein Handbuch* (268–275). Reinbek: Rowohlt.

Feder, E. & Feder, B. (1981). *The expressive art therapies: art, music and dance as psychotherapy.* New Jersey: Prentice-Hall.

Fegert, J. M. (1999). Kinder mit Entwicklungsrisiken und Behinderungen an der Schwelle zum nächsten Jahrtausend. Herausforderungen, Chancen und Risiken. *Frühförderung interdisziplinär, 18,* 97–108.

Fengler J. & Jansen G. (Hrsg.) (1999). *Handbuch der Heilpädagogischen Psychologie* (3. Aufl.). Stuttgart: Kohlhammer.

Filipp, S. H. (1981). *Kritische Lebensereignisse.* München: Urban & Schwarzenberg.

Finkel, K. (1980). *Spiel und Aktion: Gestaltungsprozesse in der pädagogischen und therapeutischen Praxis.* Düsseldorf: Pädagogischer Verlag Schwann.

Fischbach, S. & Hellhammer, D. (1998). Inhalte und Ergebnisse salutogenetischer Forschungsansätze in der Psychobiologie. In: J. Margraf, J. Siegrist & S. Neumer (Hrsg.), *Gesundheits- oder Krankheitstheorie? Saluto- versus pathogenetisches Ansätze im Gesundheitswesen* (75–84). Berlin: Springer.

Fischer, C. (1984). *The urban experience (2nd edition).* New York: Harcourt Brace Jovanovich.

Fischer, C. B. & Als, H. (2003). Was willst du mir sagen? Individuelle beziehungsgeführte Pflege auf der Neugeborenenintensivstation zur Förderung der Entwicklung des frühgeborenen Kindes. In: M. Nöcker-Ribaupierre (Hrsg.), *Hören – Brücke ins Leben. Musiktherapie mit früh- und neugeborenen Kindern* (17–43). Göttingen: Vandenhoeck & Ruprecht.

Fischer, G. & Riedesser, P. (1998). *Lehrbuch der Psychotraumatologie.* München: Reinhardt.

Fleming, B. (1994). Fördern – Heilen – Erziehen? Musiktherapie zwischen Musikschule und Sonderschule. *Musiktherapeutische Umschau, 15,* 214–220.

Flitner, A. (1992). *Spielen Lernen. Praxis und Deutung des Kinderspiels* (9. Aufl.). München: Piper.

Florschütz, T. M. (1996). Anthroposophische Musiktherapie. In: H.-H. Decker-Voigt, P. Knill, , E. Weymann, (Hrsg.), *Lexikon Musiktherapie* (15–24). Göttingen: Hogrefe.

Födermayr, H. (1998). Universalien der Musik. In: H. Bruhn & H. Rösing (Hrsg.), *Musikwissenschaft. Ein Grundkurs* (91–103). Reinbek: Rowohlt.

Fokus (2003). Ernährung im Fokus. *Fokus,* 01/03.

Ford, M., Sladeczek, I. E., Carlson, J. & Kratochwill, T. R. (1998). Selective mutism: Phenomenological characteristics. *School Psychology Quarterly 13,* 192–227.

Foulkes, S. H. (1992). *Gruppenanalytische Psychotherapie.* München: Pfeiffer.

Frank-Bleckwedel, E. (2000). «...daß ich ernst genommen werde mit meinen Erlebnissen.» *Musiktherapeutische Umschau, 21,* 30–42.

Fremmer-Bombik, E. (1995). Innere Arbeitsmodelle von Bindung. In: G. Spangler & P. Zimmermann. *Die Bindungstheorie. Grundlagen, Forschung und Anwendung* (109–119). Stuttgart: Klett-Cotta.

Freud, S. (1920). *Jenseits des Lustprinzips. Studienausgabe Bd. 3.* Frankfurt am Main: Fischer.

Freud, S. (1926). *Hemmung, Symptom, Angst. Studienausgabe Bd. 6.* Frankfurt am Main: Fischer.

Freud, S. (1998). *Die Sexualität in der Ätiologie der Neurosen. Studienausgabe Bd. 5.* Frankfurt am Main: Fischer.

Friebel, V., Erkert, A. & Friedrich, S. (1998). *Kreative Entspannung im Kindergarten.* Freiburg: Lambertus.

Friedemann, L. (1969). *Kollektiv-Improvisationen mit Kindern.* Wien: Universal Edition.

Friedemann, L. (1971). *Kinder spielen mit Klängen und Tönen. Ein musikalischer Entwicklungsgang aus Lernspielen für Vorschulkinder, Schulanfänger, Sonderschüler.* Wolfenbüttel: Möseler.

Friedemann, L. (1973). *Einstiege in neue klangbereiche durch gruppenimprovisation.* Wien: Universal Edition.

Friedemann, L. (1983). *Trommeln-Tanzen-Tönen. 33 Spiele für Große und Kleine.* Wien: Universal Edition.

Frijs-Zimmermann, B. (1993). Die Mundharmonika weint – Verlauf einer analytischen Musiktherapie mit einem grenzpsychotischen Kind. In: Decker-Voigt, H.-H. (Hrsg.), *Kindermusiktherapie* (38–49). Lilienthal: Eres.

Frohne-Hagemann, I. & Pleß-Adamczyk, H. (2005). *Indikation Musiktherapie bei psychischen Problemen im Kindes- und Jugendalter. Musiktherapeutische Diagnostik und Manual nach ICD-10.* Göttingen: Vandenhoeck & Ruprecht.

Frohne-Hagemann, I. (1990). Integrative Musiktherapie als psychotherapeutische, klinische und persönlichkeitsbildende Methode. In: I. Frohne-Hagemann (Hrsg.), *Musik und Gestalt. Klinische Musiktherapie als integrative Psychotherapie* (99–120). Paderborn: Junfermann.

Frohne-Hagemann, I. (1996a). Integrative Musiktherapie. In H.-H. Decker-Voigt, P. Knill & E. Weymann (Hrsg.), *Lexikon Musiktherapie* (150–155). Göttingen: Hogrefe.

Frohne-Hagemann, I. (1996b). MusiktherapeutInnen und ihre Themen in der Supervision. *Musiktherapeutische Umschau, 17*, 221–226.

Frohne-Hagemann, I. (2001). Musiktherapie vor dem Hintergrund integrativer Theorie und Therapie. In: H.-H. Decker-Voigt (Hrsg.), *Schulen der Musiktherapie* (159–182). München: Reinhardt.

Frohne-Hagemann, I. (2004a) (Hrsg.). *Rezeptive Musiktherapie.* Wiesbaden: Reichert.

Frohne-Hagemann, I. (2004b). Rezeptive Musiktherapie aus der Sicht integrativer Musiktherapie (IMT). In: I. Frohne-Hagemann (Hrsg.), *Rezeptive Musiktherapie. Theorie und Praxis* (307–339). Wiesbaden: Reichert.

Frostig, M. (2000). *Frostigs Entwicklungstest der visuellen Wahrnehmung* (9. Aufl.). (Deutsche Bearbeitung von O. Lockowandt). Göttingen: Hogrefe.

Füg, R. (1993). Musiktherapie als Weg in einer veränderten Umwelt. In: H.-H. Decker-Voigt & W. Mahns (Hrsg.), *Kindermusiktherapie* (17–24). Lilienthal: Eres.

Fuhr, R., Srekovic, M. & Gremmler-Fuhr, M. (2001). *Handbuch der Gestalttherapie.* Göttingen: Hogrefe.

Gaston, E. T. (Ed.). (1968). *Music in Therapy.* New York: Macmillan.

Gefahren für die Zukunft. http://www.adipositas-online.com (15.4.2004)

Gehring, T. M. (1998). *Familiensystemtest FAST* (2. Aufl.). Göttingen: Hogrefe.

Geier, J.-S. (2001). *Psychophysiologische und emotionstheoretische Aspekte therapeutischer Musikanwendung in der klinischen Praxis.* Osnabrück: Universitätsverlag Rasch.

Geis, I. & Helfrich, M. (2002). *Datenschutzrecht.* München: C.H. Beck.

Geissler, M. (1986). Musiktherapeutische Arbeit mit einem epileptischen Kind. Eine Fallstudie aus der anthroposophisch orientierten Musiktherapie. *Musiktherapeutische Umschau,* 7, 131–139.

Gembris, H. (1995). Musikalische Entwicklungspsychologie und ihre Bedeutung für die Musiktherapie. *Musiktherapeutische Umschau, 16,* 93–107.

Gembris, H. (2002a). *Grundlagen musikalischer Begabung und Entwicklung* (2. Aufl.). Augsburg: Wißner.

Gembris, H. (2002b). Wirkungen von Musik – Musikpsychologische Forschungsergebnisse. In: G. Hofmann & C. Trübsbach (Hrsg.), *Mensch & Musik. Diskussionsbeiträge im Schnittpunkt von Musik, Medizin, Physiologie und Psychologie* (9–27). Augsburg: Wißner.

GEO.de (2003). *Ist ihr Kind übergewichtig?* http://www.geo.de/GEO/medizin_psychologie/gesundheit/2003_10_GEO_dicke_Kinder (18.12.2003).

Gerard, C. & Lipinski, C. G. (1996). *Schädel-Hirn-Verletzungen bei Kindern und Jugendlichen.* Stuttgart: Georg Thieme.

Gerdes, N. & Weis, J. (2000). Zur Theorie der Rehabilitation. In: J. Bengel & U. Koch (Hrsg.), *Grundlagen der Rehabilitationswissenschaften. Themen, Strategien und Methoden der Rehabilitationsforschung* (41–68). Berlin: Springer.

Gerhardt, K. J., & Abrams, R. M. (2003). Das fetale Hören: Implikationen für das Neugeborene. In M. Nöcker-Ribaupierre (Hrsg.), *Hören – Brücke ins Leben. Musiktherapie mit früh- und neugeborenen Kindern* (44–60). Göttingen: Vandenhoeck & Ruprecht.

Glogau, E. K. (1998) Musikmachen oder Spielen in der Kindermusiktherapie – eine Alternative? *Musiktherapeutische Umschau, 19,* 164–170.

Goetze, H. & Jaede, W. (1974). *Die nicht-direktive Spieltherapie. Eine wirksame Methode zur Behandlung kindlicher Verhaltensstörungen.* München: Kindler.

Gold, C. (2005). Was beeinflusst die Effektivität von Musiktherapie bei psychisch kranken Kindern und Jugendlichen? In: Berufsverband der Musiktherapeutinnen und Musiktherapeuten in Deutschland e.V. (BVM) (Hrsg.), *Jahrbuch Musiktherapie. Band 1 Forschung und Entwicklung* (147–158). Wiesbaden: Reichert.

Gold, C. & Wigram, T. (2003). Music therapy for autistic spectrum disorder. Protocol for a Cochrane Review. In *The Cochrane Library, Issue 4.* Chichester: John Wiley & Sons.

Gold, C., Wigram, T. & Elefant, C. (2006). Music therapy for autistic spectrum disorder. *Cochrane Database of Systematic Reviews 2006,* Issue 2. Art. No.: CD004381. DOI: 10.1002/14651858.CD004381.pub2

Goll, H. (1993). *Heilpädagogische Musiktherapie. Grundlegende Entwicklung eines ganzheitlich angelegten ökologisch-dialogischen Theorie-Entwurfs, ausgehend von Jugendlichen und Erwachsenen mit schwerer geistiger Behinderung.* Frankfurt am Main: Peter Lang.

Göpfert, M. & Castello, A. (2004). Kinder kennen lernen: Eine schulenübergreifende Betrachtung des Aufbaus einer ‹positiven Beziehung› zwischen Therapeuten/innen und Kindern. *Verhaltenstherapie & Psychosoziale Praxis, 36,* 835–844.

Goodman, R., Scott, S. & Rothenberg, A. (2000). *Kinderpsychiatrie Kompakt.* Darmstadt: Steinkopf.

Görlitz, G. (2004). *Psychotherapie für Kinder und Jugendliche.* Stuttgart: Pfeiffer bei Klett-Cotta.

Gottschewski, K. (2001). Autismus aus der Innenperspektive und Musiktherapie. In: Aldridge, D. (Hrsg.), *Kairos V. Musiktherapie mit Kindern* (40–57). Bern: Hans Huber.

Grant, R. E. (1995). Music Therapy Assessment for Developmentally Disabled Clients. In T. Wigram, B. Saperston & R. West (Eds.), *The Art and Science of Music Therapy: A Handbook* (273–287). Amsterdam: Harwood Academic Publishers.

Grawe, K. (1998). *Psychologische Therapie.* Göttingen: Hogrefe.

Grawe, K. (2004). *Neuropsychotherapie.* Göttingen: Hogrefe.

Grawe, K., Donati, R. & Bernauer, F. (1994). *Psychotherapie im Wandel. Von der Konfession zur Profession.* Göttingen: Hogrefe.

Gray, R. M., Jordan, C. M., Ziegler, R. S. & Livingston R. B. (2002). Two cases of twins with selective mutism: neurological findings. *Neuropsychol. Dev. Cogn. Sect. C Child Neuropsychology, 8,*. 41–51.

Greenhalgh, T. (1999). *Narrative based medicine in an evidence based world. British Medical Journal, 318.* http://www.bmj.com (30.01.2001).

Greenspan, S. I. (2001). *Die bedrohte Intelligenz. Die Bedeutung der Emotionen für unsere geistige Entwicklung.* München: Goldmann.

Gregory, A. H. (1997). The roles of music in society: the ethnomusicological perspective. In: D. J. Hargreaves & A. North, C. (Eds.), *The Social Psychology of Music* (123–140). Oxford: Oxford University Press.

Grießmeier, B., Venker-Treu, S. & Kusch, M. (2003). Zur Strukturqualität der psychosozialen Versorgung in der pädiatrischen Onkologie – Ergebnisse einer bundesweiten Umfrage der PSAPOH 1999/2000. *PSAPOH-Journal, 2003.*

Grießmeier, B. & Bossinger, W. (1994). *Musiktherapie mit krebskranken Kindern.* Stuttgart: Gustav Fischer.

Grießmeier, B. (1990). «Bin ich's oder bin ich's nicht?» Musiktherapie auf einer Kinderkrebsstation. *Musiktherapeutische Umschau, 11,* 37–56.

Grießmeier, B. (2005). Musiktherapie mit krebskranken Kindern. In: Müller-Oursin, B. (Hrsg.). *«Ich wachse, wenn ich Musik mache.» Musiktherapie mit chronisch kranken und von Behinderung bedrohten Kindern.* Wiesbaden: Reichert.

Grimm, H. & Weinert, S. (1994). *Intervention bei sprachgestörten Kindern: Voraussetzungen, Möglichkeiten und Grenzen.* Stuttgart: Fischer.

Grimm, H. & Weinert, S. (2002). Sprachentwicklung. In: R. Oerter & L. Montada (Hrsg.), *Entwicklungspsychologie* (517–550). Weinheim: Beltz PVU.

Grimm, H. (2000). *Sprachentwicklungstest für zweijährige Kinder SETK-2.* Göttingen: Hogrefe.

Grimm, H. (2001). *Sprachentwicklungstest für drei- bis fünfjährige Kinder SETK-3-5.* Göttingen: Hogrefe.

Grimm, H. (2003a). *Störungen der Sprachentwicklung. Grundlagen – Ursachen – Diagnose – Prävention – Intervention.* Göttingen: Hogrefe.

Grimm, H. (2003b). *SSV. Sprachscreening für das Vorschulalter. Kurzform der SETK 3-5.* Göttingen: Hogrefe.

Grimm, H. & Schöler, H. (1991). *Heidelberger Sprachentwicklungstest HSET* (2. Aufl.). Göttingen: Hogrefe.

Grossmann, K. E. & Grossmann, K. (2001). Bindungsqualität und Bindungsrepräsentation über den Lebenslauf. In: G. Röper, C. von Hagen & G. Noam (Hrsg.), *Entwicklung und Risiko. Perspektiven einer klinischen Entwicklungspsychologie* (143–168). Stuttgart: Kohlhammer.

Grossmann, K. E. (1977). Skalen zur Erfassung mütterlichen Verhaltens. In: Mary D. S. Ainsworth & K. E. Grossmann (Hrsg.), *Entwicklung der Lernfähigkeit in der sozialen Umwelt* (96–107). München: Kindler.

Grossmann, K. E. & Grossmann, K. (Hrsg.) (2003). *Bindung und menschliche Entwicklung.* Stuttgart: Klett-Cotta.

Grossmann, K., Grossmann, K. E., Keppler, A., Liegel, M. & Schiefenhövel, W. (2003). Der förderliche Einfluss psychischer Sicherheit auf das spielerische Explorieren kleiner Trobriand-Kinder. In: M. Papoušek & A. von Gontard (Hrsg.), *Spiel und Kreativität in der frühen Kindheit* (112–137). Stuttgart: Pfeiffer bei Klett-Cotta.

Grothe, B. (1997). Evolution der akustischen Kommunikation (Phylogenese). *Zeitschrift für Physikalische Rehabilitation und Kurative Medizin, 7,* 251–256.

Grubrich-Simitis, I. (1979). Extremtraumatisierung als kumulatives Trauma. *Psyche, 8,* 721–55.

Günther, W. (1992). *Pädagogische Musiktherapie mit Kindern in Heimeinrichtungen.* Essen: Blaue Eule.

Günzburg, H. C. (1977). *Pädagogische Analyse und Curriculum der sozialen und persönlichen Entwicklung PAC.* Göttingen: Hogrefe.

Gustorff, D. & Neugebauer, L. (1988). «Ein Lied, ein Lied für Bahman.» *Musiktherapeutische Umschau, 9,* 79–88.

Gustorff, D. (1996). Nordoff/Robbins Musiktherapie (Schöpferische Musiktherapie). In: H.-H. Decker-Voigt, P. Knill & E. Weymann (Hrsg.), *Lexikon Musiktherapie* (274–277). Göttingen: Hogrefe.

Gustorff, D. (2001). Schöpferische Musiktherapie nach Nordoff-Robbins. In: H.-H. Decker-Voigt (Hrsg.), *Schulen der Musiktherapie* (208–241). München: Ernst Reinhardt.

Gutjahr, P. (2004). *Krebs bei Kindern und Jugendlichen* (5. Aufl.). Köln: Deutscher Ärzte-Verlag.

Hähner, U. (1977). Musik in der Heimerziehung – Pädagogische und therapeutische Möglichkeiten beim Einsatz des Mediums Musik. In: G. Liebetrau, U. Hähner & H.-H. Decker-Voigt, (Hrsg.), *Musiktherapie in der Heimerziehung* (47–70). Lilienthal: Eres.

Hamann, P. (1993) *Kinderanalyse.* Frankfurt am Main: Fischer.
Hampel, P., Petermann, F. & Dickow, B. (2001). *Stressverarbeitungsfragebogen von Janke und Erdmann angepasst für Kinder und Jugendliche SVF-KJ.* Göttingen: Hogrefe.
Hänsel, M. (2004). Inventar systemisch-musiktherapeutischer Interventionen. In: A. Zeuch, M. Hänsel & H. Jungaberle (Hrsg.), *Systemische Konzepte für die Musiktherapie. Spielend lösen* (166–177). Heidelberg: Carl-Auer-Systeme.
Hanser, S. B. (1999). *The New Music Therapist's Handbook* (2nd ed.). Boylston: Berklee Press.
Hargreaves, D. J. (1996). The development of artistic and musical competence. In: I. Deliege & J. Svoboda (Eds.), *Musical beginnings, origins and development of musical competence.* (145–170). Oxford: Oxford University Press.
Harris, M. (1997). Language and its pathology. In: F. Simion & G. Butterworth (Eds.), *The development of sensory, motor, and cognitive capacities in early infancy: From perception to cognition* (311–330). Hove, UK: Psychology Press.
Härter, M., Koch, U., Jakob, U. & Siegrist, B. (1997). Integration und Arbeitsmodelle psychosozialer Dienste in der Pädiatrie. In: H. Hoefert (Hrsg.), *Führung und Management im Krankenhaus* (213–237). Göttingen: Verlag für angewandte Psychologie.
Härter, M., Linster, H. W. & Stieglitz, R.-D. (Hrsg.) (2003). *Qualitätsmangement in der Psychotherapie. Grundlagen, Methoden und Anwendung.* Göttingen: Hogrefe.
Hartmann, B. & Lange, M. (2003). *Mutismus im Kindes- Jugend- und Erwachsenenalter.* Idstein: Schulz-Kirchner-Verlag.
Hartogh, T. & H. H. Wickel (Hrsg.) (2004). *Handbuch Musik in der Sozialen Arbeit.* Weinheim: Juventa.
Haselbach, B., Nykrin, R. & Regner, H. (Hrsg.) (1990). *Musik und Tanz für Kinder – Unterrichtswerk für die Musikalische Früherziehung und Grundausbildung. Lehrerkommentare, Kinderhefte, Elternzeitungen, Tonträger, Poster, Liederheft, Stabspielheft.* Mainz: Schott.
Haus, R. (2002). «Spiel' noch mal…» – Musiktherapie als Hilfe, das Hören zu lernen bei Kindern mit Cochlea-Implantat. *Musiktherapeutische Umschau, 23,* 37–45.
Haus, R. (2003). Musiktherapie in der Rehabilitation von Kindern mit Cochlea Implantat. In: Gesellschaft für Orff-Musiktherapie e.V. (Hrsg.), *Symposium: Entwicklungsperspektive. Musiktherapie in der Behandlung von Kindern und Jugendlichen mit Entwicklungsstörungen und Behinderungen* (111–129). Hamburg: Books on Demand GmbH.
Haus, R. (2004). Musiktherapie bei langzeitbeatmeten Kindern. In: Gesellschaft für Orff-Musiktherapie-Musiktherapie nach Gertrud Orff e.V. (Hrsg.), *Begegnen und Entdecken. Musiktherapie in der Behandlung von Menschen mit mehrfacher Behinderung. Dokumentation Symposium 09.10./10.10.2004* (79–85). München: Eigenverlag.
Havighurst, R. J. (1982). *Developmental tasks and education.* New York: Longman.
Hegemann, T. & Salman, R. (Hrsg) (2001). *Transkultuerelle Psychiatrie.* Bonn: Psychiatrie-Verlag.
Hegi, F. (1986). *Improvisation und Musiktherapie. Möglichkeiten und Wirkungen von freier Musik.* Paderborn: Junfermann.
Hegi, F. (2001). Gestalt-Musiktherapie. In: H.-H. Decker-Voigt (Hrsg.), *Schulen der Musiktherapie* (125–158). München, Basel: Ernst Reinhardt.
Heigl-Evers, A., Heigl, F. & Ott, J. (Hrsg.) (1994). *Lehrbuch der Psychotherapie* (2. Aufl.). Stuttgart: Gustav Fischer.
Heindl, U. T. & Laub, M. C. (1996). Outcome of Persistent Vegetative State Following Hypoxic or Traumatic Brain Injury in Children and Adolescents. *Neuropediatrics, 27,* 94–100.
Hellbrügge, T. (1975). Orff-Musiktherapie im Rahmen einer mehrdimensionalen Therapie für mehrfach und verschiedenartig behinderte Kinder. In: *Symposion «Orff-Schulwerk 1975». Eine Dokumentation.* Salzburg: Hochschule für Musik und Darstellende Kunst «Mozarteum» in Salzburg. Sonderabteilung «Orff-Institut».

Hellbrügge, T. (1987). *Münchener Funktionelle Entwicklungsdiagnostik.* Lübeck: Hansisches Verlagskontor.

Hellbrügge, T. (1994). *Münchener Funktionelle Entwicklungsdiagnostik MFED 2. und 3.Lebensjahr* (4. Aufl.). München: Solaris Dienstleistungsgesellschaft für gemeinnützige Institutionen mbH.

Hetzer, H. (1990) Entwicklung des Spielens. In: H. Hetzer, E. Todt, I. Seiffge-Krenke & R. Arbinger (Hrsg.), *Angewandte Entwicklungspsychologie des Kindes- und Jugendalters* (2. Aufl.), (77–100). Heidelberg: Quelle & Meyer.

Hillecke, T., Selle, E.-W., Wormit, A. & Bolay, H. V. (2004). Plädoyer für eine kreative Forschungsmethodenvielfalt der wissenschaftlichen Musiktherapie. *Musiktherapeutische Umschau,* 25, 241–256.

Höfer, L. (1982). Tommi Tulpe, 9 Jahre. *Musiktherapeutische Umschau, 3,* 221–229.

Hohage, R. & Haisch, I. (1991). Die Integration von verhaltenstherapeutischen und psychoanalytischen Therapieelementen bei der Gruppentherapie von Adipositas-Patienten. *Praxis der Psychotherapie und Psychosomatik, 36,* 132–141.

Höhmann, U. (1996). Musikinstrumente in der Therapie. In: H.-H. Decker-Voigt, P. J. Knill & E. Weymann (Hrsg.), *Lexikon der Musiktherapie* (238–241). Göttingen: Hogrefe.

Holm, M. & Frischmuth, S. (1997). Zur Bedeutung der Stimme in der kindlichen Sprachentwicklung. *HÖRPÄD, 1,* 25–37.

Holodynski, M. & Friedlmeier, W. (1999). Emotionale Entwicklung und Perspektiven ihrer Erforschung. In: W. Friedlmeier & M. Holodynski (Hrsg.), *Emotionale Entwicklung. Funktion, Regulation und soziokultureller Kontext von Emotionen* (1–26), Heidelberg: Spektrum Akademischer Verlag.

Holodynski, M. (1999). Handlungsregulation und Emotionsdifferenzierung. In: W. Friedlmeier & M. Holodynski (Hrsg.), *Emotionale Entwicklung. Funktion, Regulation und soziokultureller Kontext von Emotionen* (29–51), Heidelberg: Spektrum Akademischer Verlag.

Holowenko, H. (1999). *Das Aufmerksamkeits-Defizit-Syndrom (ADS).* Weinheim, Basel: Beltz.

Horden, P. (2000). Musical Solutions: Past and Present in Music Therapy. In: P. Horden (Ed.), *Music as Medicine. The History of Music Therapy since Antiquity* (4–40). Aldershot: Ashgate.

Hörmann, K. (1987). *Das Lied im Unterricht und Therapie als Medium erfahrungsorganisierender Musik- und Selbstwahrnehmung.* Frankfurt am Main: Lang.

Howells, J. G. & Lickorish, J. R. (2003). *Familien-Beziehungs-Test F-B-T* (6. Aufl.). Göttingen: Hogrefe.

Hurrelmann, B. (1999). Familienmitglied Fernsehen. In: G. Roters, W. Klingler & M. Gerhards (Hrsg.), *Mediensozialisation und Medienverantwortung* (47–58). Baden-Baden: Nomos Verlagsgesellschaft.

Hurrelmann, B., Hammer, M., Stelberg, K. (1996). *Familienmitglied Fernsehen.* Opladen: Leske und Budrich.

Hurrelmann, K. (1991). Gesundheitswissenschaftliche Ansätze in der Sozialisationsforschung. In: K. Hurrelmann & D. Ulich (Hrsg.), *Handbuch der Sozialisationsforschung* (189–213). Weinheim: Beltz.

Hurrelmann, K., Klocke, A., Melzer, W. & Ravens-Sieberer, U. (2003). *Jugendgesundheitssurvey.* Juventa: Weinheim und München

Husslein, E. (1978). *Schulangst-Test SAT.* Göttingen: Hogrefe.

Hüther, G. (2002). Funkstille im Frontalhirn – Der Göttinger Neurologe Gerald Hüther über hyperaktive Kinder, die Verknüpfung von Nerven im Babyhirn und mögliche Langzeitschäden durch das Medikament Ritalin®. *DER SPIEGEL,* 11.3.2002.

Hüther, G. (2004). Ebenen salutogenetischer Wirkungen von Musik auf das Gehirn. *Musiktherapeutische Umschau, 25,* 16–26.

Ihle, W., & Esser, G. (2002). Epidemiologie psychischer Störungen im Kindes- und Jugendalter: Prävalenz, Verlauf, Komorbidität und Geschlechtsunterschiede. *Psychologische Rundschau, 53*, 159–169.

Irle, B., & Müller, I. (1996). *Raum zum Spielen – Raum zum Verstehen*. Münster: LIT.

Jerouschek, G. (2004). *PsychThG, Psychotherapeutengesetz, Kommentar*. München: Beck Juristischer Verlag.

Jost, U. (2003). Ertrinkungsunfälle heute, «Beinahe-Ertrinken». *Ars Medici, 17*, 867–870.

Jotzo, M. (2001). Elterliche Traumatisierung durch die Frühgeburt des Kindes. *Psychotraumatologie, 21*, 34.

Jürgens, P. (2001). «Geh weg, du bist schrecklich!» Die Entstehung sozialer Inkompetenz und die Möglichkeiten der Sozialmusiktherapie bei der Behandlung verhaltensauffälliger Kinder. *Musiktherapeutische Umschau*, 22, 93–101.

Kächele, H., Oerter, U., Scheytt-Hölzer, N. & Schmidt, H. U. (2003). Musiktherapie in der deutschen Psychosomatik. Krankenversorgung, Weiterbildung und Forschung. *Psychotherapeut, 48*, 155–165.

Kaplan, S. (1995). The restorative benefits of nature: Toward an integrative framework. *Journal of Environmental Psychology, 15*, 169–182.

Kapteina, H. & Hörtreiter, H. (1993). *Musik und Malen in der therapeutischen Arbeit mit Suchtkranken.* Stuttgart: Fischer.

Kapteina, H. (1991) Über das Musikpädagogische in der Musiktherapie. *Musiktherapeutische Umschau, 12*, 298–307.

Kapteina, H. (1996). Improvisationsbewegung. In: H.-H. Decker-Voigt, P. J. Knill & E. Weymann (Hrsg.), *Lexikon Musiktherapie* (137–140). Göttingen: Hogrefe.

Kapteina, H. (1997). Zur Funktion der Musikinstrumente im therapeutischen Prozess. *Musiktherapeutische Umschau, 18*, 284–296.

Kapteina, H. & Kröger, M. (2003*). Musik in der Therapie und Prävention bei Suchterkrankung und -gefährdung am Beispiel von Kindern suchtkranker Eltern.* http://www.musiktherapie-sasp.de/material/forum/02_kinder/2.18.pdf (24.10.2004).

Kapteina, H. (2004). *Kommunikation ohne Worte. Die Instrumente der Musiktherapie.* http://www.musiktherapie-sasp.de/hartmut_kapteina/material/forschungsgebiete/kommunikation_ohne_worte.pdf (12.11.2004).

Kärcher, M. (2002). «...jetzt geht's los...» Gruppenarbeit in der musiktherapeutischen ambulanten Praxis. *Musiktherapeutische Umschau, 23*, 399–405.

Kassler Konferenz Musiktherapeutischer Vereinigungen in Deutschland (1998). Kasseler Thesen zur Musiktherapie. *Musiktherapeutische Umschau, 19*, 232–235.

Kast, V. (1982). *Trauer*. Stuttgart: Kreuz.

Kaufmann, A. S. & Kaufmann, N. L. (2003). *Kaufmann Assessment Battery for Children K-ABC* (Deutsche Bearbeitung von P. Melchers und U. Preuß) (6. Aufl.). Göttingen: Hogrefe.

Kastner-Koller, U. & Deimann, P. (2002). *Wiener Entwicklungstest WET* (2. Aufl.). Göttingen: Hogrefe.

Kazdin, A. E. & Weisz, J. R. (1998). Identifying and developing empirically supported child and adolescent treatments. *Journal of Consulting and Clinical Psychology, 66*, 19–36.

Keems, T. (1986). Klangobjekte zum Sehen – Spielen – Hören – Fühlen. *Musiktherapeutische Umschau*, 7, 43–47.

Keller, W. (1975). *Mini spectacula (Ludi musici 4)*. Boppard/Rhein: Fidula.

Keller, W. (1988). Elementares Musiktheater als Minispectaculum und Spielfall einer offenen Gesellschaft. In: H. W. Henze (Hrsg.). *Almanach zur 1. Münchner Biennale Neues Musiktheater*. München/Wien: Hanser.

Kemper, F. (1997). Familienspieltherapie. In: C. Boeck-Singelmann, B. Ehlers, T. Hensel, F. Kemper & C. Monden-Engelhardt (Hrsg.), *Personzentrierte Psychotherapie mit Kindern und Jugendlichen. Band 2* (71–134). Göttingen: Hogrefe.

Kern, P. (2005). Using a Music Therapy Collaborative Consultative Approach for the Inclusion of Young Children with Autism in a Child Care Program. In: Berufsverband der Musiktherapeutinnen und Musiktherapeuten in Deutschland e.V. (BVM) (Hrsg.), *Jahrbuch Musiktherapie. Band 1 Forschung und Entwicklung* (135–146). Wiesbaden: Reichert.

Kindergarten Kräuterstrasse (2000). *Konzept des Evangelischen Kindergartens Kräuterstrasse* (2. Aufl.). Eigendruck: Wolfratshausen

Kiphard, E. J. & Schilling, F. (1974). *Körper-Koordinationstest für Kinder KTK.* Göttingen: Hogrefe.

Kraus, W. (1998). *Die Heilkraft der Musik. Einführung in die Musiktherapie.* München: Beck

Kirsch, A., Pott, J., Lütjen, S., Holthausen, H. & Kluger, G. (2003). *Studie zur Lebensqualität von Familien mit Kindern nach schweren Beinahe-Ertrinkungsunfällen.* Behandlungszentrum Vogtareuth, Klinik für Neuropädiatrie und Neurologische Rehabilitation – Epilepsiezentrum für Kinder und Jugendliche. Poster.

Klein, M. (1955). Die psychoanalytische Spieltechnik: ihre Geschichte und Bedeutung. *Psyche, 12.*

Kleinen, G. (2003). *Musik und Kind. Chancen für Begabung und Kreativität im Zeitalter der neuen Medien.* Laaber: Laaber-Verlag.

Klingler, W. (1994). Was Kinder hören. Eine Analyse der Hörfunk- und Tonträgernutzung von 6- bis 13jährigen. *Media Perspektiven, 1,* 14–20.

Klinke, R. (1998). Die Notwendigkeit frühkindlicher Hörerfahrung. *Ausbildung des Hörens –Erlernen des Sprechens*, 77–99.

Klitzing, K. von (2003). Die Frühentwicklung des Spiels zu dritt. In: M. Papoušek & A. von Gontard (Hrsg.), *Spiel und Kreativität in der frühen Kindheit* (138–152). Stuttgart: Pfeiffer bei Klett-Cotta.

Knierim, J. (1988). *Zwischen Hören und Bewegen. Von den Heilkräften der Musik.* Wuppertal. Edition Bingenheim

Knill, P. J. (1982). Strukturparallelen zwischen Musiktherapie und Spieltherapie. *Musiktherapeutische Umschau, 3,* 1–8.

Knölker, U. (2000). *Kinder- und Jugendpsychiatrie und -psychotherapie.* Bremen: Uni-med.

Knölker, U., Mattejat, F. & Schulte-Markwort, M. (2000). *Kinder- und Jugendpsychiatrie und -psychotherapie systematisch.* Bremen: Uni-Med.

Koch, K. (1997). *Baumtest* (10. Aufl.). Göttingen: Hogrefe.

Koch-Temming, H. (1995). «lasti, lasti...» Einzelmusiktherapie mit Pascal. *Musiktherapeutische Umschau, 16,* 148–159.

Koch-Temming, H. (1999). Von der Behandlung der Krankheit zur Sorge um Gesundheit. Musiktherapie in integrativen Kindergärten. *Musiktherapeutische Umschau, 20,* 5–13.

Koch-Temming, H. (2003). Behindertes Kind – behinderte Familie? Kindermusiktherapie und Elternarbeit. *Musiktherapeutische Umschau, 24,* 240–251.

Koch-Temming, H. (2004). «Elternarbeit – Lust oder Last?» Zur Bedeutung der Elternarbeit in der Musiktherapie von Kindern mit mehrfacher Behinderung. In: Gesellschaft für Orff-Musiktherapie e.V. (Hrsg.), *Begegnen und Entdecken. Musiktherapie in der Behandlung von Menschen mit mehrfacher Behinderung. Ein Reader* (36–48). Eigenverlag.

Koch-Temming, H. & Findeisen, B. (2006). «Lost in Translation». Musiktherapie mit mutistischen Kindern aus Migrantenfamilien. *Musiktherapeutische Umschau, 27* (2), 107–117.

Kohler, C. (Hrsg.) (1971). *Musiktherapie. Theorie und Methodik.* Jena: Gustav Fischer.

Kölsch, S. (2005). Ein neurokognitives Modell der Musikperzeption. *Musiktherapeutische Umschau, 26* (4), 365–381.

König, K. (1958). Musik-Therapie in der Heilpädagogik. In: H. R. Teirich (Ed.), *Musik in der Medizin.* Stuttgart.

König, K. (1989). Zur Musiktherapie in der Heilpädagogik. In G. Beilharz (Hrsg.), *Erziehen und Heilen durch Musik. Heilpädagogik aus anthroposophischer Menschenkunde* (47–63). Stuttgart: Verlag Freies Geistesleben.

Krause, M. P. (2002). *Gesprächspsychotherapie und Beratung mit Eltern behinderter Kinder.* München: Reinhardt.

Krenzer, R. (1982). Das Spiellied. Über Möglichkeiten, Kinder und Erwachsene zu spontanem Mitmachen anzuregen. *Musiktherapeutische Umschau, 3,* 169–193.

Kreusch-Jacob, D. (1992). *Das Musikbuch für Kinder.* Ravensburg: Maier.

Kriz, J. (2002). Kritische Reflexion über Forschungsmethoden in den Künstlerischen Therapien. In: P. Petersen (Hrsg.), *Forschungsmethoden künstlerischer Therapien. Grundlagen – Projekte – Vorschläge* (69–94). Stuttgart, Berlin: Mayer.

Kübler-Ross, E. (1987). *Interviews mit Sterbenden.* Gütersloh: Mohn.

Küntzel-Hansen, M. (1973). *Musik mit Kindern. Versuche mit Geräusch und Klang.* Stuttgart: Klett.

Kuhl, J. & Christ, E. (1993). *Selbstregulations-Strategientest für Kinder SRST-K. Test zur Erfassung selbstregulatorischen Strategiewissens im Grundschulalter.* Göttingen: Hogrefe.

Kuhn, D. (2002). The effects of active and passive participation in musical activity on the immune system as measured by salivary immunoglobulin A (SlgA). *Journal of Music Therapy, 39,* 30–39.

Kühn, M. (2001) «The times they are a changing…» (Bob Dylan) Sehnsucht nach der Musik im Medienzeitalter. *Musiktherapeutische Umschau, 22,* 83–92.

Kümmel, W. F. (1977). *Musik und Medizin. Ihre Wechselbeziehungen in Theorie und Praxis von 800 bis 1800.* Freiburg: Alber.

Kumpulainen, K. (2002). Phenomenology and treatment of selective mutism. *CNS Drugs 16,* 178–180.

Kusch, M., Labouvie, H., Fleischhack, G. & Bode, U. (1996). *Stationäre psychologische Betreuung in der Pädiatrie.* Weinheim: Beltz.

Lang, S., Neels, M. & Wegener, W. (1998). Therapeutisches Musizieren an der Musikschule. *Musiktherapeutische Umschau, 19,* 216–217.

Langenberg, M. (1988). *Vom Handeln zum Be-Handeln. Darstellung besonderer Merkmale der musiktherapeutischen Behandlungssituation in Zusammenhang mit der freien Improvisation.* Stuttgart: Gustav Fischer.

Langenberg, M. (1996). Psychoanalyse und Musiktherapie. In: H.-H. Decker-Voigt, P. Knill & E. Weymann (Hrsg.), *Lexikon Musiktherapie* (306–310). Göttingen: Hogrefe.

Langenberg, M. (1997). Musiktherapie. In: A. Heigl-Evers, J. Ott, & Rüger (Hrsg.) *Lehrbuch der Psychotherapie* (399–409) Stuttgart: Gustav Fischer

Langenberg, M., Aigen, K. & Frommer, J. (Hrsg.) (1996). *Qualitative Music Therapy Research. Beginning Dialogues.* Gilsum: Barcelona Publishers.

Langenberg, M., Frommer, J. & Tress, W. (1992). Qualitative Methodik zur Beschreibung und Interpretation musiktherapeutischer Behandlungswerke. *Musiktherapeutische Umschau, 13,* 258–278.

Langkafel, M. (2000). Die Posttraumatische Belastungsstörung. *Psychotherapie im Dialog, 1,* 3–12.

Largo, R. (2002). *Kinderjahre. Die Individualität des Kindes als erzieherische Herausforderung.* München: Piper.

Largo, R. (2003). *Babyjahre. Die frühkindliche Entwicklung aus biologischer Sicht.* München: Piper.

Largo, R. & Benz-Castellano, C. (2004). Die ganz normalen Krisen – Fit und Misfit im Kleinkindesalter. In: M. Papoušek, M. Schieche & H. Wurmser (Hrsg.), *Regulationsstörungen der frühen Kindheit. Frühe Risiken und Hilfen im Entwicklungskontext der Eltern-Kind-Beziehungen* (17–30). Bern: Hans Huber.

Laucht, M., Esser, G., Schmidt, M. H., Ihle, W., Löffler, W., Stöhr, R.-M. et al. (1992). «Risikokinder»: Zur Bedeutung biologischer und psychosozialer Risiken für die kindliche Entwicklung in den beiden ersten Lebensjahren. *Praxis der Kinderpsychologie und Kinderpsychiatrie, 41*, 274–285.

Lauria, M., Hockenberry-Eaton, M., Pawletko, T. & Mauer, A. (1996). Psychosocial Protocol for Childhood Cancer. *Cancer, 78*, 1345–1356.

Lauth, G. (2003). *Dortmunder Aufmerksamkeitstest DAT.* Göttingen: Hogrefe.

Lazarus, R. S. & Launier, R. (1981). Streßbezogene Transaktionen zwischen Person und Umwelt. In: J. R. Nitsch (Hrsg.), *Streß: Thorien, Untersuchungen, Maßnahmen* (213–259). Bern: Huber.

Lecanuet, J.-P. (1996). Prenatal auditory experience. In: I. Deliège & J. Sloboda (Eds.), *Musical beginnings. Origins and development of musical competence* (3–34). Oxford: Oxford University Press.

Leins, A. K. (2006). *Heidelberger Musiktherapiemanual. Migräne bei Kindern.* Berlin: uni-edition.

Leitlinien der Arbeitsgemeinschaft Adipositas im Kindes- und Jugendalter (AGA). http://www.leitlinien.net/ (28.4.2004).

Lenz, A. (1999). Modelle psychischer Störungen des Kindes- und Jugendalters. In M. Borg-Laufs (Hrsg.), *Lehrbuch der Verhaltenstherapie mit Kindern und Jugendlichen* (89–121). Tübingen: dgvt-Verlag.

Lenz, G. & Moreau, D. (2003). Resonanz und Synchronisation als regulative Faktoren von Beziehung – das spezifische Potential der Musiktherapie. In: M. Nöcker-Ribaupierre (Hrsg.), *Hören – Brücke ins Leben. Musiktherapie mit früh- und neugeborenen Kindern* (109–131). Göttingen: Vandenhoeck & Ruprecht.

Leonhardt, A. (1998). Hören und Sprechen. Versuch einer Systematisierung und Bestandsaufnahme. In: A. Leonhardt (Hrsg.), *Ausbildung des Hörens – Erlernen des Sprechens. Frühe Hilfen für hörgeschädigte Kinder* (11–25). Weinheim: Beltz.

Liebetrau, G., Hähner, U. & Decker-Voigt, H.-H. (Hrsg.) (1977). *Musiktherapie in der Heimerziehung.* Lilienthal: Eres.

Lichte, H. (2000). Zufrieden als Musiktherapeut!? Empirische Untersuchung zu Arbeitsbedingungen und beruflicher Zufriedenheit von Musiktherapeuten. *Musiktherapeutische Umschau, 21*, 204–215.

Linderkamp, O. (2000). Geleitwort. In: E. Müller-Rieckmann (Hrsg.), *Das frühgeborene Kind in seiner Entwicklung.* München: Ernst Reinhardt.

Loewy, J. (2003). Ein klinisches Modell für Musiktherapie in der Neugeborenenintensivstation. In: M. Nöcker-Ribaupierre (Hrsg.), *Hören – Brücke ins Leben. Musiktherapie mit früh- und neugeborenen Kindern* (232–249). Göttingen: Vandenhoeck & Ruprecht.

Lohaus, A. (1999). Begriffe von Gesundheit und Krankheit bei Kindern. In H. Keller (Hrsg.), *Lehrbuch Entwicklungspsychologie* (599–613). Bern: Hans Huber.

Lorenzer, A. (1970). *Sprachzerstörung und Rekonstruktion.* Frankfurt am Main: Suhrkamp.

Lorenzer, A. (1983). Sprache, Lebenspraxis und szenisches Verstehen in der psychoanalytischen Therapie. *Psyche,* 83, 97–115.

Ludewig, K. & Wilken, U. (1999). *Familienbrett.* Göttingen: Hogrefe.

Luth, W., Stammer, H., Leeb, B., Dötsch, M., Bölle, M. & Kordy, H. (1996). Das Heidelberger Modell der Aktiven Internen Qualitätssicherung stationärer Psychotherapie. In: H. V. Bolay (Hrsg.), *Grundlagen zur Musiktherapieforschung* (45–63). Stuttgart: Gustav Fischer.

Lutz-Hochreutener, C. S. (1998). Fragmente einer Beziehung. Musiktherapie mit einem mutistischen Mädchen. *Musiktherapeutische Umschau, 19,* 185–190.

Maddux, J. E. (Ed.) (1995). *Self-efficacy, adaption and adjustment. Theory, research, and application.* New York: Plenum.

Madsen, C., Madsen, C. & Cotter, V. (1968). A Behavioral Approach to Music Therapy. *Journal of Music Therapy, 5,* 69–72.

Magee, W. L. (2002). Identity in clinical music therapy: shifting self-constructs through the therapeutic process. In: R. MacDonald, D.J. Hargreaves & D. Miell (Eds.), *Musical Identities* (179–197). Oxford: Oxford University Press.

Magee, W. L. & Davidson, J.W. (2002). The effect of music therapy on mood states in neurological patients: a pilot study. *Journal of Music Therapy, 39,* 20–29.

Mahns, B. (1997). *Musiktherapie bei verhaltensauffälligen Kindern. Praxisberichte, Bestandsaufnahme und Versuch einer Neuorientierung.* Stuttgart: Fischer.

Mahns, B. (1998). Musiktherapie bei sprachauffälligen Kindern. In: H. Bruhn, W. Mahns & B. Tischler (Hrsg.), *Musiktherapie mit Kindern und Jugendlichen im Schulalter. Ein Reader* (22–27). Nordkolleg Rendsburg: Eigenverlag.

Mahns, W. (1996a). Sonderpädagogik. In: H.-H. Decker-Voigt, P. J. Knill, E. Weymann (Hrsg.) *Lexikon Musiktherapie* (342–246). Göttingen: Hogrefe.

Mahns, W. (1996b). Musiktherapie in der Schule. In: H.-H. Decker-Voigt, P. J. Knill, E. Weymann (Hrsg.) *Lexikon Musiktherapie* (S. 268–272). Göttingen: Hogrefe.

Mahns, W. (1996c). Integrative Sprachförderung durch rhythmisch-musikalische Spiele. *Praxis der Psychomotorik, 21,* 21–42.

Mahns, W. (1998). Musiktherapie mit Kindern – ein Überblick. *Musiktherapeutische Umschau, 19,* 151–163.

Mahns, W. (1999). Die musiktherapeutische Behandlung eines achtjährigen mutistischen Kindes. In: I. Frohne-Hagemann (Hrsg.), *Musik und Gestalt. Klinische Musiktherapie als integrative Psychotherapie* (335–362). Göttingen: Vandenhoeck & Ruprecht

Mahns, W. (2004). *Symbolbildung in der analytischen Kindermusiktherapie.* Münster: LIT.

Main, M. & Cassidy, J. (1988). Categories of responses to reunion with the parent at age six: Predictable from infant attachment classification as stable over a one-month period. *Developmental Psychology, 24,* 415–426.

Mainka, I. (2001). Was? Deiner robbt schon? *Die Zeit* 50/2001.

Malloy, G. B. (1979). The relationship between maternal and musical auditory stimulation and the behaviour of premature infants. In: G. C. Anderson & E. Raff (Ed.), *Newborn behaviour organisation. Nursery Research and Implications.* New York.

Mangold, P. (2007). *INTERACT. Version 8. Programm zur Analyse von Beobachtungsdaten.* München: Mangold Software Development.

Manturzewska, M. & Kaminska, B. (1993). Human musical development. In: A. Langen & W. Piel (Hrsg.), *Musik und Heilpädagogik: Festschrift für Helmut Moog zum 65. Geburtstag* (221–250). Frankfurt am Main: Lang.

Maslow, A. (1973). *Psychologie des Seins. Ein Entwurf.* München: Kindler.

Mastnak, W. (1996). Berührung Musikpädagogik – Musiktherapie. In: H.-H. Decker-Voigt, P. J. Knill & E. Weymann (Hrsg.), *Lexikon Musiktherapie* (55–61). Göttingen: Hogrefe.

Maurer, E. (1990). *Musiktherapie in einer Einrichtung für behinderte und nichtbehinderte Kinder – Szenisch-musikalisches Spiel in einer Vorschulgruppe mit einem alkoholgeschädigten Kind.* Unveröffentlichte Diplomarbeit, HdK Berlin, FB 8 Musiktherapie.

May, A. & Remus, N. (Hrsg.) (2002). *Traumatisierte Kinder.* Berlin: Verlag die Jonglerie.

Mederacke, I. (1979). Regulativ-Aktive Musiktherapie bei Kindern mit Herz-Kreislauf-Schäden. In C. Schwabe & H. Röhrborn (Hrsg.), *Regulative Musiktherapie* (206–221). Jena: Gustav Fischer.

Mederacke, I. (1993). Regulatives Wahrnehmungstraining mit Musik – Praxis mit körperbehinderten Kindern. In: H.-H. Decker-Voigt, J. Th. Eschen & W. Mahns (Hrsg.), *Kindermusiktherapie* (97–110). Lilienthal: Eres.

Mederacke, I. (1996). Regulativ-Aktive Musiktherapie (RAMT) bei körperbehinderten Kindern. In C. Schwabe & H. Röhrborn (Hrsg.), *Regulative Musiktherapie* (207–217). Jena, Stuttgart: Gustav Fischer.

Melsted, E. (1998). Musiktherapie in der basalen Stimulation von schwerst- und mehrfachbehinderten Kindern. In: H. Bruhn, W. Mahns & B. Tischler (Hrsg.), *Musiktherapie mit Kindern und Jugendlichen im Schulalter. Ein Reader* (27–31). Nordkolleg Rendsburg: Eigenverlag.

Metz-Göckel, S., Frohnert, S., Hahn-Mausbach, G. & Kauermann-Walter, J. (1991). *Mädchen, Jungen und Computer.* Opladen: Westdeutscher Verlag

Metzner, S. (2000). Zur Lage der Musiktherapie im deutschen Gesundheitswesen. *Musiktherapeutische Umschau, 21,* 5–19.

Metzner, S. (2001). Psychoanalytische Musiktherapie. In: H.-H. Decker-Voigt (Hrsg.), *Schulen der Musiktherapie* (33–54). München, Basel: Ernst Reinhardt.

Meyberg, W. (1984). Lärm und Stille. Über die Einbeziehung von Trommeln, Bewegung und Stöcken in die therapeutische Arbeit. *Musiktherapeutische Umschau, 5,* 255–270.

Meyberg, W. (1989). *Trommelnderweise. Trommeln in Therapie und Selbsterfahrung.* Hemmoor: Großer Bär.

Meyberg, W. & Bode, M. (1999). Matthias: musiktherapeutische Langzeitbehandlung eines ehemals mutistischen Jugendlichen. In: U. Haffa-Schmidt, D. Moreau & A. Wölfl (Hrsg.), *Musiktherapie mit psychisch kranken Jugendlichen. Grundlagen und Praxisfelder* (150–163). Göttingen: Vandenhoeck & Ruprecht.

Meyberg, W. (1996). Die verlorengegangene Stimme. Protokoll einer Musiktherapiestunde. *L.O.G.O.S. interdisziplinär, 4,* 4–14.

Meyer, W. (1998). We will rock you – Erfahrungen aus Rockprojekten mit verschiedenen Zielgruppen. *Musiktherapeutische Umschau, 19,* 72–83.

Meyer-Denkmann, G. (1981). Musiktherapie oder Musikpädagogik in Sonderschulen. Zur Diskussion Therapie und/oder Pädagogik/Musiktherapie und/oder Musikpädagogik. Teil 1 und 2. *Musiktherapeutische Umschau, 2,* 173–193, 249–266.

Miller, E. B. (1994). Musical Intervention in Family Therapy. *Music Therapy, 12,* 39–57.

Millner, M. (1992). *Neuropädiatrie. Ursachen und Formen der Behinderung.* Stuttgart: Schattauer UTB für Wissenschaft.

Mitchell, P. (1997). *Introduction to theory of mind: Children, autism, and apes.* London: Arnold.

Mitzlaff, S. (2002). Traumaverarbeitungsprozesse in der Gruppenmusiktherapie mit Kindern. *Musiktherapeutische Umschau, 23,* 219–231.

Mogel, H. (1994) *Psychologie des Kinderspiels* (2. Aufl.). Berlin: Springer

Möller, H.-J. (1971). *Musik gegen ‹Wahnsinn›. Geschichte und Gegenwart musiktherapeutischer Vorstellungen.* Stuttgart: Fink.

Montada, L. (2002). Die geistige Entwicklung aus der Sicht Jean Piagets. In: R. Oerter & L. Montada (Eds.), *Entwicklungspsychologie* (418–442). Weinheim: Beltz PVU.

Moreau, D. v. (2003). MAKS – A Scale for Measurement of Expressive and Musical Behavior. *Music Therapy Today (online), IV*(4), http://musictherapyworld.net. (28.8.2003).

Moritz, J. A. (1992). Der Synthesizer – Elektronische Klänge in der Musiktherapie? *Musiktherapeutische Umschau, 13,* 205–212.

Mrozynski, P. & Flach, S. M. (2005). Musiktherapie und Sozialrecht. In: Berufsverband der Musiktherapeutinnen und Musiktherapeuten in Deutschland e.V. (BVM) (Hg.), *Jahrbuch Musiktherapie. Band 1 Forschung und Entwicklung* (97–106). Wiesbaden: Reichert.

Mühl, H. & Neukäter, H. (1998). Pädagogischer Umgang bei Menschen mit selbstverletzendem Verhalten und geistiger Behinderung. *Kindheit und Entwicklung, 7,* 93–98.

Müller, L. (1997). Integrative Musiktherapie in der Behandlung eines Kindes mit schwerer früher Entwicklungs- und Persönlichkeitsstörung. In: L. Müller & H. G. Petzold (Hrsg.), *Musiktherapie in der klinischen Arbeit. Integrative Modelle und Methoden* (137–167). Stuttgart: Gustav Fischer.

Müller, P. (2002) Kinderwelt und Internet. Kommunikationsmacht Internet und kindgerechte Entwicklung. *Medien praktisch, 2,* 26–30

Müller-Golder, M. (1988). Musiktherapie – ein gemeinsamer Weg. *Krankenpflege-Journal, 26.*

Müller-Pozzi, H. (1995). *Psychoanalytisches Denken* (2. Aufl.). Bern: Hans Huber.

Mussen, P. H., Conger, J. J., Kagan, J. & Huston, A. C. (1999). *Lehrbuch der Kinderpsychologie. Kapitel 11 Die Entwicklung des Sozialverhaltens. Band 2* (51–108). Stuttgart: Klett-Cotta.

Muthesius, D. (1987). Verführerin Musiktherapie oder: Die Gefahren eines Traumberufs. *Musiktherapeutische Umschau, 4,* 330–335.

Muthesius, D. & Beyer-Kellermann, H. (1999). *Indikationskatalog Musiktherapie für chronisch und chronisch-psychisch erkrankte ältere und alte Menschen.* Berlin: Deutsche Gesellschaft für Musiktherapie.

Nagy, Z., Westerberg, H., Skare, S., Andersson, J. L., Lilja, A., Flodmark, O., Fernell, E., Holmberg, K., Böhm, B., Forssberg, H., Lagercrantz, H. & Klingberg, T. (2003). Preterm Children have Disturbances of White Matter at 11 Years of Age as Shown by Diffusion Tensor Imaging. *Ped Res. 54, 5,* 672–679.

Nayak, S., Wheeler, B. L., Shiflett, S. C., & Agnostinelli, S. (2000). Effect of music therapy on mood and social interaction among individuals with acute traumatic brain injury and stroke. *Rehabilitation Psychology, 45,* 274–283.

Neuhäusel, R., Sutter, R., Tjarks, I. (2006). «Ich kann jetzt das Gras wachsen hören». Orff-Musiktherapie mit CI-versorgten Kindern. In: Salmon, S. (Hrsg.). *Hören – Spüren – Spielen. Musik und Bewegung mit gehörlosen und schwerhörigen Kindern.* Wiesbaden: Reichert.

Neumann, K. (2001). Hörphysiologie und Hörstörungen – ein Überblick. *Musiktherapeutische Umschau, 22,* 285–309.

Nickel, A. K., Hillecke, T., Oelkers, R., Resch, F. & Bolay, H. V. (2002). Musiktherapie bei Kindern mit Migräne. *Psychotherapeut, 47,* 285–290.

Nickel, A. K., Hillecke, T., Oelkers, R., Resch, F. & Bolay, H. V. (2003). Heidelberger Musiktherapiemanual für Kindermigräne. Aus dem Projekt ‹KiM› – Therapievergleichsstudie zur Effektivität von Musiktherapie bei Kindern mit Migräne. *Musiktherapeutische Umschau, 4,* 227–239.

Nicolai, E. A. (1745). *Die Verbindung der Musik mit der Artzneygelahrtheit.* Halle.

Niebank, K. & Petermann, F. (2000). Grundlagen und Ergebnisse der Entwicklungspsychopathologie. In: F. Petermann (Hrsg.), *Lehrbuch der Klinischen Kinderpsychologie und -psychotherapie* (57–94). Göttingen: Hogrefe.

Niedecken, D. (1989). *Namenlos. Geistig Behinderte verstehen.* München: Piper.

Nissen, G. (1999). *Verfahren der Psychotherapie.* Stuttgart: Kohlhammer.

Nissen, F. (1998). Rockmusik mit jugendlichen psychiatrischen Patienten. *Musiktherapeutische Umschau,* 19, 84–93.

Nissen, F. (1999). Rockband – Projektarbeit in der stationären kinder- und jugendpsychiatrischen Behandlung. In: U. Haffa-Schmidt, D. von Moreau & A. Wölfl (Hrsg.), *Musiktherapie mit psychisch kranken Jugendlichen* (164–174). Göttingen: Vandenhoek & Ruprecht.

Nöcker-Ribaupierre, M. (1995). *Auditive Stimulation nach Frühgeburt. Ein Beitrag zur Musiktherapie.* Stuttgart: Gustav Fischer.

Nöcker-Ribaupierre, M. (1997). Musiktherapie und Frühgeburt. *Musik-, Tanz- und Kunsttherapie, 8,* 57–62.

Nöcker-Ribaupierre, M. (1999). Musiktherapie als Weg für die Mutter-Kind-Bindung. *Musiktherapeutische Umschau, 18,* 126–130.

Nöcker-Ribaupierre, M. (Hrsg.) (2003a). *Hören – Brücke ins Leben. Musiktherapie für früh- und neugeborene Kinder. Forschung und klinische Praxis.* Göttingen: Vandenhoeck & Ruprecht.

Nöcker-Ribaupierre, M. (2003b). Ambulante Musiktherapie in Europa. Ein erster Überblick. *Musiktherapeutische Umschau, 24,* 26–31.

Nöcker-Ribaupierre, M. (2004). Zur therapeutischen Verwendung von Klängen in der frühesten Lebenszeit. In: I. Frohne-Hagemann (Hrsg.), *Rezeptive Musiktherapie. Theorie und Praxis* (51–64). Wiesbaden: Reichert.

Nöcker-Ribaupierre, M. & Zimmer, M.-L. (2004). *Förderung frühgeborener Kinder mit Musik und Stimme.* München: Ernst Reinhardt.

Nordoff, P. & Robbins, C. (1971). *Therapy in music for handicapped children.* London: Gollancz.

Nordoff, P. & Robbins, C. (1975). *Musik als Therapie für behinderte Kinder.* Stuttgart: Klett.

Nordoff, P. & Robbins, C. (1977). *Creative Music Therapy.* New York: John Day.

Nordoff, P. & Robbins, C. (1982). *Music therapy in special education* (2nd ed.). St. Louis: MMB Music.

Nordoff, P. & Robbins, C. (1986). *Schöpferische Musiktherapie.* Stuttgart: Gustav Fischer.

Oaklander, V. (2001). *Gestalttherapie mit Kindern und Jugendlichen.* Stuttgart: Klett-Cotta.

Oehlmann, J. (1990). Zum Gebrauch von Gongs und Tamtams als therapeutische Instrumente. *Musiktherapeutische Umschau, 11,* 224–236.

Oerter, R. (1993). Kinderspiel. In: M. Markefka & B. Nauck (Hrsg.), *Handbuch der Kindheitsforschung* (377–388). Neuwied: Luchterhand.

Oerter, R. (1999). *Psychologie des Spiels* (2. Aufl.). Weinheim: Beltz.

Oerter, R. (2001). Die Rolle des Spiels in der musikalischen Entwicklung des Kindes. In: S. Salmon & K. Schumacher (Hrsg.), *Symposion Musikalische Lebenshilfe. Die Bedeutung des Orff-Schulwerkes für Musiktherapie, Sozial- und Integrationspädagogik* (139–161). Hamburg: Books on Demand.

Oerter, R. (2002a). Spiel und kindliche Entwicklung. In: R. Oerter & L. Montada (Hrsg.), *Entwicklungspsychologie. Ein Lehrbuch* (221–234). Weinheim: Beltz PVU.

Oerter, R. (2002b). Kindheit. In R. Oerter & L. Montada (Hrsg.), *Entwicklungspsychologie* (209–257). Weinheim: Beltz PVU.

Oerter, U., Scheytt-Hölzer, N. & Kächele, H. (2001). Musiktherapie in der Psychiatrie. Versorgungslage und Stand der Forschung. *Nervenheilkunde, 8,* 428–433.

Opaschowski, H. W. (1999). Generation @. *Die Medienrevolution entläßt ihre Kinder; Leben im Informationszeitalter.* Hamburg: Britisch-American Tobacco

Orff, C. & Keetmann, G. (1950–1954). *Musik für Kinder. Bände 1–5.* Mainz: Schott.

Orff, C. (1932). Gedanken über Musik mit Kindern und Laien. *Die Musik, 24/9,* 668–673.

Orff, C. (1933). Orff-Schulwerk. *Elementare Musikübung. Teil A, Rhythmisch-melodische Übung.* Mainz: Schott.

Orff, G. (1974/1985). *Die Orff-Musiktherapie. Aktive Förderung der Entwicklung des Kindes.* München: Kindler.

Orff, G. (1982). Der Wert des akustischen Phänomens und des prämelodischen Spiels in der Entwicklung eines blinden Mädchens, *Musiktherapeutische Umschau, 3,* 283–293.

Orff, G. (1984/1990). *Schlüsselbegriffe der Orff-Musiktherapie. Darstellung und Beispiele.* München: Psychologie Verlags Union.

Orff, G. (1990). Musiktherapie und Entwicklung von Gestaltbewußtsein beim Kind. In: I. Frohne-Hagemann (Hrsg.), *Musik und Gestalt. Klinische Musiktherapie als integrative Psychotherapie* (37–48). Paderborn: Junfermann.

Orff, G. (1998). Musiktherapie im Dialog der Sinne. Cantus-Memoria-Meditatio. In: J. W. Meinold, G. Condrau & G. Langer (Hrsg.), *Das menschliche Bewußtsein. Annäherungen an ein Phänomen* (131–143). Zürich: Walter.

Papoušek, H. & Papoušek, M. (1995). Beginning of human musicality. In: R. Steinberg (Ed.), *Music and the mind machine. The psychophysiology and psychopathology of the sense of music* (27–34). Berlin: Springer.

Papoušek, H. & Papoušek, M. (1999). Symbolbildung, Emotionsregulation und soziale Interaktion. In: W. Friedlmeier & M. Holodynski (Hrsg.), *Emotionale Entwicklung. Funktion, Regulation und soziokultureller Kontext von Emotionen* (135–155), Heidelberg: Spektrum Akademischer Verlag.

Papoušek, H. (1997). Anfang und Bedeutung der menschlichen Musikalität. In H. Keller (Hrsg.), *Handbuch der Kleinkindforschung* (2. Aufl.) (565–585). Bern: Huber.

Papoušek, M. & Papoušek, H. (1987). Intuitive parenting: A dialectic counterpart to the infant's integrative competence. In: J. D. Osofsky (Ed.), Handbook of infant development (2nd edition) (669–720). New York: Wiley.

Papoušek, M. (2001). *Vom ersten Schrei zum ersten Wort. Anfänge der Sprachentwicklung in der vorsprachlichen Kommunikation.* Bern: Hans Huber

Papoušek, M., Papoušek, H. & Symmes, D. (1991). The meanings of melodies in motherese in tone and stress languages. *Infant Behavior and Development, 14,* 415–440.

Papoušek, M. (1996). Die intuitive elterliche Kompetenz in der vorsprachlichen Kommunikation als Ansatz zur Diagnostik von präverbalen Kommunikations- und Beziehungsstörungen. *Kindheit und Entwicklung, 5,* 140–146.

Pavlicevic, M. & Ansdell, G. (Eds.) (2004). *Community Music Therapy.* London: Jessica Kingsley Publishers.

Peter-Führe, S. (1994). *Rhythmik für alle Sinne. Ein Weg musisch-ästhetischer Erziehung.* Freiburg: Herder.

Petermann, F. & Petermann, U. (1997). *Training mit aggressiven Kindern. Einzeltraining, Kindergruppe, Elternberatung* (8. Aufl.). Weinheim: Psychologie Verlags Union.

Petermann, F. (Hrsg.) (1989). *Einzelfallanalyse* (2. Aufl.). München: Oldenbourg.

Petermann, F., Kusch, M. & Niebank, K. (1998). *Entwicklungspsychopathologie. Ein Lehrbuch.* Weinheim: Beltz PVU.

Petermann, F. & Petermann, U. (2000a). *Erfassungsbogen für aggressives Verhalten in konkreten Situationen EAS* (4. Aufl.). Göttingen: Hogrefe.

Petermann, U. & Petermann. F (2000b). *Training mit sozial unsicheren Kindern. Einzeltraining, Kindergruppen, Elternberatung.* Weinheim: Psychologie Verlags Union.

Petermann, U. (1996). *Entspannungstechniken für Kinder und Jugendliche.* Weinheim: Psychologie Verlags Union.

Petermann, F. & Stein, I. A. (2005). *Entwicklungstest 6 Monate – 6 Jahre ET 6-6.* Göttingen: Hogrefe.

Petersen, P. (1998). ‹Böse Musik›. Analytisch orientierte Musiktherapie mit Kindern. *Musiktherapeutische Umschau, 19,* 176–184.

Petersen, D. & Thiel, E. (2001). *Tonarten, Spielarten, Eigenarten. Kreative Elemente in der Musiktherapie mit Kindern und Jugendlichen.* Göttingen: Vandenhoeck & Ruprecht.

Petzold, H. (1993). *Integrative Therapie.* Paderborn: Junfermann.

Petzold, M. (2000). *Die Multimedia-Familie. Mediennutzung, Computerspiele, Telearbeit, Persönlichkeitsprobleme und Kindermitwirkung in Medien.* Opladen: Leske und Budrich.

Pfaff, F. (1998). Musikschule zwischen Pädagogik und Therapie. *Musiktherapeutische Umschau, 19,* 201–205.

Phan Quoc, E. (2002). *Forschungsansätze zur Operationalisierung von emotionalem Ausdruck und Kommunikation in der musiktherapeutischen Improvisation.* Unveröffentlichte Diplomarbeit an der Universität für Musik und darstellende Künste, Wien.

Piaget, J. (1974). *Nachahmung, Spiel und Traum. Die Entwicklung der Symbolfunktion beim Kind. Gesammelte Werke. Band 5.* Stuttgart: Klett.

Piaget, J. (1936/1975). *Das Erwachen der Intelligenz beim Kinde.* Stuttgart: Klett.

Piel, W. (1994). Musica movet affectus – Musik in Sonderschulen zwischen Unterricht und Therapie. In: D. Laufer & W. Piel (Hrsg.), *Kölner Studien zur Musik in Erziehung und Therapie. Band 1. Musica movet. Bericht über die Tagung des Arbeitskreises der International Society für Music Education (ISME): Musik in Sonderpädagogik, Musiktherapie und Medizin* (81–92). Bad Honnef 1992.

Pilz, W. (2001). Vom Leben nach dem Tod. Eine musiktherapeutische Einzelfallstudie aus der Kinderpsychiatrie. *Musik- Tanz- und Kunsttherapie, 12,* 157–165.

Pitzer, M. & Schmidt, M. H. (1999). Epidemiologie psychischer Störungen des Kindes- und Jugendalters. In: M. Borg-Laufs (Hrsg.), *Lehrbuch der Verhaltenstherapie mit Kindern und Jugendlichen* (123–152). Tübingen: dgvt-Verlag.

Plahl, C. (1997). Spielräume in der Musik – Musiktherapie mit mehrfachbehinderten Kindern. In: O. Kruse (Hrsg.), *Kreativität als Ressource für Veränderung und Wachstum. Kreative Methoden in den psychosozialen Arbeitsfeldern: Theorien, Vorgehensweisen, Beispiele* (153–165). Tübingen: dgvt.

Plahl, C. (2000). *Entwicklung fördern durch Musik. Evaluation musiktherapeutischer Behandlung.* Münster: Waxmann.

Plahl, C. (2002). Musiktherapeutische Behandlung bei mehrfachbehinderten Kindern. Ergebnisse einer klinischen Studie. *Kinderärztliche Praxis. Zeitschrift für Soziale Pädiatrie und Jugendmedizin, 2,* 82–92 .

Plahl, C. (2004). Transactional theory on an empirical ground. Dimensions of Relation in music therapy. *Music Therapy today (online) Vol V, Issue 4.* http://musictherapyworld.net (10.10.2004).

Plahl, C. (2006). Dialoge in der Musik. Entwicklungspsychologische Aspekte in der Musiktherapie mit Kindern. *Musiktherapeutische Umschau, 27* (2), 118–129.

Plahl, C. (2007). Microanalysis of preverbal communication in music therapy. In: T. Wosch & T. Wigram (Eds.), *Microanalysis in Music Therapy Methods, Techniques and Applications for Clinicians, Researchers, Educators and Students* (41–53). London: Jessica Kingsley Publishers.

Plahl, C. (2008). Musiktherapie – Praxisfelder und Vorgehensweisen. In: H. Bruhn, R. Kopiez & A.C. Lehmann (Hrsg.), *Musikpsychologie. Das neue Handbuch.* Hamburg: Rowohlt.

Platon. (1991). *Politea. Sämtliche Werke V.* Frankfurt am Main: Insel.

Pleß-Adamczyk, H. (2001). Wodurch unterscheidet sich Musiktherapie mit Kindern durch Musiktherapie mit Erwachsenen? *Einblicke, 11,* 17–43.

Porz, F. (2003). Case-Management in der Nachsorge bei Früh- und Risikoneugeborenen. In: F. Porz & H. Erhardt (Hrsg), *Case-Management in der Kinder- und Jugendmedizin.* Stuttgart: Thieme.

Prause, M.-C. (2001). *Musik und Gehörlosigkeit. Therapeutische und pädagogische Aspekte der Verwendung von Musik bei gehörlosen Menschen unter Berücksichtigung des angloamerikanischen Forschungsgebietes.* Köln, Rheinkaasel: Christoph Dohr.

Prause-Weber, C. (2006). Zur interdisziplinären Standortbestimmung musikalisch-heilpädagogischer Konzeptionen. In: Salmon, S. (Hrsg.). *Hören – Spüren – Spielen. Musik und Bewegung mit gehörlosen und schwerhörigen Kindern.* Wiesbaden: Reichert.

Priestley, M. (1983). *Analytische Musiktherapie.* Stuttgart: Klett-Cotta.

Priestley, M. (1985). Übertragung und Gegenübertragung in der Musiktherapie. *Musiktherapeutische Umschau, 6,* 17–35.

Priestley, M. (1996). Erste Erfahrungen mit Intertherapie. Betrachtungen über den Klienten im Therapeuten und seinen Supervisor. *Musiktherapeutische Umschau, 17,* 205–210.

Pritz, A. & Vykoulkal, E. (2003). *Gruppenpsychoanalyse.* Wien: Facultas.

Probst, W. (1972). Musik in Sonderschulen zwischen Unterricht und Therapie. *Zeitschrift für Heilpädagogik, 23,* 305–320.

Probst, W., Vogel-Steinmann, B. (1983). *Musik, Tanz und Rhythmik mit Behinderten* (2. Aufl.). Regensburg: Bosse.

Pudel, V. (2003). *Adipositas.* Göttingen: Hogrefe.

Pulverich, G. (2001). Rechtliche Bedingungen. In: G.W. Lauth, U. Brack & F. Linderkamp (Hrsg.), *Verhaltenstherapie mit Kindern und Jugendlichen. Ein Praxishandbuch* (15–27). Weinheim: Beltz PVU.

Rahm, D. (1997). *Integrative Gruppentherapie mit Kindern.* Göttingen: Vandenhoeck & Ruprecht.

Rauh, H. (2002). Vorgeburtliche Entwicklung und Frühe Kindheit. In: R. Oerter & L. Montada (Hrsg.), *Entwicklungspsychologie* (131–208). Weinheim: Beltz PVU.

Rauhe, H. (1996). Funktionale Musiktherapie am Beispiel der neurologischen Rehabilitation von Schlaganfallpatienten. In: H.-H. Decker-Voigt, P. Knill & E. Weymann (Hrsg.), *Lexikon Musiktherapie* (106–108). Göttingen: Hogrefe.

Raven, J. C. (2002). *Coloured Progressive Matrices CPM* (Deutsche Bearbeitung von S. Bulheller & H. Häcker) (3. Aufl.). Göttingen: Hogrefe.

Reichert, B. (2001). Musiktherapie mit Jugendlichen. *Einblicke, 11,* 45–56.

Reichert-Spielmann, S. (1997). *Die Bedeutung von Rhythmus und Bewegung für die Frühförderung. Tagungsband der Jubiläumstagung der Deutschen Gesellschaft für Sprach- und Stimmheilkunde e.V.* (120–124). Münster: Baumgart Verlag.

Reinelt, T. (1997). Die Persönlichkeit des Kinderpsychotherapeuten. In: T. Reinelt, G. Bogyi & B. Schuch (Hrsg.), *Lehrbuch der Kinderpsychotherapie* (273–276). Reinhardt: München.

Reiner, C. & Schafft, U. (2003). Ambulante Musiktherapie an Musikschulen. *Musiktherapeutische Umschau, 24,* 19–25.

Reinhold, S. (1997). Englische Handglocken. *Musiktherapeutische Umschau,18,* 25–34.

Remschmidt, H. & Schmidt, M.H. (2000). Störungsbilder in der Kinder- und Jugendpsychiatrie. In: H. Helmchen, F. Henn, H. Lauter & N. Sartorius (Hrsg), *Psychiatrie spezieller Lebenssituationen.* Berlin: Springer.

Remschmidt, H., Poller, M., Herpetz-Dahlmann, B., Hennighaus, K. & Gutenbrunner, C. (2001). A follow-up study of 45 patients with elective mutism. *Eur Arch Psychiatra Clin Neuroscience 251(6),* 284–296.

Remschmidt, H., Schmidt, M. & Poustka, F. (Hrsg.) (2001). *Multiaxiales Klassifikationsschema für psychische Störungen des Kindes- und Jugendalters nach ICD-10 der WHO.* Bern: Hans Huber.

Remschmidt, H. & Walter, R. (1990). *Psychische Auffälligkeiten bei Schulkindern.* Göttingen: Hogrefe.

Resch, F., Parzer, P., Brunner, M., Haffner, J., Koch, E., Oelkers, R., Schuch, B. & Strehlow, U. (1999). *Entwicklungspsychopathologie des Kindes- und Jugendalters.* Weinheim: Beltz.

Rett, A. & Wesetzky, A. (1975). Musiktherapie bei hirngeschädigten-entwicklungsgestörten Kindern. In: G. Harrer (Hrsg.), *Grundlagen der Musiktherapie und Musikpsychologie* (187–194). Stuttgart: Gustav Fischer.

Ribke, J. (1995). *Elementare Musikpädagogik. Persönlichkeitsbildung als musikerzieherisches Konzept.* Regensburg: ConBrio.

Richter, C. (1999). Interkulturelle Begegnungen. Chancen und Probleme der musiktherapeutischen Behandlung von Ausländern und Migranten. *Musiktherapeutische Umschau, 20,* 93–102.

Riedesser, P., Fischer, G. & Schulte-Markwort, M. (1998). Zur Entwicklungspsychologie und -pathologie des Traumas. In: A. Streeck-Fischer (Hrsg.), *Adoleszenz und Trauma.* Göttingen: Vandenhoek & Ruprecht.

Riegel, K.P., Ohrt, B. & Wolke, D. (1995). *Die Entwicklung gefährdet geborener Kinder bis zum fünften Lebensjahr.* Stuttgart: Enke.

Rieger, G. (1992). Rockmusik mit jungen Aussiedlern. *Musiktherapeutische Umschau, 13,* 217–220.

Ring, R. & Steinmann, B. (1997). *Lexikon der Rhythmik.* Kassel: Bosse.

Ritterfeld, U. & Vorderer, P. (2000). Beeinträchtigen unterhaltsame Medienangebote den Spracherwerb? *Sprache-Stimme-Gehör, 24,* 146–153.

Robb, S. L. (2000). The Effect of Therapeutic Music Interventions on the Behavior of Hospitalized Children in Isolation: Developing a Contextual Support Model of Music Therapy. *Journal of Music Therapy, 37,* 118–146.

Roche Lexikon Medizin (1999). *Roche Lexikon Medizin* (4. Aufl.). München: Urban & Fischer.

Roeske, C. (1998). Martin: Behandlung eines Jugendlichen mit Zwängen unter Einbeziehung systemisch-lösungsorientierter Ansätze. In: U. Haffa-Schmidt, D. v. Moreau & A. Wölfl (Hrsg.), *Musiktherapie mit psychisch kranken Jugendlichen. Grundlagen und Praxisfelder* (137–149). Göttingen: Vandenhoek & Ruprecht.

Roeske C. (2001). Behandlung schwerer jugendpsychiatischer Störungen. In: D. Storz & D. Oberegelsbacher (Hrsg.), *Wiener Beiträge zur Musiktherapie, Band 3* (293–303). Wien: Edition Praesens.

Rogoff, B., Malkin, C. & Gilbride, K. (1984). Interaction with babies as guidance in development. In: B. Rogoff & J.V. Wertsch (Eds.), *Children's learning in the ‹zone of proximal development›. New directions for child development, no 23,* (31–44). San Francisco, CA: Jossey-Bass.

Rollett, B. (2002). Frühe Kindheit, Störungen, Entwicklungsrisiken, Förderungsmöglichkeiten. In R. Oerter & L. Montada (Hrsg.), *Entwicklungspsychologie* (713–739). Weinheim: Beltz PVU.

Rogers, C. R. (1982). Meine Beschreibung einer personenzentrierten Haltung. *Zeitschrift für personenzentrierte Psychologie und Psychotherapie, 1,* 75–79.

Rogers, C. R. (2004). *Entwicklung der Persönlichkeit. Psychotherapie aus der Sicht eines Therapeuten* (15. Aufl.). Stuttgart: Klett-Cotta.

Rohrmeier, M. (2004). … too many beats & too little time … Über Musik in einer beschleunigten Welt. In: H. Rosa (Hrsg.), *fast forward – Essays zu Zeit und Beschleunigung* (168–179). Hamburg: edition Körber-Stiftung.

Romein, E. (2002). *Remissions-Profil für Kinder nach erworbenen Hirnschädigungen.* Behandlungszentrum Vogtareuth, Klinik für Neuropädiatrie und Neurologische Rehabilitation, Epilepsiezentrum für Kinder und Jugendliche.

Rose, J.-P. & Bossinger, W. (2004). Musiktherapeutische Lösungsschlüssel. Welche Schlüssel öffnen Türe in Lösungsräume der hypnosystemischen Einzelmusiktherapie? In A. Zeuch, M. Hänsel & H. Jungaberle (Hrsg.), *Systemische Konzepte für die Musiktherapie. Spielend lösen* (65–89). Heidelberg: Carl-Auer-Systeme.

Rösing, H. (1998a). Musikgebrauch im täglichen Leben. In: H. Bruhn & H. Rösing (Hrsg.), *Musikwissenschaft. Ein Grundkurs* (107–129). Reinbek: Rowohlt.

Rösing, H. (1998b). Musikalische Lebenswelten. In: H. Bruhn & H. Rösing (Hrsg.), *Musikwissenschaft. Ein Grundkurs* (130–152). Reinbek: Rowohlt.

Ruble, D. N., Greulich, F., Pomeranz, E. M. & Gochberg, B. (1993). The role of gender related processes in the development of sex differences in self-evalation and depression. *Journal of Affective Disorders, 29*, 97–128.

Rüegg, U. (1997). Interdisziplinäre Supervision als Instrument der Optimierung musiktherapeutischen Handelns. In L. Müller & H. G. Petzold (Hrsg.), *Musiktherapie in der klinischen Arbeit. Integrative Modelle und Methoden* (41–52). Stuttgart: Gustav Fischer.

Ruland, H. (1989). Zum Problem Musiktherapie. In G. Beilharz. (Hrsg.), *Erziehen und Heilen durch Musik. Heilpädagogik aus anthroposophischer Menschenkunde* (40–46). Stuttgart: Verlag Freies Geistesleben.

Ruland, H. (1990). *Musik als erlebte Menschenkunde.* Stuttgart.

Rutter, D. R. & Durkin, K. (1987). Turn-taking in mother-infant interaction. An examination of vocalizations and gaze. *Developmental Psychology, 23*, 54–61.

Rutter, M. (1992). Wege von der Kindheit zum Erwachsenenalter. *Integrative Therapie, 1*, 11–44.

Ruud, E. & Mahns, W. (1992). *Meta – Musiktherapie. Wege zu einer Theorie der Musiktherapie.* Stuttgart: Gustav Fischer.

Rye, M. & Ullmann, D. (1999). The successful treatment of long-term selective mutism: a case study. *Journal of Behavior Therapy and Experimental Psychiatry, 30*, 313–323.

Sackett, D. L. (1996). *Was ist Evidenz-basierte Medizin und was nicht?* http://www.cochrane.de/deutsch/ccsackett.htm (12.08.2002).

Salber, W. (1965/1986). *Morphologie des seelischen Geschehens.* Bonn: Bouvier.

Salmon, S. (1992). *Musik und Bewegung mit schwerhörigen Kindern in Kooperationsklassen.* http://www.2.uibk.ac.at/bidok/library/schule/salmon-musik.html. (23.10.2004).

Salmon, S. (2006). Die Bedeutung von Spielliedern in inklusiver Unterrichtsgestaltung. In: Salmon, S. (Hrsg.). *Hören – Spüren – Spielen. Musik und Bewegung mit gehörlosen und schwerhörigen Kindern.* Wiesbaden: Reichert.

Salmon, S. & Schumacher, K. (2001) (Hrsg.). *Symposion Musikalische Lebenshilfe. Die Bedeutung des Orff-Schulwerks für Musiktherapie, Sozial- und Integrationspädagogik.* Hamburg: Books on Demand.

Salisch, M. von (2000). *Wenn Kinder sich ärgern.* Göttingen: Hogrefe

Sameroff, A. J. & Fiese, B. H. (1990). Transactional regulation and early intervention. In S. Meisels & J. Shonkoff (Eds.), *Handook of early childhood intervention* (119–149). New York: Cambridge University Press.

Sameroff, A. J. (1995). General systems theories and developmental psychopathology. In: D. Cicchetti & D. J. Cohen (Eds.), *Developmental Psychopathology, Vol. 1. Theory and methods* (659–595). New York: Wiley.

Sarimski, K. (1986). *Interaktion mit behinderten Kleinkindern: Entwicklung und Störung früher Interaktionsprozesse.* München: Ernst Reinhardt.

Sarimski, K. (1987). *Ordinalskalen zur sensomotorischen Entwicklung.* Weinheim: Beltz Test.

Sarimski, K. (2000). *Frühgeburt als Herausforderung.* Göttingen: Hogrefe.

Sarimski, K. (2001). *Kinder und Jugendliche mit geistiger Behinderung.* Göttingen: Hogrefe.

Sarimski, K. (2003). Entwicklungsbeurteilung und Förderung im Spiel mit geistig behinderten Kleinkindern. In M. Papoušek & A. von Gontard (Hrsg.), *Spiel und Kreativität in der frühen Kindheit* (215–236). Stuttgart: Pfeiffer bei Klett-Cotta.

Saß, H., Wittchen, H.-U. & Zaudig, M. (1996). *Diagnostisches und Statistisches Manual Psychischer Störungen DSM-IV.* Göttingen, Bern, Toronto, Seattle: Hogrefe.

Schafer, R. M. (1988). *Klang und Krach. Eine Kulturgeschichte des Hörens.* Frankfurt: Athenäum.

Schaipp, C. (2001). Neuere Entwicklungen bei den «projektiven Techniken». *Report Psychologie, 26*, 94–102.

Scheithauer, H. & Petermann, F. (2000). Aggression. In: F. Petermann (Hrsg.), *Lehrbuch der Klinischen Kinderpsychologie und -psychotherapie* (4. Aufl.) (187–226). Göttingen: Hogrefe.

Scheithauer, H., Petermann, F. & Niebank, K. (2002). Frühkindliche Risiko- und Schutzbedingungen: Der familiäre Kontext aus entwicklungspsychopathologischer Sicht. In B. Rollett & H. Werneck (Hrsg.), *Klinische Entwicklungspsychologie der Familie*. Göttingen: Hogrefe.

Scheller, I. (1998). *Szenisches Spiel. Handbuch für die pädagogische Praxis.* Berlin: Cornelsen-Scriptor.

Schlack, H.G. (1991). Partnerschaft zwischen Eltern behinderter Kinder und Fachleuten – Utopie oder realistisches Ziel? *Geistige Behinderung, 3*, 219–223.

Schlack, H. G. (2001). Inflation funktioneller Therapien im Kindesalter. Was wirkt? Was ist sinnvoll? *Kinderärztliche Praxis, 1*, 6–11.

Schlange, H., Stein, B., von Boetticher, I. & Taneli, S. (1977). *Göttinger Formreproduktions-Test GFT* (3. Aufl.). Göttingen: Hogrefe.

Schlippe, A. v. & Schweitzer, J. (1996/1999). *Lehrbuch der systemischen Therapie und Beratung.* Göttingen: Vandenhoek & Ruprecht.

Schlippe, A. v., El Hachimi, M. & Jürgens, G. (2003). *Multikulturelle systemische Praxis.* Heidelberg: Carl Auer.

Schlirf, H. (2001). Faktoren für –mehr – Effizienz externer Supervision in medizinischen, pädagogischen und psychosozialen Institutionen. *Report Psychologie, 26*, 370–382.

Schmid & Janssen (2001). Gruppen – Musik – Therapie. In: D. Aldridge (Hrsg.), *Kairos V. Musiktherapie mit Kindern* (12–24). Bern: Hans Huber.

Schmidt, H. (1998). Musiktherapeutische Einzel- und Gruppenförderung in der Schule. *Musiktherapeutische Umschau, 19*, 206–211.

Schmidt, S. (Hrsg.) (2002). *Miteinander spielen – voneinander lernen.* Freiburg: Herder.

Schmidtchen, S. (1978). *Handeln in der Kinderpsychotherapie.* Stuttgart: Kohlhammer.

Schmidtchen, S. & Erb, A. (1979). *Analyse des Kinderspiels.* Königsstein: Athenäum

Schmidtchen, S. (1999a). Spieltherapie als entwicklungsorientierte Intervention. In: R. Oerter, C. v. Hagen, G. Röper & G. Noam (Hrsg.), *Klinische Entwicklungspsychologie. Ein Lehrbuch* (S. 381–399). Weinheim: Beltz, Psychologie Verlags Union.

Schmidtchen, S. (1999b). Möglichkeiten und Grenzen der klienten- bzw. personenzentrierten Spieltherapie mit Kindern. In: H. Viquerat (Hrsg.), *Klinische Kinder- und Jugendlichen-Psychologie. Diagnostik, Störungsbilder, Therapie. Tagungsband der 9. Tage der Klinischen Psychologie 1998* (181–246). Bonn.

Schmidtchen, S. (2001). *Allgemeine Psychotherapie für Kinder, Jugendliche und Familien. Ein Lehrbuch.* Stuttgart: Kohlhammer.

Schneewind, K. A. (2002). Familienentwicklung. In: R. Oerter & L. Montada (Hrsg.), *Entwicklungspsychologie* (105–127). Weinheim: Beltz PVU.

Schneider, K. & Canacakis-Canas, J. (1983). Musiktherapeutische Ansätze in der Familientherapie. In K. Schneider (Hrsg.), *Familientherapie in der Sicht psychotherapeutischer Schulen* (279–298). Paderborn: Junfermann.

Schneider, A. (1989). Zur Verwendung von «Soundelektronik» in der Musiktherapie. *Musik, Tanz- und Kunsttherapie, 2*, 87–93.

Schneider, S. (1998). Wie die Eltern, so das Kind? Protektive und pathogene Faktoren in der Entwicklung von Angsterkrankungen. In J. Margraf, J. Siegrist & S. Neumer (Hrsg.), *Gesundheits- oder Krankheitstheorie? Saluto- versus pathogenetisches Ansätze im Gesundheitswesen* (161–167). Berlin: Springer.

Schneider, W. & Büttner, G. (2002). Entwicklung des Gedächtnisses bei Kindern und Jugendlichen. In R. Oerter & L. Montada (Hrsg.), *Entwicklungpsychologie* (495–516). Weinheim: Beltz PVU.

Schnyder, U. (1996). Ambulante Krisenintervention. In: U. Schnyder & J. D. Sauvant (Hrsg.), *Krisenintervention in der Psychiatrie*. Bern: Hans Huber.

Schön, C. (2002). Ertrinkungsunfälle. *Hauner-Journal, 1*, 1–16.

Scholtz, J., Voigt, M. & Wosch, Th. (2007). Microanalysis of Interaction in Music Therapy (MIMT) with Children with Developmental Disorders. In: T. Wosch & T. Wigram (Eds.), *Microanalysis in Music Therapy Methods, Techniques and Applications for Clinicians, Researchers, Educators and Students* (67–78). London: Jessica Kingsley Publishers.

Schradi, D. (2004). Hammermann im Kopf. Musiktherapeutische Kurzzeittherapie mit einem neunjährigem Migränepatienten. In: Zeuch, A., Hänsel, M. & Jungaberle, H. (Hrsg.), *Systemische Konzepte für die Musiktherapie* (111–129). Heidelberg: Auer Systeme.

Schreiber, B. (2002). *Musiktherapie mit krebskranken Kindern.* http://www.musiktherapie-sasp.de/material/forum/02_kinder/2.14.pdf (15.10.2004).

Schreyögg, A. (1992). *Supervision – Ein integratives Modell. Lehrbuch zu Theorie und Praxis.* Paderborn: Junfermann.

Schreyögg, A. (1998). Coaching in Kliniken – eine professionelle Alternative zur Supervision. In: D. Eck (Hrsg.), *Supervision in der Psychiatrie* (288–300). Bonn: Psychiatrie-Verlag.

Schröder, R.-J. (1993). *Szenisches Spiel mit geistig behinderten Erwachsenen – Veränderung emotionaler Konfliktverarbeitung in verbalen und nonverbalen Kommunikationsprozessen einer Gruppe.* Unveröffentlichte Diplomarbeit, HdK Berlin, FB 8 – Musiktherapie.

Schubert, G. (1982). *Klänge und Farben. Formen der Musiktherapie und der Maltherapie.* Stuttgart: Fischer.

Schulten, M. L. (1993). Kinder und Musik. In: M. Markefka & B. Nauck (Hrsg.), *Handbuch der Kindheitsforschung* (501–508). Neuwied: Luchterhand.

Schumacher, K. (1994). Musiktherapie – musikalische Sozial- und Heilpädagogik – Instrumentalpädagogik für Behinderte. *Musiktherapeutische Umschau, 15,* 209–213.

Schumacher, K. (1996). Frühe Mutter-Kindspiele. In: Decker-Voigt, H.-H., P. Knill & E. Weymann (Hrsg.). *Lexikon Musiktherapie.* Göttingen: Hogrefe, S. 105–106.

Schumacher, K. (1998). Editorial. *Musiktherapeutische Umschau, 19,* 147–150.

Schumacher, K. (1999/2004). *Musiktherapie und Säuglingsforschung. Zusammenspiel. Einschätzung der Beziehungsqualität am Beispiel des instrumentalen Ausdrucks eines autistischen Kindes* (3. Aufl.). Frankfurt am Main: Peter Lang.

Schumacher, K. (2001). Beziehungsqualitäten des Zusammenspiels – Zur Indikation der Musiktherapie. In: S. Salmon & K. Schumacher (Hrsg), *Symposion «Musikalische Lebenshilfe»* (95–105). Hamburg: Books on Demand.

Schumacher, K. (2004a). *Die Bedeutung des Orff-Schulwerkes für die musikalische Sozial- und Integrationspädagogik und die Musiktherapie.* http://www.info.uibk.ac.at/c/c6/bidok/texte/schumacher-orff.html (27.10.2004).

Schumacher, K. (2004b). *Musiktherapie mit autistischen Kindern. Musik-, Bewegungs- und Sprachspiele zur Integration gestörter Sinneswahrnehmung.* In: *D. Aldridge & J. Fachner (Eds.), Info CD-ROM V.* Universität Witten Herdecke.

Schumacher, K. & Calvet-Kruppa, C. (1999). Musiktherapie als Weg zum Spracherwerb, *Musiktherapeutische Umschau, 20,* 16–221.

Schumacher, K. & Calvet-Kruppa, C. (2001). Die Relevanz entwicklungspsychologischer Erkenntnisse für die Musiktherapie. In: H.-H. Decker-Voigt (Hrsg.), *Schulen der Musiktherapie* (102–124). München: Reinhardt.

Schumacher, K. & Schäfer, M. J. (1984). *Theaterspiel und Musik. Gruppentherapie mit Problemkindern.* Frankfurt am Main: Fachbuchhandlung für Psychologie.

Schwabe, C. (1969). *Musiktherapie bei Neurosen und funktionellen Störungen.* Jena: Gustav Fischer.

Schwabe, C. (1973). Musiktherapie – Musikalische Heilpädagogik – Musikerziehung. In: Pahlen, K. (Hrsg.), *Musiktherapie.* München: Heyne.

Schwabe, C. (1996). Regulative Musiktherapie (RMT). In H.-H. Decker-Voigt, P. Knill & E. Weymann (Hrsg.), *Lexikon Musiktherapie* (317–320). Göttingen: Hogrefe.

Schwabe, C. (2004). Regulative Musiktherapie (RMT) – Wegmarken einer Konzeptionsentwicklung. In I. Frohne-Hagemann (Hrsg.), *Rezeptive Musiktherapie. Theorie und Praxis* (205–215). Wiesbaden: Reichert.

Schwabe, C. & Röhrborn, H. (Hrsg.) (1996). *Regulative Musiktherapie*. Jena: Gustav Fischer.

Schwabe, M. (1992). *Musik spielend erfinden. Improvisieren in der Gruppe für Anfänger und Fortgeschrittene*. Kassel: Bärenreiter.

Schwarz, M. (2004). Ethische und juristische Spezifika bei Psychotherapien von Kindern und Jugendlichen. *Psychotherapeutenjournal, 3*, 20–23.

Schwartz, F. J. (2003). Medizinische Musiktherapie für das frühgeborene Baby – ein Forschungsüberblick. In: M. Nöcker-Ribaupierre (Hrsg.), *Hören – Brücke ins Leben. Musiktherapie mit früh- und neugeborenen Kindern* (135–150). Göttingen: Vandenhoeck & Ruprecht.

Seidel, A. (1996). Intertherapie, musiktherapeutische Balintgruppenarbeit und Supervision. Ein Beitrag zur Begriffsdifferenzierung. *Musiktherapeutische Umschau, 17*, 196–204.

Seidel, A. (2002). Auf dem Weg zur Internationalisierung – Staatliche Musiktherapiestudiengänge auf Masterniveau im europäischen Vergleich. *Musiktherapeutische Umschau, 23*, 57–71.

Seifer, R. & Sameroff, A. J. (1987). Multiple determinants of risk and invulnerability. In E. J. Anthony & B. J. Cohler (Eds.), *The invulnerable child* (51–69). New York: Guilford Press.

Seiffge-Krenke, I. (2002). Gesundheit als aktiver Gestaltungsprozess im menschlichen Lebenslauf. In R. Oerter & L. Montada (Hrsg.), *Entwicklungspsychologie* (833–846). Weinheim: Beltz PVU.

Seitz, W. & Rausche, A. (2004). *Persönlichkeitsfragebogen für Kinder PFK 9–14* (4. Aufl.). Göttingen: Hogrefe.

Selg, H., Mees, U. & Berg, D. (1997). *Psychologie der Aggressivität*. Göttingen: Hogrefe Verlag.

Seligman, M. E. P. (1995). The effectiveness of psychotherapy. The consumer reports study. *American Psychologist, 50*, 965–974.

Seligman, M. E. P. (1998). Die Effektivität von Psychotherapie. Die Consumer Reports Studie. *Integrative Therapie, 22*.

Seven Jumps (Siebensprung, dänisch). *Tanz*. Schallplattenverlag Walter Kögler, Stuttgart EPA 4138 (EP 58 708).

SGB IX (2004). *Rehabilitation und Teilhabe behinderter Menschen*. München: C. H. Beck.

Shazer, S. de (1989). *Der Dreh. Überraschende Wendungen und Lösungen in der Kurzzeittherapie*. Heidelberg: Carl Auer.

Shoemark, H. (2003). Familienzentrierte Musiktherapie für Säuglinge mit komplexen medizinischen und chirurgischen Problemen. In: M. Nöcker-Ribaupierre (Hrsg.), *Hören – Brücke ins Leben. Musiktherapie mit früh- und neugeborenen Kindern* (207–231). Göttingen: Vandenhoeck und Ruprecht.

Silbereisen, R. K. & Ahnert, L. (2002). Soziale Kognition – Entwicklung von sozialem Wissen und Verstehen. In R. Oerter & L. Montada (Hrsg.), *Entwicklungspsychologie* (590–618). Weinheim: Beltz PVU.

Simon, W. (1975). Abriß einer Geschichte der Musiktherapie. In G. Harrer (Hrsg.), *Grundlagen der Musiktherapie und Musikpsychologie* (135–142). Stuttgart, Jena: Gustav Fischer.

Skille, O. (1989). Vibro Acoustic Therapy. *Music Therapy, 8*, 61–77.

Skille, O. & Wigram, T. (1995). The Effects of Music, Vocalisation and Vibration on Brain and Muscle Tissue: Studies in Vibroacoustic Therapy. In: T., Wigram, , B. Saperston & R. West (Eds.), *The Art and Science of Music Therapy: A Handbook* (23–57). London: Harwood Academic.

Slater, A., Quinn, P., Brown, E. & Hayes, R. (1998). Intermodal perception at birth: intersensory redundancy guides newborn infants' learning of arbitrary auditory-visual pairings. *Developmental Science, 2*, 333–338.

Sloboda, J. A. (1991). Music Structure and Emotional Response: Some Empirical Findings. *Psychology of Music, 19*, 110–120.

Sluzki, C. (2001). Psychologische Phasen der Migration und ihre Auswirkungen. In: T. Hegemann & R. Salman (Hrsg), *Transkultuerelle Psychiatrie*. Bonn: Psychiatrie-Verlag.

Smeijsters, H. (1994). *Musiktherapie als Psychotherapie*. Stuttgart: Gustav Fischer.

Smeijsters, H. (1999). *Grundlagen der Musiktherapie*. Göttingen: Hogrefe.

Smeijsters, H. (2004). Kriterien für eine evidenzbasierte Indikation in der Musiktherapie. *Musiktherapeutische Umschau, 25*, 207–220.

Snijders, J. Th., Tellegen, P. J. & Laros, J. A. (1997). *Snijders Oomen Non-verbaler Intelligenztest SON-R 5½ -17*. Göttingen: Hogrefe.

Sonnenburg, M. (1994). Die Kränkung der Eltern durch die Krankheit des Kindes. Zur inneren Situation der Eltern in der stationären Psychotherapie von Kindern. *Praxis der Kinderpsychologie und Kinderpsychiatrie 43*, 138–143.

Spalinger, J. (1989). Hören und Bewegen. In G. Beilharz (Hrsg.), *Erziehen und Heilen durch Musik. Heilpädagogik aus anthroposophischer Menschenkunde* (252–265). Stuttgart: Verlag Freies Geistesleben.

Spalinger, J. (2003). Musiktherapeutischer Behandlungsverlauf. In R. Felber, S. Reinhold & A. Stückert (Hrsg.), *Musiktherapie und Gesangstherapie* (88–92). Stuttgart: Verlag Freies Geistesleben und Urachhaus.

Spintge, R. (2000). Musik in der Anästhesie und Schmerztherapie. *Anästhesiologie, Intensivmedizin, Notfallmedizin, Schmerztherapie, 35*, 254–261.

Spintge, R. (2001). Aspekte zum Fach MusikMedizin. In: H.-H. Decker-Voigt (Hrsg.), *Schulen der Musiktherapie* (387–407). München: Reinhardt.

Spintge, R. & Droh, R. (1992). *Musik Medizin. Physiologische Grundlagen und praktische Anwendungen*. Stuttgart: Gustav Fischer.

Sroufe, L. A. (1996). *Emotional Development. The organization of emotional life in the early years*. Cambridge: University Press.

Sroufe, L. A. (1997). Psychopathology as an outcome of development. *Development and Psychopathology, 9*, 251–268.

Staabs, G. v. (1992). *Scenotest* (8. Aufl.). Göttingen: Hogrefe.

Stadler, C., Janke, W. & Schmeck, K. (2004). *Inventar zur Erfassung von Impulsivität, Risikoverhalten und Empathie bei 9- bis 14jährigen Kindern IVE*. Göttingen: Hogrefe.

Stadler Elmer, S. (2000). *Spiel und Nachahmung. Über die musikalische Entwicklung der elementaren musikalischen Aktivitäten*. Aarau: Nepomuk.

Stadler Elmer, S. (2002). *Kinder singen Lieder: Über den Prozess der Kultivierung des vokalen Ausdrucks*. Münster: Waxmann.

Stadler, H.(1998). *Rehabilitation bei Körperbehinderungen*. Stuttgart: Kohlhammer.

Standley, J. (1995). Music as a therapeutic intervention in medical and dental treatment: research and clinical applications. In T. Wigram, B. Saperstone & R. West (Eds.), *The art and science of music therapy: A handbook* (3–22). Amsterdam: Harwood Academic Publishers.

Steen Møller, A. (2002). Kontaktebenen. Ein Modell zur Darstellung musiktherapeutischer Prozesse in der Arbeit mit stark entwicklungsgestörten Patienten. *Musiktherapeutische Umschau, 23*, 259–270.

Stein, J. (2003). *Zupfen – Blasen – Rasseln – Schlagen. Die Rolle ausgewählter Musikinstrumente in der Einzelmusiktherapie mit einem Kind mit Autismus*. Unveröffentlichte Diplomarbeit Universität der Künste Berlin.

Steinhausen, H.-C. (1996). *Psychische Störungen bei Kindern und Jugendlichen*. München-Wien-Baltimore: Urban & Schwarzenberg.

Steinhausen, H.-C. & Adamek, R. (1997). The family history of children with elective mutism: a research report. *European Child & Adolescent Psychiatry, 6*, 107–111.

Stern, D. (1985/1992). *Die Lebenserfahrung des Säuglings.* Stuttgart: Klett.

Stern, D. (1993). The early development of schemas of self, other and self with other. In: J. D. Lichtenberg & S. Kaplan (Eds.), *Reflexions on self psychology* (49–84). Hillsdale: The Analytic Press.

Stiff, U. & Tüpker, R. (2007) (Hrsg.). *Kindermusiktherapie. Richtungen und Methoden.* Göttingen: Vandenhoeck & Ruprecht.

Stige, B. (2002). *Culture-Centered Music Therapy.* Gilsum NH: Barcelona Publishers.

Straßburg, H. M., Dacheneder, W. & Kress, W. (2000). *Entwicklungsstörungen bei Kindern. Grundlagen der interdisziplinären Betreuung* (2. Aufl.). Lübeck: Gustav Fischer Verlag.

Strauss, A. L. & Corbin, J. (1996). *Grounded Theory: Grundlagen Qualitativer Sozialforschung.* Weinheim: Psychologie Verlags Union.

Strobel, W. & Huppmann, G. (1997). *Musiktherapie. Grundlagen, Formen, Möglichkeiten* (3. Aufl.). Göttingen: Hogrefe.

Suppan, W. (1984). *Der musizierende Mensch. Eine Anthropologie der Musik.* Mainz: Schott.

Swingler, T. (1998). A Special Experience of Hearing, Seeing and Feeling: Combining Sound, Light, and Vibration for Relaxation and Interaction. In: D. Laufer & J. Montgomery, (Hrsg.), *Music as a Medium. Applications and Interventions* (129–137). Köln-Rheinkassel: Dohr.

Tarr Krüger, I. (1997). Integrative Musiktherapie bei Kindern mit psychosomatischen Störungen. In: L. Müller & H. G. Petzold (Hrsg.), *Musiktherapie in der klinischen Arbeit. Integrative Modelle und Methoden* (169–185). Stuttgart, Jena: Gustav Fischer.

Taylor, A. F., Kuo, F. E. & Sullivan, W. C. (2001). Coping with ADD. The surprising Connection to Green Play Settings. *Environment and behaviour, 33,* 54–77.

Tellegen, P. J., Winkel, M. & Laros, J. A. (1998). *Snijders Oomen Non-verbaler Intelligenztest SON-R 2½ -7.* Göttingen: Hogrefe.

Testzentrale (2008). *Testkatalog 2008/2009.* Göttingen: Hogrefe.

Tewes, U., Rossmann, P. & Schallenberger, U. (2000). *Hamburg-Wechsler-Intelligenztest für Kinder III HAWIK-III.* Göttingen: Hogrefe.

Thaut, M. H. (1997). Wer und was fordert die Musiktherapie in der Zukunft? Wissenschaftstheoretische Grundlagen, Forschungsmodelle und therapeutische Anwendungen. *Musiktherapeutische Umschau, 18,* 15–24.

Thaut, M. & de l'Etoile, S., K. (1993). The Effects of Music on Mood State-Dependent Recall. *Journal of Music Therapy, 30,* 70–80.

Thiel, Eckhard (1996). Spieltherapeutische Elemente in der musiktherapeutischen Arbeit mit Kindern. In: H.-H. Decker-Voigt, P. J. Knill & E. Weymann (Hrsg.), *Lexikon Musiktherapie* (352–356). Göttingen: Hogrefe.

Thoms, K. (2004.) Hilfsmittel in der musiktherapeutischen Arbeit mit schwerst mehrfach behinderten Kindern und Jugendlichen. In: Gesellschaft für Orff-Musiktherapie – Musiktherapie nach Gertrud Orff e.V. (Hrsg.), *Begegnen und Entdecken. Musiktherapie in der Behandlung von Menschen mit mehrfacher Behinderung. Dokumentation Symposium 9.10./ 10.10.2004* (14–28). München: Eigenverlag.

Thompson, R. A. (1998). Early sociopersonality development. In W. Damon & N. Eisenberg (Eds.), *Handbook of Child Psychology. (5th edition). Vol. 3. Social, emotional, and personality development* (25–104). New York: Wiley.

Thurner, F. & Tewes, U. (2000). *Kinder-Angst-Test II KAT-II.* Göttingen: Hogrefe.

Tischler, B. (1983a). Ist Musiktherapie empirisch begründbar? *Musiktherapeutische Umschau, 4,* 95–106.

Tischler, B. (1983b). *Musik bei neurosegefährdeten Schülern.* Regensburg: Bosse.

Tischler, B. (1994). *Musik aktiv gestalten. Ideen für die pädagogische, sonderpädagogische und therapeutisch orientierte Praxis.* Frankfurt am Main: Diesterweg.

Tischler, B. (2001). Erfahrungen aus der Klinik für Kinder- und Jugendpsychiatrie im Schnittfeld elementarer Musikpädagogik und Musiktherapie. In: S. Salmon & K. Schumacher (Hrsg.) *Symposion Musikalische Lebenshilfe. Die Bedeutung des Orff-Schulwerks für Musiktherapie, Sozial- und Integrationspädagogik* (127–135). Hamburg: Books on Demand.

Tischler, B. & Moroder-Tischler, R. (1998). *Musik aktiv erleben. Musikalische Spielideen für die pädagogische, sonderpädagogische und therapeutische Praxis* (4. Aufl.). Frankfurt am Main: Diesterweg.

Tomasello, M. & Farrar, M. J. (1986). Joint attention and early language. *Child Development, 57,* 1454–1463.

Tomasello, M. (1993). On the interpersonal origins of self-concept. In: U. Neisser. *The perceived self* (173–184). Cambridge: University Press.

Touma, H. H. (1982) Außereuropäische Heilmusik. In: G. Harrer (Hrsg.), *Grundlagen der Musiktherapie und Musikpsychologie* (287–291). Stuttgart: Fischer.

Trevarthen, C. & Hubley, P. (1978). Secondary intersubjectivity: Confidence confiding and acts of meaning in the first year. In: A. Lock (Ed.), *Action: Gesture and symbol: The emergence of language* (183–229). London: Academic Press.

Trierweiler-Amberger, W. (2001). Du kannst hier sprechen – Du musst es aber nicht! *Musiktherapeutische Umschau, 22,* 224–236.

Tronick, E. Z., & Gianino, A. F. (1986). The transmission of maternal depression to the infant. In: E. Z. Tronick & T. Field (Eds.), *Maternal depression and infancy disturbance.* San Francisco: Jossey-Bass.

Tronick, E. Z. (1989). Emotions and emotional communication in infants. *American Psychologist, 44,* 112–119.

Tschuschke, V. (1996). Fragen und Ergebnisse der Prozeßforschung in der Psychotherapie – Perspektiven für die Musiktherapieforschung. In H. V. Bolay (Hrsg.), *Grundlagen zur Musiktherapieforschung* (28–44). Stuttgart: Gustav Fischer.

Tüpker, R. (1990). Wissenschaftlichkeit in kunsttherapeutischer Forschung. *Musiktherapeutische Umschau, 11,* 7–20.

Tüpker, R. (1999). Lehrmusiktherapie im veränderten Berufsfeld. *Musiktherapeutische Umschau, 20,* 114–122.

Tüpker, R. (2001). Morphologisch orientierte Musiktherapie. In H.-H. Decker-Voigt (Hrsg.), *Schulen der Musiktherapie* (55–77). München: Reinhardt.

Tüpker, R. (2002). Forschen oder Heilen. Kritische Betrachtungen zum herrschenden Forschungsparadigma. In P. Petersen (Hrsg.), *Forschungsmethoden künstlerischer Therapien. Grundlagen – Projekte – Vorschläge* (33–68). Stuttgart: Mayer.

Tüpker, R., Hippel, N. & Laabs, F. (Hrsg.). (2006). *Musiktherapie in der Schule.* Wiesbaden: Reichert.

Unnewehr, S., Schneider, S. & Margraf, J. (Hrsg.) (1995). *Kinder DIPS: Diagnostisches Interview bei psychischen Störungen im Kindes- und Jugendalter.* Berlin: Springer.

Unterscharnscheidt, M. (2004). Musiktherapie mit Kindern und Jugendlichen unter dem Aspekt der Interdisziplinarität. In: Gesellschaft für Orff-Musiktherapie – Musiktherapie nach Gertrud Orff e.V. (Hrsg.), *Begegnen und Entdecken. Musiktherapie in der Behandlung von Menschen mit mehrfacher Behinderung. Dokumentation Symposium 9.10./10.10.2004* (7–13). München: Eigenverlag.

Unyk, A. M., Trehub, S. E., Trainor, L. J. & Sellenberg, E. G. (1992). Lullabies and simplicity: a cross cultural perspective. *Psychology of Music, 20,* 15–28.

Van Colle, S. & Williams, T. (1995). Starting out in music therapy process research. In: A. Gilroy & C. Lee (Eds.), *Art and music: therapy and research* (85–100). London: Routledge.

Vogel, B. (1987). Der Pränatalraum. Ein Therapieansatz für Schwerst- und Mehrfachbehinderte. *Musiktherapeutische Umschau, 8,* 204–224.

Vogel, B. (1991). *Lebensraum: Musik*. Stuttgart: Gustav Fischer.

Vogel, H. (2004). Qualitätssicherung: ein Arbeitsprogramm im Spannungsfeld zwischen Förderung und Disziplinierung. *Psychotherapeutenjournal, 3*, 121–127.

Vogelsänger, S. (1983). Zur Abgrenzung von Musiktherapie und Musikpädagogik. In: H.-H. Decker-Voigt (Hrsg.) *Handbuch der Musiktherapie. Funktionsfelder Verfahren und ihre interdisziplinäre Verflechtung* (35–38). Lilienthal/Bremen: Eres.

Voigt, M. (1998a). Musiktherapie in der Behandlung von Entwicklungsstörungen – die Orff-Musiktherapie heute. *Musiktherapeutische Umschau, 19*, 289–296.

Voigt, M. (1998b). Ich bin da, du bist da. Orff-Musiktherapie mit behinderten Kindern. In: W. Kraus (Hrsg.), *Die Heilkraft der Musik* (114–120). München: Beck.

Voigt, M. (1999). Orff Music Therapy with Multi-handicapped Children. In: T. Wigram & J. de Backer (Eds.), *Clinical Applications of Music Therapy: Developmental Disability, Paediatrics and Neurology*. London: Jessica Kingsley Publishers.

Voigt, M. (2001). Musiktherapie nach Gertrud Orff. In H.-H. Decker-Voigt (Hrsg.), *Schulen der Musiktherapie* (242–262). München, Basel: Ernst Reinhardt.

Voigt, M. (2002). Promoting parent-child interaction through Orff Music Therapy. In: D. Aldridge & J. Fachner (Eds.), *Info CD-ROM IV, Conference – Music therapy in Europe* (1,012–1,029). University of Witten-Herdecke.

Voigt, M. (2003). *Orff Music Therapy – An Overview. Voices: A World Forum for Music Therapy.* http://www.voices.no/mainissues/mi40003000129.html (11.2.2003).

Voigt, M. & Plahl, C. (2007). Die Orff-Musiktherapie als kindzentrierte und entwicklungsfördernde Musiktherapie. In: U. Stiff & R. Tüpker (Hrsg.), *Kindermusiktherapie. Richtungen und Methoden* (197–230). Göttingen: Vandenhoeck & Ruprecht.

Vonderlin, E.-M. (1999). *Frühgeburt: Elterliche Belastung und Bewältigung*. Heidelberg: C. Winter.

Walper, S. (2002). Verlust der Eltern durch Trennung, Scheidung oder Tod. In: R. Oerter & L. Montada (Hrsg.), *Entwicklungspsychologie* (818–832). Weinheim: Beltz PVU.

Warschburger, P. & Petermann, F. (2000). Chronische Krankheiten und psychosomatische Störungen. In: F. Petermann (Hrsg.), *Lehrbuch der Klinischen Kinderpsychologie und -psychotherapie* (479–511). Göttingen: Hogrefe.

Wehner, K. (1980). Einblick in die cerebralen Grundlagen bei der Verarbeitung von Musik. *Musiktherapeutische Umschau, 1*, 123–140.

Weidlich, S. & Lamberti, G. (2001). *Diagnosticum für Cerebralschädigung DCS* (4. Aufl.). Göttingen: Hogrefe.

Weikart, D. P. & Schweinhart, L. J. (1997). High/Scope Perry Preschool Program. In: G. W. Albee & T. P. Gullotta (Eds.), *Primary prevention works* (146–166). London: Sage Publications.

Weinberger, S. (2007). *Kindern spielend helfen. Eine personzentrierte Lern- und Praxisanleitung.* Weinheim: Juventa.

Weiner, W. J. (1991). Socio- and psychobiological factors in autoimmun disease. In: R. Ader, D. L. Felten & N. Cohen (Eds.), *Psychoneuroimmunology*. San Diego: Academic Press.

Werbeck-Svärdström, V. (1994). *Die Schule der Stimmenthüllung*. Dornach: Verlag am Goetheanum.

Werner, E. E. (1993). Risk, resilience, and recovery: Perspectives from the Kauai Longitudinal Study. *Development and Psychopathology, 5*, 505–513.

Werner, M. (2004). Interdisziplinäre Frühförderung mit Migrantenfamilien als interkulturelle Aufgabe. *Frühförderung interdisziplinär, 23*, 25–30.

Wesecky (1983). Zur Abgrenzung von Musiktherapie und Musikpädagogik. In: H.-H. Decker-Voigt (Hrsg.), *Handbuch Musiktherapie. Funktionsfelder Verfahren und ihre interdisziplinäre Verflechtung* (38–39). Lilienthal/Bremen: Eres

West, M. (2000). Music Therapy in Antiquity. In: P. Horden (Ed.), *Music as Medicine. The History of Music Therapy since Antiquity.* (51–68). Aldershot: Ashgate.

Westermann, R. (2002). Merkmale und Variationen von Evaluationen: Überblick und Klassifikation. *Zeitschrift für Psychologie, 210,* 4–26.

Wewetzer, G., Friese, H.-J. & Warnke, A. (1997). Zur Problematik offenen selbstverletzenden Verhaltens unter besonderer Berücksichtigung der Kinder- und Jugendpsychiatrie. *Zeitschrift für Kinder- und Jugendpsychiatrie, 25,* 95–105.

Weymann, E. (1996a). Morphologische Musiktherapie. In H.-H. Decker-Voigt, P. Knill & E. Weymann (Eds.), *Lexikon Musiktherapie* (220–223). Göttingen: Hogrefe.

Weymann, E. (1996b). Supervision in der Musiktherapie. *Musiktherapeutische Umschau, 17,* 175–195.

Weymann, E. (1996c). Beschreibung und Rekonstruktion. In: H.-H. Decker.Voigt (Hrsg.), *Lexikon Musiktherapie* (61–65). Göttingen: Hogrefe.

Wheeler, B. (Ed.) (1995). *Music Therapy Research.* Phoenixville, Philadelphia: Barcelona Publishers.

WHO. (1980). *International Classification of Impairments, Disabilitiers and Handicaps.* Genf: World Health Organization.

Widmer, M. (1994). *Sprache spielen – Vom Kinderreim zur Spielszene. Modelle zum spielerischen Gestalten mit Musik und Tanz in Kindergarten und Elternhaus, angeregt durch verschiedene Sprachformen.* Donauwörth: Auer.

Widmer, M. (1997). *Alles, was klingt. Elementares Musizieren im Kindergarten.* Freiburg: Herder.

Widmer, M. & Widmer, M. (2001). Elementares Musiktheater als integrative und integrierende Spielform der Musik- und Bewegungserziehung. In: S. Salmon & K. Schumacher (Hrsg.), *Symposion Musikalische Lebenshilfe. Die Bedeutung des Orff-Schulwerks für Musiktherapie, Sozial- und Integrationspädagogik* (193–208). Hamburg: Books on Demand.

Wigram, T. (1995). A Model of Assessment and Differential Diagnosis of Handicap in Children through the Medium of Music Therapy. In T. Wigram, B. Saperston & R. West (Eds.), *The Art and Science of Music Therapy: A Handbook* (181–193). Amsterdam: Harwood Academic Publishers.

Wigram, T. (1997). The Effect of VA Therapy on Multiply Handicapped Adults with High Muscle Tone and Spasticity. In: T. Wigram & C. Dileo (Eds.), *Music Vibration and Health.* New Jersey: Jeffery Books.

Wigram, T. (2002a). Indications in music therapy: evidence from assessment that can identify the expectations of music therapy as a treatment for Autistic Spectrum Disorder (ASD); meeting the challenge of Evidence Based Practise. *British Journal of Music Therapy, 16,* 11–34.

Wigram, T. (2002b). Diagnostische Evaluierung durch Musiktherapie. In D. Aldridge & M. Dembski (Hrsg.), *Musiktherapie. Diagnostik und Wahrnehmung* (72–106). Witten/Herdecke: Private Universität Witten/Herdecke gGmbH.

Wigram, T., Pedersen, I. N., & Bonde, L.O. (2002). *A Comprehensive Guide to Music Therapy. Theory, Clinical Practice, Research and Training.* London: Jessica Kingsley Publishers.

Wigram, T. (2004). *Improvisation. Methods and Techniques for Music Therapy Clinicians, Educators and Students.* London: Jessica Kingsley Publishers.

Wilkening, F. & Krist, H. (2002). Entwicklung der Wahrnehmung und Psychomotorik. In: R. Oerter & L. Montada (Hrsg.), *Entwicklungspsychologie* (395–417). Weinheim: Beltz, PVU.

Winnicott, D. W. (1971/2004). *Vom Spiel zur Kreativität.* Stuttgart: Klett-Cotta.

Winnicott, D. M. (1985). *Reifungsprozesse und fördernde Umwelt.* Frankfurt: Fischer.

Wolke, D. & Meyer, R. (1999). Ergebnisse der Bayerischen Entwicklungsstudie: Implikationen für Theorie und Praxis. *Kindheit und Entwicklung, 8,* 23–35.

World Federation of Music Therapy WFMT. (2004). *Definition of Music Therapy.* http://www.musictherapyworld.de/modules/wfmt/w_definition.htm (11.9.2004).

Wormit, A. F. (2002). Zur Situation ambulanter Musiktherapie – Eine Ergebnisdarstellung der internen Datenerhebungen des «Netzwerks ambulant und freiberuflich tätiger Musiktherapeuten». *Musiktherapeutische Umschau, 23,* 409–411.

Wormit, A., F. & Bolay, H. V. (2004). Editorial des Themenheftes Praxis und Forschung der Musiktherapie. *Zeitschrift für Musik-, Tanz- und Kunsttherapie, 15,* 63–66.

Wormit, A. F., Hillecke, T. K., & Bolay, H.V. (2002). Auf dem Weg zur Qualitätssicherung in der Musiktherapie. Eine Pilotstudie. In: *Musiktherapeutische Umschau, 23, 321–333.*

Wosch, T. & Wigram, T. (Eds.) (2007). *Microanalysis in Music Therapy Methods, Techniques and Applications for Clinicians, Researchers, Educators and Students.* London: Jessica Kingsley Publishers.

Wundram, N. (1977). «Therapie und Erziehung durch Musik» in Gruppenprozessen der Heimerziehung. In: G. Liebetrau, U. Hähner & H.-H. Decker-Voigt (Hrsg.), *Musiktherapie in der Heimerziehung* (107–114). Lilienthal: Eres.

Yalom, I. D. (1999). *Theorie und Praxis der Gruppenpsychotherapie. Ein Lehrbuch.* Stuttgart: Pfeiffer bei Klett-Cotta.

Zeuch, A., Hänsel M. & Jungaberle H. (Hrsg.) (2004). *Systemische Konzepte für die Musiktherapie. Spielend lösen.* Heidelberg: Carl-Auer-Systeme.

Zieger, A. (1998). Neue Forschungsergebnisse und Überlegungen im Umgang mit Wachkoma-Patienten. *Rehabilitation, 37,* 167–176.

Ziler, H. (2000). *Mann-Zeichen-Test* (11. Aufl.). Göttingen: Hogrefe.

Zimmer, M.-L. (2003). Zu früh geborene Kinder haben «zu früh geborene Mütter». Praktische Erfahrungen mit Frühgeborenen und ihren Müttern beim Einsatz der Auditiven Stimulation mit Mutterstimme. In: Nöcker-Ribaupierre, M. (Hrsg.), *Hören – Brücke ins Leben. Musiktherapie mit früh- und neugeborenen Kinder.* (170–191). Göttingen: Vandenhoeck & Ruprecht.

Zimmer, R. (1996). *Handbuch der Bewegungserziehung. Didaktisch-methodische Grundlagen und Ideen für die Praxis* (7. Aufl.). Freiburg: Herder

Zimmer, R. & Volkamer, M. (1987). *Motoriktest für vier- bis sechsjährige Kinder MOT 4–6* (2. Aufl.). Göttingen: Hogrefe.

Zuber, J., Gromus, B., Potreck-Rose, F. & Koch, U. (1992). Differentielle Indikation zu ambulanten Gruppentherapie der Adipositas – am Beispiel der «Interdisziplinären Therapie der Adipositas». *Zeitschrift für Psychotherapie, Psychosomatik und medizinische Psychologie, 42,* 110–119.

Zulliger, H. (1991). *Heilende Kräfte im kindlichen Spiel.* Frankfurt am Main: Fischer.

Zurhorst, G. (2003). Eminenz-basierte, Evidenz-basierte oder Ökologisch-basierte Psychotherapie? *Psychotherapeutenjournal, 2,* 97–104.

Zwiauer, K. & Wabitsch, M. (1997). Relativer Body-Mass-Index (BMI) zur Beurteilung von Übergewicht und Adipositas im Kindes- und Jugendalter. *Monatsschrift Kinderheilkunde, 145,* 1312–1318.

Adressen

Ausbildung

Deutsche Gesellschaft für Musiktherapie e.V. Studentenvertretung (Hrsg.) (2007). Studienlandschaft Musiktherapie. Inhalte – Qualifikationen. 10. Aufl., Eigenverlag.

Die aufgeführte Veröffentlichung gibt umfassende Informationen zu Ausbildungsstätten in Deutschland, den Niederlanden, Belgien, Österreich und der Schweiz. Bestellung unter: www.musiktherapie.de/service/studienlandschaft.htm

Fachverbände

Deutsche Gesellschaft für Musiktherapie e.V. (DGMT)
Bundesgeschäftsstelle
Libauer Straße 17
D 10245 Berlin
Telefon: (030) 294 924 93
Telefax: (030) 294 924 94
Email: info@musiktherapie.de
Internet: www.musiktherapie.de

Berufsverband der Musiktherapeutinnen und Musiktherapeuten in Deutschland e.V. (BVM)
Geschäftsstelle Katharina Rauwolf
Postfach 1146
86951 Schongau
Telefon: (0 88 61) 24 07 25
Telefax: (0 88 61) 24 07 26
Email: BVM-Geschaeftsstelle@t-online.de
Internet: www.musiktherapie-bvm.de

Deutsche Musiktherapeutische Vereinigung Ost e.V. (DMVO)
Fachklinik Klosterwald
Akademie für angewandte Musiktherapie Crossen
Geschäftsstelle der DMVO e.V.
Bahnhofstraße 33
07639 Bad Klosterlausitz
Telefon: (03 66 01) 8 59 77
Telefax: (03 66 01) 8 59 77
Email: mth.crossen@gmx.de
Internet: www.dmvo.de

Fachzeitschriften

Musiktherapeutische Umschau (GER)
www.musiktherapie.de/index.htm

Musik-, Tanz- und Kunsttherapie (GER)
www.hogrefe.de/mtk/

Einblicke (GER)
www.musiktherapie-bvm.de

Crossener Schriften zur Musiktherapie (GER)
www.dmvo.de

The British Journal of Music Therapy (UK)
www.bsmt.org/journal.htm

Nordic Journal of Music Therapy (NO)
www.njmt.no/index.ssi

Journal of Music Therapy (USA)
http://otto.cmr.fsu.edu/memt/jmt/

Music Therapy Perspectives (USA)
www.musictherapy.org/products/pubs.html

Voices: A World Forum for Music Therapy
www.voices.no/

Internetplattform

www.musictherapyworld.de

Über die Herausgeberinnen, Autorinnen und Autoren

Christine Plahl, Prof. Dr. phil., Diplom-Psychologin, Psychologische Psychotherapeutin, Orff-Musiktherapeutin, lehrt an der Katholischen Stiftungsfachhochschule München, Abteilung Benediktbeuern und ist Dozentin in der berufsbegleitenden Weiterbildung in Orff-Musiktherapie München. Langjährige praktische Tätigkeit als Musiktherapeutin und als Psychotherapeutin mit dem Schwerpunkt Kindertherapie. Therapieausbildungen in Gesprächspsychotherapie, Verhaltenstherapie und Kinderpsychotherapie. Forschungsschwerpunkte in den Bereichen Evaluation und Rehabilitation. E-Mail: christine.plahl@ksfh.de

Hedwig Koch-Temming, Diplom-Pädagogin, Diplom-Musiktherapeutin, leitet einen Wohnverbund für Menschen mit geistigen Behinderungen und psychischen Erkrankungen in Berlin und ist Dozentin an einer Fachschule für Heilpädagogik. Tätigkeit als wissenschaftliche Mitarbeiterin am Institut für Musiktherapie an der Universität der Künste Berlin. Langjährige praktische Tätigkeit als Musiktherapeutin mit dem Schwerpunkt Kindertherapie. Forschungsschwerpunkt im Bereich der Rehabilitation. E-mail: hedwig.koch-temming@rc-online.eu

Thomas Becker, Diplom-Musiktherapeut, Systemischer Familientherapeut und Traumatherapeut, ist Musiktherapeut der Klinik für Kinder- und Jugendpsychiatrie, Psychosomatik und Psychotherapie am Park-Krankenhaus in Leipzig. E-Mail: thomaswbecker@web.de

Claudine Calvet-Kruppa arbeitet als Diplom-Psychologin und Psychologische Psychotherapeutin in freier Praxis in Berlin. E-Mail: calvet@udk-berlin.de

Claudia Cortes ist Diplom-Musiktherapeutin und arbeitet am Behandlungszentrum Vogtareuth, Klinik für Neuropädiatrie und neurologische Rehabilitation, Epilepsiezentrum für Kinder und Jugendliche.

Barbara Grießmeier, Diplom-Musiktherapeutin (FH), Kinder- und Jugendlichenpsychotherapeutin, arbeitet im Zentrum für Kinderheilkunde und Jugendmedizin, Klinik III, pädiatrische Onkologie und Hämatologie der Universitätsklinik Frankfurt. E-Mail: barbara.griessmeier@kgu.de

Reiner Haus, Dr. rer. medic., Diplom-Heilpädagoge, Diplom-Musiktherapeut ist Musiktherapeut an der Vestischen Kinder- und Jugendklinik in Datteln. E-Mail: r.haus@kinderklinik-datteln.de

Judith Heidemann ist als Diplom-Sozialpädagogin (FH) und Orff-Musiktherapeutin freiberuflich tätig in Integrations- und heilpädagogischen Einrichtungen. E-Mail: judith-heidemann@lycos.de

Claudia Jänicke, Diplom-Psychologin, Systemische Familientherapeutin, ist Psychologin der Klinik für Kinder- und Jugendpsychiatrie, Psychosomatik und Psychotherapie am Park-Krankenhaus in Leipzig. E-Mail: claudia.jaenicke@web.de

Robert Mayerle, Diplom-Musiktherapeut, Gruppenanalytiker, Kinder- und Jugendlichenpsychotherapeut, ist Musiktherapeut, Gruppentherapeut und Supervisor, war Leiter des Adipositas-Programms am Berufsbildungswerk in Neckargemünd/Heidelberg. E-Mail: robert.mayerle@arcor.de

Sabine Mitzlaff (†) war als Diplom-Musiktherapeutin bei Dunkelziffer e.V. und an der Staatlichen Jugendmusikschule Hamburg tätig. Sie war Lehrbeauftragte am Institut für Musiktherapie der Hochschule für Musik und Theater Hamburg.

Dorothée von Moreau ist (Lehr-) Musiktherapeutin (BVM), Diplom-Psychologin, Psychologische Psychotherapeutin und Leiterin der berufsbegleitenden Weiterbildung Musiktherapie am Freien Musikzentrum München. E-Mail: dvmoreau@web.de

Monika Nöcker-Ribaupierre, Dr. sc. mus., Diplom-Musiktherapeutin, Dipl.-Kapellmeisterin, BVM, Psychotherapeutin HPG, Dozentin an der berufsbegleitenden Weiterbildung Musiktherapie am Freien Musikzentrum München und im europäischen Ausland. E-Mail: mnoeckrib@aol.com

Claus Roeske, Diplom-Musiktherapeut, Lehrmusiktherapeut (BVM), Supervisor (DGSv), Systemischer Therapeut und Berater (SG), Kinder- und Jugendlichenpsychotherapeut, freiberuflich tätig in eigener Praxis für Psychotherapie und Supervision (www.praxis-roeske.de) in Herford. E-Mail: praxis.roeske@t-online.de

Christoph Salje, Diplom-Musiktherapeut (FH), Heilpraktiker (Psychotherapie) arbeitet freiberuflich in eigener Praxis sowie am Institut für ambulante Heilpädagogik und Psychotherapie in Hamburg. E-Mail: Salje@Musiktherapiepraxis.com

Karin Schumacher, Prof. Dr. sc. mus., Musiktherapeutin, Kinder- und Jugendlichenpsychotherapeutin in freier Praxis, lehrt an der Universität der Künste Berlin und an der Universität für Musik und darstellende Kunst in Wien. E-Mail: schumaka@gmx.de

Edelhard Thoms, Dr. med., Facharzt für Kinder- und Jugendpsychiatrie, Psychoanalyse und Psychotherapie, ist Chefarzt der Klinik für Kinder- und Jugendpsychiatrie, Psychosomatik und Psychotherapie am Park-Krankenhaus in Leipzig. E-Mail: thoms.cakpsych@parkkrankenhaus-leipzig.de

Mia Unterharnscheidt, Diplom-Soziologin, Orff-Musiktherapeutin, Psychotherapeutin (HP), arbeitet als Musiktherapeutin am Behandlungszentrum Vogtareuth, Schön-Kliniken, in der Klinik für Neuropädiatrie und Neurologische Rehabilitation, Epilepsiezentrum für Kinder und Jugendliche.

Melanie Voigt, Ph.D./Univ. Texas, Musikpädagogin (Lehramt USA), Orff-Musiktherapeutin und Kinder- und Jugendlichenpsychotherapeutin, ist seit 1984 Leiterin der Musiktherapeutischen Abteilung am Kinderzentrum München. Sie leitet die berufsbegleitende Weiterbildung in Orff-Musiktherapie und ist Lehrbeauftragte für Orff-Musiktherapie an der Hochschule Magdeburg-Stendal im Lehrgang Musiktherapie. E-Mail: m.voigt@kinderzentrum-muenchen.de

Sachregister

L

N

S

T